普通高等教育“十五”国家级规划教材

新世纪全国高等中医药院校七年制规划教材

内 经 学

主　编　王洪图（北京中医药大学）

副主编　烟建华（北京中医药大学）

　　　　迟华基（山东中医药大学）

主　审　李今庸（湖北中医学院）

中国中医药出版社·北京

图书在版编目（CIP）数据

内经学/王洪图主编．—北京：中国中医药出版社，2004.9（2013.5重印）
普通高等教育“十五”国家级规划教材
ISBN 7-80156-561-4

Ⅰ．内… Ⅱ．王… Ⅲ．内经-中医学院-教材
Ⅳ．R221

中国版本图书馆CIP数据核字（2003）第125537号

中国中医药出版社出版

发行者：中国中医药出版社
（北京市朝阳区北三环东路28号易亨大厦 电话：64405750 邮编：100013）
（邮购电话：84042153 64065413）
印刷者：北京市燕鑫印刷有限公司
经销者：新华书店总店北京发行所
开 本：850×1168毫米 16开
字 数：623千字
印 张：25.875
版 次：2004年9月第1版
印 次：2013年5月第3次印刷
书 号：ISBN 7-80156-561-4/R·561
定 价：31.00元
如有质量问题，请与出版社发行部调换。
HTTP：//WWW.CPTCM.COM

全国高等中医药专业教材建设

专家指导委员会

前　言

“新世纪全国高等中医药院校七年制规划教材”，是高等中医药院校成立七年制以来第一版规划教材，是依据教育部《关于“十五”期间普通高等教育教材建设与改革的意见》精神，在教育部、国家中医药管理局宏观指导下，由全国中医药高等教育学会主办，全国设有七年制的高等中医药院校为主联合编写。第一批规划教材计18种，均为七年制各专业（各培养方向）必修的主干课程。包括：《中医古汉语基础》《中医哲学基础》《中医基础理论》《中医诊断学》《中医医家学说及学术思想史》《临床中药学》《方剂学》《中医内科学》《中医外科学》《中医妇科学》《中医儿科学》《中医骨伤科学》《针灸学》《内经学》《伤寒论》《温病学》《金匮要略》《中医养生康复学》。

本套规划教材系统总结了中医药七年制教育和教材建设的经验，根据七年制教学和学生素质特点，在吸取历版五年制教材成功经验的基础上，立足改革，更新观念，勇于探索，在继承传统理论基础上，择优吸收现代研究成果，拓宽思路，开阔视野；在注重“三基”教育的同时，注意启迪学生的思维；在“宽基础”的基本原则下，注意实践能力的培养。

本规划教材采用了“政府指导，学会主办，院校联办，出版社协办”的运作机制。教育部和国家中医药管理局有关部门、有关领导始终关注、关心本规划教材，及时予以指导；全国高等中医药专业教材建设专家指导委员会予以全程指导和质量监控，从教材规划、主编遴选、教学大纲和编写大纲审定、教材质量的最后审查，都进行了严肃认真的工作，严格把关，确保教材高质量，为培养新世纪中医药高级人才、为培养新一代名医奠定坚实的基础。

需要特别提出的是全国各高等中医药院校，尤其是设立七年制的中医药院校，在本规划教材编写中积极支持、积极参与，起到了主体作用；中国中医药出版社积极协办，从编校、设计、印装质量方面严格要求、注重质量，使本教材出版质量得以保证。各高等中医药院校和中国中医药出版社还在经费方面予以支持，为教材编写提供了保障。在此一并致谢！

由于编写中医药七年制教材尚属首次，本规划教材又在继承的基础上进行了一定力度的改革与创新，所以在探索的过程中难免有不足之处，甚或错漏之处，敬请各教学单位、各位教学人员在使用中发现问题及时提出，以便我们及时修改，不断提高质量。谨此致以衷心感谢！

全国中医药高等教育学会
全国高等中医药教材建设研究会
2004年6月

普 通 高 等 教 育 “ 十 五 ” 国 家 级 规 划 教 材

新 世 纪 全 国 高 等 中 医 药 院 校 七 年 制 规 划 教 材

《内经学》编委会

主　编　王洪图（北京中医药大学）

副主编　烟建华（北京中医药大学）

迟华基（山东中医药大学）

编　委　(以姓氏笔画为序)

王小平（山东中医药大学）

叶庆莲（广西中医学院）

吴弥漫（广州中医药大学）

邱幸凡（湖北中医学院）

杨　旭（黑龙江中医药大学）

张登本（陕西中医学院）

张其成（北京中医药大学）

周国琪（上海中医药大学）

赵明山（辽宁中医学院）

唐雪梅（南京中医药大学）

翟双庆（北京中医药大学）

主　审　李今庸（湖北中医学院）

编写说明

本书是在教育部和国家中医药管理局指导下，由全国高等中医药教材建设研究会组织编写，供高等中医药院校中医专业七年制使用的教材。

为适应我国高等中医药七年制教育发展的需要，基于内经学在教学课程系列中属于后期提高课的性质，并在总结以往内经教学经验的基础上，本教材的编写从文字体例，尤其是在内容上，与过去历版内经教材以及当前五年制本科生使用的内经教材相比较，都有较大的不同。在文字与体例方面，一改以往教材均以《黄帝内经》原文为主体的形式，而以现代汉语为教材的主体；在内容方面，改变了过去以《黄帝内经》原篇（段）为章、节的局限，而从内经学的学术体系角度，选择学术思想特点突出、理论价值高、临床指导性强的内容，根据其内在联系而分立章节，并第一次以《内经学》为高等中医药教育的教材名称。全书共分上、中、下三篇：

上篇为“概论”，介绍内经学的概念、《黄帝内经》其书、内经学的学术体系以及从学术发展史的角度介绍历代研究《黄帝内经》的概况。

中篇名“《黄帝内经》的医学原理”，中心内容是讨论人体生命在各个阶段、各种状态下的表现及其发展规律。其中生命与人体、藏象部分，是言其“常”；疾病部分则从疾病的概念、病因、发病、病机以及疾病的传变与转归几方面，论其“变”；诊法部分讨论了诊病的原理与方法；论治部分介绍了论治理论、原则及各种治病方法；摄生与康复，则讨论养生的基本原则以及疾病的康复与护理。为了避免与《中医基础理论》课程内容不必要的重复，又不割裂内经学的系统性，在每“节”的开头，均设一无标题概述，以陈述该节所应包括的主要内容，而正文则选择其中重点进行论述。此外，考虑到《黄帝内经》内容博大精深，尽管我们在编写时经过认真研究与筛选，但犹恐有所疏漏，于是在每“节”之末又设“经文辑要”一项，选择《黄帝内经》有关经文，分别列出，以供进一步研究和参考。

下篇是“《黄帝内经》的多学科思想”，选择《黄帝内经》中与医学相关的专题，结合古今尤其是当代研究成果，分列《黄帝内经》的医学哲学、《黄帝内经》

的天文历法、《黄帝内经》的地理医学思想、《黄帝内经》的气象医学思想、《黄帝内经》的时间医学思想、《黄帝内经》的体质医学思想、《黄帝内经》的心理医学思想、《黄帝内经》的社会医学思想以及五运六气学说等九个专题。

本教材编写分工如下：

王洪图编写第一章；赵明山编写第二章，第九章第1、2节，第十八章；烟建华编写第三章，第十章；迟华基、王小平编写第四章，第五章，第九章第5、6节，第十三章；邱幸凡编写第六章第1～6节；张登本编写第六章第7～9节、第12节，第十九章；叶庆莲编写第六章第10、11节；周国琪编写第七章第1～3节，第十六章；唐雪梅编写第七章第4、5节；吴弥漫编写第八章，第十四章；杨旭编写第九章第3、4节；张其成编写第十一章，第十二章；翟双庆编写第十五章，第十七章。

由于本书是首次从内经学的学科角度、使用现代汉语为主体编写的内经教材，其中难免不完备甚至有不当之处，尚希各位师生在使用中发现问题，给以指正，以便进一步修改提高。

《内经学》编委会

2003年1月28日

目　录

上篇　概　论

中 篇 《黄帝内经》的医学原理

下 篇 《黄帝内经》的多学科思想

上篇

概论

第一章　内经学概说

第一节　内经学的概念

一、《黄帝内经》及其在中医学的地位

《黄帝内经》(简称《内经》)，是中国现存最早的一部医学经典著作，是中医学理论与防治疾病技术的渊源。该书含《素问》和《灵枢》两部分，每部分各有81篇文章，共由162篇文章组成。其文章主要是春秋战国时代的作品，而汇编成《内经》一书则在西汉之时。从《汉书·艺文志》中看到，当时除《内经》之外，还有《黄帝外经》、《扁鹊内经》、《扁鹊外经》、《白氏内经》、《白氏外经》等医学典籍，但其他诸经均已失传，独《黄帝内经》存于今世，所以说它是"现存"者。历代中医学家，又将《伤寒论》、《金匮要略》、《神农本草经》与《内经》合称为"四大经典"。不过，三部书均出自《内经》之后；此外，还常将《脉经》、《难经》、《华佗中藏经》、《黄帝内经太素》等书称为经典，而这些书更晚于《内经》问世，因此说《内经》是"最早"的典籍。当然，还有些古代医学文献，其撰著时代或许不晚于《内经》，如1973年湖南马王堆出土的《五十二病方》、《足臂十一脉灸经》、《阴阳十一脉灸经》等。然而此类文献，无论是内容的丰富程度，还是其理论的系统与完整性，均不足以称之为经典而与《内经》相提并论。

《内经》之所以被历代医家奉为经典，是因为它不仅记载有科学而系统的医学理论、丰富而多彩的防治疾病技术，同时还从宏观角度论证了天、地、人之间的相互联系（即天人合一），并且运用了古代多学科的理论与方法分析和论证医学科学最基本的课题——生命规律，从而建立起中医学的理论体系，使中医学成为一门独立的科学。

两千年来，历代医学家正是在《内经》创建的理论、确立的原则、应用的技术及其所采取的方法论的基础上，通过不断地实践、探索与创新，才使中医学得到持续发展的。一部雄

伟壮阔的中国医学史，无处不体现着《内经》的指导作用；异彩纷呈的众多医学流派，无不以《内经》为其理论的渊源；古今无数做出卓越贡献的医学家，或者理论上独树一帜，或者防治疾病效验如神，究其成功之路，却均以研习《内经》而为立说之根本。汉·张机被尊为医圣，在所撰《伤寒杂病论·序》中云："撰用《素问》、《九卷》（即《灵枢》）"，书中处处体现着《内经》理论和治疗法则；唐·孙思邈被后人奉为药王，其不朽巨著《备急千金要方》开宗明义第一篇即为《大医习业》，云："凡欲为大医，必须谙《素问》、《甲乙》、《黄帝针经》（亦即《灵枢》）、《明堂流注》……"将研习《内经》作"欲为大医"者的必修和首要的功课；清·叶桂，研究《内经》理论并用之于临床，为温病学理论体系的形成奠定了基础，使中医学对外感热病的诊治产生飞跃性的进步。

参透《内经》某方面的要旨，并加以发挥而标立新说者代有其人，如金元时期刘完素、张从正、李杲、朱震亨"四大家"因之各有建树，明清间喻昌则以《秋燥论》《大气论》而名著医林。

以《内经》为指导，医学家们不仅在临床各科以及中药学、方剂学、诊断学等中医各学科，取得了辉煌的成就，即使专门研究《内经》一书而做出贡献，并能垂示后学者亦不乏其人。如唐·杨上善撰《黄帝内经太素》、王冰次注《黄帝内经素问》、明·马莳撰《黄帝内经素问注证发微》和《黄帝内经灵枢注证发微》，不仅在中医学史上占有重要地位，而且至今仍是研究《内经》的宝贵文献。现代中医教育家任应秋先生，一生著书30余部，不仅皆以《内经》理论为其全部著作的主要依据，而且写有《病机临证分析》、《〈内经〉研究论丛》、《内经章句索引》等专题研究《内经》的著作。尤其不可忽视的是，研究《内经》的不仅仅限于中医学界，自古以来就有很多其他学科的专家，加入研究《内经》者的行列，取得可观研究成果者，亦不在少数。至1990年，古今有关《内经》研究的著作，已有400余部。正是由于《内经》的理论及其所构建的学术体系，造就了无数中医学家，保障了中医学不断发展与进步，所以自1956年中国开展高等中医教育以来，《内经》一直被列为中医专业教育的必修和主干课程。由国家组织统编或规划教材已修订七版。这些教材与其他400余部专著一样，都是内经学形成和发展的重要基础。

二、内经学的概念

内经学，是研究《内经》及其相关研究成果的一门学问，属于中医学理论及其临床应用的基础性学科。

早在唐初，杨上善在撰著《黄帝内经太素》时，除运用了医学的理论和方法外，还运用了哲学、天文、历法、地理、历史、音韵、训诂等学科的理论与方法，并从学术思想及基本理论框架的高度，对《内经》进行了全面、系统的分类研究。从这一开创性的研究成果——《黄帝内经太素》中看到，它不仅探讨了医学理论，而且具有独特的研究方法，同时还讨论了理论与技术的临床应用问题。因此，可以说《黄帝内经太素》已初步具有了"学科"的雏形，在内经学的形成中具有发端的意义，并从而对中医学的发展做出了重要的贡献。

自唐迄今，无数医学家以及其他相关学科专家，对《内经》进行了不懈的研究与探索，历代都有高水平的著作问世，尤其是现代更有大量学术论文发表，仅1950~1990年的40年间，在中国、日本、韩国公开发表研究《内经》的论文即在3000篇以上，具有真知灼见者不在少数。秦伯未于1934年撰有《内经学讲义》、1935年出版《秦氏内经学》，是“内经学”之名的最早提出者。1959年北京中医学院教研班编写出《内经学》上下册书稿共分八篇。首篇绪论篇介绍《内经》的内容与命名、历代研究《内经》的情况及医学家、研究内经的方法；自第二至第八篇次第为阴阳五行、五运六气、人与自然、藏象（含经络）、病机、诊法、治则。从其包含有研究历史、研究方法、研究主要对象等内容看，该书已初具内经学的规模，惜未能正式出版。任应秋在20世纪80年代初，又进一步提出内经学研究方法与研究范围的设想。1997年出版由王洪图为总主编邀集中、日、韩三国数十位专家撰著的《黄帝内经研究大成》，亦是从学科角度研究《内经》的著作。

内经学是以《内经》为其主要的研究对象，该书内容十分广泛，而以医学为主体，包含理论和临床技术两部分。其临床部分的养生防病、诊断治疗技术丰富多彩，语言朴素无华，事实信而有征。其中尤有不少属于世界医学史上的首创。如《灵枢·四时气》为春秋战国时的文章，其所载“放腹水”疗法，从具体操作到注意事项，与今天临床所用者实无大异。各种治疗方法，虽以针刺法记载最多，但也包含灸法、药物疗法、饮食疗法、精神疗法、物理降温疗法、汤浴疗法、熨贴疗法、熏蒸疗法、取嚏疗法、吹耳疗法、按摩导引疗法等。《内经》的理论部分，即藏象、经络、病因、病机、病证、诊法、论治、药性、制方、养生等，历来是研究的重点。通过对这些理论的研究，除发展本学科理论外，更为中医其他基础学科与临床各科提供基本理论和基本方法。

内经学的研究领域与范围，并不仅限于医学本身。《内经》在认识和分析医学问题时，运用了当时有关哲学、文字学、语言学、天文学、历法学、地理学、生物学、气象学、心理学、社会学等多方面的理论与方法，即“天地人”。在《内经》时代“天地人”虽然是作为方法与手段加以应用的，但后世研究《内经》时，即在内经学的形成与发展过程中，则不再是单纯的方法与手段，而同时也是研究的对象。只有正确地理解和认识“天地人”，才能深刻理解《内经》“人与天地相参也，与日月相应也”的“天人合一”学术思想特点，才能从宏观整体的角度认识人体自身以及人与外在环境（自然、社会）的关系，并进而研究与论证生命的规律，即生、长、壮、老、已的规律，健康与疾病的规律，预防保健与诊治疾病的规律等。

内经学的研究对象还包括古今研究《内经》的成果及其主要经验，即各个时代从各个方面研究所取得的足以发明经旨并启示后人的重大成果，而研究工作中成功与失败的经验，同样值得重视、研究而以为借鉴。事实上，仅以古今研究《内经》的400余部专著分析，各书都有其成功之处，立下丰功伟绩者不在少数，但也存在着或多或少的瑕疵。只有指陈其得失，才能汲取其所长，扬弃其所短，以利学术的健康发展与进步。

《内经》的理论与内容博大精深，后世研究成果丰富多彩，这就决定了内经学的研究必须从多学科的角度采用传统的与现代的方法，如文献、语言文字、哲学、天文、历法、地理、气象、数学、心理、社会等学科的理论与方法，以及系统方法、计算机技术、现代实验技术等。尤其应重视临床研究的方法，这是验证和发展内经学理论的基本依据之一。同时，随着其他相关学科的进步，将会不断有新理论、新技术出现，内经学作为中医基础学科，还应随时有选择地吸收和应用，以修正、补充和丰富本学科的研究方法。这也正是《内经》“去故就新，乃得真人”（《素问·移精变气论》）的精神所在。

第二节　内经学的学习方法

一、课程的性质与教学目的

内经学作为一门课程，与中医基础理论课程同属于中医基础理论学科，在普通高等中医药院校教学系列中，两门课程的教学内容虽然存在某些必然的联系，但却有明显的区别。从学科角度看内经学的研究对象与范围限定在“《内经》及其相关研究成果”。此外，本课程是“后期提高课”，与相对为“前期”的中医基础理论课也有区别。

所谓“后期”课程，应是在学生学过了普通基础、专业基础以及部分临床课程，具有和掌握了一定的中医理论和知识之后而开设的课程；“提高”课的任务和目的，主要有三方面：一是提高中医理论的水平；二是提高运用中医理论分析和解决临床实际问题的能力；三是提高和扩大与中医学相关的理论和知识，如哲学、天文、历法、心理、社会等方面的理论与知识，进一步培养和训练中医学独特的思维方法。这便是讨论和选择学习方法的前提。

二、学习方法

根据内经学课程的性质、特点和教学目的，提出以下几点学习方法，以供参考。

1. 重点和关键

抓住重点和关键问题，对学习任何一门学问都是一个重要的方法。内经学作为后期提高课，有它特殊的重点内容和关键问题。就整体而言，由于其首要的教学任务和目的是“提高中医理论的水平”，因此，课程的重点应该是本教材中篇《〈黄帝内经〉的医学原理》；而关键问题则是上篇第三章的第一节《〈内经〉学术体系的内涵》。只有掌握了《内经》的学术体系和特征，才能够很好地理解《内经》中诸多的医学原理。如：在掌握了“从整体角度把握生命规律”这一学术特征基础上，便很容易理解“生气通天”、“形与神俱”等医学原理；在掌握了“从功能角度把握生命规律”的特征之后，才能正确理解“藏象”中诸多理论问题。各章、各节都有其独特的重点和关键，要在授课教师指导下，通过自己寻找并逐一加以解决。

2. 对比与思考

对相关的两个或数个理论、对同一理论中两个甚至数个不相同的解释，进行对比，思考分析其出现差异的原因所在，不仅是加深理解和认识的重要方法，也是加强记忆的一个方法。学习内经学过程中，会遇到许多这类内容，其中有内经学与相关课程，尤其与中医基础理论课程相应内容的比较；也有内经学自身相关内容的比较。例如：中医基础理论课中曾讲“心开窍于舌”，而本课程则讲“心在窍为舌与耳”，除从表面上看到两者有明显区别外，更应思考与分析其出现差别的原因，即有什么不同的学术背景。在内经学本身，也常见同一问题而有两说的现象，如：脾应时的理论，一说应长夏，另一说应四季之末各十八日。学习这一理论时，应注意比较两说各自所依据的理论，还应分析和思考两说之间在基本学术特点方面有何不同与相同之处；又如对内经学中“凡十一脏，取决于胆”的理解，后世医家见解不一，本教材虽力主一说，但从学习方法考虑，仍可在深入分析的基础上，提出自己的见解和依据。

衡量各种学术见解的长短、正误的方法很多，但最主要的标准则是内经学的学术体系和临床实践检验。

3. 理论与实践

本课程的教学目的虽然以提高理论水平为主，但学习理论终究是为了指导实践，同时只有通过实践才能更深刻地理解理论问题，从而进一步提高理论水平。当然，所谓实践包括他人的经验和书本知识等间接实践。如：学习本课程“魄门亦为五脏使”的理蜜，可以联系已学过的诊断课程中“问便”内容；本课程用药法理“肝欲散，急食辛以散之”的实践之一，便体现在方剂学中逍遥散的组方上。学生的直接经验，尤其是诊治疾病的经验肯定不多，缺少与理论联系的条件，但在其他方面却仍然可以联系。如：用五运六气学说分析当年的气候变化特点；用内经学积极的养生理论，指导自己的行动，加强自身修养，仍不失为一种有益的实践活动。

4. 理解与记忆

无论加强理论的深度还是增加知识的广度，都必须建立在正确理解的基础之上。不理解的理论是不能应用的、死板的理论。同时，在理解的基础上还必须强调记忆，有些重点内容应该熟记，尤其是教材《医学原理》篇内“经文辑要”中的某些经文，是需要背诵下来的。记熟了、背诵了，才能随机应变地运用，即所谓熟能生巧。如果学过之后，头脑中仅留下很多繁杂又似是而非的印象，那其实就没有真正意义了。需要熟记和背诵的内容，由教师划定，同学自己也可以量力先行一步。既然称作“经文辑要”，也就是经过专家们反复筛选出来的重要经文，多读有益。

5. 总结与习作

学习和研究内经学，永远离不开由少到多和由博返约的过程，这个过程反复进行，学问也就随之精进了。经过一个阶段的学习，比如学过一章之后，知识从很少已经相对多了些，应及时写学习总结。这时的总结一般可以采用教材原有顺序，对其重点、难点或关键问题加以分析和概括。既可加深对已学内容的理解，又能为以后的复习提供便利。其实总结的本身也是由博返约的过程。

写心得、练习写论文，是深入学习内经学不可忽视的方法，凡理论知识、实践体会，甚至学习方法，均在可写范围之内。只是要选择其中某一“点”（而不是“面”）来写。在听课、读书、实践（如临床见习）活动中发现的问题、产生的领悟，或者头脑中闪过的一个见解，都可能成为“点”，要及时抓住它。根据这个点的性质、涉及的范围，再去查阅和检索相关资料，向老师和同学请教，以丰富原有的知识，修正原来的想法。最后使用业内人士可以接受的（即已知的）理论、事实（即论据），有条理、有步骤地阐述和论证自己的见解（即论点）。如果是如实写出自己的领悟，便是一篇“心得”；如果你得到证明的见解不仅对自己是“新”的，对别人（学术界）来说也是新的，那就是一篇有意义的论文。从选择一个点，到丰富知识、写成文章，这又是由少到多的过程。可以肯定这个过程对于“提高”是大有裨益的。

三、主要参考书

为使同学们更具体、更直观地了解古今研究《内经》的著作情况，进一步理解本课程的内容；为给学有余力者提供更丰富的学习资料，特提出以下参考书。

1.《黄帝内经太素》

唐·杨上善撰注。是现存全注《内经》最早的著作，也是全面分类研究《内经》最早的著作。该书将《素问》和《灵枢》的内容，按性质分为摄生、阴阳、人合、脏腑、经脉、杂病等十九类，每类又分若干篇目，并加以注释。开创全面、分类研究《内经》方法，对内经学的形成，具有重要的促进作用。

推荐版本：科学技术文献出版社 2000年8月版

2.《黄帝内经素问》

唐·王冰次注。是现存随文注释研究《素问》最早的著作。王冰在序言中说他看到《素问》有不同传本，篇目重叠、文义有不小差别，同时还发现"张公秘本，文字昭晰，义理环周"，乃据为蓝本，对《素问》的文章次序进行考订编排，对内容详加注释。现在所能见到的《素问》，即是经过王冰次注者。

推荐版本：人民卫生出版社 1963年1月版

3.《黄帝内经灵枢注证发微》

明·马莳撰注。是现存随文注释《灵枢》最早的著作。马氏素娴针灸经脉，故所注《灵枢》颇为人称道。该书以《灵枢》篇目为顺序，每篇之下首先解释篇名。将经文分段，之后提示该段基本内容，再逐字、逐句分析注释。各段之末常有专题发挥。

推荐版本：科学技术文献出版社 1998年12月版

4.《类经》

明·张介宾撰注。是现存分类全注《内经》最完整的一部著作。该书将《内经》原文分为摄生、阴阳、藏象、脉色、经络、标本、气味、论治、疾病、针刺、运气、会通十二大类，凡三百九十篇目。在分类方法上比杨上善有所提高，扼要得多。其注文流畅，较易于阅读。

推荐版本：人民卫生出版社 1965年8月版

5.《〈内经〉研究论丛》

任应秋、刘长林编。该书具有论文汇编性质，第一部分是《内经》十讲，介绍了《内经》成书、前人研究《内经》的方法及主要著作、《内经》的学术思想等十个专题；第二部分是《内经》藏象、治则、运气、天文、历法以及整体观、辨证学说等专题；此外，还收录了研究《太素》、《明堂》的一些论文。

推荐版本：湖北人民出版社 1982年4月版

6.《中医药学高级丛书·内经》

王洪图主编。该书分三篇：绪论篇介绍《内经》成书与流传、学术发展概要；理论篇论述《内经》理论体系、医学原理、哲学思想及有关天文、历法、心理、社会医学等专题；下篇为"原文导读"，选56篇经文加以校注、释义，提出其理论意义及临证应用。此外设一"附篇"，论述《内经》音韵校勘研究和《内经》研究的思路与方法。

推荐版本：人民卫生出版社 2000年11月版

7.《黄帝内经研究大成》

王洪图总主编。该书有《内经》文献及语言文字研究、学术研究史、理论研究、病证与临床研究、多学科与实验研究、近代校释珍本辑录、《内经》研究文献汇编等七部分。是从内经学角度对两千年来研究《内经》成果与经验的全面总结。就深度和广度综合而言，该书可以反映当代学术水平。

推荐版本：北京出版社 1997年8月版

8.《〈内经〉多学科研究》

雷顺群主编。该书从哲学、医学心理学、信息理论、耗散结构、控制论原理、系统论、数学、天文历法、分子生物学、激光、电子计算机等19个方面，研究了《内经》相关内容。是从“多学科”研究《内经》专题性著作。

推荐版本：江苏科学技术出版社 1990年6月版

第二章 《黄帝内经》的成书与流传

第一节 《内经》的成书

一、《内经》的成书年代及作者

传世本《黄帝内经》由《黄帝内经素问》和《黄帝内经灵枢》两部书组成。《黄帝内经》之名，最早见于《汉书·艺文志·方技略》书目中；《黄帝内经素问》之名，出于唐代医家、《素问》整理者王冰之手；《黄帝内经灵枢》之名，出于宋代医家、《灵枢》整理者史崧之手。无论是汉志所著录的《黄帝内经》，还是王本《素问》、史本《灵枢》，皆未署原作者之名，亦未标记撰著年代，于是关于《内经》的成书年代及作者，便成为千百年来学者医家争讼不已的问题。古今《内经》成书说很多，归纳起来主要有3种：①黄帝时书；②成书于春秋战国及秦汉之际；③汇编成书于西汉。

主张《内经》为黄帝时书者，多为医家。公元3世纪，魏晋人皇甫谧据《针经》、《素问》和《明堂孔穴针灸治要》三部古医书编纂了《针灸甲乙经》，他在书序上说："《黄帝内经》十八卷，今有《针经》九卷，《素问》九卷，二九十八卷，即《内经》也……又有《明堂孔穴针灸治要》，皆黄帝岐伯选事也。三部同归，文多重复。"《针经》，原称《九卷》，后又有《灵枢》等名。"皆黄帝岐伯选事"，即认为三部书都是黄帝和岐伯的医论，其书自然是黄帝时作。500年后的唐人王冰，900年后的宋人史崧皆宗皇甫氏之说，对《内经》是黄帝时书深信不疑。其实，至北宋年间已有一批学者对《素问》是否真为黄帝书产生了疑问，但奉敕校正医书的高保衡、林亿等人仍坚持古医家的看法："或曰《素问》《针经》《明堂》三部之书，非黄帝书，似出于战国。曰：人生天地之间，八尺之躯，脏之坚脆，腑之大小，谷之多少，脉之长短，血之清浊，十二经之血气大数，皮肤包络其外，可剖而视之乎！非大圣上智，孰能知之？战国之人何与焉！大哉《黄帝内经》十八卷，《针经》三卷，最出远古。"(《新校正黄帝针灸甲乙经序》)这种看法一直影响到明清的众多医家。

世人确信《内经》为黄帝时书，究其原因，除他们不谙考据外，与受崇古尊经思想的支配也不无关系。他们认为，最出远古圣人的东西才是最博大最精深最值得研习的。他们提出的依据（或不提依据，仅凭直觉），往往是表面上的，如书名有"黄帝"字样，书中多黄帝与岐伯、伯高、雷公等臣子的问答之语，深奥之语只能出自圣人，而上古圣人又非三皇五帝莫属。民间的传说，书名的假托，竟使许多医家信以为真。如据史实稍加考证，便不会得出“大哉《黄帝内经》，最出远古”的结论。

认为《内经》成书于春秋战国或称周秦之间的，以文史学者居多。如宋代的理学家邵雍和二程兄弟（程颢、程颐），史学家司马光等，率先对《内经》是黄帝书提出了质疑。程颢说：“观《素问》文字气象，只是战国时人作，谓之三坟书则非也。”（《二程全书》）。司马光说：“谓《素问》为真黄帝之书，则恐未可。黄帝亦治天下，岂终日坐明堂，但与岐伯论医药针灸耶？此周秦之间，医者依托而取重耳。”（《传家集·书启》）。此后元、明、清各代学者皆踵之而论。《四库全书简明目录》称：“《黄帝素问》原本残阙，王冰采《阴阳大论》以补之。其书云出上古，固未必然，然亦必周秦间人，传述旧闻，著之竹帛。故贯通三才，包罗万变。”清代医家魏荔彤也明确指出：“轩岐之书，类春秋战国人所为，而托于上古。文顺义泽，篇章连贯，读之俨如《礼经》也。”（《伤寒论本义序》）。近人赞同此说者很多，也反映到20世纪80年代前全国各中医院校使用的《内经》教材之中。

持《内经》成书于春秋战国说者，显较前一说法进了一步，已从书的内容、文字、笔法等做了初步论证，但论据偏少，结论尚嫌笼统。

认为《内经》成编于西汉者，既有古代学者，也有近、现代学者。明代学者郎瑛《七修类稿》说：“《素问》文非上古，人得知之。以为即全元起所著，犹非隋唐文也。惟马迁刘向近之，又无此等义语。宋·聂吉甫云，既非三代以前文，又非东都以后语，断然以为淮南王之作。予意《鸿烈解》中，内篇文义，实似之矣，但淮南好名之士，即欲藉岐黄以成名，特不可曰述也乎。或医卜未焚，当时必有岐黄问答之书，安得文之以成耳。”生活年代相当于我国清朝中叶的日本人丹波元简、丹波元胤父子，力主《内经》为汉代人所撰：“此书实医经之最古者，追圣之遗言存焉。而晋皇甫谧以下，历代医家断为黄岐所自作，此殊不然也……汉之时，凡说阴阳者，必系之黄帝。《淮南子》云：‘黄帝生阴阳。’又云：‘世俗人多尊古而贱今，故为道者，必托之于神农、黄帝，而后能入说’……此经设为黄帝岐伯之问答者，亦汉人所撰述无疑矣。方今医家，或牵合衍赘，以为三坟之一，或诋毁排斥，以为赝伪之书者，俱失焉。”（丹波元简《素问识·素问解题》）这些说法虽有理，但论据仍嫌不足。晚近学者在前人研究的基础上，进一步从《内经》的学术思想、社会背景、所反映的科学技术水平和各种文化现象等，多角度据实考证，特别是采用了20世纪70年代以来的考古新发现，从而得出了《内经》是中国古代医学理论的总集，除运气七篇等文章外，其主体部分，应是汇编成书于西汉年间的结论。

另外，有一些学者对《黄帝内经》在流传中何以分为两部书，存有疑问；有的据《内经》的“五脏五行观”当出现于东汉，而认为其书可能撰著于西汉末至东汉末之间；还有学者在肯定《素问》、《灵枢》的学术价值前提下，对二书即是《汉书·艺文志》所载之《黄帝内经》提出质疑。质疑的主要理由是皇甫谧仅以该二书共18卷，因卷数相同便谓之是《黄帝内经》，证据不充分，且皇甫氏之后亦未再发现更多有力证据。如此等等，皆因迄今世上未见《黄帝内经》古本原貌，遂令岐说并出。

面对着《黄帝内经》这样一部卷帙浩繁的古代医学论文总集，应明确其材料来源和汇编成书是两回事。全书162篇中，所反映的学术观点、理论水平、技术运用，以及篇幅大小、语言文字等皆存在一定的差异，篇与篇间，乃至灵素两部书之间，还有文字重出及互引互解的现象；全书引用更古的医经文献具名称者多达30余种。说明材料来源久远而地域亦多，自非一时一人之作。一篇文章写成之后，在单篇别行过程中，可能又经多人的传抄、损益，最后方为汇编者所收集、整理、入编。汇编成书之后，才以一个新的统一的书名流传于世。

《黄帝内经》之名，在史籍上首见于《汉书·艺文志》，其《方技略》载有："《黄帝内经》十八卷、《外经》三十七卷，《扁鹊内经》九卷、《外经》十二卷，《白氏内经》三十八卷、《外经》三十六卷，《旁篇》二十五卷"，合为"医经七家，二百一十六卷"。另有"经方十一家，二百七十四卷；房中八家，一百八十六卷；神仙十家，二百零五卷"。《汉书·艺文志》是汉书作者班固据《七略》，"删其要，以备篇籍"而成。《七略》则是西汉末刘向、刘歆父子奉诏校书时撰写的我国第一部图书分类目录。其中分工校方技类（医药类）书籍的是朝廷侍医李柱国。史载李柱国校刊医书的时间是在西汉成帝河平三年（公元前26年）。就是说，西汉末成帝年间，《黄帝内经》十八卷本已成编问世，业经李柱国校刊整理，由刘歆著录于《七略》之中。一般认为，李柱国校医书的时间应定为《内经》成书的下限。

《内经》成书的上限，从史料上推，《汉书》之前的《史记》可以说是一个重要的标志。《史记》之前的《左传》、《国语》和《战国策》等先秦史书，记载医事甚少，且未将医学与黄帝联系起来。《史记》记载了上自黄帝下迄汉武帝长达3000多年的历史，书中重笔书写了各个时期科学文化的发展史，对先秦和汉初诸子及其著作皆有介绍，并专为战国的秦越人（扁鹊）、汉初的淳于意（仓公）两位医家作传，但未见有关《内经》之类的书名。可以推想，如果当时《内经》已经成书流传，那么遍览朝廷藏书，考察过全国各地的太史公司马迁，是应该见得到的。在《扁鹊仓公列传》所记公乘阳庆传给仓公及仓公授徒的一批"禁方书"中，有"黄帝、扁鹊之《脉书》"和《上下经》、《五色诊》、《药论》、《石神》、《接阴阳禁书》等。与《内经》相对照，其中有的书如《五色诊》、《奇咳术（奇恒）》、《揆度》、《上下经》，正是《内经》中称引的古医经。传中所记仓公诊病实录即25个"诊籍"中，病名及诊治方法与《内经》同少异多，且不如《内经》理法之完备；其言"砭灸处"，只称部位，未道穴名，有类于《内经》中个别较古老的篇章。此说明《内经》成书的时间要晚于仓公多年。仓公行医的年份处于汉文帝时期，相当于公元前2世纪的上叶，《史记》写成于作者入狱（时为公元前99年）之后。如此推算，《内经》汇编成书时间当在《史记》之后、《七略》之前的西汉中后期。

20世纪70年代以来，长沙马王堆等数处汉墓出土文物中，发现了大量的简帛医书，内中虽无《黄帝内经》或《素问》之类的篇卷，但其内容与《内经》有一定的关联，成为考定《内经》一些篇章来源和撰著年代的可靠依据。

1973年，于长沙马王堆3号汉墓出土的简帛医书有《足臂十一脉灸经》、《阴阳十一脉灸经》、《五十二病方》、《脉法》、《导引图》等14种（帛书10种，简书4种，书名为整理者所定）。墓主人是西汉初年封于长沙的轪侯利仓之子，下葬于汉文帝十二年（公元前168年）。整理者据帛书的字体近篆及某些结构特点，而认定其抄写年代大约在秦汉之际。帛书与《内经》相较，其内容远为古朴：帛书载有砭石、药物和灸法，无针法；帛书未提五行，采用阴阳也不普遍；帛书仅称"脉"，而无经络之名，无腧穴；帛书病名未与脏腑联系起来，各医方皆无方名，剂型也较简单。再比较《足臂十一脉灸经》、《阴阳十一脉灸经》与《灵枢·经脉》三者，可以看出两灸经显系《经脉》篇的祖本。两灸经记述了经脉理论形成早期阶段的状态：

全身仅十一脉，且彼此不相连，仅个别脉连络脏腑，没有形成密布于全身的网络；在经脉走行方向上，《足臂十一脉灸经》全为向心性，由四肢走向胸腹或头部，《阴阳十一脉灸经》只有三脉是离心的，其余八脉也是向心的；脉名虽已分太少阴阳，但仍遗有臂脉、齿脉、肩脉的古老称呼；在病候上，《足臂十一脉灸经》未分"是动"病和"所生"病，病症数量也偏少，《阴阳十一脉灸经》已分出"是动"病和"所产"病两类，病候总量仍少于《灵枢·经脉》。而《灵枢·经脉》增手厥阴心主之脉而成十二经脉，六阴脉和六阳脉首尾依次相接，阴脉属脏络腑，阳脉属腑络脏，形成周而复始、如环无端的气血循环径路，且支脉、络脉甚多，在全身构成无处不到的网络。显然，经脉理论经历了由《足臂十一脉灸经》到《阴阳十一脉灸经》再到《灵枢·经脉》的演变（还可能存在其他中间链条）。而这个由简至繁、由低级向高级的发展过程，是不可能在短期内完成的，按上古时期医学前进的步伐，这至少要有数十年上百年的时间。还可以推断，如果轪侯利仓之子这个热衷于收藏古籍并酷爱医学的世袭官吏，生前若能看到像《灵枢·经脉》那样更成熟的经络学文献，一定会视如至宝，加以收罗和珍藏，其不在陪葬品之列的合理解释只能是：《灵枢·经脉》乃至《内经》书尚未诞生。

1983年，湖北荆州地区江陵县张家山三座西汉初古墓中，出土了大批竹简，其中医学文献有《脉书》和《引书》，据考其抄写年代不晚于吕后二年（公元前186年）。《脉书》中包括5种古佚书，其中3种与马王堆汉墓医书《阴阳十一脉灸经》、《阴阳脉死候》、《脉法》大致相同；《引书》内容与马王堆汉墓的《导引图》关系极为密切。长沙和荆州皆为古楚地，荆楚大地有可能是针刺技术及经脉理论的发祥地，《素问·异法方宜论》也存有"九针者，亦从南方来"之说。《灵枢·经脉》及《黄帝内经》既不见于张家山汉墓，也更加证实了《内经》成书确在汉代初年之后。

再从《内经》的理论体系特点来看，全书一个重要的学术特征是广泛深入地运用了阴阳学说和五行学说。中国思想发展史表明，阴阳学说和五行学说各有古老的源头，并在很长的历史时期内各自独立地发展着。五行的相克相生体系的提出及与阴阳学说合流，始自战国末期的阴阳家邹衍，"邹衍睹有国者益淫侈，不能尚德"，"乃深观阴阳消息，而作怪迂之变，终始、大圣之篇十余万言"，"称引天地剖判以来，五德转移，治各有宜，而符应若兹"（《史记·孟子荀卿列传》）。邹衍倡导的五德终始之说，"及秦帝而齐人奏之，故始皇采用之。"（《史记·封禅书》）秦王嬴政采纳了邹氏之说，以国德之水取代了周之火。其后汉承秦制，初为水运，后改土运，遂令阴阳五行成为秦汉时期占统治地位的思想和宇宙观。汉代著名思想家淮南子刘安和董仲舒等人的学说都铭刻着阴阳五行的印记。《淮南子·原道训》："德优天地而和阴阳，节四时而调五行。"董仲舒《春秋繁露·五行相生》："天地之气，合而为一，分为阴阳，判为四时，列为五行……五行者，五官也，比相生而间相胜也。"刘、董皆勾画了一个完整的宇宙图式，其中包含着天地、阴阳、四时、五行及事物间的生克制化规律，用以说明宇宙中包括人的生命活动在内的形形色色事物。在这种政治和理论氛围下，一些学术著作也会染上时尚之风。《内经》多篇所采用的，正是汉代流行的阴阳五行学说。《内经》许多篇章大概就是在这种社会背景下最后写定的，文中一些内容甚至语句与淮南子、董仲舒等人的著作类似，也就不足为怪了。

另外，《内经》的语言文字使用，纪时的习惯，以及金属细针（如九针中的毫针、长针、大针）所要求的材质和冶炼术等，多符合汉代的特点，亦可作为成书年代的佐证。

总之，《内经》一书，其材料来源久远，其撰述者众多，汇总成编为一书的时间大约在公元前1世纪的西汉中后期。

二、《内经》书名的含义

《内经》书名冠以“黄帝”，如前所论，当是一种崇古假托，也是汉代的时尚。关于“经”字的含义，《说文》：“经，织也。”即布帛的织线为“经”字的本义。陆德明《经典释文》又释为“常也，法也，径也”，即“规范”，当为引申义。古书称“经”者，有《诗经》、《书经》、《易经》、《道德经》等，医书除《内经》外，还有《神农本草经》、《难经》、《中藏经》等，皆为示人以规范的重要典籍。

《内经》之“内”字是与“外”字相对而言。如《汉书·艺文志》所载书目就有内经、外经多种。正如丹波元胤《医籍考》所说：“内外，犹《易》内外卦，及《春秋》内外传，《庄子》内外篇，《韩非子》内外诸说，以次第名焉者，不必有深意。”

关于《素问》书名的含义，各家说法颇不一致。全元起说：“素者，本也。问者，黄帝问岐伯也。方陈性情之源，五行之本，故曰《素问》。”（《新校正》引）。马莳、吴崑、张介宾等人则认为，《素问》之义即“平素问答之书”。还有的称“天降素女，以治人疾，帝问之，作《素问》”，皆不足取。而林亿等《新校正》之说似近经旨：“按《乾凿度》云：‘夫有形者生于无形，故有太易，有太初，有太始，有太素。太易者，未见气也；太初者，气之始也；太始者，形之始也；太素者，质之始也。’气形质具，而疴瘵由是萌生，故黄帝问此太素质之始也，《素问》之名，义或由此。”太易、太初、太始、太素为古人探讨天地形成所分的四个阶段。《素问》正是从天地宇宙的宏观出发，运用精气学说和阴阳五行学说，解释和论证天人关系及人的生命活动规律和疾病的发生发展过程的，确有陈源问本之意，可谓名实相符。若以杨上善《黄帝内经太素》的书名而论，则就更近于“太素者，质之始也”的说法了。

对《灵枢》书名的解释，歧义也多。马莳认为本书是医学的门户，故解云：“医无入门，术难精诣……谓之曰《灵枢》者，正以枢为门户，阖辟所系，而灵乃至圣至玄之称，此书之切，何以异是。”张介宾则从医学效应解：“神灵之枢要，谓之《灵枢》。”不过，须知《灵枢》之名在文献上首见于王冰《黄帝内经素问》中，王冰将《针经》称为《灵枢》，可能与其崇信道教有关。正如丹波元胤所说：“今考《道藏》中，有《玉枢》、《神枢》、《灵轴》等之经，而又收入是经，则《灵枢》之称，意出于羽流者欤！”羽流，指道士，即指道号启玄子的王冰而言。此说有一定道理。

第二节　《内经》的流传

一、《内经》的流传

按《七略》及《汉书·艺文志》所载，《黄帝内经》曾以十八卷本与《黄帝外经》等医经七家一并传世。《七略》之后至东汉末的一段时间内，《内经》是怎样流传的，史无记载。东汉末张机自述为著《伤寒杂病论》，“乃勤求古训，博采众方，撰用《素问》、《九卷》、《八十一难》、《阴阳大论》、《胎胪药录》，并平脉辨证。”(《伤寒论·序》)张机所参考的这批古医书中，有《素问》，有《九卷》，有《八十一难》即《难经》，唯未见《内经》之名。然张机接着又列举了古代名医：“上古有神农、黄帝、岐伯、伯高、雷公、少俞、少师、仲文，中世有长桑、扁鹊，汉有公乘阳庆及仓公。”此中，黄帝、岐伯曾见于《七略》中，岐伯和雷公见于《素问》中，黄帝、岐伯、伯高、雷公、少俞和少师见于《灵枢》中。这表明《素问》可为《黄帝内经》之一部，也表明《九卷》可为《黄帝内经》的另一部（该书当时无正式书名，以卷数名之)。至魏晋年间皇甫谧也予以印证：“按《七略》、《艺文志》，《黄帝内经》十八卷，今有《针经》九卷，《素问》九卷，二九十八卷，即《内经》也。亦有所亡佚。”《针经》是皇甫谧为《九卷》所命之名，恐与该书第一篇《九针十二原》中有“先立针经”之语有关。

《素问》与《九卷》(《针经》)自晋以后的流传情况，史料上仍有一些记载可循。《隋书·经籍志》录有“《黄帝素问》九卷”（注云：“梁八卷”)，“《黄帝针经》九卷”，说明九卷本《素问》在南北朝时已亡佚一卷。《旧唐书·经籍志》著录：“《黄帝素问》八卷，《黄帝针经》十卷，《黄帝九灵经》十二卷（灵宝注)。”《新唐书·艺文志》：“《黄帝针经》十卷，全元起注《黄帝素问》九卷，灵宝注《黄帝九灵经》十二卷，王冰注《黄帝内经素问》二十四卷。”《九灵经》当为《针经》的不同传本。说明至隋唐，《内经》仍以《素问》和《针经》两书分别传世，卷数有少许变化，流传中又有别本新名出现，而《九卷》之旧名，渐从史志及文献上消失了。

历代医家整理《素问》功劳最大的，当推唐代的王冰。他在唐代宗宝应年间，面对残缺不全的八卷《素问》“世本”，对照家藏“张公秘本”，做了大量的补亡、迁移、别目、加字和削繁等工作，使《素问》回复到81篇旧数，重以24卷本行世。一般认为，运气七篇和《六节藏象论》中有关运气的一段，皆为王冰补入，其文体与它篇殊不一致。王氏补入运气七篇之后仍缺两篇，即《刺法论》和《本病论》，篇名仅存目录中，后人补出后称为《素问遗篇》。王冰治学严谨，称“凡所加字，皆朱书其文，使今古必分，字不杂糅。”可惜，在后人的传抄中朱墨已经不分了。经过王冰卓有成效的工作，使《素问》较完善的本子得以继续流传。至宋代仁宗嘉祐年间，高保衡、林亿等人奉朝廷之命，校勘医籍，对已是“文注纷错，义理混淆”的王冰本，再行考正，“正谬误者六千余字，增注义者二千余条”，并定名为《重广补注黄帝内经素问》。林亿等的校本，即今之所见《素问》的原型，宋以后的元、明、清各代皆据此进行翻刻，未再改易。明·顾从德影宋刊本《素问》，堪称善本，为今所据。

《灵枢》为《针经》的另一传本，其名在文献上最早见于王冰次注的《黄帝内经素问》序和注中。王氏称：“《黄帝内经》十八卷，《素问》即其经之九卷也，兼《灵枢》九卷，乃其数焉。”林亿《新校正》则谓：“按《隋书·经籍志》谓之《九灵》，王冰名为《灵枢》。”意为《灵枢》之名是王冰据《九灵经》所改。又《新校正》在校注《素问·调经论》王注时还指出：“详此注引‘《针经》曰’，与《三部九候论》注两引之，在彼云《灵枢》而此曰《针经》，则王氏之意，指《灵枢》为《针经》也。按今《素问》注中引《针经》者，多《灵枢》之文，但以《灵枢》今不全，故未得尽知也。”林亿在此提供了这样的信息：①《针经》、《九灵经》、《灵枢》实为一书的不同传本；②《灵枢》至宋代已非全帙。史实确是这样，《灵枢》传至宋代已是残本，幸有高丽使者于宋哲宗元祐七年（1092年）来华献书，其中就有《黄帝针经》，哲宗于次年正月即诏颁高丽所献《黄帝针经》于天下，使此书复行于世。

北宋末年，由于金兵的南犯和继之而形成的北金南宋的对峙局势，严重地影响了医籍的保存和流传，《针经》等古籍又面临着散佚和失传的厄运。值南宋绍兴二十五年（公元1155年），锦官（成都）人史崧对《灵枢》进行了认真的整理校核，他在书叙中说：“但恨《灵枢》不传久矣，世莫能究……辄不自揣，参对诸书，再行校正家藏旧本《灵枢》九卷，共八十一篇，增修音释，附于卷末，勒为二十四卷。”卷数与王冰本《素问》相同。史崧校正的《灵枢经》文字，后人未再改动，也成为元、明、清续刻的蓝本。

二、《内经》的注家与注本

《内经》自问世以来，历代医家皆奉为圭臬，演绎发挥、考校编次、注释研究者达200家以上，著作达400余部。现将主要的注家与注本介绍如下。

南朝齐梁间人全元起注《素问》，为《内经》最早的注本。《隋志》载：全氏元起注黄帝《素问》八卷。《南史》王僧儒传中也记有此事。林亿等《新校正》云：“隋杨上善为《太素》。时则有全元起者，始为之训解。阙第七一通。”全氏注《素问》时，只存8卷，第7卷已佚，计注释68篇。《素问训解》宋时尚存，后佚，《新校正》中保留其篇目。

杨上善撰注《黄帝内经太素》。据考，杨氏为唐初时人，其书将《内经》分为摄生、阴阳、人合、脏腑、经脉、输穴、营卫气、身度、诊候、证候、设方、九针、补泻、伤寒、寒热、邪论、风论、气论、杂病共19大类，每类分若干篇目，并加以注释。书中有关《素问》部分保存了王冰改动之前的原貌，具有很高的文献价值。本书自宋元后已残缺不全，今本系从日本传回，仍有缺卷。

唐·王冰次注《黄帝内经素问》。王冰对《素问》进行整理编次的同时，对全书各篇作了系统而详尽的注释，“敷畅玄言”，对经旨多有发挥。王注《素问》对后人启发和影响很大，成为后人注释《素问》的基础。

明·马莳通注《内经》全书，书名为《黄帝内经素问注证发微》和《黄帝内经灵枢注证发微》。马氏娴于针灸经脉，其所注《灵枢》颇为人称道。

明·吴崑注《素问》，俗称《素问吴注》，是以王冰的24卷本为底本加以注释。注文阐发医理深入而不流于空泛。然擅改经文，是其不足处。

明·张介宾著《类经》，将《内经》内容分为摄生、阴阳、藏象、脉色、经络、标本、气味、论治、疾病、针刺、运气、会通共12大类，390目，是现存全部类分《素问》、《灵枢》最完整的一部书。张氏的分类法扼要而实用。其注文义理周详，明白晓畅，影响很大。

清·张志聪的《黄帝内经素问集注》和《黄帝内经灵枢集注》，是张志聪率门人集体注释的成果，对前人之注，做到了取其精华，厘正误说，新意不少。

清·高世栻著《黄帝素问直解》，乃继张氏《集注》之作。高氏鉴于“隐庵《集注》义意艰深，其失也晦”，故其注着意于简捷明白，要言不繁。

对《内经》进行摘要选注的，以元·滑寿为最早。所著《读素问钞》，将选文分为十二类。该书后经明·汪机增补注释，易名为《续素问钞》。明·李中梓的《内经知要》，系摘《素问》《灵枢》之要，编纂而成，选文只分八类，执简驭繁，成为医学入门读物。

另外，日人丹波元简所著《素问识》和《灵枢识》，丹波元坚所著《素问绍识》，精选诸家注释，持论公允，注重考据，也具有很大参考价值。

第三章 《黄帝内经》的学术体系

体系，是有关事物相互联系、相互制约构成的一个整体。《黄帝内经》整理先人们在医疗活动中积累的丰富经验，升华为理性认识，形成系统的医学理论，又以医学理论驾驭医疗实践，成为中国传统科学中探讨生命规律及其医学应用的系统学问，即学术体系。它为中医学确立基本概念、理论及临床规范，并形成了自己的医学方法，为中医学的发展奠定了基础；与西医学相比较，它具有鲜明的特色与优势，又是中医学存在和发展的理由和依据。

对于《内经》学术体系的研究，自隋唐至清代，主要是分析《内经》理论的基本架构及其学术思想。这个时期的研究，主要是本学科理论的阐释、医学知识的分类。民国期间，恽树珏等提出中医理论体系的概念，并明确提出了以西医学为参比物研究中医理论的课题。近20多年来，通过现代多学科知识和方法的探讨与论证，才明确了中医学理论具有不同于西医学的独特内涵、科学价值和临床意义。《内经》学术体系的基本内容，主要包括其结构、内涵与特征，形成与发展规律等。

第一节　《内经》学术体系的内涵

一、系统结构

一般认为，古代医家对《内经》的类分研究即体现了学术体系的框架结构。据有关概念，一个学科的学术体系，应当包括关于研究对象的理论及形成这些理论的知识基础和方法学基础。《内经》被尊为中医学的经典著作，主要是围绕人的健康、疾病展开研究，形成有关人的生命规律及其医学应用的知识和理论，这是《内经》学术体系的主体部分；而这些知识和理论的形成，必有古代自然科学与社会科学多学科知识和方法的渗透与影响，它既是医学理论形成的基础，又是《内经》学术体系的有机组成部分。为此，我们将《内经》学术体系的结构分为医学理论和医学基础两部分。

（一）医学理论

《内经》学术体系医学理论的框架，可由历代医家对《内经》医学内容的分类来概括。这些分类，具有代表性的有：

隋唐杨上善《黄帝内经太素》：阴阳、人合、脏腑、经脉、输穴、身度、营卫气、证候、气论、风论、邪论、伤寒、寒热、杂病、诊候、摄生、设方、九针、补泻，计19类；

元代滑寿《读素问钞》：阴阳、运气、藏象、经度、病能、标本、色诊、脉要、论治、针刺、摄生，计11类；

明代张介宾《类经》：摄生、阴阳、藏象、脉色、经络、标本、气味、论治、疾病、针刺、摄生，计11类；

明代李中梓《内经知要》：道生、阴阳、色诊、脉诊、藏象、经络、治则、病能，计8类；

清代薛雪《医经原旨》：阴阳、藏象、经络、病机、标本、色脉、治则、气味、摄生，计9类；

清代沈又彭《医经读》：平、病、诊、治，计4类。

上述分类，《黄帝内经太素》最繁，但系首创；《医经读》最简，但统括医学理论基本要素。综合诸家之优进行繁简修合、纲目条贯的整理，《内经》学术体系的结构表述如下：

藏象（脏腑，经络，精气神）

疾病（病机：病因，发病，病理，传变；病证）

诊法（诊病方法，断病法则）

论治（治则，治法，疗法）

养生（摄生，康复）

1. 藏象

论健康人的生命现象、机理与规律。“象”，指外在的生命现象，既包括有形可见的躯体肢节官窍、脏腑血脉骨肉组织的形象及其动态变化，又包括各种无形的生理、精神现象；“藏”，其本义是藏于内，系生命外象变化本质的机制所在，即《素问·阴阳应象大论》所说的“神明之府”，《素问·六微旨大论》所说的“神机”，因而它是指藏于体内有形、无形的脏腑、经络、精气神及其永不休止的活动。藏象学说即是从现于外的生命现象，探讨其内在的变化本质，即脏腑、经络、精气神变化机理与规律的理论。因而藏象包括脏腑、经络、精气神三部分内容。同时，人的活动与天地自然、社会人事密切相关，人们在探索人体生命活动时，又将它们联系在一起进行研究，因而这部分内容也成为藏象学说的有机组成部分。

2. 疾病

论人的异常生命活动，包括两部分内容：一是阐述疾病发生、发展变化及转归的机理和规律，即病机，分病因、发病、病理、传变四个方面。其中的病理，主要论述病变的机理，如表里出入、寒热进退、邪正虚实、阴阳盛衰等基本病变机理和脏腑、经络、精气神的具体病变机理。二是论疾病的概念、分类及其临床表现，即病证。《内经》论疾病重其整体机能异常和阶段变化性质，后世概括为“证候”，故以病证概称，体现了中医学疾病学理论的特色。

3. 诊法

论疾病的诊断方法，包括疾病的诊断原理、诊病方法与断病法则。《内经》不仅深刻地阐述了中医的诊病原理，如以表知里，以我知彼，先别阴阳以及观过与不及之理等，而且还发明了望闻问切等直观察验的疾病诊察方法，建立了四诊合参的诊法规范。在断病法则方面，《内经》提出以“审察病机”为中心的审机求属理论，并体现在疾病的脏腑分证、经络分证、病因分证等，实为后世“辨证”诊断之源。

4. 论治

主要阐述疾病治疗思想、原则和方法。治疗思想，概指论治的观念与特点，如治未病、和阴阳、调五行、因时因地因人制宜等。治疗原则，则是指导治疗方法的准绳和法则，如治病求本、标本先后、调节阴阳、虚实补泻、因势利导等。治疗方法又有无形的方略技巧与有形的处理措施之别，前者称治法，如解表清里、理气活血、利湿化痰等；后者称疗法，如药物疗法、针灸疗法、饮食疗法、精神疗法等。《内经》记载了多种疗法，并论述了它们的治病原理、使用方法与宜忌等。《内经》论治内容丰富，形成了完整的论治体系。

5. 养生

即颐养生命，主要内容，一是无病之摄养，即摄生，目的是健身缓老与防病。在对疾病和衰老认识基础上，《内经》确立了“治未病”的养生思想，并提出外以避邪、内以养正的原则和多种养生方法，建立了中医学独特的养生学说。二是残邪未尽与因病致残的康复。在疾病观、疾病防治观的基础上，《内经》深入观察和研究疾病过程后期病损与病残的特点，确立了康复治疗原则和方法，为中医学康复医疗体系的形成奠定了基础。

考虑到各部分内容的内在分合独立性，结合中医界习俗成见，经络、病证、疗法三部分亦可独立为章，从而使医学理论由五类变通为八类。

以上分类，未将阴阳五行与运气学说列入其中。阴阳五行，系战国秦汉占主流的哲学，是中国传统科学的方法学工具，在《内经》学术体系之中，也主要用以论证和规范医学知识与理论，其内容主要融入医学基础之中。运气学说，其内容不仅讨论气候变化规律同生物的生存、人的生理病理关系，也探索论治、方药原理与原则，还富含藏象、病机、病证、诊法与摄生等内容，属于综合性理论，宜作专题研究。

（二）医学基础

《内经》的医学理论，无论其固有内涵、表述方式，还是其研究方法、形成过程，均广泛涉及中国古代自然科学与社会科学的各个学科，其中主要是哲学、天文历法、地理学、气象学、数学、社会学等。

1. 哲学

在战国秦汉，科学技术仍然处于萌芽和幼稚时期。医疗实践中，对动物和人体器官、组织即使剖开也无法了解其机能，医学研究只能在感觉直观、生命体验和医疗验证中进行，因而医学理论只能在医疗实践基础上，借助自然哲学的直接参与，总结、概括而产生，故《内经》十分推崇精气、阴阳、五行学说，认为它是分析生命体生杀变化、指导疾病治疗的根本法则，因而精气、阴阳、五行学说不仅贯穿于《内经》绝大部分篇章，深入到中医理论的各部分，而且成为中医方法学基础。具体而言，哲学的作用，一是引导医疗活动的指向，赋予医学观察和医疗实践以特定内容，如中医临床观察具有功能性、整体性、动态性和特异性的特点。二是约定医学概念以独特内涵和独特表述方式，如阴精阳气、经络之气为中医所独有，而肝心脾肺肾与现代同名的解剖脏器在概念及其内涵上也大相异趣。三是建立推理体系、理论模型。《内经》接受了《周易》的象数思维方式，注重辩证逻辑的应用，建立了自己的一套推理体系；创制了阴阳、三才、四时、五脏、六经等理论模型，形成了中医学术体系的民族特色。

特别值得提出的是，由于战国秦汉时代哲学与社会、自然科学各学科之间尚未分化，因而《内经》借助了某些哲学术语表述医学概念，但当它们一旦成为医学术语，便赋予特定的医学含义，与纯哲学概念大不相同。

2. 天文历法、地理学、气象学

人生天地之间，气交之中，在广泛的时空条件下受着自然力量的制约，因而人类必须了解自然、把握自然，进而顺应自然、利用自然，为自身的生存和发展服务；同时，中医学是一门应用学科，它的建立、发展和成熟，也有赖于其它学科，特别是传统自然科学中的天文历法、地理学、气象学等，于是这些学科就成为医学理论形成和建立的基础。如在天文学方面，"天圆地方，人头圆足方以应之"（《灵枢·邪客》），"地为人之下，太虚之中者也"（《素问·五运行大论》）等，是古代盖天、宣夜、浑天三种宇宙结构学说在《内经》中的反映；《灵枢·九宫八风》虚风、实风之论，《素问·六节藏象论》天度、气数之说，是天体运行、天象变化及其与人和万物密切关系在《内经》中的反映。历法方面，古代医学家们在基本历法的基础上，创建了"五运六气医学历"，是历法与中医学亲密关系的证明。在地理学方面，《内经》有"异法方宜"之论；气象学方面，《内经》"五运六气学说"研究的气象变化规律及其对人体生理、病理影响，对外感病诊治的指导意义，足以说明气象学在《内经》学术体系中的地位。

3. 数学

数学是研究物质世界空间形式和数量关系的科学，被称为基础学科中的基础学科。在生物学中，由于生物特性常以随机变量出现，具有多方面特征；同时，生物系统中还大量存在着无法用数值表示的特性，即非实数性，所以只有近百年来数学的高速发展，如概率论和统计数学的出现，集合论、微分方程、对策论和网络理论等系统数学的发展，以及数量分类学中的特性编码技术和分类分析法的建立，才使之在生物学以及医学领域展示其基础科学的地位。在中国古代，《周易》不仅用象征符号及其变化表示世界秩序及事物变化法则，而且认为象中有数，一切事物既有可感知的性质，又有数量的规定性，只有认识信息（象）和度量（数）两个方面，才能了解和控制事物变化过程。中医学对数学的应用，主要是运用抽象的数学形式讲理，符号数学运用较少，在《内经》的学术体系中主要表现为三个方面：一是以数学语言和思维论述中医学理论。如《素问·金匮真言论》以五行成数表示五脏的特性，其中八为肝之成数，是木的时（春）空（东）生数三（少阳生发）加脾土数五而成，以此演示时序、方位阴阳生化五行之理，并合之于人，说明五脏的时空、机能特性，即以数理论证藏象的方法。二是以数学模型建构中医学理论框架。如阴阳、五行、八卦、河洛等多种数学模式，其中《灵枢·九宫八风》预测气候与疾病关系的"九宫八风图"就是洛书数学模型。三是以活的动态数学关系量化诊治指标。如《素问·平人气象论》以呼吸与脉搏次数比例为参数定脉象速率指标，《灵枢》的《脉度》、《骨度》、《肠胃》诸篇以同身寸量度脉、骨、肠胃长短宽狭、定俞穴位置；又如对证候与治疗的量化采取模糊化处理等。《内经》对古代数学的应用，使数学无可争议地成为学术体系的医学基础之一。

4. 社会学

社会学是研究社会和社会问题的学科，而社会因素同人类群体或个体健康、疾病发生发展及其防治有着密切关系。《内经》中许多篇章提到社会分期，描述了社会变迁与医学起源、发展的关系。如“暮世”之人，随着社会发展，私有制的建立，经济、政治、文化交往增多，疾病也渐致复杂，单纯的汤液醪醴不能适应临床需要，于是发展而为“毒药治其内，针石治其外”(《素问·移精变气论》)等多种剂型、多种治法。此外，《内经》还有大量社会经济生活、生活方式、社会心理、社会风气、社会地位变迁以及区划风土习俗等与疾病关系的记载，并贯穿于病因、发病、诊断、治疗、养生诸学说之中。“中合于人事”(《灵枢·逆顺肥瘦》)，它将人与社会生存环境的失调作为重要致病因素，涉及政治、经济、道德、心理、信仰、民俗、饮食、劳伤和醉酒与药物中毒等，丰富了中医病因学理论；提出“从容人事”(《素问·疏五过论》)“不失人情”(《素问·方盛衰论》)的主张，重视疾病防治过程中纠正社会性致病因素，并以此作为疾病防治的重要原则，从而完善了中医学疾病防治理论，为中医学社会心理医学模式奠定了理论基础。

《内经》学术体系基本框架结构，可表示如表3-1：

表3-1　《内经》学术体系框架结构表

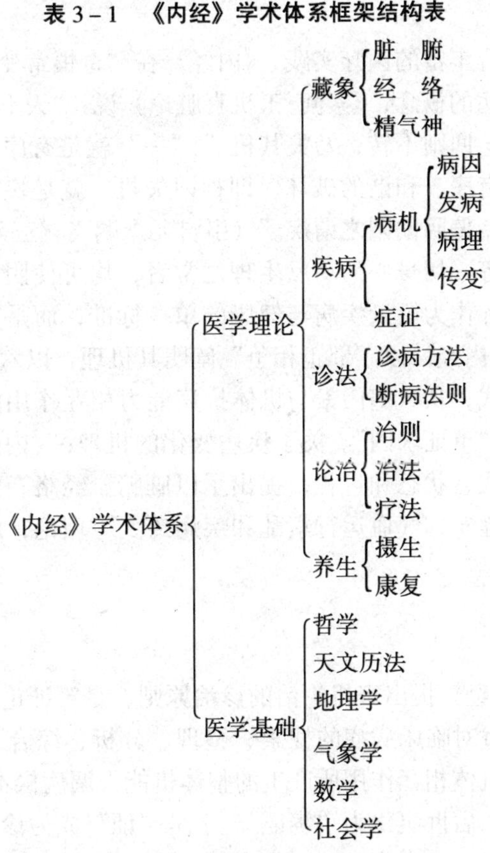

二、理论内涵

《内经》以中华民族特有的思维方式，确立对人生命活动的研究角度和研究方法，形成了独特的人体观、疾病观；结合临床实践，便成为独特的疾病防治观。

（一）人体观

在“人与天地相参”思路的指引下，《内经》把人放在宇宙自然中来考察，认为虽然万物之中人最贵，但人也是大自然的产物和有机组成部分，因而提出“生气通天”的论断，形成了天人相互联系、相互制约的生命整体观，较之割裂人与自然有机联系的医学观念更符合生命活动的客观过程；在古代哲学精气论、“道－器”观的影响下，《内经》将人视为精气聚合、离散之器，生命现象是精气升降出入运动的过程和结果，因而人们并不注重研究其形质结构之器，而是从整体机能活动的方式、方法及其相互联系的“道”的方面，研究生命过程及其机制与规律，故提出人“以四时之法成”的生命机能结构学说，“阴平阳秘”与五行生克制化的生命机能稳态学说，“奇恒”“回转”的动态生命过程学说，集中体现在藏象、经络、精气神等理论中。

（二）疾病观

在人体观基础上，结合丰富的医疗实践，《内经》在“奇恒常变”观念的指导下，确立了有关疾病的理论。关于疾病的概念，《素问·玉机真脏论》说：“天下至数，五色脉变，揆度奇恒，道在于一。神转不回，回则不转，乃失其机。”“一”就是有序、和谐与统一，其关键在于神气正常运转，而这种有序、和谐的破坏，即神回失机，就是疾病，后世医家从阴阳角度概括为“一阴一阳之谓道，偏阴偏阳之谓疾。”（引自元李鹏飞《三元延寿参赞书·欲不可绝》）诸凡饮食起居、情志思维等一切身心活动反生理之常者，均可使阴阳失调而致病。它不以形质结构及其物量变化的超标作为衡量疾病与健康的单一标准，而是更强调整体机能的紊乱与失常。关于疾病的发生，《内经》以“邪正相争”阐明其机理，以六淫疫邪侵袭，饮食、劳伤与七情失调概括其致病方式，从致病因素与机体抗病能力相互作用的结果审求其病理意义的病因学、发病学理论，即“审证求因”。关于疾病变化的机理，《内经》着眼于宏观、动态地分析其整体机能失调的方式、状态和过程，提出了以脏腑、经络、气血津液病变为基础的表里出入、寒热进退、邪正虚实、气血运行紊乱和疾病传变等理论，成为临床诊病论治的理论基础

（三）疾病防治观

在疾病观基础上，《内经》提出审机论治的诊治原则，是辨证论治的学术之源与雏形。审机，就是审察病机，是通过对临床病症的搜索、整理、分析、综合，确定其病变本质，即是对疾病过程中致病因素与机体相互作用所产生的整体机能失调病候本质的概括。它因时而异、因人而别，作为诊断过程，后世演化为“辨证”。于是“证”成为诊断概念和治疗对象，因而中医治疗学的基本特点是整体机能的动态、综合协调。它将治疗个体化，强调治患病之人；提倡各种方法配合应用，强调综合疗法；它的逆从求本、标本缓急、病治异同以及虚实补泻、寒热温清、因势利导等治则，颇似系统调控方法。这种治疗观念和思路，在人与病上，更重视人；在病体的整体与局部、机能与形质上，更重视整体、重视功能；在病变的共性和个性上，更重视共性。对于疾病的预防，《内经》在其发病观基础上，提出以增强体质为核心的健身防病思想，并与追求健康长寿的理念结合起来，制定了外以适应自然变化、内以促进机体

抗病能力、协调能力的养生原则，有效指导了各种自我健身法的实施，在世界保健医学上独树一帜。

内容决定形式，形式反映内容。《内经》医学理论所具有的独特内涵，决定了它独特的表述方式。研究表明，中、西医学虽然都以人体生命活动和疾病防治为研究对象，但由于各自的文化背景、哲学基础、实践环境、发展历程之不同，以致研究角度、思路和方法存在巨大差异，因而产生了各自的医学概念、理论与理论模式。建立在中华文化和"天人合一"式哲学基础上的中医学理论，从事物运动过程中的各种内部关系及其与周围事物的联系方面把握生命活动，较多地运用了辩证逻辑的基本原则，侧重从生命现象反映的整体机能变化，动态地研究其内部及其与外环境的相互关系，进而了解生命活动的机制和规律，整体、动态、机能的联系与调控等综合原则乃其灵魂，因而它看到的是藏象、经络、精气神，是气机升降、气血虚实、邪正相争。中、西医学在基本概念、理论等方面的差异是客观的、全面的、深刻的，不能混淆，也不能简单地评判其优劣是非；中医学的表达方式反映其固有的学术内涵，体现了中华民族独具特色的生命观及其医学发现与医学发明，直接指导中医临床实践，与西医理论的表达方式不能混同，更忌相互替代。

三、学术特征

特征，是一事物区别于他事物的特别显著的征象与标志，因而它是相比较而言的。在古代，由于没有参比物，只是自己研究自己，很难说清自己的学术特征。西医学传入我国后，中西医汇通学派开始对此开展探讨，有些学者已经触及中西医学差异及其本质，如恽树珏说："西医之生理以解剖，《内经》之生理以气化"（《群经见智录》），"中西医学基础不同……此则中西文化不同之故。"（《论医集》）。他们能在科技不发达时代有此认识，实属难能可贵。经过一个世纪，特别是近二十多年的探索、论证，《黄帝内经》学术体系的特征逐渐清晰了。当然，属于特征的方面很多，如基本概念、理论规范、诊治思路与方法、养生保健等，这里主要讨论贯穿于以上诸方面之中的方法学特征。正是这些特征，使中西医学在研究层次及方法等方面产生了深刻差异，各自从生命活动的某些侧面或某种层次上，揭示了生命的规律和本质，并指导临床实践，取得良好疗效。

（一）从功能角度把握生命规律

人们认识生命奥秘，是从生命现象入手的。其中形体观察和解剖，是重要的研究手段，这在医学理论形成的初期，更是如此，如《黄帝内经》就有"其死可解剖而视之"的记载。但如何把生命现象与解剖内脏器官相联系，在没有先进仪器和精密测量方法的古代，是不可能做到的。观察的结果，也不能有效指导临床实践。也就是说，当时的解剖方法并不能直接导致医学理论的产生。正是由于这种原因，西方的医学直至近代，由于哲学的变革，观察手段的改进，如使用显微镜等，才引起医学研究思路和方法的大革命，将解剖形态结构与生命现象直接联系起来，形成西医学基础理论。但在中国古代，当意识到解剖并不能直接解释生命现象与指导医疗活动后，转而"移植"当时盛行的自然哲学方法，探讨生命活动规律，指导医疗实践。首先是对包括生理的、病理的、治疗反馈的，自觉的、他觉的等在内的生命现象及与其相联系的各方面进行观察，然后把观察内容中的"共象（相）"提取出来，按其形态、功能、格局、演化方式进行分类，并将具有代表性的、具有共象（相）的“类”，用象征性符号、图像或有代表性的具体事物表达出来，进而以类相推，探讨生命现象的机理，这就是中国古代的意象思维方式。明清之际的哲学家王夫之把这种思维过程叫作“观象明理”、“观象体义”。用这种思维方法研究生命体和生命活动，只能引出功能性概念，而非解剖实体概念。如《素问·五脏生成》说：“五脏之象，可以类推”，这里用以类推的木火土金水，即五类具有代表性事物，可以看作是象征性符号，它所表征的是五脏的“气象性用”即其功能特性，是类推而来的，其本质是基于外在相关生命现象而存在于体内的生理功能类整合。

从功能角度把握生命规律是《内经》学术体系的一个基本特征，其他特征均以此为前提而成立。如讲整体，是功能上相互联系与调控的整体，故五行生克“以气而不以质”，“成质则不能生克矣。”（黄元御《四圣心源》）因而《内经》的基本医学概念和理论规范，是生命活动中各种功能相互联系的方式、机制与过程的概括。“以气而不以质”之论，将人与万物、自然与社会，沟通为一体，并成为中医学与中国古代的其他学科，在理论和方法上架起桥梁，如将治病与治国、打仗相提并论，等等。更重要的是，它赋予中医诊治理论与方法以功能化的内涵。所谓辨证即辨别人体病理性综合功能状态，治疗也是对病理性功能状态进行综合调节。这种从功能上进行宏观而综合调节的论治思路与方法，对于多系统、多脏器、多组织的复杂病变，精神系统、内分泌系统、免疫系统以及病毒性、功能失调性、原因不明的病变等，显示出良好疗效，既有实用意义，在当今医学模式转变方面也有学术价值。

从功能角度把握生命规律，将生命体的功能及其相互关系作为研究对象，在哲学上即研究“关系实在”，“关系实在”也是客观存在，并不涉虚无。至于中医学的脏腑等概念作为一种“功能模型”，是否有物质基础？对此不能以狭隘观念对待之。王夫之说：“天下之用，皆其有者也。吾从其用而知其体之有，岂疑待哉？”（《周易外传》卷二）生命活动机制是复杂的，生命活动规律也应从多角度探索。中医理论所反映的生命活动机制及规律，既经千余年医疗实践得以证实，必定有其相应的物质结构存在，因而可换一种思路，从多系统、多层次、多维向地研究，而非简单地寻找组织解剖学物质基础来“认同”。

当然，无可讳言，长于“气化”的宏观把握，每疏于“形质”的微观研究，由此形成的不足，也是不可忽略的。

（二）从整体角度把握生命规律

整体观是指用普遍联系的观念看待一切事物，承认世界是一个有机统一的整体，事物与事物之间、事物内部的各部分、各层次之间的相互联系、相互影响。中医学接受古代哲学整体观的指导，并将对生命现象的观察与研究引向理性认识的层次。一是古人观察到人的生命活动与其生存环境有着密切关系，确立了人与自然及社会的有机联系，形成“天人一体”观念；观察到人生命活动中，生命能力与躯体形骸之间、精神心理与躯体生理之间有着密切关系，于是确立了人的生理、心理、躯体三者的有机联系，形成“形神一体”和“心身一体”观念。二是适应医学研究与应用的需要，古人将以上三种联系融入中医学的基本概念与理论模式之中，成为中医理论的基本学术内涵和临床诊治的指导原则及价值取向。体现在人与自然的有机联系方面，《内经》有“生气通天”的著名论断，认为中医五脏不仅维持体内生理环境的协调，同时还有时空的内涵，主司人体适应自然界季节昼夜、方域水土的调节功能，故

《素问·宝命全形论》说人以“四时之法成”，《素问·刺禁论》有“肝生于左，肺藏于右”之说；体现在人体生理、心理、躯体的有机联系方面，《内经》有五脏藏精、舍神及主五体、五官七窍的理论，所以《灵枢·本藏》说：“五脏者，所以藏精神血气魂魄者也”，因而五脏即“五藏”，又称“五神脏”。于是，五脏成为人体联系内外、协调心身活动的生命中枢。五脏是中医整体观在本学科基本概念中的主要体现。中医学的其它概念，如经络、气血等，其内涵均类于此。

《内经》不仅从生命体内外的普遍联系进行研究，形成概念，建构理论模式，同时还认为这种联系是整体和谐有序的，并以精气、阴阳、五行等学说作为思维工具，推演、演绎生命活动的过程及其机制。具体而言，精气之论概括浑然一体的生命之气生成、演变与消亡过程，如《灵枢·天年》以气的盛衰论生命过程十阶段，这里的气即精气，亦即生命力，是包括形体状态、生理功能、精神心理等综合性概念，其盛衰之象，也是以“好走”、“好趋”、“好步”、“好坐”、“好卧”等作宏观整体表征的。阴阳五行论则具体演绎生命体内有机联系之相反相成、生克制化的活动机理。如《素问·五脏别论》以藏泻论脏腑，所谓藏即生命物质化生、贮藏、发挥作用，并固护之不得无故丧失等功能的总和；泻则是生命物质宣泄消耗、代谢产物排出等功能的概念；藏泻之间互相依存、互相制约，概括生命活动相反相成两类功能及其相互联系方式。又如《素问·金匮真言论》构建的以五脏为中心，外应五方、五时、五味等，内系五腑、五官、五体、五志之五大功能活动系统，融天人联系、身形与生理及心理联系于一体，是整体观念在中医理论中的重要体现。它们作为分析生命活动中整体联系的具体机制，具有理论模式的作用。

当然，在整体观念指导下形成的中医学概念，也有内涵包容性太大，外延过于宽泛的缺憾。如神有自然规律、生命能力、精神意识情志等多种概念；气的概念更广，既有宗气、真气、营卫之气等，又有脏腑经络之气，《灵枢·决气》还将精、血、津液、脉也称为气。这就要求我们在学习和研究中加以辨识、整理，区别概念的层次，明确哪些是概念的中心内涵，哪些属于概念的泛化，在论述概念时给予条件限定。

（三）从运动角度把握生命规律

运动是事物存在的本质属性，也是生命的固有特征。古人早已观察到生命随着时间的流转而变化的事实，但由于生命运动的参数非常复杂，所产生的变量更是难以把握，对此，近代科学采取“定格”的知性分析方法，即割断连续的时间而对事物进行静态的研究。其结果固然精密准确，但也有失于自然、真实之弊。处于理论形成初期的中医学，不可能对人生命活动中的多变量进行分别的精密度量，只能整体观察、综合研究；而观察对象则是变化不止的生理、病理现象，这就要求中医学的概念和理论具有动态化的内涵和反映这一特点的表述形式，从而形成了中医学从运动角度把握生命变化规律的学术特征，反映了生命的本性自然与真实，但也有失于粗疏之弊。主要体现在三个方面：

一是在医学理论中，明确提出有序的运动变化是生命存在的基本形式。如《素问·玉版论要》说：“道之至数……神转不回，回则不转，乃失其机。”神，在这里指神气、神机，即生化之机，维持生命的生化之机当有序运转，运转不息，静止乃至反转，生命就会失常为病，乃至败亡。“神转不回”所表述的有序运动生命观，贯穿于《内经》医学理论，如生命有生长壮老已运动过程，脏腑、经络、气血永不休止地升降出入运动等，研究其运动机制与变化规律则是医学理论的任务。

二是基本概念中具有时间的内涵。时间是事物运动及其状态变化的度量，凡概念中标示出时间状态者，便说明这一概念具有运动的内涵。如《素问·金匮真言论》说“五脏应四时”，是指人体精气随着季节变迁而消长，消长过程分为四个时段，五脏就是这四个时段生理功能整合的体现。举肝脏为例，它不仅是藏血主疏泄之脏，还有主春之内涵，故《素问·平人气象论》说：春季“脏真散于肝”，《素问·四气调神大论》也说：春养生气“逆之则伤肝”，“逆春气则少阳不生，肝气内变。”

三是辨证论治体现中医诊治动态观。证是以疾病过程中阶段性病机模式为基础的，它虽然具有一定稳定性，但随病变而变，一种疾病的初中末可有不同的证；同时证本身的形成与内外环境的时序流转也有密切关系，如外感邪气形成、致病特点及病症种类，时效性很强；内伤病症与患者年龄变化、与体内脏腑经络气血营卫运动节律，无不相关，因而成为中医诊察的重要内容，并成为治疗中重视时间因素的依据。所谓“毋逆天时”（《灵枢·百病始生》）、“无失气宜”（《素问·至真要大论》）之论，即基于此。而一病前后证异，施治用药随时变换，则成为中医临床诊治的常规。

《内经》学术体系的这一学术特征，赋予中医理论两个方面的“先天素质”：第一，忽略生命体形质的规定性和测量性，从象的变化角度对生命的动态轨迹进行模糊的整体表述。在中医理论肇始之初，对形体结构精密度量既不可能，又劳而无功，特别是它在表述生命的动态变化特性时无能为力，所以古人只能寻求从生命之象及其内在功能变化角度描述其运动轨迹，因而只能顾此失彼，对生命体形态结构采取模糊化处理。如脉证太过不及和死证死脉的度量，色泽浮沉夭泽的判断，阴阳表里寒热虚实八纲的表述方法，都具有模糊的性质。这种表述方法用宏观整体、边界不清、随时变化的文章数学语言，而不用符号数学计量，因而更接近于生命的自然动态演化机括与过程。与之相应，在疾病治疗的探索中，中医也摸索到使用天然药物等进行模糊调控的临床处理方法，至今仍有其科学意义和实用价值。第二，中国古人把时间流转和空间变化结合起来，认为时间流变具有周期性，即随着时间的流转而发生着空间状态的周期演变，在《内经》则形成有关生命节律的理论。中医学不但早就观察到这种生命现象，而且用于指导疾病的诊治，显示出它科学意义和实用价值。

第二节 《内经》学术体系的形成

《内经》学术体系的形成，既有长期医疗实践的基础，又与古代自然科学、社会科学知识和方法的渗透，特别是哲学思想的影响分不开。研究《内经》学术体系的形成，对于深刻认识中医学术体系的科学内涵，促进中医学发展，有重要意义。

一、医疗实践的观察与验证

（一）解剖学基础

在我国古代，人们早就通过日常生活、战争、刑罚乃至医疗活动观察尸体、施行解剖等方法，了解了人体形态结构。据甲骨文、金文有关字形结构的分析，夏、商、周三代对人的躯体官窍、骨骼、内脏已有基本正确认识。《内经》也记载了古代的解剖活动，并详细描述了脏腑之大小、坚脆、容量，血脉之长短、清浊等。其中肠管与食管长度之比为 55.8∶1.6 = 34.87∶1（《灵枢·肠胃》），同现代解剖学（1995 年上海科技出版社《正常人体解剖学》为 850∶25 = 34∶1）基本相等。同时，《内经》还论述了针刺误中重要内脏、器官发生医疗事故的后果。这些文献记载都说明《内经》学术体系的形成有坚实的解剖学基础，这是毫无疑义的，所以中医学对内脏器官、组织的命名，多基于形态结构；内脏器官、组织的机能及其与外在生命现象的宏观联系，凡显而易见的，均与近现代解剖生理的认识相同，如肺司呼吸、心合血脉等。但人体及其生命活动是非常复杂的，对于微观领域与隐秘联系，这种直观解剖方法便无能为力，只好求助于理性思辨，从而使中医学走上“精于气化，略于形质”的独特发展道路，这也是自《内经》之后，中医解剖学发展缓慢的根本原因。

（二）人体生命现象的观察

对人体生命现象的长期观察，包括有目的、无目的的，生理的、病理的以及治疗反应等，即成为医疗经验积累。通过对丰富医疗经验的反复比较、联系就会发现，众多的生理、病理现象的呈现，并非杂乱无章，在它们之间存在着自然、有序的联系，确定这种联系，进而推测其内在生理机制，于是形成片断的医学理论，为建立系统理论和学术体系积累了素材，奠定了基础。如发怒时气满胸中、胁胀、目赤眩晕，甚至昏厥、吐血；恐惧时小腹胀满下坠、二便失禁，联系到体内气的运行受情绪的影响，就形成了“百病生于气”和“怒则气上”“恐则气下”及与肝肾联系的理论雏形。又如，当人受外界气候变化影响而发生身体不适时，恶寒、发热的皮毛症状，鼻塞、流涕的鼻腔症状，咳嗽、胸痛的肺部症状，此三者常相伴而至，便建立了皮毛、鼻、肺联系的认识，这就是肺主呼吸、外合皮毛、开窍于鼻的理论原型。基于相关生命现象系统、有序联系的观察，再经过理性思维，进而整理为藏象学说中的各种功能模型，这是中医理论形成的重要方法学模式之一。

（三）医疗实践的反复验证

通过观察、推论形成的医学知识和从医疗经验升华的理论，经过反复的临床实践验证，去粗取精、去伪存真，是中医学理论形成的基本过程。这一过程是自发进行的，时间漫长而付出过沉重代价，但同时也造就了中医学经验、知识与理论客观真实的品质。如《素问·玉机真脏论》“浆粥入胃、泄注止，则虚者活；身汗、得后利，则实者活。”这是从临床实践中正反两个方面的经历，才验证而得到的实证邪有出路，虚证胃气恢复则预后良好的诊断理论，并引出了相应的治疗原则。有人指责中医治病经不起重复，其实中医按自己的理法方药治病，千百年重复不爽。不能重复之说，主要是中西医学在理论、方法和价值观上有根本差异，诊疗评价体系也不同的缘故。

一切知识和理论皆源于实践，医疗实践的观察与验证是中医理论形成之源。由于中医学理论的形成，主要依靠实践经验和理性思辨，而理性思辨必须以实践经验为基础才能使建立的理论大厦根底深厚，所以医疗实践无论是对于中医学理论的形成，还是学习、研究、应用中医学，都具有重要意义。

二、古代科学技术的渗透

《素问·气交变大论》说："夫道者，上知天文，下知地理，中知人事，可以长久。"指出为医者必须上明天文，下通地理，中知社会人情，其中天文、地理即科学技术的代表，说明它们在中医学术体系形成和内涵中占有重要地位。它们对中医学术体系形成的影响，主要是各学科原理的借鉴和方法学的启示。以下简要介绍天文、历法、地理学、气象学对《内经》学术体系形成的影响。

（一）天文学

天文学是研究天体的位置、分布、运动、形态、结构、化学组成、物理状态和演化的学科。我国是天文学发达最早的国家之一，从春秋至秦汉是古代天文学体系形成时期，其知识和方法不仅影响《内经》学术体系的形成，成为"天人合一"内容之一，而且还渗透到中医学的基本概念和理论之中。《内经》有关天文学的记载及对其学术体系的影响主要体现在三个方面：

1. 宇宙演化、宇宙结构观

春秋战国即有天地形成的论述，至《淮南子》则明确表述了由混沌无形生有形、生天地阴阳、生万物的宇宙起源与演化观。宇宙结构则有盖天、宣夜、浑天三说。古代的宇宙形成与结构观，一是引导人们从宇宙整体角度探索生命规律：生命体是宇宙演化的产物，因而受养、受制于自然，人必须顺应自然。二是为探索生命规律提供方法学启示：以天喻人，将天文学研究方法移植过来，变为医学的研究方法，甚至借用天文学术语表述医学内容。如《素问·宝命全形论》以四时法则研究人生命活动规律，《素问·阴阳应象大论》以天不足西北、地不满东南之天地阴阳盛衰为喻，解释人右耳目不如左明、左手足不如右强的生理现象等。

2. 天象变化

其一，运用北斗星斗柄所指确定地平方位与四时十二月，推知气候变化规律及对人体影响，如《灵枢·九宫八风》的八方之风，"从其冲后来为虚风，伤人者也，主杀主害者"，因而虚风成为外邪的代表。其二，以二十八宿节度太阳运行，把握卫气运行规律，如《灵枢·卫气行》说："是故房至毕为阳，昴至心为阴，阳主昼，阴主夜。故卫气之行，一日一夜五十周于身，昼日行于阳二十五周，夜行于阴二十五周，周于五脏。"此即《灵枢·营卫生会》所说卫气"与天地同纪"的天文学依据。其三，以黄道标度日月运行节律，将黄道划分为不同的节点系统，这些节点是太阳在黄道上特征位置，用以司天地之气的分、至、启、闭，由此定出四时、八正、二十四节气，推测人体脏腑气血盛衰变化规律。

3. 天地日月星辰系统

《内经》将古代天文学关于地球与宇宙天体相互作用的理论，概括为天地日月星辰系统，包括天地关系、日地关系、地月关系以及五星与地球的关系，并探讨这些天文因素对地球生物及人的影响。如《素问·六微旨大论》说："天枢之上，天气主之；天枢之下，地气主之；气交之分，人气从之，万物由之。"天枢，指天气地气升降之枢机，在中之位，亦即气交，是人与万物生存的大气圈。大气圈上受天体运动"天气"的影响，如太阳对地球周期性热辐射变化，是形成四季的基础；下受地球地质结构、地面形物及其各种物理效应、散逸气体"地气”的影响，制约生物繁殖生长。天地之气升降相因，形气相感，化生万物，从而构成人类生存环境，制约着人的生命活动，成为《内经》“生气通天”论断的天文学基础。

（二）历法

历法是根据天象标记时间的方式。《素问·六节藏象论》说：“立端于始，表正于中，推余于终，而天度毕矣。”“天度者，所以制日月之行也；气数者，所以纪生化之用也。”通过标度日月星辰运行，把握太阳对地面辐射的周期及其它天体对地球的影响，反映天地阴阳之气消长气数和生命活动的节律，因而也是《内经》学术体系形成基础之一。

中国古代历法，主要实行“四分历”，它以一回归年等于365.25日，岁余四分之一日而得名。四分历又用朔望月来定月，用闰月的办法使年的平均长度接近回归年，兼有阴历月和回归年双重性质，属于阴阳合历。《内经》实行的也是四分历，其中的太阳历又有24节气历，与气候、物候变化相符，以表示一年之中生物的生化节律，预测疾病的生死。此外，《内经》还独创了“五运六气历”，它也属于阴阳合历，以天干地支作为运算符号进行推演，阐明六十甲子年中天度、气数、气候、物候、疾病变化与防治规律，从时空角度反映天地人的统一。详细内容请参见“五运六气”章。

（三）地理学

地理学是研究地球表面人类生活的地理环境的科学，与人群及人体的生理、病理以及疾病的诊治有密切关系。我国古代地理区划主要有九州说与五方说。九州最早由《尚书·禹贡》提出，《内经》也有九州之名。《素问·五常政大论》说：“天不足西北，左寒而右凉；地不满东南，右热而左温。”即按九区划分中国地土方域，它以“阴阳之气，高下之理，太少之异”解说西北、东南山川地势、季节气候、气象物候的差异，并与疾病、治则联系起来；此外，该篇还说：“崇高则阴气治之，污下则阳气治之。阳胜者先天，阴胜者后天。此地理之常，生化之道也。”“高者其气寿，下者其气夭。”“高下之理，地势使然也。”提出地势高低也影响阴阳盛衰，制约生物的生化活动。五方说最早见于殷人甲骨文中，并将五方与四时气候联系起来观察。《素问·异法方宜论》按五方自然区划，述说各方地势气候、水土物产、衣食起居习惯不同，造就各方人群体质、生理的不同特点，因而发病各异，并发明了不同治法。

以上地理九州说和五方说，《内经》都是将地理因素，通过医学阴阳五行形式，纳入天人一体的方法学轨道，成为学术体系的有机组成部分，也是论治学说中因地制宜的理论根据。

（四）气象学

气象是大气冷热、干湿以及风、云、雨、雪、霜、雾、雷、电等物理状态和物理现象的统称。气象及其灾害性、周期性变化，同人类的生活、生产活动密切相关，也影响人的生存与生命活动，故《素问·六微旨大论》说：“言天者，求之本；言地者，求之位；言人者，求之气交。”气交之分属地球大气层，是与人关系密切的气象变化的所在，因而为古代医学家所关注。古代气象学对于《内经》学术体系形成的影响，主要有两个方面：

一是充实天人一体整体观，将人与气象相关的思想纳入《内经》学术体系，确立人与气象关系的基本格调。《素问·五运行大论》说：“燥以干之，暑以蒸之，风以动之，湿以润之，寒以坚之，火以温之。故风寒在下，燥热在上，湿气在中，火遊行其间，寒暑六入，故令虚而生化也。”认识到是地球气象的周期变化，形成了四季气候，造就了动植物生生化化。故《素问·五常政大论》建构了谷、果、菜、畜、虫五类生物因气象常变而繁育、衰耗系统。气象周期性变化即季节气候，也是人类生存、演化的基本条件，《内经》将它们与人体适应这种周期性变化的功能结构联系起来，形成五脏功能活动系统，如《素问·阴阳应象大论》说：“天有四时五行，以生长收藏，以生寒暑燥湿风；人有五脏化五气，以生喜怒悲忧恐。”因而气象的太过、不及和灾害性变化则是疾病发生、疾病变化的重要因素，并贯穿于诊法、防治理论之中。除此而外，《内经》还借气象学名词术语及其变化机理，表述医学内容，如外邪六淫、内生六气的命名；以天地云雨形成之理阐述阳阴互根、升降、转化的机制等。

二是创建中医气象医学——五运六气学说，用以推算气象变化规律及其对人体影响，判定疾病流行情况，审察疾病病机，确立处方、用药法则。

三、古代哲学思想的影响

在医学理论形成过程中，医疗实践的经验、零散的医学知识和片断的医学理论上升为系统的医学理论，进而形成学术体系，需要较高的思维能力和水平，有赖于医学家们深厚的哲学素养。在战国秦汉，代表先进哲学的宇宙观、认识论和方法论，自然为医学家们所接受，并以之分析、归纳、整理医疗经验、医学知识，建构了《内经》学术体系。战国秦汉哲学，以精气、阴阳、五行之说为代表，对中医学产生过重要影响。其原论载于诸子，特别是《周易》，其价值与贡献主要在于哲学，阐发了对自然、社会普遍规律的认识。《周易》对《内经》学术体系形成的影响，主要是思维方式，体现在以下两个方面：

（一）观象明理和思维模式化

《周易》的多种思维方式，都离不开象。观象是思维过程的起点。人们运用感官直接感受或体验事物之象，最初是直观比照，随着思维能力的发展，逐渐不满足于具体范例的约束，进而提出“观象玩辞”“观象蕴意”，引出道理和原则，并发展到“观象明理”，这个理就是事物的功能、作用和运动形式，并从中引出功能性原则，成为传统科学的特点。

1. 观象明理，创建藏象学说

藏象学说是《内经》理论的核心内容，它是怎样形成的？人们看到生命活动的外在之象及相关的自然之象，但其内在的变化本质是什么，恰似黑箱中物，不得而知，浑之曰“藏”。用什么方法搞清楚“藏”的内容？首先结合以往的医疗经验、医学知识，参比哲学分类思想，对象进行医学的类属性整理、归纳，每类象具有一种共性，不同类的象相互之间存在有机联系，犹如《周易》爻与爻、爻与卦、卦与卦的离合、相互关系，从而形成外在“象”与内在“藏”有机联系的认识，即关于人体生理活动机制与规律的理论。经过医疗实践的反复验证、修正、完善，遂成定论。显然，它已不是生命体原型的描纂，而是生理活动方式的概括。其中的“藏”字，也不宜用解剖的“脏”代替，以免误解。

2. 关于思维模式化

思维模型是人们按某种特定目的，对认识对象所做的简化描述，是对原型进行模拟所形成的特定样态。《周易》逻辑思维并不发达，但思维模式化倾向很明显，是后世创制多种思维模型的源头，如阴阳模型、三才模型、四象模型、河图模型、洛书模型、八卦模型等。《内经》在整理医疗经验、医学知识，使之上升为理论的过程中，受《周易》思维模式化的影响，也建立多种理论模型。在藏象方面，有阴阳模型论脏腑、气血、营卫，三阴三阳模型论六经，五行模型论五脏等。在病机方面，有表里出入、寒热进退、邪正虚实、阴阳盛衰模型等。模式思维是中医进行理论思维、临床方法规范化的重要过程和环节。

（二）辩证思维

辩证思维是《周易》最为突出、最为系统、最为丰富、最为珍贵的一种思维方式，它的形成受道家、阴阳家的影响，由儒家政治伦理化，归纳、发挥而成，它对《内经》理论形成，主要有以下三方面的影响：

1. 整体思维

整体思维以普遍联系、相互制约的观念看待世界及一切事物，自然万物是一个连续的、不可割裂的有机整体；部分作为整体的构成要素，其本身也是一个连续、不可割裂的整体，因而认为万物同源、同构、同律。如经卦六画同时具有下中上、初中末、天地人之义，反映《周易》天人时空整体观。这就使医学家们在整理临床经验和知识时，面对有关人体生理、病理与天时气候、地土方宜、社会人事相联系的大量资料，用整体思维原理进行理论阐释和概括，建构《内经》三才合一的整体医学模式，故《素问·阴阳应象大论》说："其在天为玄，在人为道，在地为化。化生五味，道生智，玄生神。"并以三才为经，五行为纬，详为论述天、地、人诸事物的类属及其相互关系。

此外，《周易》还启发医学家们运用整体思维分析医学资料中躯体与生理、心理关系的现象。如每卦六爻彼此联系，不可分割，爻性、爻位一变即生卦变。而《内经》则视脏腑、经络、精气神之间是一个功能结构的整体，它们在相互联系、相互调控中存在，因而有形神、心身一体的理论。

《内经》全息医学思想可能也受《周易》整体思维的启发。《系辞》说："极天下之赜者存乎卦，鼓天下之动者存乎辞。"认为六十四卦贮藏宇宙全部信息。后世医易学家提出"宇宙大天地""人身小天地"，《内经》则有脉诊、目诊、面诊等，被今世称为全息诊法。

2. 变易思维

《周易》强调事物变易的属性，《系辞》说："知变化之道者，其知神之所为乎？"《周易》卦象之间的关系通过爻象及其位置变化来实现，反映自然、人事变化乃不易规律，凶吉祸福随事应时而变，在观念上指导《内经》作者，从运动变化角度研究人的生命活动，并使之理论化。如《素问·玉机真脏论》"神转不回"之论及其在审察病机与诊治方面的应用，就是《内经》作者对生命运动不息的认识。

3. 相成思维

整体联系、运动变化，都要依赖其内部相互对待又相互作用而成就，即相反相成。《系辞》说："阴阳和德而刚柔有体"、"刚柔相推而生变化"，并概括为"一阴一阳之谓道"，这就是相成思维。在人的生理活动和疾病过程中存在大量相反相成的医学现象，相成思维正是把握其变化规律的哲学工具。

相成的前提是相反，而相反之双方是相互依存而不离的，《周易》列举多种相反的方面和事物，如乾坤、刚柔、动静等，然而必须将它们约定在一个统一整体之中相互关联，相互对立才有意义。这就使阴阳划分为不同层次。《内经》的阴阳即分多层次，如天地阴阳，天之阴阳，地之阴阳；身形阴阳，形气阴阳，脏腑阴阳，五脏阴阳等。层次不同，各以对立面为前提，目的是对人的功能活动依性质不同划列为层次不同的对立面，以便从相反功能相互作用的方式上，分析其相成机制和规律，如脏腑藏泻、五脏气血阴阳等。

相反双方相互作用的结果是相成，和谐是相成的稳态表现。《周易·乾卦》彖曰“保合太和乃利贞”，太和是事物高度和谐的境界。这种和谐观为中医学所接受，故《素问·生气通天论》以“阴平阳秘”作为健康标准；《素问·五脏别论》强调脏腑藏泻之和；《素问·至真要大论》以“谨察阴阳所在而调之，以平为期”，“令其调达而致和平”作为治疗追求的目标。因而，守中贵和成为中医学分析生理病理、确定诊断治法、制订养生方案的基本原则。

四、先秦诸子的作用

在《内经》学术体系的形成过程中，先秦诸子的影响，除了哲学以外，如道家之自然天道观、儒家之社会学、兵家之军事学、农家之生态学、阴阳五行家之预测学等，都发挥过一定作用。

（一）道家

以老庄为代表的道家，将“道”作为自己自然观、社会观及哲学的中心，也是学术思想的准则。秦汉之际，道家又形成托名黄帝的学术流派，它保持老、庄精义，又发展了动静结合、刚柔相济、自强不息等思想，史称“黄老之学”。《内经》也以道作为宇宙自然规律的概括、学术研究的最深层次。具体影响约有三个方面。一是《老子》“道生一，一生二，二生三，三生万物”的宇宙演化、万物一体论，促进了《内经》整体观的形成。二是《老子》“道法自然”思想对《内经》承认客观规律、顺应客观规律，追求天人、心身和谐的学术思想影响极大，如《素问·五常政大论》“化不可代，时不可违”，《素问·上古天真论》“和于阴阳，调于四时”，《素问·阴阳应象大论》“圣人为无为之事，乐恬惔之能”，就是在论治、摄养观念和原则方面的反映。三是《老子》万物对待、统一、转化的辩证思想成为《内经》阴阳学说分析医学课题的哲学基础，有无、动静、刚柔、有余不足等对立范畴贯穿于《内经》基本理论和诊治原则之中。

（二）儒家

由孔、思、孟、荀奠定基本格调的儒家，注重治国、改造社会，《素问·灵兰秘典论》论十二脏腑功能所主与相互间整体统一关系，将治国论医相比拟，就是儒家影响的反映。儒家对《内经》学术体系形成的影响，约有以下四个方面。一是儒家“天命观”承认自然规律对社会人生的主宰作用，促进医学家研究人体禀赋、体质类型，探讨生命活动的固有规律，故《灵枢》有天年期颐、寿夭面相之说(《天年》)，阴阳二十五人、五态人之论(《阴阳二十五人》《通天》)。二是儒家本《周易》提出“三才观”，强调发挥天时、地利、人和的综合作用，促进了《内经》三才医学模式的形成。三是儒家崇尚中庸之道，以和为贵，调和人际关系，《内经》则重视人与自然、社会的和谐关系，脏腑、气血、阴阳贵和谐；以“生病起于过用”论病因，以太过、不及为虚实论病理，以调和阴阳、补虚泻实论治疗，儒医之间的关系明显可见。四是儒家主张君臣等级和王道霸道之理，对《内经》十二官相使、贵贱的脏腑病理观，君臣佐使的制方法则，药分上中下三品的药理学说，攻邪从速从暴、养正徐图的治疗原则等，在理论的形成及学术内涵方面都产生了重要影响。

（三）兵家

孙吴兵法中军事哲学相当深刻，影响所及，给《内经》理论打上了深深的兵家烙印。如《灵枢·逆顺》直接引用兵法论治，后世就有“用药如用兵”之论（徐灵胎《医学源流论》）。兵家对《内经》学术体系形成的影响，一是兵家的敌我势力消长观促进了《内经》邪正相争病因病机论的形成。二是兵家强调利用天时、地利、人和等多方面有利因素克敌制胜的思想，使《内经》注重医生具备广博知识，诊病掌握全面情况，治疗采取综合措施。三是兵家重视战略、战术研究，《内经》则提出“言不可治者，未得其术也”（《灵枢·九针十二原》），强调精研医术，在论治中有毒药攻邪、食以养正的策略，攻邪避实就虚、因势利导、给邪出路等战术。

（四）农家

我国古代农学概念是广义的，包含农、林、牧、渔，含有许多生物学知识。中国古代农业领先于世界，战国时就有许行“为神农之言”（《孟子·滕文公上》），至《汉书·艺文志》收载《神农》20篇、《野老》17篇（均佚），形成了农学体系的雏形。与西方农学不同之处在于，它注重生物与环境的整体统一，是一种生态系统模式。具体而言，它重视天时、地理、气候、生物等环境因素对农作物、林木、魚类的影响，是开放式的农学体系。农学生态学知识和研究方法，对于《内经》有较深的影响，其一是引导人们在生态大系统之中研究人的生命活动，认为人生于天地之间，与万物合一，因而一方面要尊重和顺应自然，另方面也可以利用自然，开发天然药物治病，为人类服务。如运气七篇有五类生态盛衰模型，详论气候变化规律及其对人和生物的影响，促使《内经》诊治学说重视天时致病因素、强调因时、因地论治；《素问·至真要大论》提出“司岁备物”，认为司岁之气造就药物性味专长，可以备取治病，为天然药物的形成、采集与治病提供了理论基础。二是农本思想对《内经》确立脾胃为后天之本、药食同源，提倡食养、食疗的学术思想，发挥了决定作用。

（五）阴阳五行家

司马谈《论六家要旨》将阴阳家置于先秦六家之首，以重视先兆征象和顺应四时规律为其主要学术思想，其代表人物邹衍将阴阳与五行联系起来。它对中医学的影响，一是启示《内经》吸取阴阳五行学说的基本精神，结合医疗实践，研究人体生命活动，形成中医学特有的医学思路和方法。二是重视四时季节交替、阴阳消长对万物和人生命活动的影响，如《素问·四气调神大论》以四时阴阳为万物与人生死之本。三促进了《内经》疾病预测理论和方法的形成，如《素问·脏气法时论》以四时昼夜阴阳消长、五行休王之时预测疾病间甚生死以及《灵枢·九宫八风》的九宫占术等。

第三节 《内经》学术体系的发展

《内经》学术体系雏形随《内经》其书的成编而确立，但学术体系的纲目结构却隐含在各篇之中，需要人们分析、整理；其理论内容、学术思想也有待于进一步论证、补充、发展以臻完善。作为传统医学，这个阶段至十九世纪末基本完成。进入二十世纪后，中医学受到强烈冲激，如何发展，学术界也有争论。本节主要讨论中医学术体系的发展动因、方式、特点以及今后展望。

一、《内经》学术体系的发展方式与特点

（一）发展方式

1. 医经注疏

古代将《内经》视为医家的“四书五经”，为解经旨，习用之法就是注疏。在注疏过程中，虽然都宣称尊经述古，但往往借歧义引申，各抒己见，不断赋予新内涵，将医家及其时代的医学成果充实于其中，从而丰富和发展了《内经》理论及其学术体系。如《素问·阴阳应象大论》“少火”“壮火”原指药食气味和缓温煦与纯阳辛烈，后世如张介宾、李中梓引申而论生理、病理之火，是对《内经》阳气生理、病理学的发展。

2. 专题发挥

医学家们就个人所长或时代提出的需要迫切解决的医学课题，选《内经》理论中一个或几个专题，倾其毕生精力求索，遂成传世之言，如张仲景著《伤寒论》，发挥外感病理论；皇甫谧著《甲乙经》，发挥针灸理论；李杲著《脾胃论》，发挥脾胃理论，以及朱震亨的相火阴精论、张介宾的真阴真阳论、刘完素的火热论等，都是对《内经》涉而未深的课题或理论进行专题研究做出的历史性贡献。这种方法，近来颇受青睐，在整理和探讨中医理论、学术体系科学内涵方面，发挥了重要作用。

3. 学派论争

学派论争乃中医学术界特有的现象，是中医理论深化、发展动力之一。从论争的内容来看，几乎全是《内经》言而未明、在学术体系中有重大理论或实践意义的课题，如外感病辨证论治，《内经》的论述散在于各篇，虽有《素问·热论》专篇，终是学术初创，其文字简朴，义项多歧，临床难负所用。张仲景继而论之，在纷争中创建了六经分证论治体系，使外感病的理论与实践的结合产生了第一次飞跃。但是《伤寒论》对温热病证的研究与论述十分简略，以至世医用伤寒法治温病弊端百出，刘完素力辟此弊，倡“热病只能作热治，不能从寒医”之说，创双解、清里等苦寒大法，使温病诊治从伤寒诊治体系中分离出来，再经吴又可、叶桂、吴瑭等人毕生研究探索，发展成为系统的温病学说，而在温热病中又有温热、湿热之争，使温病诊治体系更加充实。其它如命门、三焦名义之争，滋阴养阳之争、补脾补肾之争等，都以不同形式对不同专题的学术内容予以充实、发展，提高和完善了《内经》开创的学术体系。

4. 临床实践

临床实践既能验证医学理论，又是促进医学发展的动力。中医学发展的历史，就是不断发现、提出问题，又不断解决问题的临床实践过程。如东汉末年，伤寒病肆虐，到处是“白骨露于野，千里无鸡鸣”的惨状，张仲景家族在不到10年就有2/3的人染病而死，伤寒病占十分之七。这类病的诊治，《内经》之法未备，俗医治误者难于计数，于是激发张仲景勤求古训，博采众方，深入实践，殚精竭虑，著成《伤寒论》，解决了世纪难题，发展了《内经》外感病辨治理论与方法。再如从明代永乐六年到崇祯十六年（公元1408～1643年）发生瘟疫大流行十九次之多，其中1641年暴发遍及冀、鲁、江、浙等省，而《内经》等医著对瘟疫的记载与认识，或略或阙，吴有性目睹百姓染疫死亡之惨状，对当时误以伤寒法杂治致死十分感慨，遂“静心穷理，格其所感之气、所入之门、所受之处及其传变之体，平时所用历验之法”，著成《温疫论》一书，发明“戾气”学说，从病因、感染途径、分类、脉症、治法，丰富与发展了《内经》温热疫病理论。其中，临床实践提出的多是重大疾病诊治的实际问题，而要解决这些问题，往往需要在理论上有所发现、发明，这就丰富和发展了《内经》的学术体系。

（二）发展特点

自《内经》创建中医之学术体系以来，与近代科学否定旧说、提出和证实新说（假说）的发展形式不同，中医学采取了经典引申的发展形式，也就是在遵经的前提下，通过注疏、专题发挥，发表新的见解，创立新的学派，充实和完善医学理论，促进医学实践，而鲜有推翻经典，标新立异者。这是一种学术贯通式的发展模式，其中，经典是源，是创新的基础；后世是流，是对原有理论创造性发挥，使原有理论不断深化和完善。这种发展形式是由我国传统科学的特点和古代的遵经文化传统所决定的。然而医疗实践的要求，经典理论的不足与缺陷，强烈要求医家们借经典注疏，阐发古义，而参入新知新见，发展医学理论，满足实践需求，如《素问·汤液醪醴论》“去菀陈莝”治水肿之法，其本义当是排泄郁积的水邪，后世据《内经》有“去菀陈”句释为放血疗法，而后又发挥为活血化瘀治水肿之法，毫无疑问发展了《内经》水肿病证的论治思路和方法。此外，如朱震亨“阳常有余阴常不足”的论说，明清温病学家们关于卫气营血与三焦的理论和应用，虽均广引《内经》为证，然所论之实均在《内经》基础上有新义、有发展。

经典引申的发展形式，对于《内经》学术体系的充实、完善和理论的统一及规范化，发挥了历史作用，同时在稳定、维护学术体系的自身特点方面也发挥了重要作用。虽然这种发展形式似乎在一定程度上束缚了人们的创造精神，有阻碍学术发展的缺憾，但若有新观点、新理论提出，必经反复辨识、验证，其说一旦确立，便历久而不败。

二、发展展望

（一）发展是《内经》学术体系自身运动规律所决定的

《内经》学术体系的价值，一是在于它注重研究生命体的机能结构，强调机能的整体、动态和谐，并概括为藏象学说、经络学说、病机学说，其中蕴含着中医学特有的医学发现，如人与自然对立统一的关系，生命活动的系统法则、调控法则与节律现象，心身相互作用现象，经络现象，生命全息现象等。这就提示人们，人类个体的生命活动，除了已知的解剖生理系统及其机能调控规律之外，还可能存在基于相关生命现象而整合为若干机能系统自我调控的规律，这在生命科学研究的思路、方法上有重要价值。二是在于它运用多学科研究医学，建构了天地人“三才”医学模式，重视人与自然、社会的协调，将人与生存环境的和谐、人体身心的和谐视为健康的基本标准，并完全融入自己的理论，而且作为临床的基本原则和方法实施于医疗活动之中，无论在学术研究，还是医疗实践，对于医学科学都有重要价值。三是在于它创建了世界医学中特有的疾病诊疗体系，并有独特的医学发明。从四诊、四诊合参的诊察方法到审机求属的断病法则与使用规范，从天然药物、针灸、推拿、气功、饮食、精神等多种疗法，到这些疗法的理论与使用规范，形成了中医诊疗相互呼应以及自我评价、自我调节和自我完善的机制，对于临床疾病凸现出中医学的特色和优势，在人类面临新的医学课题和征服世界性重大疾病的机遇和挑战中，可以大有作为。

以上所述《内经》学术体系的价值，是其存在的基础和依据。但是，毋庸讳言，《内经》学术体系还存在缺陷，某些基本概念与理论，由于没有经过严格科学意义上的分析、加工和整理，以致在细节方面难于准确、精密地掌握理论的各个环节，只能靠感官的体验来判定；在直观难以觉察的范围，不免代之以思辨性假定。举例说，“生气通天”的论断是正确的，但天人物质与能量交换的途径、内容与规律，以及“相应”、“相失”有哪些理、化、生物学指标等，不明了这些，生气通天的认识只能是直观、粗略的，其临床应用也难以有较大突破。随着时代的发展，医疗实践向中医学提出新的要求，内经学必须与时俱进而发展，那种故步自封的观点是没有道理的。

（二）《内经》学术体系的发展，是中医学在新时代、新条件下进一步自我完善过程

《内经》学术体系是经过两千年的发展，逐渐充实、完善的，但这种完善是相对的，人类社会的发展、科学技术的进步，医疗实践不断提出新的需求，内外促动，促使《内经》学术体系进行新的充实、完善。然而与以往不同的是，这种充实、完善是在现代科学技术条件下，与自己有根本差异的西医学术体系的比较中进行的，因而它必然是一个缓慢而艰难进展的自然过程，其中充满了变革。这种变革，应当立足于自身的学术内涵，理解它、研究它、认识它，进而发扬长处，改造缺陷，弥补不足，提高《内经》学术体系科学形态的层次；这个过程，因其契合中医学术发展的内在规律，所以它是自然的，水到渠成。

（三）关于研究《内经》学术体系的方法学

发展《内经》学术体系，在方法学上要处理好继承与创新、生物学基础的探索与人文科学的研究、综合与分析三个关系：

1. 继承与创新

即保持、发扬学术特色、优势与发展学术的关系。学术特色和优势是内经学科乃至整个中医学赖以存在的根据，发展的基础，必须认真学习，系统整理，深入研究，提挈其精华，固守其根基，这是继承。同时亦必须与时俱进，不断发展自己，在改造其缺陷、弥补其不足方面有所前进，这是创新。轻视继承者，学术肤浅，往往迷失自我，其创新亦多偏离正确方

向，何谈发展；无视缺陷，拒绝革新，不进则退，将被时代所淘汰，因此创新发展也是内经学的立身之本。古人所说“穷则变，变则通，通则久”，“日新之谓盛德”(《周易·系辞》)就是这个道理。

2. 生物学基础的探索与人文科学的研究

《内经》学术体系不仅从人的生物学本性研究生命规律与机制，还从人的社会属性探索生命现象的本质，并且将研究成果渗透于它的基本概念和基础理论之中，指导临床疾病的诊治，因此研究内经学，需要自然科学各学科与社会科学乃至思维科学各学科同时并举，将内经理论之生物学基础的探索与人文科学的研究有机结合起来。目前，世界正跨入自然、社会、思维三大科学融合的新阶段，新的综合的科学方法学已经出现，并逐渐展现它在科学研究中的作用，也为中医学的开拓、创新与发展提供了方法学武器。

3. 综合与分析

在生命科学和医学科学方法论属性判断上，《内经》学术体系侧重于综合。由于这种综合基本处于感性、直观阶段，因而欲其发展，必须经历分析阶段，即对它的基本概念、基础理论进行包括实验方法在内的现代科学意义上的分析研究，使其科学形态跃上高层次。但由于分析研究破坏了研究对象固有的整体性、运动性的统一，所以必然出现片面、静止观察问题的弊端，这种弊端表现在生命科学和医学研究领域尤为明显。为革除单纯分析研究带来的弊病，从思路上需把分析和综合辩证统一起来，用《内经》的辩证综合理论指导实验分析，用实验分析的资料与结果作为理论的要素予以评价，这样的要素积累到一定量，就会使内经学术理论产生一个质的飞跃，又为进一步分析研究提供新的综合理论。

第四章 《黄帝内经》的历代研究

《黄帝内经》构建了中医学理论体系的基本框架，为后世中医学术的发展奠定了基础。可以说，《黄帝内经》的研究进程，也反映了中医学术发展的历史。

第一节 唐代以前

唐代以前为《内经》研究的初期阶段，其研究特点是：在临床应用及系统分类等方面对《内经》理论进行开拓性探索。

东汉·张仲景著《伤寒杂病论》，后世医家将其分为《伤寒论》与《金匮要略》两部分。前者探讨外感热病的证治，后者研究杂病证治。《伤寒杂病论·自序》云："撰用《素问》、《九卷》、《八十一难》、《阴阳大论》、《胎胪药录》并平脉辨证，为《伤寒杂病论》合十六卷。"《伤寒论》以《素问·热论》为基础，结合张仲景的临床经验，创立了六经辨证体系，充实、发展了《内经》三阴三阳分证理论，对外感热病的发生、发展、预后、治疗等进行了精辟地阐发。《金匮要略》继承了《内经》脏腑病机理论，在辨治内伤杂病的临床实践中又作了充实和发挥，为后世脏腑辨证奠定了基础。《伤寒杂病论》是我国第一部理、法、方、药有机结合的临床医学巨著，其中虽未见有《素问》、《灵枢》的引文，但从其论伤寒、杂病的病因病机、诊法，到治则治法、方药配伍诸方面，字里行间无不渗透着《内经》的学术精神，实为从临床角度发挥《内经》理论的第一家。

《中藏经》托名后汉·华佗之作，是发挥《内经》脏腑病机及辨证理论的重要著作。它汇集了《素问》、《灵枢》的有关资料，予以归纳、整理、发挥，以"形证脉气"为中心分述五脏六腑病证的寒热虚实性质，形成系统的脏腑辨证理论，为后世脏腑辨证的形成做出了贡献。

晋·皇甫谧《针灸甲乙经》（以下简称《甲乙经》）是我国现存最早的针灸学专著，也是《内经》针灸理论的首家研究者。《甲乙经》综合《素问》、《灵枢》、《明堂孔穴针灸治要》三部书中有关经脉、腧穴、针法等内容，"使事类相从，删其浮辞，除其重复，论其精要，至为十二卷"（《甲乙经·自序》）。其研究《内经》的主要成就有：增补《灵枢·本输》缺少的手少阴心经五腧穴，使《内经》不完备的"五输学说"得到完善与发展；确定了腧穴的名称、部位和取穴方法，对《内经》记载过于简略的有关内容进行了补充；对《内经》针刺艾灸予以发挥，精要介绍了补泻方法、针刺深浅与禁忌等内容；增加了大量穴位，使《内经》中许多未注明治疗方法的病证，有了治法。《甲乙经》的问世，奠定了针灸学专科化的基础，标志着

《内经》理论的再发展、再升华。

王叔和的《脉经》是现存首部脉学专著，它是整理《素问》、《灵枢》的脉法理论，取《难经》、《伤寒论》等有关内容，充实而成。该书简明扼要地描绘了24种基本脉象，并对其主病及辨寒热虚实、生死逆顺的临床意义予以论述，使后学者便于体察辨识，掌握应用；《脉经》还在《内经》、《难经》的基础上，明确了寸、关、尺三部定位及各部脉象的诊断意义，强调诊脉不仅要诊得寸、关、尺三部总体脉象，还须分辨各部脉象之特点。《脉经》的创见与发挥，使脉学理论自成体系，成为后人研究脉法之规范。

梁齐间全元起之《素问训解》是注《素问》之祖，虽此书久亡，然其书之篇目次序，训解大略，读宋校本当能得其大概，今有上海中医药大学教授、博士生导师段逸山先生著《<素问>全元起本研究与辑复》可窥其一般，云其书“充分借助现存有关文献资料，运用训诂、校勘、辑佚等手段进行穷尽性的比照分析，从而得以最大限度地恢复全元起本的面貌。”（段逸山，《素问》全元起本研究与辑复·内容提要，上海科学技术出版社，2001，9）

隋唐·杨上善著《黄帝内经太素》（简称《太素》），它是现存最早注释《内经》的著作，在分类研究及校勘疏证方面有重大的学术价值。《内经》汇集了古代中医理论和临床经验，其内容是采用综合叙述的方式表达，大部分篇章都不是专论一题，而是涉猎广泛，内容互见，不便于后学系统掌握或检阅。为此，杨上善开创分类研究《内经》之先河，将《素问》、《灵枢》两书内容拆开，再按不同专题立论，分为摄生、阴阳、人合、脏腑、经脉、经穴、营卫气、身度、诊候、证候、设方、九针、补泻、伤寒、寒热、邪论、风论、气论、杂病等十九大类，每类下再设子目，以类相从，不失经旨，在经文下进行注释。经过杨上善的分类，《内经》的学术内容更加系统，中医理论体系的大体轮廓也较为清晰地凸现出来；在校勘疏证方面，杨上善校注严谨朴实，详于训诂，敢于存疑，对经文不妄加改动，完整地保存了《内经》原貌，具有很高的文献价值，不失为校勘疏证《内经》的首选版本。此外，《太素》对《内经》的针灸旨意、脾胃学说等内容也有精辟地阐发；其研究方法仿皇甫谧之《针灸甲乙经》，而无破碎大意之失。

唐·孙思邈著有《备急千金要方》与《千金翼方》，这两部著作名为方书，实为孙思邈研究《内经》理论及其临床应用的总结，特别在医德修养、养性养生、脏腑辨证等方面卓有成就。《内经》曾在《素问·疏五过论》、《素问·征四失论》等篇章对业医者提出禁戒及道德准则，孙思邈则在此基础上，以《大医习业》、《大医精诚》专论医德，对医生的治学方法、工作态度提出了具体要求，被历代医者视为楷模；孙氏对《内经》的养生理论颇有心得，提出了“十要”、“十二少”、“十二多”等养性之道，特别强调“食治”，即食宜、食养与食疗的重要作用，具有极高的实用价值；孙氏系统整理了《内经》、《中藏经》等医籍中有关杂病论治的内容，将多种杂病分属于五脏六腑，辨寒热、虚实等进行论治。孙氏的脏腑辨治方法，较《内经》更加合理，较《中藏经》更为具体，对后世脏腑辨证论治发展产生了深远的影响。

王冰对《素问》的流传作出了巨大贡献。当时《素问》传本篇次零乱、重复，且有残阙，王冰精勤博访，搜残补缺，历时十二年，完成撰注编次，著成《黄帝内经素问注》。王冰崇尚道家，夙好养生，经他编次的《素问》，列《上古天真论》、《四气调神大论》、《生气通天论》为第一、二、三篇，突出了保养精、气、神的经旨，也使后学在开篇之际便能把握《内经》学术的基本观点；王冰学识渊博，理验俱丰，注释《素问》颇多阐发，特别是对脏腑生理、病理的论述和辨治原则的独到见解，对后世脏腑辨证、相火理论及治则治法理论的形成和发展启发极大。王冰的另一杰出贡献是将运气学说补入《素问》。《素问》卷七久已亡佚，王冰得之师藏旧本，补充了阙佚，即今本的《天元纪大论》、《五运行大论》、《六微旨大论》、《气交变大论》、《五常政大论》、《六元正纪大论》、《至真要大论》七篇。此七篇大论均言运气学说，疑为原《阴阳大论》的内容，由于《阴阳大论》已佚，故运气学说通过王冰的补缺及诠注始得广泛流传。

第二节 宋、金、元时期

宋、金、元时期，中医学发展到一个新阶段，从某一个专题进行开拓发挥是此期研究《内经》的主流，诸医家将《内经》理论与临床实践紧密结合，各抒己见，标新立异，创造性地发展了中医理论，形成这一时期医学争鸣的高潮。

宋·钱乙著《小儿药证直诀》，是一部突出脏腑整体证治的儿科专著。钱乙秉承《内经》及诸家学说，结合临床实践，对小儿生理病理特点及证治规律作了深入研讨。他根据《灵枢·逆顺肥瘦》篇“婴儿者，其肉脆、血少、气弱”之说，提出小儿“脏腑柔弱”、“气血未实”的见解，认为小儿正气易伤，邪气易入，具有“易虚易实，易寒易热”的病理特点；同时参考《内经》五脏病机理论，结合小儿证候特点，确立了小儿五脏证治纲领，并将整体观念贯穿其中，重视五脏之间的相互关系，以及四时气候对脏腑的影响。此外，钱乙在诊法、脾胃理论及制方等方面亦不乏阐扬经旨之处。这些成就不仅为儿科医家所宗奉，而且为整个中医学术的创新提供了理论依据。

刘温舒著有《素问入式运气论奥》，专门论述五运六气及其在医学上的运用。自王冰将七篇大论补入《内经》，运气理论一直未能得到临床应用与推广，刘氏深谙运气理论“奥妙不易穷研”，遂潜心研究，撰成《运气论奥》。书中根据《素问》运气七篇的基本理论，由博返约地列出 31 个专题进行解说，结构严谨、系统，内容简明、清晰，并着重医学实践的讨论，提示人们正确领会经旨，加以运用。正是由于刘氏的努力，五运六气学说很快传播于医界，乃至得到当时的官方确认而加以推广。

金·刘完素非常重视《内经》理论，其研究《内经》的成就，主要反映于《素问玄机原病式》及《黄帝内经宣明论方》两部著作中。《素问玄机原病式》把《内经》病机十九条与五运六气学说结合起来，将疾病分为五运主病和六气主病两部分，特别对六气病机中的火热病机进行阐发，强调风、湿、燥、寒可以化火化热，而火热又往往是产生风、湿、燥、寒之象的原因，提出“六气皆从火化”的学术观点，治疗上提倡辛凉解表和泻热养阴，善用寒凉之品，后人称其为“寒凉派”的代表者。《黄帝内经宣明论方》分析整理了《素问》记述的 61 种杂病，对其病因病机、诊法、治法、方药等进行了详细地补充论述，使《内经》的杂病理论在临床应用中得到发展与完善。

张元素撰有《医学启源》、《脏腑标本寒热虚实用药式》及《珍珠囊》等。他对《内经》的研究发挥，主要体现于脏腑辨证及遣药制方两方面。脏腑辨证源于《内经》，经《中藏经》、《千金要方》、《小儿药证直诀》的整理和发挥，已具备了一定的理论框架。张元素在研究《内经》的基础上，继承前人之说，结合自己的临床实践，取长补短，构成了从本气盛衰入手，以寒热虚实为内容的脏腑辨证体系，较之以前诸家所辑，更为系统而精细，至今仍不失其临床指导价值。关于药性及制方理论，《内经》论多药少，张氏对其进行了创造性发挥和补充，特点是：重视药物气味厚薄阴阳与升降浮沉的关系，据此制定了药类法象；明辨药食气味对脏腑的补泻作用，并举具体药物说明之；创立药物归经和引经报使理论，使药力专宏，疗效更加显著。这些理论对中药和方剂的应用均有开创性贡献。

张从正著《儒门事亲》，倡“病由邪生，攻邪已病”说，善用汗、吐、下三法。其学术思想源于《内经》，成于实践。张氏指出：“《灵枢经》谓刺与污虽久，犹可拔而雪；结与闭虽久，犹可解而决去。”(《儒门事亲·腰胯痛》)说明疾病的发生，皆为邪气所致，治当先祛其邪，邪去则元气自复。从病机言，邪气侵阻，必然导致气血壅滞，而“《内经》一书唯以血气流通为贵”(《儒门事亲·凡在下者皆可下式》)。因此，张氏根据《素问·阴阳应象大论》有关治则治法的论述加以引申和发展，总结出汗、吐、下三法，并以三法兼众法，以使上下无碍，气血宣通。张氏以攻邪为主的独特风格，在嗜补之风盛行时代，起到了纠正时弊，改正医风的重要作用。

李杲著《脾胃论》、《内外伤辨惑论》、《兰室秘藏》等著作，着重阐发脾胃学说及内伤杂病证治，是“补土派”的一代宗师。脾胃学说是李杲研究《内经》最为卓著的成就，在其著作中，广泛引用《内经》原文加以印证，创造性地提出脾胃为元气之本，升降之枢纽，特别强调升发脾胃阳气的重要意义。李杲围绕脾胃，对内伤病因病机作了独创性阐述，他承袭张元素脏腑病机理论，奉《内经》“人以水谷为本”之旨，笃信“内伤脾胃，百病由生”，认为治疗内伤诸病，重在补益脾胃，升发阳气。李杲的学术思想，发展了《内经》的脾胃内伤理论，为开拓内伤病治疗的新途径，作出卓越的贡献。

元·朱震亨著《格致余论》、《局方发挥》等，其“阳有余阴不足论”及“相火论”皆借鉴于理学，导源于《内经》。“阳有余阴不足论”以《素问·太阴阳明论》“阳道实，阴道虚”等论述为立论依据，运用“天人相应”之理，以日恒圆，月常缺的自然现象，类比人体的阴阳消长规律。同时分析了人类生、长、壮、老过程中阴阳盈亏的状况，以及“人欲”引致相火妄动（阳有余）的事实，指出阴精难成易亏、相火易于妄动，是发病的关键。因此，只有“主静节欲”才能避免相火妄动，以保持阴精充盛。“相火”一词，源出于《素问·天元纪大论》，朱氏吸收理学动静观，对“相火”理论加以发挥，认为相火是宇宙万物生生不息的动力，在人则有常有变，常则为“人身之动气”，变则“妄动为贼邪”。“阳有余阴不足论”及“相火论”构成朱氏“滋阴降火”说的理论依据，其学术价值得到后世医家的称允。

王履著有《医经溯洄集》，该书专题取材于四部经典，以辩论的形式，对诸家进行评判。其中针对《内经》的亢害承制、四气所伤及五郁等问题，追本溯源，征诸临床，辟讹误，抒己见，提出了许多为后人推崇的独特见解。《素问·六微旨大论》“亢则害，承乃制”之语，虽经王冰及刘完素的阐发，仍未尽人意，王履则将未悉之旨加以解释，提出“亢害承制”具备“有制之常”与“无制之变”两端，认为“造化之常，不能以无亢，亦不能以无制”，这一辩证观点补充了前人认识的不足，对阐明人体生理病理规律有重要贡献。

滑寿著《读素问钞》及《十四经发挥》两书，对《内经》理论特别是经络理论进行了深入研究。《读素问钞》是选择性分类编次《素问》的作品，书中将《素问》经文分为藏象、经度、脉候、摄生、论治等十二类，进行摘要抄录，便于后人重点掌握和研习。《十四经发挥》汇集《灵枢·经脉》、《灵枢·本输》及《素问·骨空论》等有关资料，把督、任与十二经合论为十四经，定657穴，分纳十四经中，首倡循经取穴。滑氏经穴合论的鲜明特点，光大了《内经》的经络学说，推动了针灸疗法的流行和发展。

第三节 明清两代

明清时期，中医学的理论与实践均有广泛和深入的发展，一方面诸医家在继承前人之说的基础上，进一步拓展和深化《内经》的学术思想；另一方面，不少医家对《内经》进行了考证和注释，既发明经旨，又提出见解，使许多疑难问题得以阐释。

明·汪机研究《内经》的主要作品有《石山医案》、补注《素问钞》及《运气易览》等。其主要成就有：阐发《内经》的营卫气血理论，提出气中营卫说，强调治病以调补气血为主；鉴于《读素问钞》注释简略，遂取诸家之说，参以己见为之补注，阐发滑寿未明之经旨，有较高学术价值；宗《内经》运气学说之旨，通俗易懂地阐释运气与疾病及治疗的关系，反对机械地推论运气，提倡实事求是、灵活多变地遣方用药，使运气学说更具实用性。

薛己医著宏富，主要著作有《内科摘要》、《外科发挥》、《妇科撮要》、《保婴粹要》、《口齿类要》等。薛氏以岐黄之学为宗，博采众家之长，通晓临床各科。在研究《内经》脏腑证治基础上，强调脾胃与肾命的重要性，他以《内经》"治病必求于本"及"虚则补之"的观点立论，临床施治力倡温补脾肾，以滋化源，从而发展了《内经》的治则理论，成为温补学派的先驱；在研究《内经》外科证治方面亦多有发挥，提出以肿疡和溃疡为外科辨证纲领，重在辨其阴阳气血之失调。创立了"五善"、"七恶"说，以判断疮疡预后、确定治法。治疗上强调顾护胃气，内外共治。薛氏对充实和发展《内经》外科理论作出突出贡献。

孙一奎著有《赤水玄珠》、《医旨续余》及《孙文恒医案》等，孙氏对《内经》命门、三焦理论的研究颇有心得，他认为命门位于两肾之间，内含真气，为生生不息之机，此真气即动气，是阴阳之根蒂，生命之原动力，犹人身之太极，推动各种生理活动；在三焦的问题上，《内》、《难》各执一词，孙氏综合了《内》、《难》之旨，提出三焦有经无形，藏相火，为命门原气之别使，与包络相火协同作用维持正常功能。孙氏的肾间动气说与三焦相火说，均超越了《内经》原有理论，为探索生命奥秘作出了有益的尝试。

缪希雍著有《先醒斋医学广笔记》、《本草经疏》等，其著作虽非研究《内经》的专著，但其学术思想源于《内经》，尤其对《内经》脾胃学说阐扬颇丰。缪氏继承了《内经》重视胃气之旨，认为胃气乃后天之本，不仅是健康的保障，也是施药的根本，因此，治疗疾病要时刻注意保护胃气。缪氏治疗杂病重视调整脾胃，尤其注重保护脾胃之阴，善用甘寒滋润，既弥补了李杲偏重脾阳之不足，又为其后叶天士养胃阴说奠定了基础。

马莳著有《黄帝内经素问注证发微》及《黄帝内经灵枢注证发微》等。其主要成就有：对《素问》、《灵枢》进行了全面整理、编次和注释，变唐以来24卷本为每部9卷，每卷9篇，以合九九八十一篇之旧，足见其恢复经典原貌的良苦用心。马莳素娴针灸经脉，其《黄帝内经灵枢注证发微》不仅是《灵枢》的第一注家，而且在剖析医理，申明字义及临床发挥等方面均多建树，深得后世推崇，正如汪昂《素问灵枢类纂约注·凡例》中评价说："至明始有马玄台之注，其疏经络穴道，颇为详明，可谓有功于后学。"

王肯堂的代表著作是《证治准绳》、《肯堂医论》等。王氏认为《内经》为医家之宗，其理论要旨甚为重要，于是他以经文为准绳，佐仲景之论为引证，对《内经》病证理论进行阐发。鉴于《内经》有证无方，难济临床之不足，王肯堂结合诸医家和自己的经验，对《内经》病证，按照不同的病机，补以方药和治法，使理法方药融为一体，有效地指导临床实践；他在《内经》病证研究中善于把握病证机理，提出了许多精辟见解，如对痔瘘、水肿、小便不利的论述，发前人所未发，丰富了《内经》病证的病机理论；关于病证的传变，王氏在《内经》五脏生克传变的基础上，强调以邪正胜负判断病传的观点，充实了《内经》的病传理论。

吴昆著有《黄帝内经素问吴注》、《脉语》、《针方六集》、《医方考》等。吴氏研究《内经》，从注释原文入手，在脉学、针灸和证治等方面尤有建树。《黄帝内经素问吴注》为吴氏多年研究《素问》之所得，他考前人之注，参以己见，对《素问》作了注释。其注文辞朴实，言语透彻，取义简明，使读者能够准确地掌握经旨。注释中对生理病理的阐发较多，补前注所未备，如以天地阴阳升降之理说明脏腑生理功能的协调关系，以临床所见病变阐明三焦功能等，使人不觉空泛，且有临床指导价值；《脉语》是吴氏发挥《内经》脉学理论之作，对有关脉象的生理、病理、诊脉方法及候脉论治等逐一论述，尤其对《内经》脉以胃气为本、妇人诊脉法及脉象主病等内容，均有创见；《针方六集》是吴氏研究《内经》针灸理论的集成，在九针应用、针灸方法、诊治原则等方面发展了《内经》理论；《医方考》对《内经》治则治法理论进行了阐发，并以此论述方剂的应用，其学术成就对后世医家颇有启发。

赵献可撰有《医贯》、《内经钞》、《素问注》、《经络考》、《正脉论》等，除《医贯》外，余未见流行。赵氏主要阐发《内经》的命门理论、阴阳五行学说及杂病证治等内容。赵氏深入研究了《内经》藏象学说，根据《素问·灵兰秘典论》及《素问·刺禁论》等篇的论述，提出了"肾间命门学说"，认为命门为人身之真主，有位无形，命门火为人身之至宝，是全身脏腑功能的原动力，因此，养生治病应调补命门；赵氏在《内经》理论的基础上，对阴阳五行学说进行了发挥，提出"阴阳五行水火论"，认为阴阳五行以水火为根本，水火之于阴阳，火为主导，故阴阳关系实为"阳统乎阴"，并从天地、气血、四时阴阳升降及药物阴阳属性等方面加以论证。五行之中各有水火，五行生克制化即命门水火功能的演化，因此，"五行之妙用，专重于水火耳"；赵氏将上述理论广泛应用于临床，特别对郁证、消渴、血证、痰证、喘证的辨证论治，多有新见，对后世影响很大。

张介宾著有《类经》、《类经图翼》、《类经附翼》、《景岳全书》、《质疑录》等。《类经》是张氏研究《内经》三十余年的结晶，它将《素问》、《灵枢》的全部内容分为摄生、阴阳、藏象、脉象、经络、标本、气味、论治、疾病、针刺、运气、会通等十二大类，共390篇，原文标明出处，以便查找，且有详尽的注释，堪称现存全部分类注释《内经》最完整的巨著。张氏具有丰富的临床经验，其注文深入浅出，简明畅达，切合临床实际，为后人称颂。对于《内经》中文字难以表达的内容，如运气、针灸等，张氏附《类经图翼》以图解方式加以说明，以补《类经》之不足。《类经附翼》是张氏补充《类经》之作，列专题对一些重大理论问题进行探讨，张氏的许多著名观点均发明于此，后经《景岳全书》、《质疑录》的丰富与完善，使《内经》理论得到充分的阐扬和升华。如张氏对阴阳学说的阐发，先后提出了"阳非有余论"、"真阴不足论"、"阴阳一体论"等诸多观点，注重阳气，且不忽视阴精，强调阴阳互根，阴中求阳，阳中求阴，并将这些观点应用于疾病的防治，立论公允，实用性强，使《内经》的阴阳学说发展到一个新的高度。又如张氏对命门学说的阐发，以《内经》及《周易》创生说为基础，结合前人论述的可取之处，提出"无火无水，皆在命门"(《类经附翼·求正录·真阴论》)的论断，并将命门之水火与肾之精气阴阳结合起来，使命门学说更具临床实用性。总之，张介宾对《内经》学术的发展可谓功绩卓著，其著作是学习《内经》的必读参考书。

李中梓著作颇丰，主要有《内经知要》、《医宗必读》等。《内经知要》是李氏在前人分类研究《内经》的基础上对《素问》、《灵枢》精选摘要著成，共分道生、阴阳、色诊、脉诊、藏象、经络、治则、病能八类，对原文进行注释。因其简明扼要，易学易懂，成为初学者的必读之书。李中梓对《内经》理论的阐发，主要体现于对藏象理论及阴阳学说的发挥。李氏深入研究了《内经》有关肝脾肾三脏的生理功能及相互关系的内容，提出"肾为先天本，脾为后天本论"及"乙癸同源论"，认为人身之有本，如同木之有根，水之有源，治病抓住了脾肾这一根本，诸症不难迎刃而解。"乙癸同源"即肝肾同源，旨在昌明肝肾同居下焦，肝藏血，肾藏精，精血之间相互滋生和转化的关系。这些内容丰富了《内经》的藏象理论。李氏还在《内经》阴阳学说的基础上，提出了"水火阴阳论"，强调水火阴阳相交是造化万物之本，也是人类生命之本，并认为水火相交、阴阳互化过程中，阳气起主导作用。因此，温养阳气是治病的重要法则，这正是李氏成为温补学派代表人物的思想基础。

清·喻昌撰有《医门法律》、《寓意草》、《尚论张仲景伤寒论三百九十七法》等。三书虽非研究《内经》之专著，但《内经》理论贯串其中。喻氏对《内经》理论的研究、发挥主要表现于三个方面：第一，对《内经》原文中存在的缺文和讹误之处详加论证后，予以补充、纠正；对前人的注文，凡属不合经旨者，都详加辨析，以正其误。第二，针对《内经》中有关燥气论述的缺憾，列"秋燥论"，阐发燥气病机，并以《内经》理论为依据，提出了燥病的治法及方药，具有较高的实用价值。第三，倡导"大气论"，重点阐发胸中大气对人体生理、病理的重要作用，其认识迥出于前人之上，是对《内经》气学理论的新发展。

汪昂撰有《素问灵枢类纂约注》(以下简称"约注")、《医方集解》、《本草备要》等书。《约注》对《素问》、《灵枢》作了选择性分类，将两书中除针灸以外的内容，分为藏象、经络、病机、脉要、诊候、运气、审治、生死、杂病九大类，所选原文以实用为标准，且皆标明出处，其分类特点是未把阴阳五行的内容单独分出，而是将其贯穿于相关篇章，突出了阴阳五行作为说理工具的重要地位。对经文的解释，多引用王冰、马莳、吴崑诸家，并标明作者，自注者则加以"昂按"以示之。汪昂对《内经》脏腑理论多有创见，如《内经》中有关脑的论述较少，时值清初西学东渐，脑主记忆说已见于世，汪昂接受新说，结合李时珍"脑为元神之府"的论断，提出"凝神于脑"(《本草备要·辛夷》)的观点，丰富了《内经》的脑府理论。

姚绍虞著《素问经注节解》，是姚氏有分析地汲取前人研究成果阐发己见著成。"节解"，是姚氏不同于其他注家的诠注特色，既非全注，也非选注，而是在保留《内经》原貌基础上，将一些赘语衍词删除，对纰缪舛误加以订正，然后进行注释。经过适当的节略，突出了《内经》的医学理论，使主题更加明确。姚氏诠注《素问》特别注重会通经文大意，首先表现在原文篇卷编排上，将经文分为内外两篇。内篇论阴阳、治法等，皆属义理范畴；外篇论针灸、岁运等，属象数之类。由此，以理数统赅全书，概要地反映了《内经》的学术特征；其次，于各篇前冠以小序，提揭本篇之内容纲目，令读者对通篇内容了然于心，便于全面掌握经旨；再次，对经文的注释，反对拘泥于字面意义，主张深入考察《内经》大意，举一反三地理解其全部涵义。总之，姚氏能独抒己见，不沿旧说，对研究《内经》做出了重要贡献。

张志聪著有《黄帝内经素问集注》、《黄帝内经灵枢集注》、《侣山堂类辨》、《伤寒论集注》、《金匮要略集注》等。张氏对《内经》的研究颇有影响。其主要成就反映于《黄帝内经素问集注》、《黄帝内经灵枢集注》两书中。首先，张氏采用集思广益的方法，会同其同学、门人等30余人，共同研讨注释《内经》，力求取其精华，扬弃糟粕，阐发明晰。因其采纳众长，择善而从，故注文质高旨深；其次，张氏不拘字解，不尚古训，但求医理畅明，理论观点尤重气化学说，注文论理详明，切合临床，实用性强；再次，张氏重视《素问》与《灵枢》两部分内容的融会贯通，善于以经解经，即以散在于《内经》各篇的论点解释某一段《内经》本身的经文，使相关部分相互联系，相互印证。总之张志聪开我国医学研究集体创作之先河，为后世留下了高质量的《内经》研究文献。

高世栻著《黄帝素问直解》、《医学传真》等。高氏乃张志聪的弟子，曾参与《黄帝内经素问集注》的编写，后认为此书太过艰深，不易普及，遂自注《内经》，名曰《直解》。高氏采用全文注释方式，对每篇名目进行诠解，并概括篇中大意冠于篇首。对各篇经文，根据内容分列小节，于每节之后作简明诠注。对经文中的衍文、错简、讹误等详为考证，一一订正，并于注中说明原貌如何，使读者两相比较，以识真伪。高氏于医理造诣颇深，对藏象理论多出创见，如对三焦的认识，不拘前人的名形之争，而着重于功能的探讨，令人耳目一新。高氏对运气学说亦多发挥，认为运气是医学之根源，乃天人共有之，凡人感邪，皆自身运气有异所致，治病必以药性之运气，合人身之运气而用之。高氏以人为本的治疗思想，体现了中医学的本质特征，领先于医界。

叶桂乃温病学派的代表，然生平无所著述，其大量口授及医案由其门人或后代整理汇辑成册，即《温热论》、《临证指南医案》、《叶氏医案存真》等。叶氏研究发挥《内经》的成就，主要体现于温病论治及杂病证治两方面。温病的概念源出《内经》，其病因病机、症状表现、治则治法等《内经》均有涉及。叶氏继承了《内经》有关温病的认识，结合前人及自己的经验，引申发挥了《内经》的气血营卫理论，创造性地提出了卫气营血辨治体系，为后世诊疗温病确立了准绳。在杂病证治方面，叶氏精研《内经》脾胃学说，在推崇东垣之说的基础上，倡言脾胃分论，主张理脾以温燥升运，补胃宜凉润通降，并针对东垣之不足，尤详于胃阴虚证的论治，令后人得其偏而成其全，全面掌握《内经》精义。此外，叶氏又根据《内经》的络脉理论，创立了治络法及奇经八脉辨治体系，为疑难重证及慢性病的治疗开辟了新门径。

黄元御著有《素灵微蕴》、《素问悬解》、《灵枢悬解》、《四圣心源》、《难经悬解》等。《素问悬解》与《灵枢悬解》是黄氏分类注释《内经》的作品，其分类方法迥异于前人，即按原有篇目进行归类，遇有与篇目文题不符的内容则调整移换原文，将《素问》分为养生、藏象、脉法、经络、孔穴、病论、治论、刺法、雷公问、运气等十大类，《灵枢》分为刺法、经络、营卫、神气、藏象、外候、病论、贼邪、疾病等九大类。各类之中，仍选原篇目名称分出子目，这种分类方法既保留了原著的篇目，又反映了《内经》内容的基本结构，有一定的可取之处。《素灵微蕴》及《四圣心源》对《内经》阴阳五行学说的发挥尤为突出，黄氏以天道喻人道，认为五脏精神的化生，也具有太极之理，阴阳相合相抱，方能阴平阳秘，健康无病。还指出五行生克以气不以质，五行运转土为其枢，功在气化。这种以气化而不以形质论五行的认识，反映了黄氏对五行生克本质的准确把握，对后世有重要启示。

吴瑭著《温病条辨》，重在阐发《内经》热病理论。首先根据《内经》论述，从阴阳水火寒温几方面明辨伤寒与温病之异，为温病辨证论治体系的确立，奠定了理论基础。其后，吴氏将《内经》热病理论与三焦理论结合起来，根据三焦的生理病理特点及相互关系，建立了三焦辨证方法，并把卫气营血辨证融会于三焦辨证之中，使温病证治更加细致和完善。

张琦著《素问释义》，以注释与校勘形式研究《内经》，其篇目采用王冰本的编次，注文则多取自林亿《新校正》，并将黄元御《素灵微蕴》及章合节《素问阙疑》两家之说兼收并蓄，出己见者阐理充分、精练，特别对《内经》阴阳、升降、温病等内容颇有见地。张氏对《内经》经文错简敢于正视，在保留经文原貌的基础上，于注文中一一指明，且据理以辩，予以纠正，态度客观、严谨，为后人称赞。另外，《素灵微蕴》和《素问阙疑》二书行世未久，见者少，《素问释义》时用其说，在保存文献方面可谓功不可没。

第四节　近　现　代

随着西方医学的渗透，近现代医家在继续整理前人学术成果的同时，对西方医学带来的冲击，给予了积极的回应。在中西医论争的过程中，逐渐形成了中西医汇通学派。在此期间《内经》研究呈现了两种趋势，一是继承原有方法，对《内经》理论进一步挖掘和深化；二是将《内经》理论与西医学术进行比较，以期辨清中西医学各自的特点、优势及融会点，更好地取长补短，为临床服务。

张锡纯著《医学衷中参西录》，主张以中学为本，参以西学的观点，全力捍卫和发展中医学术。他在自序中说："《内经》为医学之鼻祖，实即医学之渊海也。"其对《内经》的重视可见一斑。首先，张氏从方法论的高度，对《内经》的医学哲理进行了探索，推崇《内经》的辩证思维，并学以致用，实践于临床。其次，对《内经》理论进行了发挥。如，根据《内经》有关"大气"的论述，提出"大气学说"，强调宗气的重要性，创立了著名的升陷汤类方；阐发《内经》气化理论，力倡肝为气化之根本，见解独到；善于调理奇经，主张冲脉为八脉纲领，兼主血与气，治病以调冲为主，丰富了《内经》的经络理论。张氏对《内经》的发挥，不仅有理论方法的指导意义，还具有重要的临床实用价值。

恽树珏著《群经见智录》，既是发挥《内经》的学术著作，又是和废止中医的逆流作斗争的产物。恽氏认为：《内经》的总纲领是阐扬天人相应之理，人的脏腑之气与天地运行之气合而为一，能"一"者不病，不能"一"则病。因此，无论养生治病，都要顺应天地四时运行之气，这一观点高度概括了中医学术的主要特点；面对攻击阴阳五行学说的思潮，恽氏举四时变化规律之例，予以有力的驳斥，并由此推论：人是四时的产物，《内经》所言之五脏，绝非血肉之五脏，乃四时之五脏，此著名论断正确把握了中医五脏的本质。此外，恽氏非常重视医易相通之理，认为《易》言万物之变化，《内经》论生命之奥妙，万物与人皆本于四时，因而医易相通的基础在四时。恽氏从天人相应的整体观论证了《内经》理论的科学性，给余云岫之流以迎头痛击，其历史功勋不可磨灭。

秦伯未撰有《内经知要浅解》、《秦氏内经学》、《内经类证》、《内经病机十九条研究》等，反映了他对《内经》研究的深厚功力。为帮助后学打开学习《内经》的门径，秦氏选择《内经知要》进行语释，并增加体会、补充、备注、应用等内容，对经文作了精辟而独到的阐发，注文深入浅出，通俗易懂，使古奥的《内经》理论易于被现代人理解；《秦氏内经学》是为适应现代中医教育编写的教材，堪称《内经》教学的创举，秦氏关于《内经学》的设想可谓前无古人，后启来者；《内经类证》将《内经》有关病证的论述，摘录出来，分类整理，全书分44种病类，311种病候，按因、症、脉、治次序排列，忠实原著，条理分明，是研究《内经》病证的良好资料。秦氏研究《内经》重视理论与临床的结合，所撰著作记载了他丰富而有创见性的实践经验，使原本抽象、笼统的经文演绎为生动具体的应用范例。

任应秋撰有《内经十讲》、《阴阳五行》、《运气学说》、《内经章句索引》等。他从考证书名、成书年代、学派形成，到内容探讨、章句索引、学术思想、理论体系等全方位地研究《内经》，成就斐然。主要贡献是：荟萃历代研究《内经》专有成就者，统称为医经学派，列为中医学术流派之一，既突出了《内经》研究的重要性，又使《内经》研究自成体系；重视《内经》学术思想研究，指出阴阳五行说、统一整体观、恒动观念论是《内经》“卓越的学术思想”，将贯穿于《内经》各个部分的理论核心凸现出来，使《内经》研究从单纯的文字、医理探讨，发展至思想方法的研究；为方便后学，组织完成《内经章句索引》一书，于每篇每节概述其意，检字1766个，制索引44000余条，成为我国第一部《内经》索引工具书。此外，任氏对《内经》的病机理论及运气学说亦有深刻见解，对《内经》书名涵义及成书年代的考证，论据充分，观点明确，为后人称颂。

《黄帝内经研究大成》是由王洪图主编，国内外著名学者集体撰著的当代《内经》研究巨著。随着历代《内经》学术研究的深入，《内经》已不再被视为一部单纯的医书，对它的研究已经形成中医学的一个独立的研究领域。这正是前辈提出《内经学》设想的基础。《黄帝内经研究大成》从对内经学的基本认识出发，以阐明内经学的研究领域、对象、范围、理论体系及其重要规律为基本任务，共分七篇：(1)《黄帝内经》文献及语言文字研究；(2)《黄帝内经》学术研究发展史；(3)《黄帝内经》理论研究；(4)《黄帝内经》病证及临床研究；(5)《黄帝内经》多学科研究与实验研究；(6)《黄帝内经》近代校释珍本辑录；(7)《黄帝内经》研究文献汇编。该书反映了古今研究《内经》的成果及当代《内经》研究的水平，对各种不同的学术观点均予反映，并给予公允的评述，说明作者的独到见解，凡有所论，必有所据；凡所据者，必求翔实。该书的出版标志着中医学术界完成了对两千多年来《内经》研究工作的第一次总结。

综上所述，在中医学发展史上，历代医家从没停止过对《内经》的研究和发挥，他们的研究方法和角度各有特色，总体上不出三类：一是校订注释；二是分类研究；三是专题发挥。由于这些名家前赴后继，孜孜不倦的努力，使《内经》理论不断发扬光大，成为中医学发展的基础、临床的指南。

中 篇

《黄帝内经》的医学原理

第五章 生命与人体

第一节 生命起源

关于生命的起源，曾有过“神创论”、“自生说”、“生生说”等观点。《内经》秉承了先秦两汉有关宇宙及生命本原的哲学思想，运用精气学说、阴阳五行学说阐释生命现象，确立了具有中国传统科学特色的生命观。

一、天地合气命之曰人

中国古代的宇宙本体论，主要有二说，一是《周易》的太极创世说，《易·系辞上》云：“易有太极，是生两仪，两仪生四象，四象生八卦。”易学家将其理解为宇宙生成和演变的过程。太极，即原始宇宙的同义词，是化生万物的本源。二是老子的道生万物说，《老子》第42章说：“道生一，一生二，二生三，三生万物。”认为道是生成万物，又隐含于万物之中的内在依据。尽管“太极说”与“道生说”语言表述不同，但两者均不否认精气是化生万物的最基本物质，因此，《易·系辞上》又说：“精气为物，游魂为变。”承认天地万物，甚至精神“游魂”均由精气产生。老子的继承者庄周从宇宙起源推演至人类诞生的本始，认为：“人之生，气之聚也，聚则为生，散则为死……故万物一也……通天下一气耳。”（《庄子·知北游》）

《内经》深受古代哲学本体论的影响，认为“太虚”是万物生命起源的舞台，如《素问·天元纪大论》记载：“太虚寥廓，肇基化元，万物资始，五运终天，布气真灵，揔统坤元，九星悬朗，七曜周旋，曰阴曰阳，曰柔曰刚，幽显既位，寒暑弛张，生生化化，品物咸章。”指出，最早的宇宙是无边无际的“太虚”，其中充斥着最原始的基本物质——“基”、“元”，它是生成万物的基础，是自然界五运阴阳变化的根源。它的运动变化产生了大地上的生物与非生物，以及太空中的“九星”与“七曜”，于是天地间出现了阴阳刚柔的各种事物和现象，包括有形和无形的物质形态以及寒暑往来的季节变化，呈现出一派万物兴盛的景象。这里所讲的“基”、“元”即是精气或元气。正是这种“气”的运动和变化才构成了万物包括生命的生化。因此，《素问·五常政大论》说：“气始而生化，气散而有形，气布而蕃育，气终而象变，其致一也。”张介宾注：“始者肇其生机，散者散于万物，布者布其茂盛，终者收其成功。此言万物之始终散布，本同一气，及其生化成熟，乃各有厚薄、少多之异也。”

对气化生万物及生命的形式，《易传·系辞下》说：“天地氤氲，万物化醇；男女媾精，万物化生。”古人以“近取诸身”的方法，从自身生命的产生，推衍至一切自然事物和现象，再抽象为天地阴阳合和而化生万物。《淮南子·天文训》说：“道始于虚廓，虚廓生宇宙，宇宙生气，气有涯垠。清阳者薄靡而为天，重浊者凝滞而为地。”指出天地阴阳皆由气分化而成，只有源于一气的天地阴阳交互作用，才是生化万物及生命的动力。因此，《淮南子·天文训》又说：“道日规，始于一，一而不生，故分而为阴阳，阴阳合和而万物生。”《吕氏春秋·有始》亦云：“天地合和，生之大经也。”《内经》对万物及人类的起源，作了更为深刻和具体的探索。首先，从哲学范畴讲，万物及生命源于阴阳之气的运动，如《素问·六节藏象论》说：“气合而有形，因变以正名。”《素问·阴阳应象大论》又云：“阴阳者，万物之能始也。”说明阴阳之气合和的形式不同，可以造就出各异的物质形态。由于“积阳为天，积阴为地……阳化气，阴成形”(《素问·阴阳应象大论》)，所以，《素问·天元纪大论》概括地指出：“在天为气，在地成形，形气相感而化生万物矣。”张介宾解释说：“形，阴也，气，阳也。形气相感，阴阳合也，合则化生万物矣。”其次，从人的生存言，人类的诞生是宇宙演化到特定阶段的产物，其生存离不开必要的自然条件，因此，天地便成为人类繁衍生息的时空父母，正如《灵枢·本神》所说：“天之在我者德也，地之在我者气也，德流气薄而生者也。”即天阳为生命的起源和维持提供了生机（德），寓指阳光、空气及适宜的气象等；地阴为人类生存提供了必要的物质（气），诸如水、土壤及其他有利的地理环境等，于是生命便在天地阴阳交互作用下而形成，在阴阳和谐状态下孕育生息。可见，人类作为宇宙万物之一，同样由天地阴阳之气交感合和而生成，所以，《素问·宝命全形论》说：“夫人生于地，悬命于天，天地合气，命之曰人。”

二、生之来谓之精

《内经》不仅从哲学的高度对整个人类的起源作出探索，还从医学角度对人类个体的生命起源进行了讨论，认为人的生命来源于父母之精的结合。《灵枢·天年》说：“人之始生……以母为基，以父为楯。”张介宾注云：“人之生也，合父母之精而有其身。父得乾之阳，母得坤之阴，阳一而施，阴两而承，故以母为基，以父为楯，譬之稼穑者，必得其地，乃施以种。”

精在哲学上与“气”通同，在医学上则有特指的概念。中医学的“精”，泛指体内一切精华物质，据其来源，可分为先天之精和后天之精。先天之精，由父母生殖之精的结合体发育而成，它禀受于父母，与生俱来，是构成生命个体的本原物质，也是人体结构与功能的基础。因此，《灵枢·决气》说：“两神相搏，合而成形，常先身生，是谓精。”即父母的生殖之精是构成胚胎组织，化生形体的原始物质。《灵枢·经脉》又说：“人始生，先成精，精成而脑髓生，骨为干，脉为营，筋为刚，肉为墙，皮肤坚而毛发长。”明确指出构成人体的各种器官，如脑髓、骨、脉、筋、肉、皮肤、毛发等均是由父母的生殖之精化育而成。后天之精，由肺吸入的清气和脾胃化生的水谷精气结合而成，是人出生后赖以生存的物质基础。先、后天之精相互依存、相互为用，先天之精为生身之本，是后天之精得以摄入的动力基础；后天之精为养身之源，不断充实先天之精，使之具备生殖能力，成为繁衍后代的本原物质。

一切生物都有繁衍生育的本能，人类也不例外，人类的繁衍和生存，不仅需要天地阴阳之气运动变化而形成的自然条件，还需要构成人体的直接质料——先天之精。由于先天之精由父母之精合和，具有产生新生命的本能活力，故《灵枢·本神》谓：“生之来谓之精。”

三、天地万物莫贵于人

人类是宇宙演化过程中产生的不可胜数的生物之一，但它的诞生经历了从混沌一气（太虚）到万物资生；从无机物到有机物；从简单、低级生物到复杂、高级生物的进化过程。因此，人类是迄今为止宇宙间一切生命现象的最高存在形式。《内经》作者非常明确地认识到人类在宇宙万物中的特殊地位，在《素问·宝命全形论》中指出：“天覆地载，万物悉备，莫贵于人。”高世栻注：“万物皆在天地覆载之中，惟人超乎万物之上，参天两地，故莫贵焉。”

人所以在万物之上，根据中国古代哲学思想及《内经》作者的认识，原因有四：第一，人类与万物虽然均由天地阴阳之气化生，但人类不是普通气所化生，而是天地间最精华的气运动变化所成就。《淮南子·精神训》将气分为烦气与精气，提出：“烦气为虫，精气为人。”《论衡·论死篇》也说：“人之所以生者，精气也。”可见，人与其他生物的不同，根本在于物质构成的差异。第二，人类较其他生物具有更高级、更复杂的生命活动，神是生命的机能和表现。虽然其他生物也有“神”，但惟有人类不仅拥有其他动物不能比拟的复杂语言、丰富表情等外部征象，还具备高度发达的智能及自我调控能力。《论衡·辨祟篇》指出：“人，物也，万物之中，有智慧者也。”人区别于其他动物的关键在于有精神、意识，如人与动物比较，动物活动是按照遗传基因所进行的本能活动，而人类则是有目的、自由自觉的活动；动物只是按照它所属的那个物种的尺度和需要进行塑造，而人则懂得按照任何物种的尺度进行生产，人可以按照美的规律塑造物体；动物只是用自己的某个机体器官来“整理”物体，人则可以制造工具并利用工具从事劳动；人不仅具有对外部世界的意识，而且还有自我意识，而动物则没有自己和自己的生命活动之间的区别；人有自己的意识和自己意识的对象，有理性、智慧，不仅能认识和评价外部世界，而且能反思自身，自我控制、自我调节，而动物则不能。(张其成，东方生命花园，北京，中国书店，1999，1)。上述研究结果印证了《内经》的观点，《灵枢·本脏》说：“志意者，所以御精神，收魂魄，适寒温，和喜怒者也。”志意，是人之神的综合体现，是人体自我调控能力所在，它不仅可以调摄精神、调畅情志，还能使人对环境改变产生适应性变化。总之，志意是人区别于万物最高级最复杂的生命活动。第三，因为人类有精神、意识的存在，使之能够认识并掌握客观规律，并利用它探索生命奥秘，以养生治病。如《素问·四气调神大论》说：“四时阴阳者，万物之根本也，所以圣人春夏养阳，秋冬养阴，以从其根。”指出：四时生、长、收、藏是自然也是人体阴阳变化的规律，欲养生必顺之。所以，《素问·宝命全形论》说：“人能应四时者，天地为之父母，知万物者，谓之天子。”只有掌握了自然规律，才能利用它促进或维持生命活动。由此而言，天地间惟有人类具备主观能动性，能够在自然规律面前有效地调控自己，故《灵枢·玉版》谓：“且夫人者，天地之镇也。”第四，人类具有社会属性，其生命和疾病与社会环境密切相关，因而《内经》作者特别重视调摄精神及精神疾病的防治，如《素问·上古天真论》要求人们“恬惔虚无”、“志闲而少欲，心安而不惧”、“美其食，任其服，乐其俗”，如此，方能“年皆度百岁而动作不衰”。

人是自然界最宝贵、最重要的生灵，《荀子·王制》曾将万物分为四个由低到高的等级：水火、草木、禽兽、人，谓：“水火有气而无生，草木有生而无知，禽兽有知而无义，人有气、有生、有知、亦且有义，故最为天下贵也。”义，即人类活动的主动性、目的性和创造性。

经文辑要

帝曰：善。余闻气合而有形，因变以正名。天地之运，阴阳之化，其于万物，孰少孰多，可得闻乎？岐伯曰：悉哉问也，天至广不可度，地至大不可量，大神灵问，请陈其方。草生五色，五色之变，不可胜视，草生五味，五味之美，不可胜极，嗜欲不同，各有所通。天食人以五气，地食人以五味，五气入鼻，藏于心肺，上使五色修明，音声能彰。五味入口，藏于肠胃，味有所藏，以养五气，气和而生，津液相成，神乃自生。（《素问·六节藏象论》）

天覆地载，万物悉备，莫贵于人，人以天地之气生，四时之法成……夫人生于地，悬命于天，天地合气，命之曰人。人能应四时者，天地为之父母；知万物者，谓之天子。

（《素问·宝命全形论》）

在天为气，在地成形，形气相感而化生万物矣。

太虚寥廓，肇基化元，万物资始，五运终天，布气真灵，揔统坤元，九星悬朗，七曜周旋，曰阴曰阳，曰柔曰刚，幽显既位，寒暑弛张，生生化化，品物咸章……寒暑燥湿风火，天之阴阳也，三阴三阳上奉之。木火土金水火，地之阴阳也，生长化收藏下应之。天以阳生阴长，地以阳杀阴藏。天有阴阳，地亦有阴阳……故阳中有阴，阴中有阳。所以欲知天地之阴阳者，应天之气，动而不息，故五岁而右迁，应地之气，静而守位，故六期而环会，动静相召，上下相临，阴阳相错，而变由生也。（《素问·天元纪大论》）

气始而生化，气散而有形，气布而蕃育，气终而象变，其致一也。然而五味所资，生化有薄厚，成熟有少多，终始不同，其故何也？岐伯曰：地气制之也，非天不生，地不长也。

（《素问·五常政大论》）

天之在我者德也，地之在我者气也，德流气薄而生者也。故生之来谓之精，两精相搏谓之神，随神往来者谓之魂，并精而出入者谓之魄。（《灵枢·本神》）

人始生，先成精，精成而脑髓生，骨为干，脉为营，筋为刚，肉为墙，皮肤坚而毛发长，谷入于胃，脉道以通，血气乃行。（《灵枢·经脉》）

两神相搏，合而成形，常先身生，是谓精。（《灵枢·决气》）

且夫人者，天地之镇也。（《灵枢·玉版》）

黄帝问于岐伯曰：愿闻人之始生，何气筑为基，何立而为楯，何失而死，何得而生？岐伯曰：以母为基，以父为楯，失神者死，得神者生也。（《灵枢·天年》）

第二节 人体生命的内涵

现代医学认为，生命是由高分子核酸蛋白体和其他物质组成的生物体所具有的特有征象。与非生物不同，生物能利用外界的物质形成自己的身体和繁殖后代，按照遗传的特点生长、发育、运动，在环境变化时常表现出适应环境的能力(《辞海》，缩印本，1979年版)。人是生命的最高表现形式，除具备一般生命的内涵外，还具有特殊的生命活动基本要素及生命进程的基本规律。《内经》对此有详尽论述。

一、生命三要素：精、气、神

《灵枢·本藏》说："人之血气精神者，所以奉生而周于性命者也。"即血气精神是奉养生命，维持健全人体生理活动的基本因素，其中血由精衍生，因此，概括地说，精、气、神是生命活动的三大基本要素，后世称之为"人身三宝"。

(一) 精——生命活动的本原及物质基础

精，是体内精华物质的总称，是构成生命体，产生并维持生命活动的物质基础。按照不同的划分标准，有不同的名称及类别。依据来源，精分为先天之精和后天之精。先天之精，禀受于父母，与生俱来，是生命的本原物质。后天之精，源于呼吸和水谷，化生于肺与脾胃，是人出生后赖以生存的物质源泉。依据功能，精可分为生殖之精和脏腑之精。生殖之精，是具有生殖能力的精微物质，贮藏并施泄于肾，是人类繁衍及与生殖有关的功能、性别征象的物质基础。脏腑之精，由吸入的清气和饮食纳入的水谷化生，藏于五脏，其余者输藏于肾以备用，是脏腑功能活动的物质基础。依据内涵范围，精又可分为广义之精和狭义之精。广义之精，泛指构成机体和机体内贮藏的精华物质；狭义之精，特指与生殖有关的精微物质。

精气神学说中的"精"，是"广义之精"。《素问·金匮真言论》谓："夫精者，身之本也。"此精，不仅指生命的本原物质，还包括构成人体、维持人体生命活动的精华物质，如张志聪注："夫神气血脉皆生于精，故精乃生身之本，能藏其精，则血气内固，邪不外侵。"可见，精气神学说中的精，是涵盖了上述各种类别的"精"所形成的综合概念，是与气、神相对应的特定名词。

(二) 气——生命机能的动力和能量运动

气原属哲学范畴，被认为是宇宙万物的本原物质。气的概念引入医学领域，便赋予了特定的生理学意义。因此，哲学中的气与中医学的气，虽有相承关系，但却是两个不同的概念。《内经》中的气有多种含义，从其共性而言，有如下特点：第一，运动不息。《灵枢·脉度》云："气之不得无行也，如水之流，如日月之行不休……如环之无端，莫知其纪，终而复始。"说明气是不断运动，流行不止的，在人体内有规律地周行全身。一切生命机能都在气的运动变化中完成，故《素问·六微旨大论》说："成败倚伏生乎动，动而不已，则变作矣。"可见，生命的存在，以气的运动为前提，气的运动停止，便是生命的终结。所以《素问·五常政大论》曰："气止则化绝。"第二，无固定形状。《灵枢·决气》说："上焦开发，宣五谷味，熏肤，充身，泽毛，若雾露之溉，是谓气。"指出气具有多种功能，它能象"雾露"灌溉大地般的充养机体、润泽皮毛、温煦肌腠。第三，有征可寻。《素问·气交变大论》说："善言气者，必彰于物。"说明气虽然无形可见，但却可通过一定的物质运动形式表现出来。根据上述特点可知：运动是物质的根本属性，气是客观存在的物质，但它不是有固定形状、肉眼可见的物质形态，而是无形有征的能量运动。按照现代科学的认识，能量也是物质存在的形式之一，也属物质范畴。因此，中医学的气，可定义为：人体内具有生命活力、不断运动、无形有征的精微物质。它既是人体的重要生理组成部分，也是机体生命活动的动力。

（三）神——生命活动的主宰及外在征象

《内经》论神与先秦诸子同出一源。"神"字本义指北斗的斗柄，后衍生出万物"主宰"之意。《说文解字》曰："神，天神引出万物者也。"徐灏笺："天地生万物，物有主元者曰神。"限于生产力发展水平，古人对自然界众多复杂的事物和现象无法解释，认为有变化莫测的力量主宰着自然及人类。随着社会生产力的发展及人们认识水平的提高，人们逐渐认识到："神"是自然界阴阳五行变化"自造"而成，并不是某种超自然的力量，因此，神可以被认识、被观察。《内经》作者，引入"神"的概念，主要有如下含义：第一，指自然界物质运动变化的规律。如《素问·气交变大论》说："天地之动静，神明为之纪。"谓自然万物的变化规律即神明。第二，指生命活动的主宰。《灵枢·天年》曰："失神者死，得神者生也。……血气已和，荣卫已通，五脏已成，神气舍心，魂魄毕具，乃成为人。"说明神是决定生命存亡的关键。第三，指人体生命活动的外在征象。凡视听言动、形色舌脉、喜怒忧思悲恐惊等都是神的具体体现，故生命活动的外部征象，即信息反映，亦称作"神"。故《素问·移精变气论》谓："理色脉而通神明。"第四，指人的精神、意识、思维活动。《素问·八正神明论》说："请言神，神乎神，耳不闻，目明心开而志先，慧然独悟，口弗能言，俱视独见，适若昏，昭然独明，若风吹云，故曰神。"说明人对外界事物的体察、领悟、见地、把握、理解等意识思维过程皆属于神的内容之一。

以上关于"神"的四种含义，前者属于哲学范畴，后三者又相互关联，可分不可离。神居于内则为生命活动的主宰，现于外则为生命活动的征象。精神、意识、思维活动是为强调人区别于一般动物的本质特征而分化出来的，其意义可涵盖于"主宰"、"征象"之神中。因此，《内经》中人之"神"的三个含义实为三位一体。

（四）精气神之间及其与五脏之间的关系

1. 精气神的关系

精、气、神分别代表着生命活动的本原及物质基础、生命活动的动力及能量运动、生命活动的主宰及外在征象。在生命活动中，精气神密切相关，缺一不可。其中，精主静而内守，气与神动而外运，故精与气、精与神之间存在着阴阳既对立，又互根互用的辩证关系。

《素问·阴阳应象大论》说："精化为气"，谓精是气化生的物质基础；而精的化生又要依赖气化活动，故该篇又说："精归化。"由此可知，精与气之间有着阴阳互根关系。

精与神常并称，如《素问·生气通天论》说："阴平阳秘，精神乃治。"张介宾注云："人生所赖，唯精与神，精以阴生，神从阳化，故阴平阳秘，精神乃治。”可见，精与神之间，亦如阴阳相随，须臾不离。精为神之根，如《灵枢·本神》说：“两精相搏谓之神。”又神为精之主，故《灵枢·本神》有“恐惧而不解则伤精”的记载。

气与神，相对于精而言，皆属于阳。两者有“同声相应”、“同气相求”的同步变化关系。所以，《灵枢·小针解》谓：“神者，正气也。”气分阴阳，阴阳之气运动变化，达到协调，神的主宰作用及其外在征象便自然而然的表现出来。因此，《素问·六节藏象论》说：“气和而生，津液相成，神乃自生。”气之运动变化也要受神的调节和控制，《素问·上古天真论》说：“恬惔虚无，真气从之。”肯定了神安与气顺的必然联系。

综上所述，精、气、神之间的关系可总结为：精能化气、生神，是气与神的物质基础；精足则气充，气充则神旺；气能生精、化神，气足则精盈，精盈则神明；神能驭气、统精，神明则气畅，气畅则精固。三者协调统一，才能维持人体正常的生命活动。正如汪绮石《理虚元鉴·心肾论》所说：“以先天生成之体质论，则精生气，气生神；以后天运用之主宰论，则神役气，气役精。精、气、神，养生家谓之三宝，治之原不相离。”

2. 精气神与五脏的关系

人以五脏为本，一切生理过程均离不开五脏的功能活动。精、气、神是生命活动三要素，一方面，精、气、神是五脏功能活动的重要保证，精为五脏提供物质基础，气是激发五脏的动力之源，神主宰调控五脏的整体活动。另一方面，精、气、神的化生、贮藏及运行又都是由五脏主持完成的。《灵枢·本脏》说：“五脏者，所以藏精神血气魂魄者也。”由于五脏所藏精、气、神的内容及形式各异，形成了五脏不同的功能及特点。

精是五脏功能活动的物质基础，来源于父母及后天水谷，其化生与肾脾两脏关系密切。精分藏于五脏，是谓脏腑之精；藏于肾者，即肾精。因精主静内守，故《素问·脉要精微论》说：“五脏者，中之守也……得守者生，失守者死。”强调五脏藏精内守的重要性；《素问·六节藏象论》又云：“肾者，主蛰，封藏之本，精之处也。”指出因五脏之精皆藏于肾，故封藏乃肾之功能特点。

气是五脏的功能及动力。它由原气、水谷气及呼吸气化生，是肾、脾、肺三脏综合作用的结果。气生成之后，不断运行于周身，其运动形式不外升降出入。气的升降出入运动具体体现在脏腑的功能活动之中，《素问·刺禁论》曰：“肝生于左，肺藏于右，心部于表，肾治于里，脾为之使，胃为之市。”诸脏相互协调完成整体生理活动，构成了肝升肺降，心肾相交(心降肾升)，脾升胃降三个特定的结构单元，以完成气在体内的环周运动。

神是五脏的主宰及外在征象，由五脏功能活动化生。《素问·阴阳应象大论》说：“人有五脏化五气，以生喜怒悲忧恐。”神、魂、魄、意、志，分藏于五脏，统归于心，即为全身之主宰，故《素问·灵兰秘典论》曰：“心者，君主之官，神明出焉……主明则下安……主不明则十二官危。”

总之，精气神与五脏关系十分密切，两者均是生命活动的主要内容，精气神着重于生命基本要素的阐发，五脏是对生命整体功能系统的概括，是生命活动的执行者。因此，精气神是五脏系统的功能保障，而五脏系统是精气神发挥作用的场所及载体。

二、生命过程——生长壮老已

人的生命过程，与其他生物一样，都要经历出生、成长、盛壮、衰老和死亡五个阶段，

《内经》简称为“生长壮老已”。

《内经》认为，人的生命过程有明显的阶段性，“生长壮老已”的阶段性变化，可以通过人的外在征象表现出来。根据观察的内容及重点不同，对人“生长壮老已”的概括方式有一定的差别，主要见于《素问·上古天真论》及《灵枢·天年》两篇中。

《素问·上古天真论》以肾中精气的盛衰为主线，分男女两性论述了人的生育能力变化及相应生命过程。认为：女子7岁或男子8岁时，肾中精气开始充盛，表现出“齿更”、“发长”的生理变化；女子14岁或男子16岁时，天癸发育成熟，女子冲、任脉通盛，月经按时来潮，而男子也有了“精气溢泄”的生理现象，此时男女均具备了生育能力；女子21~35岁，男子24~40岁之间，肾中精气充盛至极，人体发育至盛壮期，表现为智齿生长、头发茂盛、筋骨强健、肌肉丰满等征象，此时也是生育能力最旺盛的生理阶段；女子35岁、男子40岁时，肾中精气开始虚衰，人们逐渐进入始衰期，出现面色憔悴、头发花白脱落、牙齿松动枯槁、筋骨懈堕等衰老征象；至女子49岁或男子64岁，天癸枯竭，女子绝经，男子精少，生育功能减退甚至消失。《灵枢·天年》以脏腑气血盛衰为依据，描述了人生、长、壮、老、已生命的全过程及各阶段表现的生理特点、生命特征，指出：人自出生到30岁，五脏气血由弱而盛，五脏从“始定”发育至“大定”，气血由“已通”到“始盛”直至“盛满”，人的生命表现由10岁之前的“好走”，渐至20岁的“好趋”，以至30岁的“好步”。从40岁开始，五脏气血盛极始衰，出现腠理疏松、面色憔悴、头发花白等早期衰老现象，运动机能亦日渐减退。50岁以后，五脏以五行相生顺序由肝气衰开始，逐渐退化，60岁心气虚，70岁脾气虚，80岁肺气衰，90岁肾气衰，百岁五脏皆衰神去而死亡。

上述两段经文，从不同的角度论述了人的生命进程，《素问·上古天真论》分别以7、8岁作为男女两性生长发育的基数，着重描述与肾中精气盛衰相关的生命征象，特别是对生殖机能的发育、成熟及衰竭等进行了详细论述。《灵枢·天年》则以10岁为一个生命阶段，对每一阶段的脏腑气血盛衰状况及相应的外部征象，予以评述。两说虽有差别，但都非常重视精气神在人体生命过程中的作用。可以说，人的生命过程，即精气神沿时间之轴所呈现出的盛衰变化过程。

《内经》还认识到，上述生命进程的阶段划分不是绝对的，它与人的体质及养生水平有很大的关系。如《灵枢·天年》说：“人之寿夭各不同……使道隧以长，基墙高以方，通调营卫，三部三里起，骨高肉满，百岁乃得终。”又说：“其五藏皆不坚，使道不长，空外以张，喘息暴疾，又卑基墙，薄脉少血，其肉不石……故中寿而尽也。”说明先天禀赋与体质决定生命过程的长短寿夭。养生的目的是却病延年，善于养生则能延长盛壮期，维持生殖机能，故《素问·上古天真论》曰：“夫道者，能却老而全形，身年虽寿，能生子也。”张介宾注曰：“道者，言合道之人也。既能道合天地，则其材力天数，自是非常，却老全形，寿而生子，固有出人之表，而不可以常数限者矣。”

《内经》有关生命进程的论述，对深入研究生命规律，指导养生防病有重要意义。

经文辑要

夫精者，身之本也。故藏于精者，春不病温。（《素问·金匮真言论》）

味归形，形归气，气归精，精归化，精食气，形食味，化生精，气生形。味伤形，气伤精，精化为气，气伤于味。

人有五脏化五气，以生喜怒悲忧恐。（《素问·阴阳应象大论》）

心者，君主之官也，神明出焉……故主明则下安，以此养生则寿，殁世不殆，以为天下则大昌。主不明则十二官危，使道闭塞而不通，形乃大伤，以此养生则殃，以为天下者，其宗大危，戒之戒之！（《素问·灵兰秘典论》）

得神者昌，失神者亡。（《素问·移精变气论》）

神转不回，回则不转，乃失其机。（《素问·玉版论要》）

帝曰：何为神？岐伯曰：请言神，神乎神，耳不闻，目明心开而志先，慧然独悟，口弗能言，俱视独见，适若昏，昭然独明，若风吹云，故曰神。（《素问·八正神明论》）

气之不得无行也，如水之流，如日月之行不休，故阴脉荣其脏，阳脉荣其府，如环之无端，莫知其纪，终而复始。（《灵枢·脉度》）

上焦开发，宣五谷味，熏肤，充身，泽毛，若雾露之溉，是谓气。（《灵枢·决气》）

人之血气精神者，所以奉生而周于性命者也……志意者，所以御精神，收魂魄，适寒温，和喜怒者也……志意和则精神专直，魂魄不散，悔怒不起，五脏不受邪矣。

五脏者，所以藏精神血气魂魄者也；六腑者，所以化水谷而行津液者也。

（《灵枢·本脏》）

黄帝曰：人年老而无子者，材力尽邪？将天数然也？岐伯曰：女子七岁，肾气盛，齿更发长。二七而天癸至，任脉通，太冲脉盛，月事以时下，故有子。三七，肾气平均，故真牙生而长极。四七，筋骨坚，发长极，身体盛壮。五七，阳明脉衰，面始焦，发始堕。六七，三阳脉衰于上，面皆焦，发始白。七七，任脉虚，太冲脉衰少，天癸竭，地道不通，故形坏而无子也。丈夫八岁，肾气实，发长齿更。二八，肾气盛，天癸至，精气溢泻，阴阳和，故能有子。三八，肾气平均，筋骨劲强，故真牙生而长极。四八，筋骨隆盛，肌肉满壮。五八，肾气衰，发堕齿槁。六八，阳气衰竭于上，面焦，发鬓颁白。七八，肝气衰，筋不能动，天癸竭，精少，肾脏衰，形体皆极。八八，则齿发去。肾者主水，受五脏六腑之精而藏之，故五脏盛，乃能泻。今五脏皆衰，筋骨解堕，天癸尽矣，故发鬓白，身体重，行步不正，而无子耳。（《素问·上古天真论》）

黄帝问于岐伯曰：愿闻人之始生，何气筑为基，何立而为楯，何失而死，何得而生？岐伯曰：以母为基，以父为楯，失神者死，得神者生也。黄帝曰：何者为神？岐伯曰：血气已和，荣卫已通，五脏已成，神气舍心，魂魄毕具，乃成为人。黄帝曰：人之寿夭各不同，或夭寿，或卒死，或病久，愿闻其道。岐伯曰：五脏坚固，血脉和调，肌肉解利，皮肤致密，营卫之行，不失其常，呼吸微徐，气以度行，六腑化谷，津液布扬，各如其常，故能长久。黄帝曰：人之寿百岁而死，何以致之？岐伯曰：使道隧以长，基墙高以方，通调营卫，三部三里起，骨高肉满，百岁乃得终。黄帝曰：其气之盛衰，以至其死，可得闻乎？岐伯曰：人生十岁，五脏始定，血气已通，其气在下，故好走。二十岁，血气始盛，肌肉方长，故好趋。三十岁，五脏大定，肌肉坚固，血脉盛满，故好步。四十岁，五脏六腑十二经脉，皆大盛以平定，腠理始疏，荣华颓落，发颇颁白，平盛不摇，故好坐。五十岁，肝气始衰，肝叶始薄，胆汁始灭，目始不明。六十岁，心气始衰，苦忧悲，血气懈惰，故好卧。七十岁，脾气虚，皮肤枯。八十岁，肺气衰，魄离，故言善误。九十岁，肾气焦，四脏经脉空虚。百岁，五脏

皆虚，神气皆去，形骸独居而终矣。（《灵枢·天年》）

第三节　人体生命特征

现代系统科学指出：生命作为一个开放系统，具有自我更新、自我复制、自我调节的本质特征。人是宇宙生命演化到高级阶段的特定形态，呈现出比一般生命更为典型、更为复杂的系统自组织运动，人一方面与自然界之间进行着物质、能量及信息的交流，另一方面依赖自身调控机制，自发地抗御和适应各种干扰，维持着内、外环境的协调状态及正常的生命活动。《内经》中早已萌生了系统科学的胚芽，它不仅强调人与自然息息相通的整体关系，而且承认体内存在着自我调控的机制，并通过形神、阴阳等范畴阐发人体自我运动、维持稳定的生命特征，体现了《内经》理论的科学价值。

一、神机气立

（一）概念

神机与气立是两个相对独立，而又密切相关的概念。《素问·五常政大论》说："根于中者，命曰神机，神去则机息。根于外者，命曰气立，气止则化绝。"高世栻注云："五运在中，故根于中者，命曰神机，若神去则机息。六气在外，故根于外者，命曰气立，若气止，则化绝。根中根外，故运气各有所制，各有所胜，各有所生，各有所成，必知年之岁加，气之异同，乃可以言生化之道……而言此神机气立之谓也。"高氏结合运气理论，明确指出神机与气立，实为概括生命生化运动及其内外环境整体联系的两个重要命题。

所谓"神机"，相对于"气立"而言，主要指生命体内的气化活动，或称机能活动。神是生命活动的主宰，也是人体气化活动的调控者，神昌则机旺，"神去则机息"，故神、机并称，强调其对于"气立"的相对独立性及在生命活动中的重要地位。作为"根中"的神机，是生命存在的内在根据，它通过有组织、有目的的自我整和运动，实现了人体内环境的稳态，同时在"气立"过程的协助下，维持着人体内、外环境的协调。生命一旦失去了"神机"，便不能有效利用体内、外的各种生化条件，从而出现"生化息"的死寂状态，即"得神者昌，失神者亡"。神机的自我调控能力，也是中医治疗赖以奏效的内在根据，《素问·汤液醪醴论》说："形弊血尽而功不立者何？……神不使也。"张介宾注曰："凡治病之道，攻邪在乎针药，行药在乎神气，故施治于外，则神应于中，使之升则升，使之降则降，是其神之可使也，若以药剂治其内而脏气不应，针艾治其外而经气不应，此其神气已去，而无可使矣。虽竭力治之，终成虚废已尔，是即所谓神不使也。"可见，"神应于中"是治疗过程的关键，神之"使"与"不使"是治疗获效的决定性因素。正因为"神机"在生命活动及疾病治疗中的关键作用，《内经》将其与正气相提并论，如《灵枢·小针解》指出："神者，正气也。"要求医生治病时重视神的存亡。

所谓气立，主要指生命体内与体外之间进行的气化活动，即生命体与自然环境之间"气"的交流与转化。张介宾说："人受天地之气以立命，故曰气立。"由于外界环境存在着生命赖以存活的自然条件，故称“气立”为生命“根于外者”。气立的作用具体表现在两个方面：第一，生命体有选择地摄入外界的生存物质，如“水谷入口”、“呼吸精气”等，经过体内加工，将代谢物的余、毒、废部分排出体外。第二，顺应自然环境的变化，有目的的进行调节及适应性生理活动，如“天寒衣薄则为溺与气，天热衣厚则为汗”等，以保证体内、外环境协调统一。“气立”活动一旦停止，生命便失去了赖以生存的物质基础和环境，人体同样不能维持功能活动而死亡，故曰：“气止而化绝。”

（二）关系

虽然神机与气立的表现形式不同，但其实质是统一的，即生命的气化运动，现代生物学称之谓“新陈代谢”，所以神机、气立的关系至为密切。就生命存在的外环境来看，“气立”是生命能够维持的前提和条件，没有“气立”，“根于内”的“神机”便无从谈起；就生命的内环境而言，“神机”是主宰调控生命活动的机制所在，没有“神机”，“根于外”的“气立”便不能进行。两者是既分工又合作的对立统一关系。但从总体论，由于神机是生命存在的内在根据，所以《内经》更重视“神机”对“气立”的决定性作用，《素问·生气通天论》说：“是以圣人陈阴阳，筋脉和同，骨髓坚固，气血皆从。如是则内外调和，邪不能害，耳目聪明，气立如故。”陈阴阳，即协调阴阳，阴平阳秘，则神机昌旺，“内外调和”，故“气立”得以运行如故。

（三）运动形式

神机与气立，是生命气化过程，以气机的升降出入为基础，其中“神机”以升降运动为主，“气立”主要表现为气机的出入，如周学海《读医随笔·升降出入论》所云：“升降者，里气与里气相回旋之道也；出入者，里气与外气相交接之道也。”气的升降出入运动是产生气化过程，即神机、气立的基本运动形式，如人体与外界自然之间的光、热、水、气等交换的“气立”过程，是通过皮毛、口鼻等器官的“气入”、“气出”形式完成的；饮食物的纳入及糟粕、余液的排出等“气立”过程也必须以气的出入运动为前提条件；外界的生命物质进入人体后，需要“神机”，即体内气化活动进行加工利用，这个过程离不开脾升胃降，肝升肺降，心火下达，肾水上腾等“高下相召”、“升降相因”的回旋运动。可见，在人的生命运动中，神机、气立的过程与气机的升降出入运动是相互渗透，共时共存的。因此，《素问·六微旨大论》指出：“出入废则神机化灭，升降息则气立孤危。故非出入，则无以生长壮老已；非升降，则无以生长化收藏。是以升降出入，无器不有。故器者。生化之宇，器散则分之，生化息矣。故无不出入，无不升降。”王冰注：“包藏生气者，皆谓生化之器。”这里，《内经》不但指出了神机、气立与气的升降出入运动的依存关系，还认识到神机气立是生命的本质特征之一。

二、生气通天

（一）概念

生气通天，是《内经》关于人体生命活动与自然物象及其变化收受通应的重要命题，今人称之谓“天人相应”。《内经》中类似的表述还有多处，如《素问·咳论》有“人与天地相参”、《灵枢·刺节真邪》有“与天地相应，与四时相副，人参天地，故可为解”及《灵枢·岁露》之“人与天地相参也，与日月相应也”等。

《内经》作者认为人类是天地合气的产物，人的生命活动是大自然运动变化的现象之一，其构成及规律与自然界息息相通，一方面表现为自然规律对人生命活动的影响，另一方面体现为生命活动面对自然规律的适应性变化。人类在长期的进化过程中，获得了与自然规律相适应的自稳调控能力，使人与自然构成一个统一整体。因此，“通天”是生命活动的本质特征之一，乃生命是开放系统的体现。

（二）内容

“生气通天”的立论基础是中国古代哲学的气一元论。由于“通天下一气耳”（《庄子·知北游》），故由“一气”分化出的天、地、人，自能相互影响，相互应合。气分阴阳、应五行，气的运动变化通过阴阳五行规律呈现出来，因而，中医学借助阴阳五行学说，采用取象类比、观察推演等方法，阐释“生气通天”的机理。《素问·生气通天论》开宗明义地指出：“夫自古通天者，生之本，本于阴阳。天地之间，六合之内，其气九州九窍、五脏、十二节，皆通乎天气。其生五，其气三，数犯此者，则邪气伤人，此寿命之本也。”张介宾注云：“凡自古之有生者，皆通天元之气以为生也。天元者，阴阳而已，故阴阳为有生之本。如至大为六合，则上下四方也。至广为九州，则冀兖青徐扬荆梁雍豫也。人之外有九窍，阳窍七、阴窍二也。内有五脏，心肺肝脾肾也。天有四时十二节，气候之所行也。人有四肢十二经，营卫之所通也。凡物之形而外者，为仪象之流行，藏而内者，为精神之升降，幽明动静，孰匪由天，故曰皆通于天气。人生虽本乎阴阳，而禀分五行，其生五也。阴阳衰盛，少太有三，其气三也。有五有三，则生克强弱，变出其间矣。得其和则为正气而生物，犯其变则为邪气而伤物，其生其死，皆此三五耳，故为寿命之本。”可见，人的生命与自然界之间，不仅具有结构上的相应关系，还有一致的阴阳五行运变规律，故人与自然和则生，逆则死。

1. 天人相应结构模式

《素问·金匮真言论》、《阴阳应象大论》、《五运行大论》等篇中，均以五行为纲，论述了人与天地间各类事物和现象的时空联系，给出了一个系统的结构模式。见“天人相应结构模式表”。表中结构模式以天人地为纲，将与人生命活动有关的自然事物和现象进行了广泛的联系，体现了“上下之位，气交之中，人之居也。”（《素问·六微旨大论》）的基本思想，这一结构模式的建立为阐释人与自然的整体联系奠定了理论基础。（表5-1）

2. 天人规律的一致性

《素问·至真要大论》说：“天地之大纪，人神之通应也。”指出人的生命活动具有与自然界同步的变化规律，主要体现在：

（1）*五脏应天的变化规律* 五脏应天的变化规律有多种形式，使五脏呈现出如四时节律、五时节律、双月节律、月节律等时间特征及随五方各异的空间特性。由于五脏是生命活动的核心，其应天的特征性变化可通过一些外在的生命征象表现出来。如《素问·玉机真脏论》描述了脉象随五脏时空特性而变化的内容，指出：“春脉者肝也，东方木也，万物之所以始生也，故其气来，软弱轻虚而滑，端直以长，故曰弦，反此者病。”其他四时脉象依次类推，即夏、秋、冬脉分别应心、肺、肾的长、收、藏特性而呈现出钩、浮、营（石）之象。说明五脏应天而动，脉应脏而变，是生命的固有规律。所以，《灵枢·本脏》说：“五脏者，所以参天地，副阴阳，而连四时，化五节者也。”五节，指五行之节序。

表5-1　天人相应结构模式表

事物＼五行		木	火	土	金	水
天	方位	东	南	中	西	北
	季节	春	夏	长夏	秋	冬
	气候	风	热	湿	燥	寒
	星宿	岁星	荧惑星	镇星	太白星	辰星
	生成数	八	七	五	九	六
人	脏器	肝	心	脾	肺	肾
	官窍	目	耳	口	鼻	二阴
		目	舌	口	鼻	耳
	体	筋	脉	肉	皮毛	骨
	声	呼	笑	歌	哭	呻
	志	怒	喜	思	忧	恐
	变动	握	忧	哕	咳	栗
	病位	颈项	胸胁	脊	肩背	腰骨
地	品类	草木	火	土	金	水
	畜	鸡	羊	牛	马	彘
	谷	麦	黍	稷	稻	豆
	色	苍	赤	黄	白	黑
	味	酸	苦	甘	辛	咸
	音	角	徵	宫	商	羽
	嗅	臊	焦	香	腥	腐

(2) 气血应天的变化规律　气血是生命活动的物质基础，也能随自然界的时空变化产生相应的变化规律。《素问·生气通天论》论述了阳气的昼夜消长规律，指出：“阳气者，一日而主外，平旦人气生，日中而阳气隆，日西而阳气已虚，气门乃闭。”《灵枢·顺气一日分为四时》则对人身之气昼夜消长规律出现的原因及意义进行了阐发，提出：“春生夏长，秋收冬藏，是气之常也，人亦应之，以一日分为四时，朝则为春，日中为夏，日入为秋，夜半为冬。朝则人气始生……日中人气长……夕则人气始衰……夜半人气入藏”。正是由于“人气”在一日之中的盛衰变化，人体的抗病能力有相应的改变，从而使病情出现“旦慧、昼安、夕加、夜甚”的规律。《素问·八正神明论》还论述了气血随月圆月缺的变化，曰：“月始生，则血气始精，卫气始行；月郭满，则血气实，肌肉坚；月郭空，则肌肉减，经络虚，卫气去，形独居。”说明人体气血随月象之盈亏而具有相应的盛衰变化规律。

生气通天的观点，阐明了人与自然的有机联系，这种思想贯穿于《内经》理论体系的各方面，成为中医学探讨病因、病机、摄生、诊法、治则等理论的指导思想。

三、形与神俱

（一）概念

“形与神俱”语出《素问·上古天真论》，是《内经》对生命活动健康状态确立的基准之一，也是生命现象存在的基本特征。形，即身形、形体，包括脏腑经络、肢体官窍及精血津液等一切有形可迹的人体结构及物质。神，指人生命机能及表现，包括精神、意识、思维活动及感知、运动等。

“形神”原属于哲学范畴。有神论者认为形与神可合可离，人死神离则变鬼，将神视为可以脱离形体而存在的东西。唯物主义无神论者则认为形与神不可分离，神依附于形体而存在。《内经》从生命科学的角度出发，对形神关系进行了唯物主义的阐发，认为人的形神是不可分割的统一整体，两者有机结合，相伴相随，俱往俱来，俱生俱灭，得出了“形与神俱”的重要观点。

（二）内容

由于《内经》中形与神的概念涉及广泛，涵义及用法不一，所以“形与神俱”理论内容也是多方面的，主要包括躯体和精神的关系、生命物质与生命机能的关系两方面内容。

1. 躯体与精神的关系

躯体与精神的关系，即生理与心理或称身心关系。《内经》认为人的躯体与精神是密切相关的，首先，精神、意识、思维活动是躯体的产物，依附于躯体而存在。《灵枢·邪客》说：“心者……精神之所舍也。”说明精神不是凭空产生、独立存在的，而是心功能的产物，心是其寄居之处。若心受损，神必无所舍而散失，故该篇又说：“心伤则神去，神去则死矣。”《内经》作者认为，精神活动有多种形式，均与五脏有关，故将其分为神、魂、魄、意、志，归属于五脏。《素问·宣明五气》说：“五脏所藏：心藏神，肺藏魄，肝藏魂，脾藏意，肾藏志。”肯定各种精神活动产生并藏舍于五脏。思维是精神活动的高级形式，《灵枢·本神》指出：“所以任物者谓之心。”任物即接受外界事物并进行思维活动，《内经》认为主要是心的功能，同时，还与肝、胆、肾等有关，故《素问·灵兰秘典论》有肝出“谋虑”、胆出“决断”、肾出“伎巧”之说。情志是人对外界刺激的一种精神反应形式，也是五脏的产物，故《素问·阴阳应象大论》说：“人有五脏化五气，以生喜怒悲忧恐。”因此，五脏发生病变，会引起不正常的情志反应，如：“肝气虚则恐，实则怒……心气虚则悲，实则笑不休”（《灵枢·本神》）等。人的感觉也是一种精神现象，嗅、味、视、听等感觉的产生，也依赖于五脏及相应的官窍，如《灵枢·脉度》云：“肺和则鼻能知臭香矣……心和则舌能知五味矣……肝和则目能辨五色矣……脾和则口能知五谷矣……肾和则耳能闻五音矣。”可见，脏腑官窍等形体组织是产生精神活动的基础。

躯体与精神的关系，还表现在精神对躯体的重要影响。《灵枢·天年》通过对人生、死过程的记述，阐明了神对身形五脏的主宰作用，经文曰：“五脏已成，神气舍心，魂魄毕具，乃成为人……百岁，五脏皆虚，神气皆去，形骸独居而终矣。”谓：人的生成仅有五脏身形是不够的，只有魂魄等精神活动完备的情况下，生命才有意义；而人之死，并不取决于五脏形骸，关键在于神的消亡。因此，对于生命而言，“失神者死，得神者生”（《灵枢·天年》)。《内经》还认为，精神因素是导致五脏身形失调的主要原因，《灵枢·百病始生》说：“喜怒不节则伤脏。”《灵枢·本神》则对情志过极伤及五脏的病证表现作了详细论述，如怵惕思虑伤心，忧愁不解伤脾等。《素问·阴阳应象大论》也有“怒伤肝”、“喜伤心”、“思伤脾”、“忧伤肺”、“恐伤肾”的记载。

《内经》不仅认识到躯体对精神的产生和正常活动有决定性作用，而且不忽视精神对躯体的重要影响，在这一观念指导下确立的健康标准及养生治病原则和现代身心医学的理论不谋而合。

2. **生命物质与生命机能的关系**

精是构成生命、维持生命活动的物质基础，也是生命机能——神的物质基础，维持着神的活动，《灵枢·平人绝谷》说：“平人则不然，胃满则肠虚，肠满则胃虚，更虚更满，故气得上下，五脏安定，血脉和利，精神乃居，故神者，水谷之精气也。”说明水谷精气不断生成和被利用，支持着精与神的运动。所以，《内经》把“神”直呼为“水谷之精气”。《内经》还认为同属于精范畴的血与津液也是神的物质基础，如《素问·八正神明论》说：“故养神者，必知形之肥瘦，营卫血气之盛衰。血气者，人之神，不可不谨养。”《素问·六节藏象论》又说：“津液相成，神乃自生。”可见，精及其相关的“水谷精气”、“血气”“津液”等生命物质是生命机能活动的保证，神只能寄形而存，神由形生，故《素问·汤液醪醴论》说：“精气弛坏，营泣卫除，故神去之。”

人的机能活动依赖于一定的生命物质，而生命物质的摄入、化生和利用，又由机能活动的总体现——神来主宰和调控，故张介宾注《素问·上古天真论》“呼吸精气，独立守神，肌肉若一”时说：“虽神由精气而生，然所以统驭精气而为运用之主者，则又在吾心之神。”

总之，《内经》的形神学说，阐明了躯体与精神、生命物质与生命机能的对立统一关系。“形与神俱”突出强调了形、神的不可离析性，正如张介宾所说：“形者神之体，神者形之用；无神则形不可活，无形则神无以生。”

四、阴平阳秘

（一）概念

阴平阳秘是《内经》对人体最佳生命活动状态的高度概括。《素问·生气通天论》曰：“阴平阳秘，精神乃治。”张介宾注：“平，即静也。秘，即固也。”阴精主内而静，故曰阴平；阳气主外而固表，故曰阳秘。阴平阳秘，即阴阳在保持各自功用和特性的情况下，通过相互作用所达到的整体协调状态。

（二）理论渊源

阴阳是对自然界事物或现象对立双方属性的概括，它不仅涵有对立统一的蕴意，还具有特殊的质的规定性。《素问·阴阳应象大论》说：“水火者，阴阳之征兆也。”昭示人们以水火表现出的动态功能属性把握阴阳的特质。

受社会结构、经济格局等因素的影响，中国古代哲学追求一种和谐而统一的世界秩序，因此，先哲们对事物之间的协调关系予以特别关注，用“和”这一概念表示对立面的统一。如《象·乾卦》指出：“乾道变化，各正性命，保合太和，乃利贞。”保合太和，即最高的和谐；道家认为：“万物负阴而抱阳，冲气以为和。”(《老子·第42章》)将阴阳的“和”视为万物化生的必经环节；儒家以“中庸”立论，谓“和也者，天下之达道也。”(《中庸·第一章》)随着阴阳学说的盛行，先哲们试用“阴阳合和”或“阴阳和”等阐释自然万物的正常状态，如《淮南子·天文训》说：“阴阳合和而万物生。”《白虎通德论·封禅》也说：“阴阳和，万物序。”指出自然万物之所以能生生不息，井然有序，根本在于事物内部阴阳的合和。《内经》的“阴平阳秘”说，正是古代哲学的“阴阳合和”观念向医学领域渗透的结果。

（三）内容

“阴平阳秘”用以概括生命的最佳状态，乃是从整体结果而言，是阴阳运动达到合和时的有序化和稳定化，其形成和维持过程中，包含有阴阳之间的多重运动形式及相互作用。《素问·生气通天论》指出：“生之本，本于阴阳。”说明生命活动本源于阴阳的矛盾运动。《内经》认为生命体与自然界一样，也存在着清浊、升降、出入、动静、化气成形等各种对立属性的物质及运动形式，如《素问·阴阳应象大论》说：“清阳出上窍，浊阴出下窍；清阳发腠理，浊阴走五脏；清阳实四肢，浊阴归六腑。”相互对立的阴阳双方不是孤立的，而是相互作用的，其作用表现为两种最基本的形式：一相互制约。如《素问·六微旨大论》说：“气之升降，天地之更用也。”人身之气与自然之气一样也有“升已而降”、“降已而升”的运动过程，升与降的相互制约，驱使气处于生生不息的动态变化之中。二互根互用。《素问·阴阳应象大论》曰：“阴在内，阳之守也；阳在外，阴之使也。”指出，阴阳虽有内外相对之别，但两者又是相互促进，互为根本的，阴为阳之守，阳为阴之使，从而使阴阳双方在对立中成为促进对方发展的源泉。

阴阳互相制约又互根互用的关系交织在一起，便形成了阴阳之间的互动调节机制。阴阳任何一方对另一方既制约又促进。“促进”使对方固有属性的功用得以巩固和维持；“制约”使对方的功用不致过亢而影响整体功能，始终保持在彼此协调的状态下。《素问·生气通天论》：“阴者，藏精而起亟也；阳者，卫外而为固也”，就是对人身阴阳关系的最好诠释：阴主内而藏精，不断化气充阳；阳主外而为卫，固表保护阴精。一方面，阴阳之间相互促进，阴精化气充阳，使阳的卫外功能得以巩固；阳气固护阴精，使阴的藏精功能得以维持。另一方面，阴阳之间相互制约，阴制约阳，防止阳气动散太过而难以“为固”；阳制约阴，防止阴精静敛过度而不能“起亟”。如此，阴阳之间有生有制，阴精才能守中有用，阳气才能卫而能固，这就是“阴平阳秘”的状态。

“阴平阳秘”是《内经》运用阴阳五行理论对人体生命对立统一规律的总结，是对生命活动中各种功能之间复杂关系及有机联系的抽象概括。《素问·宝命全形论》说：“人生有形，不离阴阳。”由于人体内阴阳关系复杂多样，因此，“阴平阳秘”的具体表现形式各异，如《素问·调经论》指出：“夫阴与阳皆有俞会，阳注于阴，阴满之外，阴阳匀平，以充其形，九候若一，命曰平人。”《灵枢·终始》又说：“所谓平人者不病，不病者，脉口人迎应四时也，上下相应而俱往来也，六经之脉不结动也，本末之寒温之相守司也，形肉血气必相称也，是谓平人。”平人，即正常人，其“阴平阳秘”的生理状态，可综合体现在经络调畅、九候若一、脉应四时、寒温相得、形肉相称、气血和调等方面。倘若阴阳失调，上述生理过程必然失常，一旦阴阳之间失去相互维系的关系，“阴平阳秘”即告瓦解，生命就会终止，因此，《素问·生气通天论》说：“阴阳离决，精气乃绝。”

经文辑要

黄帝曰：夫自古通天者生之本，本于阴阳。天地之间，六合之内，其气九州九窍、五脏、十二节，皆通乎天气。其生五，其气三，数犯此者，则邪气伤人，此寿命之本也。苍天之气，清净则志意治，顺之则阳气固，虽有贼邪，弗能害也，此因时之序。故圣人传精神，服天气，而通神明。失之则内闭九窍，外壅肌肉，卫气散解，此谓自伤，气之削也。

阳气者若天与日，失其所则折寿而不彰，故天运当以日光明。是故阳因而上，卫外者也。

阴者，藏精而起亟也；阳者，卫外而为固也。阴不胜其阳，则脉流薄疾，并乃狂。阳不胜其阴，则五脏气争，九窍不通。是以圣人陈阴阳，筋脉和同，骨髓坚固，气血皆从。如是则内外调和，邪不能害，耳目聪明，气立如故。

凡阴阳之要，阳密乃固，两者不和，若春无秋，若冬无夏，因而和之，是谓圣度。故阳强不能密，阴气乃绝，阴平阳秘，精神乃治，阴阳离决，精气乃绝。

（《素问·生气通天论》）

帝曰：五脏应四时，各有收受乎？岐伯曰：有。东方青色，入通于肝，开窍于目，藏精于肝，其病发惊骇，其味酸，其类草木，其畜鸡，其谷麦，其应四时，上为岁星，是以春气在头也，其音角，其数八，是以知病之在筋也，其臭臊。南方赤色，入通于心，开窍于耳，藏精于心，故病在五脏，其味苦，其类火，其畜羊，其谷黍，其应四时，上为荧惑星，是以知病之在脉也，其音徵，其数七，其臭焦。中央黄色，入通于脾，开窍于口，藏精于脾，故病在舌本，其味甘，其类土，其畜牛，其谷稷，其应四时，上为镇星，是以知病之在肉也，其音宫，其数五，其臭香。西方白色，入通于肺，开窍于鼻，藏精于肺，故病在背，其味辛，其类金，其畜马，其谷稻，其应四时，上为太白星，是以知病之在皮毛也，其音商，其数九，其臭腥。北方黑色，入通于肾，开窍于二阴，藏精于肾，故病在溪，其味咸，其类水，其畜彘，其谷豆，其应四时，上为辰星，是以知病之在骨也。其音羽，其数六，其臭腐。故善为脉者，谨察五脏六腑，一逆一从，阴阳、表里、雌雄之纪，藏之心意，合心于精，非其人勿教，非其真勿授，是谓得道。（《素问·金匮真言论》）

天有四时五行，以生长收藏，以生寒暑燥湿风。人有五脏化五气，以生喜怒悲忧恐。故喜怒伤气，寒暑伤形。暴怒伤阴，暴喜伤阳。厥气上行，满脉去形。喜怒不节，寒暑过度，生乃不固。

帝曰：余闻上古圣人，论理人形，列别脏腑，端络经脉，会通六合，各从其经，气穴所发，各有处名，谿谷属骨，皆有所起，分部逆从，各有条理，四时阴阳，尽有经纪，外内之应，皆有表里，其信然乎？岐伯对曰：东方生风，风生木，木生酸，酸生肝，肝生筋，筋生心，肝主目。其在天为玄，在人为道，在地为化。化生五味，道生智，玄生神。神在天为风，在地为木，在体为筋，在脏为肝，在色为苍，在音为角，在声为呼，在变动为握，在窍为目，在味为酸，在志为怒。怒伤肝，悲胜怒；风伤筋，燥胜风；酸伤筋，辛胜酸。

南方生热，热生火，火生苦，苦生心，心生血，血生脾，心主舌。其在天为热，在地为火，在体为脉，在脏为心，在色为赤，在音为徵，在声为笑，在变动为忧，在窍为舌，在味为苦，在志为喜。喜伤心，恐胜喜；热伤气，寒胜热；苦伤气，咸胜苦。

中央生湿，湿生土，土生甘，甘生脾，脾生肉，肉生肺，脾主口。其在天为湿，在地为土，在体为肉，在脏为脾，在色为黄，在音为宫，在声为歌，在变动为哕，在窍为口，在味为甘，在志为思。思伤脾，怒胜思；湿伤肉，风胜湿；甘伤肉，酸胜甘。

西方生燥，燥生金，金生辛，辛生肺，肺生皮毛，皮毛生肾，肺主鼻。其在天为燥，在地为金，在体为皮毛，在脏为肺，在色为白，在音为商，在声为哭，在变动为咳，在窍为鼻，在味为辛，在志为忧。忧伤肺，喜胜忧；热伤皮毛，寒胜热；辛伤皮毛，苦胜辛。

北方生寒，寒生水，水生咸，咸生肾，肾生骨髓，髓生肝，肾主耳。其在天为寒，在地为水，在体为骨，在脏为肾，在色为黑，在音为羽，在声为呻，在变动为栗，在窍为耳，在味为咸，在志为恐。恐伤肾，思胜恐；寒伤血，燥胜寒；咸伤血，甘胜咸。

故曰：天地者，万物之上下也；阴阳者，血气之男女也；左右者，阴阳之道路也；水火者，阴阳之征兆也；阴阳者，万物之能始也。故曰：阴在内，阳之守也；阳在外，阴之使也。

（《素问·阴阳应象大论》）

故养神者，必知形之肥瘦，荣卫血气之盛衰。血气者，人之神，不可不谨养。帝曰……然夫子数言形与神，何谓形？何谓神？愿卒闻之。岐伯曰：请言形，形乎形，目冥冥，问其所病，索之于经，慧然在前，按之不得，不知其情，故曰形。帝曰：何为神？岐伯曰：请言神，神乎神，耳不闻，目明心开而志先，慧然独悟，口弗能言，俱视独见，适若昏，昭然独明，若风吹云，故曰神。

（《素问·八正神明论》）

出入废则神机化灭，升降息则气立孤危。故非出入，则无以生长壮老已；非升降，则无以生长化收藏。是以升降出入，无器不有。故器者生化之宇，器散则分之，生化息矣。故无不出入，无不升降。

（《素问·六微旨大论》）

根于中者，命曰神机，神去则机息。根于外者，命曰气立，气止则化绝。

（《素问·五常政大论》）

天地之大纪，人神之通应也。

（《素问·至真要大论》）

所以任物者谓之心，心有所忆谓之意，意之所存谓之志，因志而存变谓之思，因思而远慕谓之虑，因虑而处物谓之智。

（《灵枢·本神》）

五脏常内阅于上七窍也，故肺气通于鼻，肺和则鼻能知臭香矣；心气通于舌，心和则舌能知五味矣；肝气通于目，肝和则目能辨五色矣；脾气通于口，脾和则口能知五谷矣；肾气通于耳，肾和则耳能闻五音矣；五脏不和则七窍不通，六腑不和则留为痈。

（《灵枢·脉度》）

心者，五脏六腑之大主也，精神之所舍也，其脏坚固，邪弗能容也。容之则心伤，心伤则神去，神去则死矣。

（《灵枢·邪客》）

人与天地相参也，与日月相应也。故月满则海水西盛，人血气积，肌肉充，皮肤致，毛发坚，腠理郄，烟垢著。当是之时，虽遇贼风，其入浅不深。至其月郭空，则海水东盛，人气血虚，其卫气去，形独居，肌肉减，皮肤纵，腠理开，毛发残，膲理薄，烟垢落。当是之时，遇贼风则其入深，其病人也卒暴。

（《灵枢·岁露》）

第四节 人 体 结 构

结构，指系统的组织形式，即系统内诸要素之间相互联系和相互作用的方式。据现代科学新观点，结构形式是多样的，有空间结构、时间结构、功能结构等。人体是最复杂的系统，其内部同时包含多种结构形式，如生物节律属时间性结构，解剖形态属空间性结构，各种功能之间的耦合形成功能性结构。

《内经》对人体结构的认识，囊括了上述三种结构形式。作为研究人体生命及疾病规律的医学科学，必然要将解剖形态视为最基本、最直接的研究对象，中医学亦不例外。《灵枢·经水》就提出："其死可解剖而视之。"《内经》运用解剖方法认识了人体的各种器官，形成了有关人体解剖形态的基本观点，并由此产生了五脏、六腑、经络、体、窍、华等一系列基本概念。并采用"视其外应，以知其内脏"、"五脏之象，可以类推"的认识方法，对生命现象及其规律进行探索，使中医学原有的解剖学概念演变为功能为主的结构名称。因此，中医学人体结构的基本概念大多不再是单纯的解剖形态，而是侧重于功能。《内经》对人体结构的认识有两个特点：一，人体结构是"空间－时间－功能"结构形式。二，特别强调整体联系，认为每一局部都与整体密切相关，甚至是整体的缩影。解剖知识已成为功能结构的附属品，主要用以阐释相关功能及其联系。《内经》有关人体解剖结构的认识不仅是藏象、经络等学说的形态学基础，而且还是中医学各种基本概念产生的基石。

一、人的形体结构

《内经》认为人体是表里相应的统一整体，在内有五脏、六腑、奇恒之腑等，在外有五体、五华、五官九窍等。在内的脏腑是生命活动的中心，一方面支持着外在组织器官的功能活动；另一方面，又通过相应的外在表现反映其功能状态。人体与自然界之间也有密切联系，自然界是大天地，人体是小天地，人体的形态结构均与相关的自然现象相通应。因此，《内经》有关人体结构的记载，是从宏观角度，以广泛联系的方式进行描述的。

（一）脏腑

1. 分类

脏腑是人体内脏的总称。《素问·五脏别论》将其按形态、性质、功能特点分为脏、腑、奇恒之腑三类。其中"藏精气而不泻"、"满而不实"者为脏；"传化物而不藏"、"实而不满"者为腑；奇恒之腑，虽名为腑，但其"藏而不泻"，是既不同于脏，也不同于腑的一类内脏组织。

2. 形态与位置

（1）五脏　心、肝、脾、肺、肾五者的总称，是生命活动的主体结构，也是调控人体内外、表里的核心环节。由于《内经》对五脏的界定，主要以功能为依据，因此，对五脏解剖形态及位置的描述明言者少，只能从其他相关论述中推断。

①脏腑阴阳属性的划分，据《素问·金匮真言论》，心肺在背（上）属阳，肝脾肾在腹

（下）属阴；《素问·痿论》说："肺者脏之长，心之盖也。"可知：肺居诸脏之上，位置最高；又据《素问·平人气象论》："脏真下于肾"，《素问·水热穴论》："肾者至阴……地气上者属于肾。"能够推知，肾居诸脏之下，位置最低；《灵枢·营卫生会》说："中焦亦并胃中"，《素问·太阴阳明论》又说："脾与胃以膜相连耳。"可见，脾与胃同居身体上下之中间无误。

②据《灵枢·经脉》所论之经络走行，可以判断诸脏腑所居之相对位置。如"肝足厥阴之脉……过阴器，抵小腹，挟胃属肝络胆，上贯膈，布胁肋。"提示肝胆同居膈下胁肋近胃之处。

③对五脏的具体形态，《内经》论之极简，仅有心肺粗略解剖结构的记载，如《素问·举痛论》说："悲则心系急，肺布叶举"说明心有血管连通，肺有分叶。

④《内经》认为，五脏形态大小、质地坚脆、位置高下与人的生理病理有关，如《灵枢·本脏》曰："五脏皆小者，少病，苦燋心，大愁忧；五脏皆大者，缓于事，难使以忧。五脏皆高者，好高举措；五脏皆下者，好出人下。五脏皆坚者，无病；五脏皆脆者，不离于病。五脏皆端正者，和利得人心；五脏皆偏倾者，邪心而善盗，不可以为人平，反复言语也。"尽管所论臆想成分较重，但《内经》这种从形态学上寻找生理、病理特点的方法，有一定的意义。

（2）六腑　六腑，又称"传化之府"，即胃、小肠、大肠、膀胱、胆、三焦的总称，主要作用是传化水谷。《内经》对六腑，特别是胃肠形态和位置有较为详细的描述。

据《灵枢·肠胃》、《灵枢·平人绝谷》两篇的记载：胃呈纡曲屈状，伸之则长二尺六寸，周长一尺五寸，直径五寸，容量为三斗五升；小肠回周迭积，位于腹腔后壁，附着脊柱，周长二寸半，直径八分半稍弱，长三丈二尺；大肠包括回肠与广肠，回肠居脐周，回运环反，周长四寸，直径一寸半稍弱，长二丈一尺。广肠附着腰脊，向左环绕，周长八寸，直径二寸半稍多，长二尺八寸。尽管由于古今度量衡及解剖名称的差别，这些论述与今之解剖学所论有一定的出入，但有些记载仍令人惊叹，如《灵枢·肠胃》所载之食道长度（咽至胃长一尺六寸）与肠道总长（五丈五尺八寸）之比（1:34.87）与现代解剖之食道与肠道之比（1:34）颇为接近，说明《内经》对胃肠道的解剖形态有了相当的认识。

胆、膀胱及三焦的大体位置，可由相关经文推测而得。《灵枢·经脉》说："胆足少阳之脉……贯膈络肝属胆，循胁里"指出胆居膈下，附肝循胁；由《素问·痹论》："胞痹者，少腹膀胱按之内痛"，可知膀胱居少腹(《内经》中"少"与"小"通)；《灵枢·营卫生会》："上焦出于胃上口，并咽以上，贯膈布胸中……中焦亦并胃中……下焦别回肠，注于膀胱而渗入焉"说明三焦贯通胸腹，膈上为上焦，膈下脐上为中焦，脐下为下焦。

（3）奇恒之腑　脑、髓、骨、脉、胆、女子胞六者，功能异于正常传化之腑而似脏，统称奇恒之腑。

脑，《灵枢·大惑论》说："目……上属于脑，后出于项中"说明脑居头部。

髓，《素问·解精微论》说："髓者，骨之充也。"《素问·五藏生成》又说："诸髓者，皆属于脑。"指出髓分居于骨腔及颅腔内。

骨，为人体支架，《灵枢·骨度》认为："先度其骨节之大小、广狭、长短，而脉度定矣。"故取"七尺五寸"为标准身高，详细论述了头、胸、腹围及头项、四肢、躯干等各部分的长度、广度，为推断经脉与内脏尺度提供了依据。《素问·骨空论》还论述了"髓空"、"数髓空"、"髆骨空"、"臂骨空"、"骺骨空"、"股际骨空"、"尻骨空"等周身骨节之穴孔，为灸刺取穴厘定了位置。

脉，《灵枢·决气》曰："壅遏营气，令无所避，是谓脉。"说明脉是相对密闭的管道结构，如网络一般遍布全身。

女子胞，又称"胞"或"子处"。《灵枢·五音五味》说："冲脉、任脉，皆起于胞中。"《素问·骨空论》又说："任脉者，起于中极之下。"张介宾注："中极之下，即胞宫之所。"可知，女子胞位居小腹无疑。

综上，五脏、六腑、奇恒之腑形成了人体的内脏结构，它们之间相互联系，其联系通道称作"使道"。《素问·灵兰秘典论》说："主不明则十二官危，使道闭塞而不通。"可见，使道存在于脏腑之间，具有传递物质、能量及信息的作用。

（二）身形、官窍

身形，主要指人体的皮、肉、筋、骨、脉以及毛、发、面、爪、唇等构成身体的一定组织结构形式。官窍，指机体有特定功能而又与外界通连的体表器官。包括鼻、目、耳、口齿舌、二阴、咽喉等。《内经》认为：这些形于外的体表结构都不是独立自存的，而是内通五脏，外应自然。

1. 内通五脏

筋、脉、肉、皮、骨合称"五体"，是保护内脏，辅助其完成生理活动的组织结构形式。《灵枢·经脉》说："骨为干，脉为营，筋为刚，肉为墙，皮肤坚而毛发长。"形象地说明了五体的大致结构及功用。《素问·痿论》等篇章论述了五体与五脏的关系，指出心主脉，肺主皮，肝主筋，脾主肉，肾主骨，认为五体隶属于五脏，五脏主司五体的功能。

毛、发、面、爪、唇等皆为人体视之可见、触之可知的有固定形态的组织结构，是反应五脏功能的外在征象。《素问·六节藏象论》说：心"其华在面"，肺"其华在毛"，肝"其华在爪"，肾"其华在发"，脾"其华在唇四白"。指出毛、发、面、爪、唇与五脏的亲和关系。《内经》还认为：面部的结构组成分别与相应内脏有关，观察面部相应部位的变化，可测知内脏病变。如《灵枢·五色》记载：阙中主肺病，下极主心病，鼻梁主肝病，鼻头主脾病，颊上主肾病等。

官窍与五脏也有特定联系，《灵枢·五阅五使》说："五官者，五脏之阅也……鼻者，肺之官也；目者，肝之官也；口唇者，脾之官也；舌者，心之官也；耳者，肾之官也。"《素问·金匮真言论》还说："心，开窍于耳……肾，开窍于二阴"。《素问·上古天真论》记载了肾与齿的同步变化关系。《素问·太阴阳明论》的"喉主天气，咽主地气"，提示咽由脾主，喉与肺通。《内经》不但认识到五脏与官窍的亲和关系，还发现有些官窍的结构与功能，实为诸脏综合作用的结果，如目窍，《灵枢·大惑论》说："五脏六腑之精气，皆上注于目而为之精。精之窠为眼，骨之精为瞳子，筋之精为黑眼，血之精为络，其窠气之精为白眼，肌肉之精为约束。"说明眼睛由瞳子、黑眼、络、白眼、约束五部分构成，分别隶属于肾、肝、心、肺、脾，即眼睛的每一局部都由相应的五脏之精构成，其功能也由相应的五脏调控。《素问·五脏别论》的"魄门亦为五脏使"，也反映了这种内外联系的结构观。

2. 外应自然

《素问·针解》根据"身形"的功能特性，论述了它们与自然物象的通应关系，指出："人皮应天，人肉应地，人脉应人，人筋应时……人齿面目应星。”《灵枢·邪客》则将五体组成的身形结构与天地物象的通应关系作了更细致的描述，认为十日与手十指、高山与肩膝、深谷与腋腘、草蓂与毫毛、列星与牙齿、小山与小节、山石与高骨、林木与募筋、聚邑与䐃肉、十二月与十二节等皆为“人与天地相应者也”。虽然《内经》的类比有牵强附会之处，但其“天人同构”的设想，反映了《内经》的整体观念，其思维方法不无科学道理，亦颇具深义。

（三）经络

经络是贯穿于五脏系统而又相对独立的人体生理结构。按分布及功用的不同，分为经脉和络脉两部分。经脉是经络系统的主干，络脉为其网状分支，犹江河与溪流的关系。《灵枢·经脉》指出：“经脉者，常不可见也，其虚实也，以气口知之。脉之见者，皆络脉也。”说明经脉位置较深，体表难以见到；络脉位置较浅，多数散布于体表。尽管经络有别，但两者相互贯通，周流全身，《灵枢·邪气脏腑病形》云：“经络之相贯，如环无端。”

1. 经脉

经脉中以十二经脉为主体，还包括奇经八脉、十二经别。十二经脉是运行气血之要道，“内属于腑脏，外络于肢节”（《灵枢·海论》）。《灵枢·逆顺肥瘦》概要介绍了它们的分布部位及走向；《灵枢·营气》论述了十二经脉的流注次序；《灵枢·经脉》则详细描述了各经循行路线、交接部位、络属脏腑等。奇经八脉是气血运行的调节器。《素问·骨空论》、《灵枢·脉度》、《灵枢·逆顺肥瘦》等篇章论述了督、任、冲、阳跻、阴跻等脉的循行路线。带脉及阴维、阳维脉的循行《内经》无明确记载。经别为十二经脉别行的支脉，是十二经脉循行的补充，《灵枢·经别》专论其“离合出入”的循行部位。经筋为十二经脉之气结、聚、散、络于筋肉、关节的体系。皮部乃十二经脉在体表的辖区，《灵枢·经筋》与《素问·皮部论》分别详论了其走行部位及诊断、治疗意义。

2. 络脉

络脉是经脉的分支，是沟通、联络全身脏腑组织器官的网络系统结构，《灵枢·经脉》记载了十五别络的循行路线，浮络与孙络因其散行于所属经脉走行的区域内，故《内经》未载其具体的循行路线。

经络系统的形成主要是古代解剖知识与对人体生理现象观察、体验、揣摩相结合的产物，因此，经络无疑是形态结构与功能的综合体。《内经》在论述经络的生理、病理时记载了大量的解剖学内容，如《灵枢·脉度》中经络的长度、《灵枢·血络论》中血的颜色，以及在描述经络系统组成部分的分布循行时所涉及的人体部位，象颃颡、目系、尻、膺、髀、腨、骱、颏、胠等。了解这些解剖知识有助于对经络的理解和应用。

（四）募原（膜原）

募原，又称膜原。《内经》中主要指分布于上焦心肺、中焦肠胃之间广而平的膜状组织，是连缀和保护体腔内脏的解剖学结构。有时指膈膜。如《灵枢·百病始生》曰：“留而不去，传舍于肠胃之外，募原之间。”“或著于肠胃之募原”。《素问·疟论》说：“其间日发者，由邪气内薄于五脏，横连募原也。”《素问·举痛论》谓：“寒气客于肠胃之间，膜原之下，血不得散，小络急引故痛。”

二、人体部位划分

为了便于阐明生理、病理，《内经》从不同角度，对人体部位进行了纵、横划分。大致有如下几种：

（一）上、中、下

上、中、下是对人体部位的纵向划分。如《灵枢·营卫生会》为说明人体不同部位的生理功能特点，划分出上、中、下三焦，“上焦出于胃上口”，“中焦亦并胃中，出上焦之后”，“下焦者，别回肠”。其中上焦功能主精微的运行布散，故曰“上焦如雾”；中焦与精微的化生有关，故曰“中焦如沤”；下焦主要功能为排泄糟粕余液，故“下焦如渎”。《素问·至真要大论》结合运气理论，以脐腰之“天枢”为界，将人体分为上下两部。身半以上应司天之气，身半以下应在泉之气，运气失常，则人相应的脏器亦病。

由于人体上下部位的生理特性不同，对外邪的易感性也有差异，《素问·太阴阳明论》曰：“伤于风者，上先受之；伤于湿者，下先受之。”

根据《内经》因势利导的治疗思想，邪居部位不同，当选用相应的治疗方法。《素问·阴阳应象大论》曰：“其高者，因而越之；其下者，引而竭之；中满者，泻之于内。”即邪居在上，当发散涌吐之；邪居下者，可疏利荡涤之；邪在中者，当辛开苦降以泻之。

（二）表、中、里

表、中、里，系对人体部位的横向划分。根据《内经》记载，人体部位的横向划分主要用于说明外邪由表入里的传变次序、疾病深浅轻重的程度。

《素问·阴阳应象大论》将人体分为皮毛、肌肤、筋脉、六腑及五脏等五个由表及里的层次，认为：“邪风之至，疾如风雨”，若不及时诊治，必然由皮毛渐次侵入五脏，“入五脏者，半死半生也”，提示医生治病要“早遏其路”，重视早期诊治。

《素问·热论》将人体由表及里按六经之太阳、阳明、少阳、太阴、少阴、厥阴分为六个层次，其中三阳为表，三阴为里。外邪侵犯人体既可由太阳开始逐层深入，也可同时侵犯表里两经，使病情迅速发展。治疗时，邪在三阳可用汗法；邪在三阴，则需泄法。六经层次的划分，是《伤寒论》六经辨证的理论渊源。

《灵枢·百病始生》论述了外邪犯人的传变过程，认为邪气沿皮肤、络脉、经脉、输脉、伏冲之脉、肠胃的顺序依次深入，不同层次受损可出现不同的症状特点。

（三）十六部

“十六部”出于《素问·调经论》，曰：“人有精气津液，四支九窍，五藏十六部，三百六十五节，乃生百病，百病之生，皆有虚实。”提示“十六部”与四肢、九窍、五脏等是并列的患病“部位”。杨上善、王冰、吴崑、张介宾等均认为十六部为手足、九窍、五脏的合称，此说显然与经旨不符。张志聪从经脉着眼，谓“十六部者，十六部之经脉也，手足经脉十二，跻脉二，督脉一，任脉一，共十六部脉。”其说虽与《素问·调经论》之旨相符，但所列奇经有凑数之嫌。高世栻注云：“形体之十六部，谓两肘、两臂、两腘、两股，身之前后左右，头之前后左右也。”此说肯定了“十六部”乃“形体十六部”，但其所列之肘、臂、腘、股已属四肢，故以之与原文中“四肢”并列似有不妥。

今人认为古注均欠完善，从而提出新解：其一，十六部的“部”指的是部位，即人体的区域划分。十六部即是：头部、颈部、胸部、腹部共计四大部（因为部与部之间，以断面为界，故胸腹包括腰背），另有肱部（肩至肘）左右各一、尺部（肘至腕）左右各一、胫部（膝至踝）左右各一、两足各为一部。（牛占兵，《内经》“十六部”解，四川中医，1986，12）。其二分析了《素问·调经论》原文中的线索，认为所谓“十六部”当是：毛、皮、经、络、腠、肉、脉、筋、骨、上、下、外、内、左、右、中等十六个病居之所。（王洪图，内经研究大成，北京出版社，1997，8：1075）

三、目为命门

命门之名，始见于《内经》，但其涵义与《难经》及其以后命门学说之“命门”大相径庭。命门在《内经》凡三见：一是《素问·阴阳离合论》：“太阳根起于至阴，结于命门，名曰阴中之阳”；二是《灵枢·根结》：“太阳根于至阴，结于命门，命门者，目也。”三是《灵枢·卫气》：“足太阳之本，在跟以上五寸中，标在两络命门。命门者，目也。”可见，《内经》明确指出目为命门，为足太阳膀胱之“结”或“标”。《内经》称目谓命门的原因，经文中未有明言。但从相关内容及注释中，可以推测，其原因概之有三：第一，《内经》认为眼睛是脏腑精气汇聚之处，如《灵枢·大惑论》云：“五脏六腑之精气，皆上注于目而为之精。”王冰注《素问·阴阳离合论》曰：“命门者，藏精光照之所，则两目也。”徐大椿《医贯砭·十二官篇》亦曰：“经文所指命门皆以目言，以目为五脏六腑精气所注，故曰命门。”可见，眼睛是脏腑精气所产生的生命现象集中体现的部位，是观察生命现象的门户。第二，神是生命的主宰，得神者生，失神者死，《灵枢·大惑论》说：“目者，心使也。心者，神之舍也。”张介宾注：“精神虽统于心，而外用则在目。”说明眼睛是“神”的窗牖，可判断人之死生。第三，眼睛是太阳膀胱经之“结”或“标”，而与之相表里的少阴肾经是太阳经气之根，肾的阳气通过太阳经上行入脑，聚结于目，故眼睛能反映生命力的强弱。正如杨上善《黄帝内经太素·经脉标本》云：“肾为命门，上通太阳于目，故目为命门。”此说是《内经》“目命说”与《难经》及其以后的“肾命说”相关的唯一线索。另有说“命”为“明”之借字，目视精明，故为明（命）门。

可见，目对于观察人体的生命征象有至关重要的意义，因此，《内经》赋予目“生命之门”之义。《灵枢·邪客》曰：“天有日月，人有两目。”说明人之眼目如日月光辉体现了阴阳之气的盛衰，从目神、目色、目光、目形、目态可判断人的气质类型、精神存亡及生死预后。如《灵枢·论勇》曰“勇士者，目深以固……怯士者，目大而不减。”《素问·玉机真脏论》说：“目眶陷，真脏见，目不见人，立死。”《素问·脉要精微论》亦云：“头倾视深，精神将夺矣。”

《内经》“目为命门”说虽与后世命门学说无明显渊源关系，但其学术价值与实践意义也不可忽视。首先，目为命门说，是基于目与五脏的密切关系而建立的，反映了《内经》整体联系的结构观。其次，目是精之聚，神之使，是“以表知里”、“司外揣内”方法得以施用的重要外部结构，因此，《中医诊断学》以“视精明”作为察神的最主要内容。

四、五脏者身之强

“五脏者，身之强”语出《素问·脉要精微论》。经曰：“五脏者，身之强也”。头为精明之府；背为胸中之府；腰为肾之府；膝为筋之府；骨为髓之府。清楚地表明头、背、腰、膝、骨等身形结构，既是人体的支架，又是内脏之外廓，其动态变化是判断人生死存亡的重要依据，故曰“得强则生，失强则死。”

关于“五脏者，身之强”，历代医家有不同见解，概之有二：一者认为头、背、腰、膝、骨等身形结构赖五脏以濡养，故五脏是身形结构强壮的根本，如张介宾注：“形气之不守，而内应乎五脏也。脏气充则形体强，故五脏为身之强。”二者认为“五脏”应为“五府”，指头、背、腰、膝、骨。认为“五府”是人体强壮的支柱。如吴崑将“五脏”改为“五府”，并注曰：“下文所言五府者，乃人身恃之以强健。”李今庸亦认为“‘脏’字之义古可训‘府’。”故“此文‘身之强’的所谓‘五脏’实指其下‘精明之府’、‘胸中之府’、‘肾之府’、‘筋之府’、‘髓之府’等，而绝对不是指所谓‘五神脏’的‘心’、‘肝’、‘脾’、‘肺、‘肾’也。”两说虽对“五脏”理解不一，但都不否认头、背、腰、膝、骨是构成人体的基本身形结构，其变化可反映内脏精与神的盛衰。从此意义而言，外在“五府”与内在“五脏”的强弱变化是相对应的。根据《素问·脉要精微论》的论述，头、背、腰、膝、骨分别对应于相关内脏。所以，通过体态的异常改变，可诊断相关内脏病变。如五脏精气皆上升于头，以成七窍之用，故曰头为“精明之府”，若头部低垂，目陷无光，则表示五脏精神将要衰败；背乃心肺所系之处，背脊弯曲，两肩下垂，乃心肺衰败之象；腰为肾之所居，若腰脊转摇不能，说明肾中精气即将衰败；膝为筋之聚，反映肝血盛衰，若筋脉败坏，屈伸不能，行走屈身附物，预示肝血虚衰；骨为髓之舍，由肾所主，若不能久立，行则摇摆不稳，提示肾中精气衰败。可见，五脏功能旺盛则五府强健；而五府强健说明五脏精气充盛，故曰“得强则生”。若五脏衰败必然表现为五府动态变化的异常，故曰“失强则死”。

经文辑要

夫言人之阴阳，则外为阳，内为阴。言人身之阴阳，则背为阳，腹为阴。言人身之脏腑中阴阳，则脏者为阴，腑者为阳。肝心脾肺肾五脏皆为阴，胆胃大肠小肠膀胱三焦六腑皆为阳。所以欲知阴中之阴、阳中之阳者何也？为冬病在阴，夏病在阳，春病在阴，秋病在阳，皆视其所在，为施针石也。故背为阳，阳中之阳，心也；背为阳，阳中之阴，肺也；腹为阴，阴中之阴，肾也；腹为阴，阴中之阳，肝也；腹为阴，阴中之至阴，脾也。此皆阴阳表里内外雌雄相输应也，故以应天之阴阳也。 （《素问·金匮真言论》）

太阳根起于至阴，结于命门，名曰阴中之阳。 （《素问·阴阳离合论》）

诸髓者，皆属于脑。 （《素问·五脏生成》）

黄帝问曰：余闻方士，或以脑髓为脏，或以肠胃为脏，或以为腑。敢问更相反，皆自谓是，不知其道，愿闻其说。岐伯对曰：脑髓骨脉胆女子胞，此六者地气之所生也，皆藏于阴而象于地，故藏而不泻，名曰奇恒之腑。夫胃大肠小肠三焦膀胱，此五者，天气之所生也，其气象天，故泻而不藏，此受五脏浊气，名曰传化之府，此不能久留，输泻者也。魄门亦为五脏使，水谷不得久藏。所谓五脏者，藏精气而不泻也，故满而不能实。六腑者，传化物而不藏，故实而不能满也。所以然者，水谷入口，则胃实而肠虚，食下，则肠实而胃虚。故曰实而不满，满而不实也。（《素问·五脏别论》）

夫五脏者，身之强也，头者精明之府，头倾视深，精神将夺矣。背者胸中之府，背曲肩随，府将坏矣。腰者肾之府，转摇不能，肾将惫矣。膝者筋之府，屈伸不能，行则偻附，筋将惫矣。骨者髓之府，不能久立，行则振掉，骨将惫矣。得强则生，失强则死。（《素问·脉要精微论》）

肺者，脏之长也，为心之盖也。（《素问·痿论》）

人有精气津液，四支九窍，五脏十六部，三百六十五节，乃生百病，百病之生，皆有虚实。（《素问·调经论》）

太阳根于至阴，结于命门，命门者，目也。（《灵枢·根结》）

人始生，先成精，精成而脑髓生，骨为干，脉为营，筋为刚，肉为墙，皮肤坚而毛发长，谷入于胃，脉道以通，血气乃行。（《灵枢·经脉》）

若夫八尺之士，皮肉在此，外可度量切循而得之，其死可解剖而视之，其脏之坚脆，腑之大小，谷之多少，脉之长短，血之清浊，气之多少，十二经之多血少气，与其少血多气，与其皆多血气，与其皆少血气，皆有大数。（《灵枢·经水》）

黄帝问于伯高曰：脉度言经脉之长短，何以立之？伯高曰：先度其骨节之大小广狭长短，而脉度定矣。黄帝曰：愿闻众人之度，人长七尺五寸者，其骨节之大小长短各几何？伯高曰：头之大骨围二尺六寸，胸围四尺五寸，腰围四尺二寸。发所复者，颅至项尺二寸，发以下至颐长一尺，君子终折。结喉以下至缺盆中长四寸，缺盆以下至髃骬长九寸，过则肺大，不满则肺小。髃骬以下至天枢长八寸，过则胃大，不及则胃小。天枢以下至横骨长六寸半，过则回肠广长，不满则狭短。横骨长六寸半，横骨上廉以下至内辅之上廉长一尺八寸，内辅之上廉以下至下廉长三寸半，内辅下廉下至内踝长一尺三寸，内踝以下至地长三寸，膝腘以下至跗属长一尺六寸，跗属以下至地长三寸，故骨围大则太过，小则不及。角以下至柱骨长一尺，行腋中不见者长四寸，腋以下至季胁长一尺二寸，季胁以下至髀枢长六寸，髀枢以下至膝中长一尺九寸。膝以下至外踝长一尺六寸，外踝以下至京骨长三寸，京骨以下至地长一寸。耳后当完骨者广九寸，耳前当耳门者广一尺三寸，两颧之间相去七寸，两乳之间广九寸半，两髀之间广六寸半。足长一尺二寸，广四寸半。肩至肘长一尺七寸，肘至腕长一尺二寸半，腕至中指本节长四寸，本节至其末长四寸半。项发以下至背骨长二寸半，膂骨以下至尾骶二十一节长三尺，上节长一寸四分分之一，奇分在下，故上七节至于膂骨九寸八分分之七，此众人骨之度也，所以立经脉之长短也。是故视其经脉之在于身也，其见浮而坚，其见明而大者，多血；细而沉者，多气也。（《灵枢·骨度》）

黄帝曰：愿闻脉度。岐伯答曰：手之六阳，从手至头，长五尺，五六三丈。手之六阴，从手至胸中，三尺五寸，三六一丈八尺，五六三尺，合二丈一尺。足之六阳，从足上至头八尺，六八四丈八尺。足之六阴，从足至胸中，六尺五寸，六六三丈六尺，五六三尺，合三丈九尺。跻脉从足至目，七尺五寸，二七一丈四尺，二五一尺，合一丈五尺。督脉任脉各四尺五寸，二四八尺，二五一尺，合九尺。凡都合一十六丈二尺，此气之大经隧也。经脉为里，支而横者为络，络之别者为孙，盛而血者疾诛之，盛者泻之，虚者饮药以补之。

黄帝曰：跻脉安起安止，何气荣水？岐伯答曰：跻脉者，少阴之别，起于然骨之后，上内踝之上，直上循阴股入阴，上循胸里入缺盆，上出人迎之前，入烦属目内眦，合于太阳、阳跻而上行，气并相还则为濡目，气不荣则目不合。黄帝曰：气独行五脏，不荣六腑，何也？岐伯答曰：气之不得无行也，如水之流，如日月之行不休，故阴脉荣其脏，阳脉荣其腑，如环之无端，莫知其纪，终而复始。其流溢之气，内溉脏腑，外濡腠理。黄帝曰：跻脉有阴阳，何脉当其数？岐伯答曰：男子数其阳，女子数其阴，当数者为经，其不当数者为络也。

(《灵枢·脉度》)

上焦出于胃上口，并咽以上，贯膈而布胸中……中焦亦并胃中……下焦者别回肠，注于膀胱而渗入焉。

(《灵枢·营卫生会》)

壅遏营气，令无所避，是谓脉。 (《灵枢·决气》)

黄帝问于伯高曰：余愿闻六腑传谷者，肠胃之小大长短，受谷之多少奈何？伯高曰：请尽言之，谷所从出入浅深远近长短之度：唇至齿长九分，口广二寸半。齿以后至会厌，深三寸半，大容五合。舌重十两，长七寸，广二寸半。咽门重十两，广一寸半，至胃长一尺六寸。胃纡曲屈，伸之，长二尺六寸，大一尺五寸，径五寸，大容三斗五升。小肠后附脊，左环回周迭积，其注于回肠者，外附于脐上，回运环十六曲，大二寸半，径八分分之少半，长三丈二尺。回肠当脐，左环回周叶积而下，回运环反十六曲，大四寸，径一寸寸之少半，长二丈一尺。广肠傅脊，以受回肠，左环叶脊上下辟，大八寸，径二寸寸之大半，长二尺八寸。肠胃所入至所出，长六丈四寸四分，回曲环反，三十二曲也。 (《灵枢·肠胃》)

黄帝曰：愿闻人之不食，七日而死何也？伯高曰：臣请言其故。胃大一尺五寸，径五寸，长二尺六寸，横屈受水谷三斗五升。其中之谷常留二斗，水一斗五升而满。上焦泄气，出其精微，慓悍滑疾，下焦下溉诸肠。小肠大二寸半，径八分分之少半，长三丈二尺，受谷二斗四升，水六升三合合之大半。回肠大四寸，径一寸寸之少半，长二丈一尺。受谷一斗，水七升半。广肠大八寸，径二寸寸之大半，长二尺八寸，受谷九升三合八分合之一。肠胃之长，凡五丈八尺四寸，受水谷九斗二升一合合之大半，此肠胃所受水谷之数也。平人则不然，胃满则肠虚，肠满则胃虚，更虚更满，故气得上下，五脏安定，血脉和利，精神乃居，故神者，水谷之精气也。故肠胃之中，当留谷二斗，水一斗五升。故平人日再后，后二升半，一日中五升，七日五七三斗五升，而留水谷尽矣。故平人不食饮七日而死者，水谷精气津液皆尽故也。

(《灵枢·平人绝谷》)

五脏者，所以参天地，副阴阳，而连四时，化五节者也。五脏者，固有小大高下坚脆端正偏倾者；六腑亦有小大长短厚薄结直缓急。凡此二十五者，各不同，或善或恶，或吉或凶，请言其方。心小则安，邪弗能伤，易伤以忧；心大则忧不能伤，易伤于邪。心高则满于肺中，悗而善忘，难开以言；心下则脏外，易伤于寒，易恐以言。心坚则脏安守固；心脆则善病消瘅热中。心端正则和利难伤；心偏倾则操持不一，无守司也。肺小则少饮，不病喘喝；肺大则多饮，善病胸痹喉痹逆气。肺高则上气肩息咳；肺下则居贲迫肺，善胁下痛。肺坚则不病咳上气；肺脆则苦病消瘅易伤。肺端正则和利难伤；肺偏倾则胸偏痛也。肝小则脏安，无胁下之病；肝大则逼胃迫咽，迫咽则苦膈中，且胁下痛。肝高则上支贲，切胁悗，为息贲；肝下则逼胃，胁下空，胁下空则易受邪。肝坚则脏安难伤；肝脆则善病消瘅易伤。肝端正则和利难伤；肝偏倾则胁下痛也。脾小则脏安，难伤于邪也；脾大则苦凑胗而痛，不能疾行。脾高则[illegible]引季胁而痛；脾下则下加于大肠，下加于大肠则脏苦受邪。脾坚则脏安难伤；脾脆则善病消瘅易伤。脾端正则和利难伤；脾偏倾则善满善胀也。肾小则脏安难伤；肾大则善病腰痛，不可以俯仰，易伤以邪。肾高则苦背膂痛，不可以俯仰；肾下则腰尻痛，不可以俯仰，为狐疝。肾坚则不病腰背痛；肾脆则善病消瘅易伤。肾端正则和利难伤；肾偏倾则苦腰尻痛也。凡此二十五变者，人之所苦常病。

黄帝曰：何以知其然也？岐伯曰：赤色小理者心小，粗理者心大。无𩩲骬者心高，𩩲骬小短举者心下。𩩲骬长者心下坚，𩩲骬弱小以薄者心脆。𩩲骬直下不举者心端正，𩩲骬倚一方者心偏倾也。白色小理者肺小，粗理者肺大……五脏六腑，邪之舍也，请言其故。五脏皆小者，少病，苦燋心，大愁忧；五脏皆大者，缓于事，难使以忧。五脏皆高者，好高举措；五脏皆下者，好出人下。五脏皆坚者，无病；五脏皆脆者，不离于病。五脏皆端正者，和利得人心；五脏皆偏倾者，邪心而善盗，不可以为人平，反复言语也。

黄帝曰：愿闻六腑之应。岐伯答曰：肺合大肠，大肠者，皮其应；心合小肠，小肠者，脉其应；肝合胆，胆者，筋其应；脾合胃，胃者，肉其应；肾合三焦膀胱，三焦膀胱者，腠理毫毛其应。黄帝曰：应之奈何？岐伯曰：肺应皮。皮厚者大肠厚，皮薄者大肠薄。皮缓腹里大者大肠大而长，皮急者大肠急而短。皮滑者大肠直，皮肉不相离者大肠结。心应脉，皮厚者脉厚，脉厚者小肠厚；皮薄者脉薄，脉薄者小肠薄；皮缓者脉缓，脉缓者小肠大而长；皮薄而脉冲小者，小肠小而短。诸阳经脉皆多纡屈者，小肠结。脾应肉。肉䐃坚大者胃厚，肉䐃么者胃薄。肉䐃小而么者胃不坚；肉䐃不称身者胃下，胃下者下管约不利。肉䐃不坚者胃缓，肉䐃无小里累者胃急。肉䐃多少里累者胃结，胃结者上管约不利也。肝应爪，爪厚色黄者胆厚，爪薄色红者胆薄。爪坚色青者胆急，爪濡色赤者胆缓。爪直色白无约者胆直，爪恶色黑多纹者胆结也。肾应骨。密理厚皮者三焦膀胱厚，粗理薄皮者三焦膀胱薄。疏腠理者三焦膀胱缓；皮急而无毫毛者三焦膀胱急。毫毛美而粗者三焦膀胱直，稀毫毛者三焦膀胱结也。黄帝曰：厚薄美恶皆有形，愿闻其所病。岐伯答曰：视其外应，以知其内脏，则知所病矣。

（《灵枢·本脏》）

咽喉者，水谷之道也。喉咙者，气之所以上下者也。会厌者，音声之户也。口唇者，音声之扇也。舌者，音声之机也。悬雍垂者，音声之关也。颃颡者，分气之所泄也。横骨者，神气所使，主发舌者也。

（《灵枢·忧恚无言》）

五脏六腑之精气，皆上注于目而为之精。精之窠为眼，骨之精为瞳子，筋之精为黑眼，血之精为络，其窠气之精为白眼，肌肉之精为约束，裹撷筋骨血气之精而与脉并为系，上属于脑，后出于项中。

（《灵枢·大惑论》）

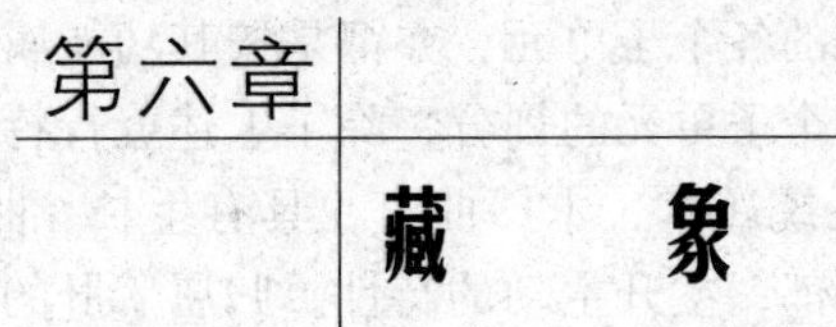

第六章 藏 象

第一节 藏象的概念与特点

“藏象”一词，始见于《素问·六节藏象论》。该篇主要讨论脏腑的生理功能，脏腑与组织器官的联系，脏腑的阴阳属性及其与四时气候的关系等方面。藏象理论形成的基础是人们的生活体验、医疗实践和粗浅的解剖实验。尽管《内经》中有“其死可解剖而视之”的说法，但由于历史条件的限制，解剖学在“藏象”形成中的作用是极其有限的。《内经》所说的“藏象”主要是一个功能概念，它揭示的是实质脏器的系统生理功能变化规律，而对实质脏器的细节研究却十分简略。因此，不能单纯用现代解剖学、组织学的观点来理解和认识“藏象”。

一、藏象的概念与内容

《素问·六节藏象论》说：“帝曰：藏象何如？岐伯曰：心者，生之本，神之变也；其华在面，其充在血脉，为阳中之太阳，通于夏气。……凡十一脏取决于胆也。”不仅首先提出了“藏象”一词，而且为藏象的概念与内容界定了基本范围。尽管历代医家对“藏象”的解释及表述不完全一致，但从《素问·六节藏象论》的内容可以看出，“藏象”是对人体脏腑（包括经络）和形体官窍的生理功能、形态结构、相互关系及其内外联系的整体概括。由于脏腑藏于内而其生理功能等变化征象可反映于外，故称之为“藏象”。正如张介宾所说：“象，形象也。脏居于内，形见于外，故曰藏象。”王冰亦说：“象，谓所见于外，可阅者也。”

“藏象”的内容为：五脏、六腑、奇恒之腑、经络、形体官窍、精气神。

二、藏象学说及其特点

藏象学说，主要是研究人体脏腑经络、形体官窍、精气神的生理活动规律及其相互关系，以及与四时气候相互关系的学说。内经学藏象及藏象学说的本质是功能与实体的统一体，其特点可概括为以下四个方面：

1. 功能系统化

《内经》时代曾有过解剖，但由于当时历史条件的限制，解剖学认识并没有成为其理论形成的主要依据，而让位于对人体功能的观察和认识。因此，从功能入手研究人体的生理、病理，是藏象学说的主要特点之一。

《内经》在对人体功能进行深入细微观察的基础上，借助当时的辩证思想——阴阳五行学说，运用取象比类等思维方法，而将人体的全部生理功能分别归属于五脏之中，从而形成了人体以五脏为中心的“五大功能系统”学术观点。每一大功能系统均体现了其所属五行的基本特性。归属于五大功能系统的各个子单元，亦都是按其功能属性的相同或相近而分别归入各个系统之中的。每系统中各个子单元的划分，除了上述五行特性的一致性外，还具有与五脏功能上的一体性。如肝象系统属木，木曰曲直，具有生长、曲伸、升发的特性；肝藏血，主疏泄，亦具有喜条达、恶抑郁，主升主动的特性。归属于肝的胆，除了与肝同主疏泄，亦喜条达之外，还藏肝之余气凝聚而成的胆汁，协助肝调畅脾胃气机升降，与肝的功能具有协同作用。筋为肝所主，具有“木”的曲伸特性，而功能上则有主司运动的职能，因此亦归属于肝。此外，目、怒、呼、握等亦因五行木的特性及与肝功能的密切联系而归入肝象之中。可见藏象虽然也联系了形态学上的实质脏器，但主要是运用古代哲学的思维方法，从整体角度将人体的生理功能进行了宏观、直观、动态地研究归纳，而分别归属于各个脏腑。因此，各个功能系统中每个脏腑的功能与西医同名脏器的功能并不完全一致。这就是中医学脏腑与西医学脏器名称虽同，但其概念却不能混淆或直接套用的理由。

五大功能系统中，其各个系统的功能并非完全是各子单元功能之和，而应视为是各子单元功能相互作用而产生的新的整合功能——功能系统化，因此，理解和认识藏象学说，既需要掌握各系统及各子单元的功能，还要认识各系统及各子系统之间的相互联系和相互作用，以及由此而产生的新的整合功能。这也正是活的人体各组织器官之间整体联系的真实写照，也体现了整体不一定等于部分之和的科学真理。

功能系统化，客观地反映了人体实质脏器在功能上的同一性和差异性。正是因为功能的同一性，故不同的脏腑组织可归于同一系统之中；又由于功能的差异性，而使得人体的脏腑组织划分为五大功能系统。上述正是内经学重视人体功能学术特点的客观反映。

2. 调控多元化

人体五大功能系统各脏腑内部及五大功能系统之间，通过经脉联络、气血流通以及功能配合，保持密切联系，共同维持着人体正常的生命活动。在这个生命整体中，心是主宰和统帅，《灵枢·邪客》说：“心者，五脏六腑之大主也。”《灵枢·师传》亦说：“五脏六腑，心为之主。”心有主宰、统帅和协调五脏六腑的功能。若心功能正常，十二脏得主，“主明则下安”；若心功能失调，十二脏失主，“主不明则十二官危”，亦即《灵枢·口问》所说：“心动则五脏六腑皆摇”。除了心的主宰调控外，每个脏腑通过各自的生理功能亦对其它脏腑进行调控。如肺为“相傅之官，治节出焉”，肺通过主气而协助心调节五脏六腑的功能活动，故张介宾注：“肺主气，气调则营卫脏腑无所不治，故曰治节出焉”。肝藏血，主疏泄，通达调畅气机，改善血供，鼓舞生气，来完成对其他脏腑功能活动的调控。关于肝生发之气对脏腑的调控作用，《沈氏尊生书》说：“一阳发生之气，起于厥阴，而一身上下，其气无所不乘，肝和则生气，发育万物，为诸脏之生化；若衰与亢，则为诸脏之残贼。”

五大功能系统内部及其系统之间的调控，主要是通过阴阳的对立、互根、消长、转化规律及五行的生克制化规律来完成的。阴阳规律主要完成脏腑内部、其次是脏腑之间的调控。众所周知，五脏功能的平衡，各脏内部稳态的维持，首先是其内部阴阳气血相互对立、互根的结果。如肝体阴用阳，肝所贮藏的阴血，既可濡养本脏，以为阳气化生的基础，又可制约肝的阳气，防止其过亢，从而维持肝的阴阳平衡。其次，各脏之间的阴阳协调关系亦是维持阴阳平衡的重要条件，如心肾之间的阴阳水火相交、肝肾之间的精血互化，以及脾肾之间的气机升降等，就是这种协调关系的体现。五行生克制化规律，则主要完成脏腑之间的调控。五行调控系统较阴阳调控系统更为复杂，一方面五行脏腑之间相互资生、相互促进；另一方面五者之间又互相制约、互相克伐。只有五者相生相克正常，才能维持五大功能系统之间的稳态和正常的生化作用。诚如《素问·五常政大论》所说："亢则害，承乃制，制则生化，外列盛衰；害则败乱，生化大病。"正因为五大功能系统之间存在着正常有序的生克制化，才能使得脏腑之间有生有制而无亢无害。故张介宾强调说："造化之机，不可无生，亦不可无制，无生则发育无由，无制则亢而为害。"说明生克制化是保证五大功能系统之间协调和谐的重要条件。

3. 整体协同化

整体协同化，是说人体的生命活动是由五大功能系统密切配合，相互协作，共同完成的。在五大功能系统中，心是生命活动的主宰，心通过血和神主持着人体的生命活动，故《素问·六节藏象论》强调："心者，生之本，神之变（变当作"处"）也。"《素问·灵兰秘典论》亦说："心者，君主之官，神明出焉。"五大功能系统中的其他脏腑，则均配合协同心完成各自分主的功能活动。如肺主气，司呼吸，为"相傅之官"；肝藏血，主疏泄，为"将军之官"；脾主运化，主统血，为"仓廪之官"；肾藏精，精生髓通脑，为"作强之官"等。五脏六腑的功能活动在心的统帅下，密切配合，彼此协调，相互为用，是其常；否则，则易失常而为病，故《素问·灵兰秘典论》指出："凡此十二官者，不得相失也。"

从脏腑的功能来看，每个脏腑生理功能的完成，也有赖于其他脏腑的协同、配合。以心为例，心有主血脉和主神志的功能。心主血脉，除了依赖心阳、心气、心阴、心血本身的作用之外，还必须有肺、肝、脾、肾多脏相配合，才能完成。如肺主气，气能行血，肺所主之气有助心推动血行的作用；司呼吸，吸入之诸气，是构成心血的重要组成部分；朝百脉，能使百脉气血流经、汇聚于肺，经吐故纳新后，复回归运行于脉中，有助心行血的作用。肝主疏泄，调畅气机，能助心行血；主藏血，贮藏血液，调节血量，能改善心的血供，并助心行血、主血。脾主运化，运化水谷，化生水谷精微，为心血的主要组成部分；主统血，脾运化的水谷精气，为气血生化之源，气旺则能行血摄血，使心血能正常运行而不溢出脉外。肾主藏精，精生髓，髓可化血，以充养心血；寓真阴真阳，为一身阴阳之根本，心阴、心阳亦有赖其滋润、温煦。因此，心血的充盈，心血的运行，均与五脏密切相关。

气、血、津液、精的生成、输布、代谢，亦需要各脏腑间的密切配合，协同合作才能完成。如津液的生成、输布、排泄，便涉及到脾、肺、心、肾、肝及胃、小肠、大肠、膀胱、三焦等脏腑的协同合作。具体而言，在津液的生成方面，水谷入胃后，在胃的熟腐，脾的运化，小肠的分清泌浊等共同参与下，始能生成。津液的输布与代谢涉及的脏腑更为广泛，如脾的运化、肺的宣降、肝的疏泄、心的温通、肾的气化，以及小肠的泌别、大肠的传导、三焦的决渎、膀胱的气化等均参与其中。诸多脏腑，既有分工，又有配合，协同有序地完成了津液的生成、输布和排泄的全过程。

4. 时脏一体化

人处在气交之中，自然界存在着人体赖以生存的必要条件，故《素问·宝命全形论》说："人以天地之气生，四时之法成"。又说："人生于地，悬命于天，天地合气，命之曰人"。由于人类长期对自然界的依赖和适应，从而逐步形成了人体脏腑之气的运动与自然界四时阴阳五行之气运动的相互通应关系，即所谓“人与天地相参也，与日月相应也”。(《灵枢·岁露》)

人与四时的关系，主要表现为“时脏一体化”，即五脏功能系统通过阴阳五行而与四时阴阳之气保持着相互通应的密切联系。《素问·阴阳应象大论》说：“天有四时五行，以生长收藏，以生寒暑燥湿风。”指出自然界有四时五行的变化，产生了寒暑燥湿风五气，形成了一年的温热凉寒等季节性气候，并由此促进了生物及人体脏腑之气的生长化收藏过程。四时与五脏的关系，《素问·金匮真言论》说：“五脏应四时，各有收受乎？岐伯曰：有。东方青色，入通于肝”；“南方赤色，入通于心”；“中央黄色，入通于脾”；“西方白色，入通于肺”；“北方黑色，入通于肾”；《素问·阴阳应象大论》也说：“东方生风，风生木，木生酸，酸生肝”；“南方生热，热生火，火生苦，苦生心”；“中央生湿，湿生土，土生甘，甘生脾”；“西方生燥，燥生金，金生辛，辛生肺”；“北方生寒，寒生水，水生咸，咸生肾”。这里的五方，概括四时五行五气及其生化等内容，均反映了自然界与五脏功能系统的通应关系。《素问·六节藏象论》亦有五脏与四时之气相通的论述：心“为阳中之太阳，通于夏气”；肺“为阳中之少阴（原作太阴），通于秋气”，肾“为阴中之太阴（原作少阴），通于冬气”；肝“为阴（原作阳）中之少阳，通于春气”；脾“为至阴之类，通于土气（长夏之气）”。由于时气与脏气相通相应，所以时气和则养五脏，时气变则易伤五脏。如风气通于肝，春季风和日温，生气旺盛，则肝气得养而健旺；春季风变日厉，生气受戕，则肝气失养而易患风病、肝病，充分体现了《素问·四气调神大论》“夫四时阴阳者，万物之根本也”的道理。不仅五脏之气与四时相应，而且阴阳气血津液的分布、运行和盛衰均与四时之气相通相应。以阴阳之气而言，《素问·脉要精微论》说：“是故冬至四十五日，阳气微上，阴气微下；夏至四十五日，阴气微上，阳气微下。”反映了人体阴阳之气随四时阴阳之气的升降而浮沉的关系，说明人体的各种变化除了有着自身的规律外，其主要生理节律仍然与四时之气保持着相通相应的同步关系。

三、藏象学说的地位

从学术内涵来看，藏象学说（包括经络）是《内经》理论体系的核心，而贯穿于其余各学说之中。如前所述，藏象学说的重点是研究人体的生理活动规律，它包括脏腑、经络、精气神等内容。生理活动的异常即发生病理变化，而疾病发生是邪正相争、阴阳失调的结果，因此病机学说必须以藏象学说为基础，更不能脱离脏腑、经络、气血而独立存在。诊法是以正常的生理来衡量疾病的各种变化，即所谓以常测变，因而其研究方法是以藏象学说研究的正常生命活动为前提，其内容仍然不能脱离脏腑、经络、气血这个中心。论治是通过扶正祛邪、调整阴阳达到治疗目的，其调治的具体内容亦不能离开脏腑、经络、形体、气血。养生即保养生命，是通过多种养生方法达到保持生理活动健全的目的，因此它与藏象学说更是密不可分。

综上所述，藏象学说在《内经》理论体系中的核心地位是毋庸置疑的。只有深刻领会了藏象学说的实质精神，才能更好地把握人体生理变动所导致的疾病的病机、诊断及其防治原则。

第二节 心与小肠

心应南方盛火，通于夏气，为阳中之太阳。内合小肠，其经手少阴。心主血，为生之本；心藏神，为君主之官；心位于胸中，外应虚里；心充脉华面，在液为汗，开窍于舌及耳。心主言，在志为喜，在声为笑。其色赤，其音徵，其臭焦，其数七，其在味为苦，在变动为忧。

小肠主受盛，泌别清浊。

一、心主血，为生之本

《素问·痿论》说："心主身之血脉。"《素问·五脏生成论》也说："诸血者，皆属于心。"心主血是通过心气的作用实现的。首先，血液的生成，有赖于心之阳气的化赤作用。《灵枢·决气》说："中焦受气取汁，变化而赤是谓血。"中焦脾胃为血液的生成提供了水谷精气，然而这些水谷精气，被送入肺脉之后，只有在心之阳气的化赤作用下才能化为血液。故《灵枢·营卫生会》在讨论血与气的联系与区别时指出："营卫者精气也，血者神气也，故血之与气，异名同类焉。"《素问·阴阳应象大论》亦曰："心生血"。其次，血液的运行，要靠心肺宗气的推动，使之运行全身，周流不息，所以李梴《医学入门》说："人心动，则血行诸经，……是心主血也。"由此可见，心气是血液在经脉中运行的主要动力。如果心气不足或衰竭，则血行障碍或停止，正如《灵枢·经脉》所说："手少阴气绝则脉不通，脉不通则血不流。"血气是人体最为宝贵的精微物质之一，《素问·调经论》说："人之所有者，血与气耳。"由于心参与化生血液，同时又推动血液在脉中运行以濡养全身，维持着人体正常的生命活动，所以《素问·六节藏象论》又称"心者，生之本。"心功能健全，血液充足，则人体生命力旺盛；否则心功能不足，血液虚少，则生命力衰退。

二、心藏神，为君主之官

人身之神，有广义和狭义之分。广义之神，泛指人体的生命活动及其外在表现；狭义之神，则专指精神意识和思维活动。心藏神之"神"，则包括上述两方面在内。神在先天是由先天精气化生，人出生后，则神主要化生于脏腑精气，其中心主血，血为心之精气，心血滋养脏腑组织，即产生神的活动。故《素问·八正神明论》说："血气者，人之神，不可不谨养。"由于心主血，神又化生于血，所以《素问·宣明五气篇》又说："心藏神"。正如张介宾《类经·藏象类》说："心为一身之君主，禀虚灵而含造化，具一理而应万机，脏腑百骸，唯所是命，聪明智慧，莫不由之。"

神由心血化生，神化生之后，心又可通过神主导和调节、控制脏腑组织的功能活动，故《素问·灵兰秘典论》说："心者，君主之官，神明出焉。""君主之官"，揭示了心在人体生命活动中的最高统帅地位，五脏六腑，精神气血，四肢百骸等均在其统帅之下，完成各自的功能活动。如心健神明，统帅有方，则脏腑安和，气血流畅；若心衰神不明，失于统帅，则脏腑不和，气血失畅。故《灵枢·口问》说："心者，五脏六腑之主也。……故悲哀愁忧则心动，心动则五脏六腑皆摇。"《素问·灵兰秘典论》亦云："故主明则下安，……主不明则十二官危。”

三、心位于胸中，外应虚里

心的部位在胸中，而虚里为胃之大络，其部位亦在胸心尖搏动处。《素问·平人气象论》说：“胃之大络，名曰虚里，贯鬲络肺，出于左乳下，其动应衣（衣，当据《甲乙经》作“手”），脉宗气也。”虚里为胃之大络，其脉“贯鬲络肺，出于左乳下”，宗气乃胃中水谷精气与肺吸入的清气积聚于胸中而成，具有贯通心肺之脉的功能，而全身之脉均主于心，因此触按虚里的脉动，既可以诊察宗气的盛衰，还可以诊察心肺的状况。由于虚里位于心尖搏动处，其气与心气相通，其动与心之搏动一致，故为心之外应，即心的盛衰常变可以从虚里的脉动反映出来。如《素问·平人气象论》指出：虚里脉“盛喘数绝者，则病在中。结而横，有积矣。绝不至曰死”。虚里脉搏动洪大而急，并伴有频繁间歇，乃邪气壅塞心肺，心气被阻，故曰“病在中”；若脉动缓而中止，横格于指下，则为积块居于胸腹而致气血瘀阻，故曰“有积”；若脉动停止，则是胃气绝，宗气和心肺气竭，故曰“死”。可见，虚里脉变与心的功能密切相关。

四、心充脉华面，在液为汗，开窍于舌及耳

脉为血之府，血行脉中，心为火脏，火性炎上，故其精华之气上荣于面而从面部显现出来。《素问·六节藏象论》说：“心者，……其华在面，其充在血脉。”张介宾注曰：“心主血脉，血足则面容光彩，脉络满盈，故曰其华在面，其充在血脉。”由于心主血，血津同源互化，即血渗脉外而为津，津出于肌腠则为汗，故心在液为汗。如《素问·宣明五气篇》说：“五脏化液：心为汗。”汗为心液充分反映了血与津液的密切关系。故《灵枢·营卫生会》有“夺血者无汗，夺汗者无血”的告诫。

心之窍在舌和耳。心开窍于舌，出自《素问·阴阳应象大论》。该篇说：“心主舌，……在窍为舌。”以经络联系来看，心经别络上行于舌，心的气血亦由此而上通于舌，以维持舌的正常功能，心功能的变化可通过舌直接反映出来。故后世有“舌为心之苗”的说法。《素问·金匮真言论》说：“南方赤色，入通于心，开窍于耳。”由此又提出了心开窍于耳的论点。对于心开窍于耳，可从经络气血及五行归类理解。耳之听觉功能赖精血濡养才能正常，心主血，心经之络上会耳中，耳得血养，则听觉功能正常；心为君主之官，心主欲静，耳听亦欲静，通过类比推演，可知心、耳同类，故得出了心开窍于耳的结论。《伤寒论》便有发汗过多致心阳虚衰而耳聋无闻的记载。此亦说明，对于五脏的开窍要辩证对待，灵活理解。

五、心主言，在志为喜，在声为笑

语言是人类表达和交流的主要工具之一，其正常发挥又赖心所主。王冰注《素问·阴阳应象大论》谓“心别是非，舌以言事。”可见语言是舌的主要功能之一。心主舌，通过舌以表达心声，故汉·杨雄《法言》谓“言，心声也。”《内经》虽未明说心主言，但《灵枢·忧恚无言》云：“舌者，音声之机也……横骨者，神气所使，主发舌者也。”亦明确指出了心－神－舌－言的密切关系。临床上心病往往可从语言上反映出来，如《素问·脉要精微论》说：“衣被不敛，言语善恶不避亲疏者，此神明之乱也。”“心脉搏坚而长，当病舌卷不能言。”

《素问·阴阳应象大论》说：心“在声为笑，……在志为喜。”明确指出喜为心志，喜表现于外则为笑。喜笑适度，有利于心志的畅达和气血的流通，能促进心的功能活动，故《素问·举痛论》谓：“喜则气和志达，荣卫通利。”但喜笑过度，又可致心神涣散，心血呆滞，即《灵枢·本神》说：“喜乐者，神惮散而不藏。”《素问·阴阳应象大论》则有“喜伤心”之说。临床所见，自言自笑是心神失常之病的常见症状。

六、小肠主受盛，泌别清浊

小肠居于胃之下，其主要生理功能是受盛化物，分清别浊。《素问·灵兰秘典论》说：“小肠者，受盛之官，化物出焉。”张介宾注：“小肠居胃之下，受盛胃中水谷而分清浊，水液由此而渗于前，糟粕由此而归于后，脾气化而上升，小肠化而下降，故曰化物出焉。”小肠接受胃中下传的水谷食糜，作进一步的熟腐消化，并将其分为清浊两部分。清者为水谷精微，经吸收后通过脾转输到全身，以供脏腑组织利用；其代谢后剩余的水液，则下输膀胱。糟粕浊物，经阑门下注大肠。由于小肠具有泌别清浊的功能，所以小肠有病，除影响消化吸收外，还会出现小便异常。如心与小肠为表里，心移热于小肠，可见小便赤涩频数等症，临床上还可以依据小肠的分清别浊功能，运用“利小便以实大便”的方法来治疗水湿泄泻。

附：君火与相火

《素问·天元纪大论》说：“君火以明，相火以位。”《素问·六微旨大论》又说：“显明之右，君火之位也，君火之右，退行一步，相火治之。”从而明确提出了君火与相火的概念，但其本意是指六气中的少阴君火和少阳相火，后世医家引申其义，用来分析和认识藏象有关问题。所谓君火，即指心火，因心为“君主之官”，故名；相火，乃与君火相对而言，辅君则为相，具体指除心火之外的他脏之火，一般认为，肝、胆、肾、三焦、心包等脏腑均内寄相火，而以下焦肝肾为主。君火位于上焦，主宰全身；相火居于下焦，温养脏腑，以潜藏守伏为宜。张介宾《类经·运气类》说：“明者光也，火之气也。位者形也，火之质也。君火居上，为日之明，以昭天道，故于人也属心，而神明出焉。相火居下，为源泉之温，以生养万物，故于人也属肾，而元阳蓄焉。所以六气之序，君火在前，相火在后，前者肇物之生，后者成物之实。”尽管火分君相，位有高下，但其在人体的作用则均是促进脏腑组织的功能活动，以维持旺盛的生命活力。

《内经》君火、相火之论一出，后世医家议论和发挥颇多。如朱震亨《格致余论》说：“惟火有二：曰君火，人火也；曰相火，天火也。火内阴而外阳，主乎动者也，故凡动皆属火。”又说：“天主生物，故恒于动；人有此生，亦恒于动。其所以恒于动，皆相火为之也。……天非此火不能生物，人非此火，不能有生。”对相火的作用给予了高度的评价。此处论相火的作用，实包含君火在内，盖心在人体，至尊无为，其用为虚，故略而未论。朱氏还论及相火失常妄动为病，并引用李杲《脾胃论》“相火者，下焦包络之火，元气之贼也”的论述来论证自己的论点。朱氏此论一出，便引发了历代医家对“相火”的争论。如孙一奎在《医旨绪余》中批驳了朱氏以龙雷之火为相火，又分君火为人火，相火为天火的论点。张介宾在《景岳全书·传忠录·君火相火论》也说：“邪火可言贼，相火不可言贼也”，反对朱氏等“相火为元气之贼”的观点。张氏还论述了君火、相火的地位、作用及其相辅相成的通理，他说：“盖君道惟神，其用在虚，相道惟力，其用在实。故君之能神者，以其明也；相之能力者，以其位也。明者明于上，为化育之元主；位者位于下，为神明之洪基。此君、相相成之大道，而有此天不可无此地，有此君不可无此相也明矣。”实际上，张氏与朱氏对相火的认识并无原则的分歧，而只是局限于名称的争执而已。张氏称常者为相火，变者为邪火，而朱氏则不论常变都称之为相火。

君火、相火均为人身生理之火，属于正常生理的范畴，有温煦、生化、推动和促进人体生机的作用。故后世将《素问·阴阳应象大论》中的“壮火”“少火”引申，以“壮火散气，少火生气”为据，认为少火即生理之火，乃正常的阳气，能促进脏腑的功能活动；壮火即病理之火，属火热邪气，有损伤正气、削弱脏腑功能活动的作用。君火、相火，其常则为少火，变则均属壮火。

综上所述，君火为心所主，相火则既为肝肾所主，又分布于心包络、胆、三焦、膀胱之中。君火居上，相火居下，共同维持着人体的生命活动，若君火或相火妄动，则均会“亢而为害”，而成为元气之贼，甚至病变丛生。

经文辑要

心者，君主之官也，神明出焉。

小肠者，受盛之官，化物出焉。（《素问·灵兰秘典论》）

心者，生之本，神之变也，其华在面，其充在血脉，为阳中之太阳，通于夏气。（《素问·六节藏象论》）

心气通于舌，心和则舌能知五味矣。（《灵枢·脉度》）

心合小肠，小肠者，受盛之府。（《灵枢·本输》）

五味所入：苦入心。

五气所病：心为噫。

五精所并：精气并于心则喜。

五脏所恶：心恶热。

五脏化液：心为汗。

五脏所藏：心藏神。

五脏所主：心主脉。

五脉应象：心脉钩。（《素问·宣明五气篇》）

南方生热，热生火，火生苦，苦生心，心生血，血生脾，心主舌。其在天为热，在地为火，在体为脉，在脏为心，在色为赤，在音为徵，在声为笑，在变动为忧，在窍为舌，在味为苦，在志为喜，喜伤心，恐胜喜，热伤气，寒胜热，苦伤气，咸胜苦。（《素问·阴阳应象大论》）

心之合脉也，其荣色也，其主肾也。（《素问·五脏生成篇》）

心者，五脏六腑之大主也，精神之所舍也，其脏坚固，邪弗能容也。容之则心伤，心伤则神去，神去则死矣。故诸邪之在于心者，皆在于心之包络，包络者，心主之脉也。（《灵枢·邪客》）

心主夏，手少阴太阳主治，其日丙丁，心苦缓，急食酸以收之。 （《素问·脏气法时论》）

所以任物者谓之心，心有所忆谓之意，意之所存谓之志，因志而存变谓之思，因思而远慕谓之虑，因虑而处物谓之智。 （《灵枢·本神》）

目者，心使也，心者，神之舍也。……心有所喜，神有所恶，卒然相惑，则精气乱，视误故惑，神移乃复。 （《灵枢·大惑论》）

夫心者，五脏之专精也，目者，其窍也；华色者，其荣也。是以人有德也，则气和于目；有亡，忧知于色。 （《素问·解精微论》）

故五气入鼻，藏于心肺，心肺有病，而鼻为之不利也。 （《素问·五脏别论》）

第三节 肝 与 胆

肝应东方风木，通于春气，为阴中之少阳。内合于胆，其经足厥阴。肝藏血，为罢极之本，将军之官，藏魂主谋虑；肝为敷和，其气主升，能疏泄，性喜条达；位居胁下，充筋华爪，开窍于目，在液为泪；肝为语，在志为怒，在声为呼。其色青，其音角，其臭臊，其数八，在味为酸，在变动为握。

胆藏精汁，为中正之官，主决断，凡十一脏取决于胆。

一、肝藏血，为罢极之本

《素问·调经论》说："肝藏血"。所谓肝藏血，是指肝具有贮藏血液、调节血量和收摄血液的功能。因此，肝藏血之"藏"不单指"贮藏"，它包涵肝对血液的储藏、调节和收摄三个方面的含义。

贮藏血液，这是"肝藏血"的最基本含义。在正常情况下，血液除运行丁经脉之中外，还有一定数量的血液贮藏于肝脏，以备生理需要。尤其是在安静或休息时，贮藏于肝脏的血量最为丰富，故《素问·五脏生成论》说："故人卧则血归于肝"。肝能贮藏血液，故肝又有血室、血海、血库、血府等别称。如严用和《严氏济生方》谓"肝为血之府库"，柯琴《伤寒来苏集》则曰"血室者，肝也"，吴尚先《理瀹骈文》又指出："肝为血海，藏血故也"。

调节血量，是指人体脏腑组织血液供应量的调节是由肝完成的。肝根据人体各部分的生理需求调节其血供量的多少，当人在休息和睡眠状态时，机体各部分对血液的需求量相对减少，这时多余的血液则回归而藏于肝脏；相反，当人体处于工作或活动状态时，各相关部分对血液的需求量相对增加，这时肝脏释放出血液，以供给机体活动的需要。王冰在注《素问·五脏生成篇》"故人卧则血归于肝"时说："肝藏血，心行之，人动则血运于诸经，人静则血归于肝脏。何者？肝主血海故也"。肝对血量的调节作用，主要靠肝气的冲和与条达之性来完成，并以贮藏血液为前提。肝气冲和条达，则血脉畅通无阻，肝血藏调自如，正如唐容川《血证论·脏腑病机论》所说："至其所以能藏之故，则以肝属木，木气冲和条达，不致郁遏则血脉得畅"。肝贮藏血液，又是肝调节血量的前提，只有储血丰富，才能有血可调，贮藏是调节的基础，调节是储藏的目的，贮藏与调节相互为用，密切配合，共同完成肝"肝藏血"这个既贮藏又调节的复杂生理过程。

收摄血液，指肝脏在贮藏、调节血量的同时，还具有收摄血液，防止血液外出的作用。《素问·举痛论》说："怒则气逆，甚则呕血及飧泄"。大怒导致肝气上逆，血失收摄，故见呕血等症，从病理上反证了肝对血液的收摄作用。后世医家对此有深刻的认识，如罗天益《卫生宝鉴》说："夫肝摄血者也"。沈金鳌《杂病源流犀浊》亦指出："肝，其职主藏血而摄血。"摄血是肝贮藏血液和调节血量的重要条件，只有摄血正常，血液才能或藏或调，运行有度，而不至于溢出脉外。否则，肝失收摄，则血失常道而妄行，正如朱丹溪《丹溪心法·头眩》所说："吐衄漏崩，肝家不能收摄荣气，使诸血失道妄行。"

肝为"罢极之本"，是《素问·六节藏象论》讨论肝脏基本功能时提出来的，属于藏象理论的重要内容，倍受历代医家的重视。但是，如何理解"罢极"二字，至今尚无定论。从文义来看，"罢极之本"是指肝藏血主筋，为人体运动的根本。

多数医家认为，罢，音义同"疲"；极，谓"劳"。"罢极之本"，即"疲乏劳困之本"。如马莳《黄帝内经素问注证发微》注曰："肝主筋，故劳倦罢极，以肝为本。"吴崑《素问吴注》亦说："罢，音皮。动作劳甚，谓之罢极。肝主筋，筋主运动，故为罢极之本"。由于"劳倦"、"劳甚"超越了生理范围，不属生理之常，与篇中它脏相比，文理医理均欠吻合，因此其义不可取。王洪图氏最近注此为"罢，通疲，怠惰、松弛。极，通亟，紧急、急迫。肝主筋，主司运动，筋收缩则紧张有力，筋弛缓则乏力松弛。二者变替进行，便产生肢体运动。"(《内经讲义》人民卫生出版社 2002 年第一版)。其义为长。"罢极之本"，应作人体运动的根本理解。肝藏血，主筋，人动则血运于诸经，以营养筋膜、肌肉及骨骼，从而产生人体的运动功能，所以肝为人体肢体运动的根本。

二、肝为将军之官，藏魂主谋虑

《素问·灵兰秘典论》说："肝者，将军之官，谋虑出焉。"提出了肝为将军，主谋虑的观点。王冰注曰："勇而能断，故曰将军。潜发未萌，故谋虑出焉。"吴昆亦说："肝气急而志怒，故为将军之官。"可见，王、吴氏认为，肝属风木，性急志怒，勇而善断，故为"将军之官"；肝为厥阴，阴尽阳生，潜发未萌，生机无限，故出"谋虑"。以常理而论，作为将军，应当是有勇有谋，谋勇兼备。勇即勇敢果决，言肝有御敌抗邪，护卫脏腑之职；谋即谋虑，谓肝能助心谋划、计度、反复思考之意，属于精神活动的范畴。

神藏于心，分属于五脏。魂为五神之一，作为肝之神的代表，统括了肝在精神、意识、思维等方面的活动。所以，魂应当包括谋虑在内。肝藏魂，是以肝藏血作为物质基础。《灵枢·本神》说："肝藏血，血舍魂。"血藏于肝、滋养肝则可产生魂之类的神志活动。魂的内涵主要包括了以下两方面：一是指内在的谋虑梦幻等思维意识活动，即肝主谋虑之类。二是指外在的志怒等情感活动。《灵枢·本神》说："随神往来者谓之魂"。张介宾注曰："魂之为言，如梦寐恍惚，变幻游行之境皆是也。"肝血得藏，魂守其位，情志调和，则多谋善断，梦少寐安；若肝血不藏，魂失其守，情志过激，则有勇无谋，多梦少寐。

三、肝主敷和，其气主升，性喜条达

肝主少阳春生之气，在生命活动中具有升阳发阴、敷布和气以养脏腑和全身的作用。《素问·五常政大论》说："木曰敷和"。王冰注云："敷布和气，物以生荣。"吴仪洛《成方切用·泻火门》注泻青丸说："盖春属肝木，乃吾身升生之气，此气若有不充，则四脏何所禀承？如春无所生，则夏长秋收冬藏者何物乎？五行之中，唯木有发荣畅茂之象，花叶茜葱，艳丽而可爱，结果成实，食之以全生，皆此木也。使天地而无木，则世界黯淡无色矣。"

肝的"敷和"作用，是赖其气主升完成的。《素问·刺禁论》说"肝生于左"，王冰注："肝象木，王于春，春阳发生，故生于左也。"指出肝气具有从左升发的生理功能。《素问·阴阳应象大论》说："左右者，阴阴之道路也。"肝应春，属阳，故其气从左上升。通过肝气的上升作用，将阴阳气血阳和之气敷布于全身，从而对脏腑的功能起着发动促进作用。故《素问·气交变大论》又说：肝"其德敷和，其化生荣。"

由于肝属木主升，木曰曲直，其气冲和调达，故肝性喜条达而恶抑郁。《素问·五常政大论》用"其性随，其用曲直"描述肝的这种生理特性。故王冰注《素问·阴阳应象大论》说："柔软曲直，木之性也。"马莳注《素问·金匮真言论》亦说："肝性柔而能曲直"。《内经博义·病能部》则指出：肝"以木为德，其体柔和而升，其象春，以条达为性。"

肝气条达之性，寓有疏泄之意，对人体的生理作用主要体现在以下两个方面：一是疏达气机。气机调畅，则气血周流，脏腑健运，机体生机勃勃。二是调畅情志。情志产生于五脏精气，《素问·阴阳应象大论》说："人有五脏化五气，以生喜怒悲忧恐。"肝气条达，不亢不郁，则气机顺畅，脏气冲和，而情志畅达，正常有序。

四、肝居胁下，充筋华爪，开窍于目，在液为泪

对于肝的解剖位置，前人亦有所认识，如元·滑寿《十四经发挥·足厥阴肝经》指出：肝"其治在左，其脏在右胁右肾之前，并胃着脊之第九椎。"由于肝之象虽包括解剖学的肝脏在内，而又不仅仅指此，故对其部位仍以泛指"胁下"为妥。

肝与筋、爪的关系非常密切，《内经》对此有多处论述，如《素问·痿论》说："肝主身之筋膜。"《素问·经脉别论》说："食气入胃，散精于肝，淫气于筋。"《素问·六节藏象论》还说："其华在爪，其充在筋。"《素问·五脏生成》说："肝之合筋也，其荣爪也。"爪为筋之余，筋爪赖肝之精气的滋养，才能筋健爪荣，运动灵活，所以谓肝"充筋华爪"。

肝经上连目系，肝气通于目，"肝受血而能视"（《素问·五脏生成》），《素问·金匮真言论》明确指出："肝开窍于目"。而《灵枢·脉度》说："肝气通于目，肝和则目能辨五色矣。"泪为目所出之液，是由肝之精气上注于目化液而成，所以肝"在液为泪"，而《素问·宣明五气》亦说："五脏化液，……肝为泪。"

五、肝为语，在志为怒，在声为呼

《素问·宣明五气》说："五气所病……肝为语。"高世栻注："语，多言也。"姚止庵《素问经注节解》云："语者，所以畅中之郁也。肝喜畅而恶郁，故为语以宣畅其气之郁。"由此可见，"语"归于肝是由肝喜条达恶抑郁的特性所决定的，言语可畅肝郁，悦肝性，故肝为语。怒是人们对不满发泄的情绪，由肝所主，可从三方面来理解：①怒乃肝气所化。《素问·阴阳应象大论》说："人有五脏化五气，以生喜怒悲忧恐。"肝精化气以生怒，故肝"在志为怒"。②怒乃肝气急性刚特性的表露。肝为将军之官，气急性刚，遇有不平，即以怒发泄于

外。③肝病多怒，大怒易伤肝。如《灵枢·本神》说："肝藏血……实则怒。"肝体阴用阳，若肝气实而阳升太过，即可表现为多怒。怒多肝阴受伤，肝气上逆，复可损伤脾脏，导致相关病证。故《素问·举痛论》说："怒则气上，甚则呕血及飧泄。"呼，为发怒时发出的呼叫声，张志聪《黄帝内经素问集注》注曰："在志为怒，故发声为呼。"盛怒之时的呼声，既是宣泄过激情绪的一种表现，又是舒缓大怒的有效方法，若在怒时当呼不呼，忍而不发，久之则最易伤及肝脏而为病。临床亦有对睡梦惊呼而用舒肝安魂治疗之法。

六、胆藏精汁，为中正之官，主决断，十一脏取决于胆

胆是贮藏、排泄精汁的腑，既属于与脏相合的腑，也属于"奇恒之腑"。《灵枢·本输》说："胆者，中精之府"，胆的精汁，来源于肝。《东医宝鉴·内景篇·胆腑》说："肝之余气泄于胆，聚而成精。"《素问·五脏别论》说："脑髓骨脉胆女子胞，此六者地气之所生也，皆藏于阴而象于地，故藏而不泻，名曰奇恒之府。"

精汁属于人体精气的组成部分，是神气产生及活动的物质基础，精汁养胆则化生神气，此神气即胆主决断的功能。决断，是指对事物作出判断和决定的能力，属于整体性的精神活动。胆主决断，即胆有助心主神明功能并作出判断的能力。胆的这种功能正是"凡十一脏取决于胆"及"中正之官"的前提和实质。

"凡十一脏，取决于胆"，实际上就是凡十一脏，取"决断"于胆。胆通过"决断"影响着脏腑尤其是神的功能。其机理是：一方面，胆通过决断协助心调节神志活动，并影响脏腑功能。如《素问·奇病论》说："夫肝者中之将也，取决于胆，……此人者，数谋虑而不决，故胆虚气上溢而口为之苦。"即胆失决断影响肝不能谋虑之例。另一方面，胆的决断与勇气的形成密切相关，胆通过勇气，达到助正抗邪，维护脏腑功能的目的，正如《素问·经脉别论》所说："勇者气行则已，怯者则着而为病也。"此外，王冰谓："胆者，中正刚断无私偏，故十一脏取决于胆也"。李杲说："胆者少阳春升之气，春气升则万化安。故胆气春升，则余脏从之，所以十一脏皆取决于胆。"张介宾说："足少阳为半表半里之经，亦曰中正之官，又曰奇恒之腑，所以能通达阴阳，而十一脏皆取决乎此也。"则又以胆的特性、主治部位等方面加以阐释。

经文辑要

肝合胆。（《灵枢·本输》）

东方生风，风生木，木生酸，酸生肝，肝生筋，筋生心。……神在天为风，在地为木，在体为筋，在脏为肝，在色为苍，在音为角，在声为呼，在变动为握，为窍为目，在味为酸，在志为怒。（《素问·阴阳应象大论》）

肝主春，足厥阴少阳主治，其日甲乙。（《素问·脏气法时论》）

肝者，罢极之本，魂之居也，其华在爪，其充在筋，以生血气，其味酸，其色苍，此为阳中之少阳，通于春气。……凡十一脏，取决于胆也。（《素问·六节藏象论》）

正月二月，天气始方，地气始发，人气在肝。（《素问·诊要经终论》）

肝为阴中之少阳。（《灵枢·阴阳系日月》）

腹为阴，阴中之阳，肝也。（《素问·金匮真言论》）

肝为牡脏。（《灵枢·顺气一日分为四时》）

木曰敷和。（《素问·五常政大论》）

肝生于左。（《素问·刺禁论》）

肝者，将军之官，谋虑出焉。胆者，中正之官，决断出焉。（《素问·灵兰秘典论》）

肝藏血，血舍魂。（《灵枢·本神》）

故人卧血归于肝，肝受血而能视，足受血而能步，掌受血而能握，指受血而能摄。（《素问·五脏生成篇》）

食气入胃，散精于肝，淫气于筋。（《素问·经脉别论》）

肝气通于目，肝和则目能辨五色矣。（《灵枢·脉度》）

胆者，中精之府。（《灵枢·本输》）

第四节 脾 与 胃

脾应中央湿土，通于长夏，为阴中之至阴。内合胃，其经足太阴。脾藏营，为仓廪之本；脾主为胃行其津液，其气主升；脾舍意，在志为思；脾不主时，孤脏以灌四旁；脾位于腹中，充肌华唇，开窍于口，在液为涎。其色黄，其音宫，其臭香，其数五，其在声为歌，在味为甘，在变动为哕。

胃主受纳、熟腐，为五脏六脏之海。脾胃合为“后天之本”。

一、脾藏营，为仓廪之本

《灵枢·本神》说：“脾藏营”。《素问·六节藏象论》又说：脾胃为“仓廪之本，营之居也”。高度概括了脾的生理功能：一是脾化生的水谷精气，是人体生命活动的物质基础，故《灵枢·平人绝谷》指出：“故神者，水谷之精气也。”二是脾化生的精气，是化生营、血等精微物质的主要原料。同时水谷精气还有赖脾气的“散精”作用才能上达肺脉而化生营卫气血。三是营行脉中属于血中之气，具有统摄血液使其沿脉管循行不休的作用。因此可以说脾统血主要是通过营气的作用来完成的。脾健营充血旺，则血行正常，无逸出之患；若脾虚营衰血少，则血不循径，逸出脉外，而为肌衄崩漏等病证。

二、脾主为胃行其津液，其气主升

脾胃同居中焦，其经脉相互络属，共同完成对水谷的受纳、消化及其精微的吸收输布。但是，脾与胃在水谷受纳腐熟等方面的作用，又有明确的分工。《素问·太阴阳明论》说：“帝曰：脾病而四肢不用，何也？岐伯曰：四支皆禀气于胃而不得至经，必因于脾乃得禀也。今脾病不能为胃行其津液，四支不得禀水谷气，气日以衰，脉道不利，筋骨肌肉，皆无气以生，故不用焉。”还说：“脾与胃以膜相连耳，而能为之行其津液”，从而提出了脾“为胃行其津液”的论点。《内经》虽未明言脾主运化，但“为胃行其津液”实即脾主运化的理论导源。

脾“为胃行其津液”，其“津液”主要是指水谷精微而言。“为胃行其津液”，言脾能将胃消化吸收的水谷精微转输、布散于全身，以营养脏腑组织。其输布的途径有二：一是胃中水谷精气，通过足太阴经输送于三阴、三阳，从而全身均可得到水谷精气的充养。故《素问·太阴阳明论》说："足太阴者，三阴也，其脉贯胃属脾络嗌，故太阴为之行气于三阴。阳明者，表也，五脏六腑之海也，亦为之行气于三阳。脏腑各因其经而受气于阳明，故为胃行其津液。"二是在津液代谢过程中，脾气"散精"起到了枢纽作用。同时，"脾气散精，上归于肺"，还体现了脾气主升的生理特性，正因为脾气主升，水谷精气才能布散全身。

三、脾舍意，在志为思

《灵枢·本神》说："脾藏营，营舍意"。说明"意"是脾在其化生的水谷精气（营气）充养下产生的五神之一，也是神明活动的表现之一。若脾气健运，精气充足，则意念清晰，回想记忆正常，意识清楚；否则，脾病失运，精气亏虚，脾意受伤，则会出现郁闷烦乱，意念当藏不藏，回想记忆障碍，甚至意识昏乱等症状，故《灵枢·本神》又说："脾，愁忧不解则伤意，意伤则悗乱。"

思，为脾志。《素问·阴阳应象大论》说：脾"在志为思"。《灵枢·本神》又说："因志而存变谓之思"。说明思考是在记忆、意向的基础上形成的思维过程。如果思虑过度，则易伤及脾脏，故《素问·阴阳应象大论》说："思伤脾"。《素问·举痛论》又说："思则气结"。

四、脾不主时，孤脏以灌四旁

在五脏之中，唯脾脏不独主于时，这是《内经》对脾在人体生命过程中重要性的又一种强调方式。《素问·太阴阳明论》说："脾者土也，治中央，常以四时长四脏，各十八日寄治，不得独主于时也。"脾不主时，可从以下两个方面来理解：一是脾主运化，为胃行其津液，五脏六腑，四肢百骸，必赖于脾才能得到水谷精气的滋养，故脾不独主一脏之时。二是脾在五行属土，土居中央，四面八方，五脏六腑均赖之以养，故脾不独主一方之时。《素问·玉机真脏论》说："脾脏者，土也，孤藏以灌四旁者也。"孤脏以灌四旁，指脾属土，在四方无定位，在四时无定季，而为"孤脏"；脾运精微，以养四脏四肢，而"灌四旁"。正如张介宾所说："脾属土，土为万物之本，故运行水谷，化津液以灌溉于肝心肺肾之四脏者也。土无定位，分王四季，故称为孤脏。"以上说明脾不主时，实际上是无时不主。

五、脾位于腹部，充肌华唇，开窍于口，在液为涎

"脾与胃以膜相连"（《素问·太阴阳明论》）而居于腹部，脾胃紧密相连，有利于两脏的相互配合，共同完成对水谷的纳运过程。

脾化精微，充养肌肉，荣华口唇，从而使肌肉健壮，口唇红润，故《素问·六节藏象论》说：脾"其华在唇四白，其充在肌。"由于"脾受水谷，口纳五味"（《素问·阴阳应象大论》王冰注），"脾气通于口，脾和则口能知五谷矣"（《灵枢·脉度》），故《素问·宣明五气篇》说："五脏化液，……脾为涎。"涎有滋润口舌的作用，若口涎过多，则多为脾虚失摄或脾热液泄所致。

六、胃主受纳熟腐，为五脏六腑之海

人赖水谷以养，水谷入胃，在其受纳熟腐及脾的运化作用下，始能化成精微气血，以供

五脏六腑及组织器官的需要，故《内经》称胃为“五脏六腑之海”（《灵枢·五味》）。《内经》对胃的作用十分重视，如《素问·五脏别论》说：“胃者，水谷之海，六腑之大源也。”《素问·玉机真脏论》说：“五脏者，皆禀气于胃，胃者，五脏之本也。”《灵枢·玉版》亦说：“人之所受气者，谷也，谷之所注者，胃也，胃者，水谷气血之海也。”如此反复论述，无非是强调胃作为“后天之本”的重要性。

但是，必须明确，在水谷精气的化生中，脾胃是一个不可分割的整体，只有在二者的密切配合，共同作用下，水谷才能化为精微，并输布于五脏六腑及四肢百骸。正如《素问·太阴阳明论》说：“四肢皆禀气于胃，而不得至经，必因于脾乃得禀也……脾脏者，常著胃土之精也。”因此，可以说胃为“后天之本”，实际上即脾胃合为“后天之本”。

在“后天之本”的作用中，相对胃而言，脾居于主导地位。具体可从以下三个方面理解：第一，脾能运化水谷精微。胃受纳水谷，化生水谷精气，脾除了主持化生水谷精气外，还能将胃中精气转输布散于脏腑及周身，故《素问·太阴阳明论》说：“脾脏者，常著胃土之精也。”第二，脾能运化水液，调节胃中津液代谢。如《素问·经脉别论》说：“饮入于胃，游溢精气，上输于脾，脾气散精，上归于肺，通调水道，下输膀胱。”说明除了全身津液代谢需脾的调节外，胃中的津液代谢亦依赖于脾的运化。“脾气散精”，才能使胃中津液布达周身。第三，脾运有助于胃纳。胃纳是脾运的基础，脾运是胃纳的前提，只有脾气健运，才能胃纳正常。相反，若脾病失运亦会影响胃失受纳腐熟，而出现纳呆食少之症。即赵献可《医贯》所言：“不能食者，脾之病，脾主浇灌四旁，与胃行其津液者也。”

经文辑要

中央生湿，湿生土，土生甘，甘生脾，脾生肉，肉生肺，脾主口。其在天为湿，在地为土，在体为肉，在脏为脾，在色为黄，在音为宫，在声为歌，在变动为哕，在窍为口，在味为甘，在志为思。思伤脾，怒胜思；湿伤肉，风胜湿；甘伤肉，酸胜甘。

谷气通于脾，……六经为川，肠胃为海，九窍为水注之气。（《素问·阴阳应象大论》）

脾胃者，仓廪之官，五味出焉。（《素问·灵兰秘典论》）

五味入口，藏于肠胃，味有所藏，以养五气，气和而生，津液相成，神乃自生。

脾胃大肠小肠三焦膀胱者，仓廪之本，营之居也，名曰器，能化糟粕，转味而入出者也，其华在唇四白，其充在肌，其味甘，其色黄。此至阴之类，通于土气。

（《素问·六节藏象论》）

脾之合肉也，其荣唇也，其主肝也……。生于脾，如以缟裹栝楼实。

（《素问·五脏生成》）

脾为孤脏，中央土以灌四傍……，太过则令人四肢不举，其不及，则令人九窍不通……。五脏者，皆禀气于胃，胃者，五脏之本也。脏气者，不能自至于手太阴，必因于胃气，乃至于手太阴也。（《素问·玉机真脏论》）

食气入胃，散精于肝，淫气于筋。食气入胃，浊气归心，淫精于脉，脉气流经，经气归于肺，肺朝百脉，输精于皮毛。毛脉合精，行气于府，府精神明，留于四脏，气归于权衡，权衡以平，气口成寸，以决死生。

饮入于胃，游溢精气，上输于脾，脾气散精，上归于肺，通调水道，下输膀胱，水精四布，五经并行，合于四时五脏阴阳，揆度以为常也。（《素问·经脉别论》）

脾主长夏，足太阴阳明主治，其日戊己。脾苦湿，急食苦以燥之。

（《素问·脏气法时论》）

五味所入：甘入脾。

五气所病：脾为吞……。胃为气逆为哕为恐。

五精所并：并于脾则畏。

五脏所恶：脾恶湿。

五脏化液：脾为涎。

五脏所藏：脾藏意。

五脏所主：脾主肉。（《素问·宣明五气篇》）

帝曰：脾病而四肢不用，何也？岐伯曰：四肢皆禀气于胃，而不得至经，必因于脾，乃得禀也。今脾病不能为胃行其津液，四肢不得禀水谷气，气日以衰，脉道不利，筋骨肌肉皆无气以生，故不用焉。帝曰：脾不主时，何也？岐伯曰：脾者土也，治中央，常以四时长四脏，各十八日寄治，不得独主于时也。

帝曰：脾与胃以膜相连耳，而能为之行其津液，何也？岐伯曰：足太阴者，三阴也，其脉贯胃属脾络嗌，故太阴为之行气于三阴。阳明者，表也，五脏六腑之海也，亦为之行气于三阳。脏腑各因其经而受气于阳明，故为胃行其津液。（《素问·太阴阳明论》）

阳明者，五脏六腑之海，主润宗筋，宗筋主束骨而利机关也。（《素问·痿论》）

胃者，水谷之海，其输上在气街，下至三里。（《灵枢·海论》）

脾愁忧而不解则伤意，意伤则悗乱，四肢不举，毛悴色夭死于春。

脾藏营，营舍意，脾气虚则四肢不用，五脏不安，实则腹胀，经溲不利。

（《灵枢·本神》）

人之所受气者，谷也。谷之所注者，胃也。胃者，水谷气血之海也。海之所行云气者，天下也。胃之所出气血者，经隧也。（《灵枢·玉版》）

营气之道，内谷为宝。谷入于胃，乃传之肺，流溢于中，布散于外，精专者，行于经隧，常营无已，终而复始。（《灵枢·营气》）

脾气通于口，脾和则口能知五谷矣。（《灵枢·脉度》）

脾者主为卫，使之迎粮，视唇舌好恶，以知吉凶。（《灵枢·师传》）

第五节　肺与大肠

肺应西方燥金，通于秋气，为阳中之少阴。内合大肠，其经手太阴。肺司呼吸，为气之本；肺朝百脉，主治节；肺藏气，气舍魄，在志为忧；肺气宣发，外合皮毛；肺气肃降，通调水道；肺位于胸中，开窍于鼻，在液为涕。其色白，其音商，其臭腥，其数九，其在声为哭，在味为辛，在变动为咳。

大肠主传道，魄门亦为五脏使。

一、肺司呼吸，为气之本

《素问·阴阳应大论》说："天气通于肺"，即寓肺司呼吸之意。肺通过呼吸运动，吐故纳新，维持着气的生成和运动，故《素问·六节藏象论》指出："肺者，气之本。"《素问·五脏生成篇》说："诸气者皆属于肺"。肺司呼吸，是肺为气之本的前提和基础。首先，肺吸入的清气是生成气的主要来源之一。肺的呼吸功能正常与否，直接影响着气的生成。如《灵枢·五味》说："谷始入于胃……其大气之抟而不行者，积于胸中，命曰气海，出于肺，循喉咽，故呼则出，吸则入。"说明宗气亦是水谷精气上传于肺后，在肺气的作用下，与自然界的清气化合，积于胸中而成。此外，真气、元气的生成亦与肺之清气有关。《灵枢·刺节真邪》说："真气者，所受于天，与谷气并而充身也。"此虽未言清气，但以先后天对举而言，则后天的精气应包括自然界清气在内。又如营卫之气赖肺以生成，《灵枢·营卫生会》说："人受气于谷，谷入于胃，以传与肺，五脏六腑，皆以受气，其清者为营，浊者为卫。"说明水谷精气上传于肺之后，复经过肺的气化作用，才能生成营气和卫气。

其次，肺的呼吸运动对脏腑气机有促进和调节作用。呼吸是一对阴阳运动，主于肺，其一呼一吸带动了全身气机的升降出入运动，具有调节和促进脏腑气机的作用。龚居中《红炉点雪·肺痿肺痈》说："盖肺体清虚，本燥，主乎气，金气清肃，则一呼一吸之间，脏腑经络，四肢百骸，无往不之，而其动静之为，靡不藉以司用。"

二、肺朝百脉，主治节

"肺朝百脉"，出自《素问·经脉别论》。意即肺有使百脉中气血上朝于肺，经肺吐故纳新后，复回流于经脉之中的作用。此作用实际上是肺清除血中浊气，向血中注入清气的过程，同时还反映出肺气是经脉中气血流动的主要动力之一。

肺主治节，指肺有助心治理、调节全身脏腑气血的作用。《素问·灵兰秘典论》说："肺者，相傅之官，治节出焉。"张介宾注曰："肺主气，气调则营卫脏腑无所不治，故曰治节出焉。"可见，肺主治节是肺主气功能的体现。心主血，肺主气，血赖气行，故肺为心"主治节"。肺的治理调节主要通过四个途径实现：一是呼吸调节。通过呼吸，以气的运行直接推动血脉运行。如《灵枢·动输》说："人一呼脉再动，一吸脉亦再动，呼吸不已，故动而不止。"二是肺气调节。血液运行，是靠心气的推动，但由于肺为气之本，"肺朝百脉"，气为血之帅，气行则血行，所以肺气亦是血液运行的动力。三是营气调节。营气是水谷精气通过肺气作用后形成的血中之气，运行于脉中，具有生血、行血和统血等功能，肺通过营气有直接调节血液循行的作用。四是宗气调节。宗气是水谷精气与肺吸入的清气相结合积于胸中而成，具有"贯心脉"以行气血的作用，肺通过宗气以维持血脉的正常运行，若宗气失行血之职，则亦可致使脉中血行不畅，甚至凝涩不行，故《灵枢·刺节真邪》说："宗气留于海，其下者注于气街，其上者走于息道。故厥在于足，宗气不下，脉中之血，凝而留止。"

三、肺舍魄，在志为忧

《灵枢·本神》说："肺藏气，气舍魄。"说明魄是由肺脏精气产生的。《素问·六节藏象论》亦说："肺者，气之本，魄之处也。"魄为五神之一，《灵枢·本神》说："并精而出入者谓之魄。”张介宾注曰：“魄之为用，能动能作，痛痒由之而觉也。”说明魄是依附形精而产生的痛痒感觉和本能动作等精神、意识、知觉方面的功能活动。由于魄并于精，赖精而化生，而精又充养形体，所以精充形强则魄壮而意识、知觉运动正常；反之，若精少形虚，就会导致魄弱而意识、知觉障碍。魄为神的一个组成部分，如果魄伤亦可进一步影响心神，而出现神志狂乱。如《灵枢·本神》说：“肺喜乐无极则伤魄，魄伤则狂，狂者意不存人。”

忧为肺之志，《素问·阴阳应象大论》说：肺“在志为忧。”王冰注：“忧，深虑也。”可见，忧仍属于思虑活动的范畴，乃由于虑之太深而产生忧虑之感。忧为肺志，但是忧虑过度，又会对肺及它脏造成伤害。如《素问·阴阳应象大论》说：“忧伤肺”。《灵枢·本神》说：“脾，愁忧不解则伤意。”因此，要保护肺志，就必须心态平和，切不可忧虑过度。

四、肺气宣发，外合皮毛

“宣发”，是肺气向外、向上的生理作用。《内经》中虽未明确提出“肺主宣发”，但是从《灵枢·决气》所说：“上焦开发，宣五谷味”句来看，其“宣发”之意已十分显然。肺气的宣发作用主要体现在三个方面：

1. 宣发精气

《素问·经脉别论》说：“脾气散精，上归于肺。”而肺接受水谷精气，然后直接将其精气宣发布散于皮毛及全身。

2. 宣发卫气

卫气是人体的卫外之气，主要分布于体表皮毛。水谷精气上归于肺生成卫气后，还必须赖肺之宣发才能将卫气敷布皮毛体表，从而起着抗邪卫外的作用。《灵枢·决气》所谓“上焦开发，宣五谷味，熏肤、充身、泽毛、若雾露之溉，是谓气”，即指此而言。

3. 宣发津液

津液生成后的输布有赖肺的宣发作用才能完成。《灵枢·痈疽》说：“中焦出气如露，上注谿谷而渗孙脉，津液和调，变化而赤为血。”说明中焦脾将水谷精气上送于肺，生成津液后，再经过肺之宣发，而将津液布散于肌腠，流注于谿谷等处。同时，布散于肌腠谿谷的部分津液还可通过渗入孙脉而化为血液，以供机体之所需。由于肺宣发精微、卫气、津液以充养皮毛，所以皮毛为肺所主或曰肺之合。《素问·六节藏象论》说：肺“其华在毛，其充在皮”。《素问·痿论》说：“肺主身之皮毛”。《素问·咳论》则说：“皮毛者，肺之合也。”可见皮毛之荣枯与肺的宣发功能密切相关。不仅如此，现代还认为，皮毛在卫气的主宰下，其汗孔的开合也具有类似肺的呼吸作用，可作为肺司呼吸的一种补充。

五、肺气肃降，通调水道

“肃降”，是肺气向内、向下的生理作用。《素问·经脉别论》指出：肺“通调水道，下输膀胱”。肺气的肃降作用也体现在三个方面：

1. 肃降肺气

《灵枢·九针论》说：“五脏之应天者肺，肺者五脏六腑之盖也。”在脏腑之中，肺位最高，其气必降，方能统领气血津液滋养于五脏六腑，四肢百骸，并与肺之宣发保持阴阳平衡关系。肺气肃降有助于肾的摄纳功能，从而使吸入之气达于下焦。如《素问·六微旨大论》曰：“气之升降，天地之更用也……升已而降，降者谓天；降已而升，升者谓地。”《难经·三十二难》曰：“五脏俱等，而心肺独在膈上者，何也？然，心者血，肺者气，血为荣，气为卫，相随上下，谓之荣卫，通行经络，荣周于外，故令心肺在膈上也。”肺位最高，故其气以下降为顺。

2. 肃降水津

此作用即指肺“下输膀胱”的功能。津液经肺的输布，主要依赖两大系统完成。一是由肺将津液布散到皮毛、腠理、肢体，主要靠“宣发”功能来完成，此为外水道系统；二是由肺将水液经上、中、下焦向下输送于膀胱，主要靠“肃降”功能来完成，此为内水道系统。两大系统密切配合，宣降协调，共同维持着人体的正常水液代谢，以及对四时寒暑变迁的适应性调节。所谓“水道”，主要指三焦。由此可见，肺“通调水道”不仅仅是一个水液下输，废液排泄的过程，更重要的还是一个津液外布、内濡的气化过程，体内的津液输布、运行和排泄均与之密切相关。

3. 肃降大肠之气

大肠与肺为表里，在正常情况下，肺气的肃降，有助于津液在肠道的布散及肠道气机的通调下行，并由此调节着大肠的功能，从而保持其传导正常。否则，肺失通调，治节不行，则大肠失润，气机不利，而为大便秘结不畅等症。故唐容川《血证论·阴阳水火气血论》说：“又有肺之制节不行，气不得降，因而癃闭滑数。……下则闭结，制节不达于下也。”

宣发和肃降既是肺的基本特性，也是肺的基本生理功能，二者相反相成，构成一对既对立又统一的矛盾运动。在生理上二者相互依存，相互制约；在病理上则相互影响，相互为病。

六、肺位于胸中，开窍于鼻，在液为涕

《素问·痿论》：肺者，“心之盖也。”肺与心同居于胸中。《素问·脉要精微论》说：“背者，胸中之府。”张志聪注云：“心肺居于胸中，而俞在肩，故背为胸中之府。”故肺的病变常常可从胸背部反映出来。鼻属肺系，其气与肺相通，肺的功能正常，则鼻息通利而嗅觉灵敏，故《灵枢·脉度》说：“肺气通于鼻，肺和则鼻能知臭香矣”。涕出于鼻，为肺之津液所生，有滋润鼻腔的作用，故《素问·宣明五气篇》说：“五脏化液……肺为涕”。《内经》无“痰”字，涕即包括痰。若痰涕过多，则多为外邪袭表或肺气失摄所致。

七、大肠主传道，魄门亦为五脏使

《素问·灵兰秘典论》说：“大肠者，传道之官，变化出焉”。王冰注：“传道为传不洁之道，变化谓变化物之形。”高世栻之注则更为明晰，谓：“食化而变粪，故变化而由之出”。可见，大肠主传道，就是传化糟粕，即将水谷糟粕转化为粪便，并进而排出体外。在食物残渣的变化中，有一个燥化水津的过程，即大肠将食物残渣中多余的水津吸收，以供人体再利用，并保持大便成形，干湿有度。故《灵枢·经脉》有手阳明大肠经“主津液所生病”的记载，后世又有“大肠主津”的说法。大肠的燥化与大便的秘、泄关系密切，若寒而燥化不及，则痛而泄泻；若热而燥化太过，则胀而秘结。如《灵枢·邪气脏腑病形》说：“大肠病者，肠中切痛，而鸣濯濯，冬日重感于寒，即泄，当脐而痛，不能久立。”

魄门，即肛门，居于大肠末端，大肠与肺为表里，其传道功能不仅与肺相关，而且与胃、小肠、脾、肾、心、肝等均有密切关系，故《素问·五脏别论》提出了“魄门亦为五脏使”的

论点。说明肛门的启闭，大便的秘泄，不仅仅只是“六腑”的功能，而且也是五脏功能的反映，受着五脏之气的支配。如心神的控制，肺气的肃降，脾气的运化，肝气的疏泄，肾气的固摄，均对肛门的启闭起着重要的调节作用。而肛门排泄糟粕的功能，又能协调五脏气机，影响其气的升降出入。因此，肛门的启闭是否正常，直接关系到五脏功能及全身的生理、病理。张介宾说：“大肠与肺为表里，肺藏魄而主气，肛门失守则气陷而神去，故曰魄门。不独是也，虽诸腑糟粕固由其泻，而脏气升降亦赖以调，故亦为五脏使。”临床上，观察大便状况常可作为判断疾病的寒热虚实以及预后的指标之一。《素问·脉要精微论》说：“仓禀不藏者，是门户不要也。……得守者生，失守者死。”《素问·玉机真脏论》在论述“五虚死，五实死”时，也特别指出：“浆粥入胃，泄注止，则虚者活；身汗，得后利，则实者活。”以上均强调了肛门启闭适度的重要性。在治疗上，不仅可以通过调理脏腑治疗肛门的病变，也可以通过调节肛门的启闭治疗脏腑的病变。

经文辑要

肺合大肠。（《灵枢·本输》）

阳明与太阴为表里，是为手之阴阳也。（《素问·血气形志篇》）

西方生燥，燥生金，金生辛，辛生肺，肺生皮毛，皮毛生肾，肺主鼻。其在天为燥，在地为金，在体为皮毛，在脏为肺，在色为白，在音为商，在声为哭，在变动为咳，在窍为鼻，在味为辛，在志为忧。（《素问·阴阳应象大论》）

肺主秋，手太阴阳明主治，其日庚辛。（《素问·脏气法时论》）

七月八月，阴气始杀，人气在肺。（《素问·诊要经终论》）

肺为阴（阳）中之少阴。（《灵枢·阴阳系日月》）

背为阳，阳中之阴，肺也。（《素问·金匮真言论》）

肺者，气之本，魄之处也。其华在毛，其充在皮，此为阳中之太阴，通于秋气。

五气入鼻，藏于心肺，上使五色修明，音声能彰。（《素问·六节藏象论》）

肺者，相傅之官，治节出焉。

大肠者，传道之官，变化出焉。（《素问·灵兰秘典论》）

诸气者皆属于肺。

肺之合皮也，其荣毛也，其主心也。（《素问·五脏生成篇》）

肺藏气，气舍魄。（《灵枢·本神》）

肺朝百脉，输精于皮毛……脾气散精，上归于肺，通调水道，下输膀胱。（《素问·经脉别论》）

五脏之应天者肺，肺者五脏六腑之盖也。（《灵枢·九针论》）

皮毛者，肺之合也。（《素问·咳论》）

肺主身之皮毛。（《素问·痿论》）

肺气通于鼻，肺和则鼻能知臭香矣。（《灵枢·脉度》）

肺为涕。（《素问·宣明五气篇》）

第六节 肾与膀胱

肾应北方寒水，通于冬气，为阴中之太阴。内合膀胱、三焦，其经足少阴。肾藏精舍志，为封藏之本；肾司天癸，主生殖；肾主作强，出伎巧；肾为水脏，主津液；肾精生髓，气通于脑；肾位于腰部，充骨华发，开窍于耳及二阴。其色黑，其音羽，其臭腐，其数六，其在声为呻，在味为咸，在志为恐，在变动为栗，在液为唾。

膀胱藏津液，气化则能出。三焦膀胱者，腠理毫毛其应。

一、肾藏精舍志，为封藏之本

1. 肾藏精，主封藏

《灵枢·本神》说："肾藏精，精舍志"。藏精是肾脏的最基本功能，其他的生理功能多与此密切相关，或由此而派生。如《素问·上古天真论》说："肾者主水，受五脏六腑之精而藏之，故五脏盛乃能泻。""肾者主水"之"水"，即指"精"而言，说明五脏六腑化生的后天精气，其中有一部分藏之于肾，而成为肾精的组成部分；肾中的先天精气，亦有赖于脏腑精气的不断补充，才能旺盛不衰，并应机体的不时之需而输泄。可见，肾精是否充足，除了与先天禀赋精气的强弱有关外，还与后天脏腑之精有密不可分的关系，因此要保持肾精充沛，既要保养肾脏，同时还要调摄其他脏腑。

《素问·六节藏象论》说："肾者主蛰，封藏之本，精之处也。""主蛰"寓肾功能以静藏为基本特性，且蕴含着强大生命力。"封藏之本"，强调了肾精的密藏状态及其重要性。肾藏先天生殖之精和后天脏腑之精，是繁衍后代和维持生命活动的基本物质。故《素问·金匮真言论》说："夫精者，身之本也。"肾精充足，封藏而不外泄，则生命力旺盛；若肾精亏虚，妄泻失藏，则生命力衰退。正因为肾精宜固藏而不宜外泄，所以称为"封藏之本"。肾精贵封藏，并非谓其精只藏不泻，肾精在生理状态下亦有外泻之时，其泻的前提是先盈满而后外泻，正如《素问·上古天真论》所说："二八，肾气盛，天癸至，精气溢泻，阴阳和，故能有子。"指出肾精满溢而外泻，是人体生理发育的必然，也是人类生殖繁衍的需要，因此是生命活动的重要环节。

2. 精舍志，主志向记忆

五脏藏精，分主五神，其中"肾藏精，精舍志"（《灵枢·本神》）。志属于精神思维活动的范畴，具体有两方面的含义：一指专注不移的志向、抱负、志气等神志活动，如《灵枢·本神》谓："心有所忆谓之意，意之所存谓之志。"二指意存不忘的记忆活动。肾之所以主志向和记忆，与肾藏精功能分不开，首先肾藏精，精为志的物质基础；其次精生髓，髓聚为脑，脑髓充则精神旺，亦与志的产生有关，故曰肾藏精，精舍志。

二、肾司天癸，主生殖

天癸一词，始见于《素问·上古天真论》。天癸肾气、冲脉、任脉和"五脏六腑"皆有密切关系，其生理作用主要在于影响女子月事、男子精气以及生殖能力。

1. 天癸的含义及其化生

天癸是肾中先天精气化生的具有促进生殖机能发育、成熟、旺盛的精微物质。水为万物之源，凡物之生皆始于水，十天干之中，“癸”为阴水。先天在人体指肾脏，故天癸藏于肾脏，而与肾脏精气有密不可分的关系。

天癸之生虽在先天，但在人体生命过程中，其盛衰变化却受五脏六腑和冲、任二脉的影响，尤其是受肾脏影响最为突出。故《素问·上古天真论》曰：“肾者主水”，肾气盛，天癸至；天癸竭，精少，则肾脏衰。

2. 天癸的生理作用

从《素问·上古天真论》关于天癸至而能有子、天癸竭而无子的记载，可以看到天癸的主要生理作用是促进生殖机能发育、成熟、旺盛，使女子月事以时下，男子精气盛满。而其促进生殖机能作用的发挥，又赖肾气充实、肾精盈满、阴阳和合、任脉与冲脉气血充盈而通畅，以及五脏六腑功能健旺。从经文中还可以看到，天癸的“至”与“尽”及其转变过程，还反映了人体生命的阶段性。在其未“至”之前，人生处在幼年阶段；而当女子二七、男子二八则天癸“至”，标志着基本成熟而初步具有了生殖能力；当女子“四七筋骨坚，发长极，身体盛壮”，男子“四八筋骨隆盛，肌肉满壮”，则是人体发育生长到最为完美阶段，生殖能力也最旺盛；而女子七七、男子八八天癸竭尽，则失去生殖能力，形体也渐趋衰弱。不过，也有少数禀赋过强、保养得法者，年岁虽高而仍具有生殖能力，即《素问·上古天真论》所谓：“有其年已老而有子者何也？岐伯曰：此其天寿过度，气脉常通，而肾气有余也。”

天癸必须通过冲、任、督、带四脉，尤其是冲、任二脉，才能发挥其促进生殖的作用。冲、任、督脉，皆起于胞中，一源而三歧，与生殖关系至为密切。故《素问·上古天真论》云：“天癸至，任脉通，太冲脉盛，月事以时下，故有子。”王冰注云：“冲为血海，任主胞胎，二者相资，故能有子。”督脉总督一身阳气，精气化生，有赖此经之气；带脉围绕腰间，约束三阴、三阳各经脉，其对人生殖机能的正常发挥亦有重要作用，若带脉失于约束，则可见女子带下、男子阳痿等病证。

天癸除直接促进生殖机能外，还因与冲脉、任脉互相影响，其作用还可反映到人体副性征方面。人在幼年天癸未至，或至衰老天癸枯竭，某些副性征不显或减弱。如女子进入青春期，天癸至，不仅有月事以时下，而且逐渐出现肩背臀部丰满，乳房隆起，阴毛、腋毛生长等女性特征；男子二八以后，不仅有精气溢泻，且逐渐生出胡须、腋毛、阴毛，阴茎增大，结喉突起，语声低沉等表现。《灵枢·五音五味》论妇人、宦官及天宦不生胡须的原因，谓其在女子是因为月事以时下，“冲任之脉不荣口唇”；宦官无须，则是因为“去其宗筋，伤其冲脉，血泻不复，皮肤内结，唇口不荣，故须不生。”而天宦则是因“其天之所不足也，其任冲不盛，宗筋不成，有气无血，唇口不荣，故须不生。”

三、肾主作强，出伎巧

《素问·灵兰秘典论》在论述十二官的主要功能及相互关系时，谓“肾者作强之官，伎巧出焉”。

作强与技巧可从以下两方面来理解：其一，指男女性机能及生育能力，如王冰注云：“强于作用，故曰作强。造化形容，故云伎巧。在女则当其伎巧，在男则正曰作强”。其二，作强指动作强劲有力，技巧指聪明灵巧。如唐宗海《医经精义》云："盖髓者，肾精所生，精足则髓足，髓在骨内，髓足则骨强，所以能作强，而才力过人也。精以生神，精足神强，自多技巧。髓不足者力不强，精不足者智不多。"总之，作强与技巧的产生是以肾藏精舍志、主骨生髓为基础，其在生理、病理方面的反应，均可在临床得到验证。而"脑为髓之海"(《灵枢·海论》)也说明肾之伎巧与脑亦有密切关系。

四、肾为水脏，主津液

《素问·逆调论》说："肾者水脏，主津液。"肾在五行属水，又具有主持津液代谢的功能，故称水脏。肾主津液的功能是通过气化及为"胃之关"来完成的。肾"主水"的道理，归纳起来有以下两个方面：一是气能行水，水津必赖肾中阳气的气化才能正常运行。阳气是气化并推动水津运行的动力，而肾中阳气是一身阳气之根、诸脏阳气之本，只有肾阳气化正常，诸脏之阳的气化才能正常。"地气上者属于肾，而生水液也"(《素问·水热穴论》)，指出下焦水液的上升布散，要靠肾阳的气化。肾居下焦，其气主升，肾阳作用于水津，使之蒸腾化气，方能上升而布达周身。张介宾《景岳全书·杂证谟·肿胀》说："夫所谓气化者，即肾中之气也，即阴中之火也，阴中无阳，则气不化，所以水道不通，溢而为肿。"说明肾中阳气在水津的气化作用中居于主导地位。二是肾开窍于前后二阴，为"胃之关"，是水液排泄之关口。由于二阴窍有排泄水液与糟粕的作用，所以其通闭与水液代谢密切相关。张介宾《类经·针刺类》说："关者，门户要会之处，所以司启闭出入也。肾主下焦，开窍于二阴，水谷入胃，清者由前阴而出，浊者由后阴而出，肾气化则二阴通，肾气不化则二阴闭，肾气壮则二阴调，肾气虚则二阴不禁，故曰肾者胃之关也。关闭则气停，气停则水积，水之不行，气从乎肾，所谓从其类也。"总之，肾主津液是靠肾中阳气对水津的蒸腾气化作用完成的。肾中阳气充足，则气化蒸腾有力，而水津代谢正常；若肾中阳气不足或阻遏郁结，则气化蒸腾无权，而水津留滞泛溢为患。

五、肾精生髓，气通于脑

《素问·阴阳应象大论》说："肾生骨髓"。肾藏精，精生髓，髓养骨，故曰"肾生骨髓"。"脑为髓海"(《灵枢·海论》)，髓之所聚为脑，"诸髓者皆属于脑"(《素问·五脏生成篇》)，肾通过骨髓上连于脑，而其气与脑相通。肾精充则骨髓满而髓海有余，"髓海有余，则轻劲多力，自过其度"(《灵枢·海论》)；若"肾不生，则髓不能满"(《素问·逆调论》)"髓海不足，则脑转耳鸣，胫痠眩冒，目无所见，懈怠安卧"(《灵枢·海论》)。不仅如此，肾精气的盈亏，还可直接影响神的衰旺。肾精气充盛，则脑髓充而脑神健旺，表现为精神和利，思维敏捷，情志调畅，记忆力强，正如《敦煌古医籍考释·医经类·明堂五脏论》所说："肾者……和利精神。"若肾中精气亏虚，脑髓不充而脑神衰疲，则可见精神疲乏，健忘呆滞，忧郁寡欢等证，而填精补髓则是其治疗的基本法则。

六、肾位于腰部，充骨华发，开窍于耳及二阴

"腰者肾之府"(《素问·脉要精微论》)，肾位于两腰部。肾"在体为骨"(《素问·阴阳应象大论》)，肾精化髓充养于骨，故"其充在骨"(《素问·六节藏象论》)。发为血余，赖肾中精气

滋养，为肾之外华，故“其华在发”（《素问·六节藏象论》）。肾气通于耳，耳赖肾以听，“肾在窍为耳”（《素问·阴阳应象大论》）；肾之气化主司二阴的通闭，故肾又“开窍于二阴”（《素问·金匮真言论》）。肾脏精气盛衰和病变，均可从腰、骨、发、耳及二阴反映出来。如《素问·脉要精微论》说：“腰者肾之府，转摇不能，肾将惫矣……骨者髓之府，不能久立，行则振掉，骨将惫矣。”《素问·上古天真论》说：“五八，肾气衰，发堕齿槁。”《灵枢·决气》说：“精脱者耳聋。”《素问·玉机真脏论》则将“泄利前后”作为肾虚的代表症状列出。由此可见，腰、骨、发、耳及二阴的病变多与肾有关，可考虑从肾施治。

七、膀胱藏津液，气化则能出

膀胱是六腑之一，与肾脏相合，故为水腑，主藏津液，又称津液之腑。其所藏津液，赖气化而出。其所属经脉为足太阳经。太阳，又称巨阳，言该经阳气巨大。《素问·热论》云：“巨阳者，诸阳之属也，……故为诸阳主气。”指出全身阳气皆宗属于此经，故王冰注云：“巨，太也。太阳之气，经络气血荣卫于身，故诸阳气皆所宗属。”太阳经气，与人体毫毛腠理相应，有护卫体表抵御外邪的功能。

1. 部位与范围

《灵枢·营卫生会》云：“水谷者……俱下于大肠，而成下焦，……济泌别汁，循下焦而渗入膀胱焉。”指出膀胱的位置在下焦。

膀胱有广义与狭义之别，狭义者《内经》多称为“胞”，后世也有称“胞囊”或“脬”者，亦即俗语之尿胞，是今日解剖学之膀胱，如《灵枢·五味论》：“膀胱之胞薄以懦。”而《素问·痹论》：“胞痹者，少腹膀胱按之内痛，若沃以汤，涩于小便，上为清涕。”将广义之膀胱与胞分别言之，故王冰注《痹论》时说：“膀胱为津液之腑，胞内居之，少腹处关元之中，内藏胞器。”既指出膀胱包括“胞”在内，又说明胞器在少腹关元处。孙思邈《备急千金要方·膀胱腑·胞囊论》说：“胞囊者，肾、膀胱候也，贮津液并尿。若脏中热病者，胞涩小便不通，尿黄赤；若腑有寒病，则胞滑小便数而多白。”此胞囊即指狭义之膀胱。

广义膀胱，不仅包括足太阳膀胱经以及“胞”在内，同时还包括“津液藏焉，气化则能出”，“腠理毫毛其应”等功能所涉及的实体脏器在内。因此，仅从津液代谢而言，广义膀胱至少可以涉及现代生理解剖学的肾脏、肾盂、输尿管、膀胱（胞）、尿道等范围。

2. 气化则能出

人身气化源出于肾脏，膻中气海及三焦、膀胱是气化的重要部位，而此处所指之气化，主要是指肾与膀胱而言。膀胱所藏津液经过气化，其去向有三：一是化为汗液。膀胱与毫毛腠理相应，其气化可将所藏津液部分地化为汗液，正如清·唐宗海《血证论·脏腑病机论》云：“经所谓气化则能出者，谓膀胱之气，载津液上行外达，出而为汗则有云行雨施之象，故膀胱称为太阳经，谓水中之阳，达于外以为卫气，乃阳之最大者也。”二是化为尿液。膀胱气化将津液之多余部分，渗入胞中而为尿液排出。王冰注《灵兰秘典论》云：“若得气海之气施化，则溲便注泄；气海之气不及，则闭隐不通。故曰气化则能出矣。”临床确有宣肺气以利尿之法，同时更有五苓散化气行水之法。三是化为血液。经气化可将所藏津液出于膀胱而入于血脉，成为血液的组成部分。如隋·巢元方《诸病源候论·膀胱病候》云：“膀胱……肾之腑也，五谷五味之津液，悉归于膀胱，气化分入血脉，以成骨髓也；津液之余者，入胞则为小便。”

经文辑要

北方生寒，寒生水，水生咸，咸生肾，肾生骨髓，髓生肝，肾主耳。其在天为寒，在地为水，在体为骨，在脏为肾，在色为黑，在音为羽，在声为呻，在变动为栗，在窍为耳，在味为咸，在志为恐。恐伤肾，思胜恐。寒伤血，燥胜寒。咸伤血，甘胜咸。

雨气通于肾。（《素问·阴阳应象大论》）

北方黑色，入通于肾，开窍于二阴，藏精于肾。故病在谿，其味咸，其类水，其畜彘，其谷豆，其应四时，上为辰星，是以知病之在骨也。其音羽，其数六，其臭腐。

北风生于冬，病在肾，俞在腰股。（《素问·金匮真言论》）

肾为牝脏，其色黑，其时冬，其日壬癸，其音羽，其味咸。

（《灵枢·顺气一日分为四时》）

冬脉者肾也，北方水也，万物之所以合藏也。（《素问·玉机真脏论》）

肾者主蛰，封藏之本，精之处也，其华在发，其充在骨，为阴中之少阴，通于冬气。

（《素问·六节藏象论》）

肾为阴中之太阴。（《灵枢·阴阳系日月》）

少阴何以主肾，肾何以主水？岐伯对曰：肾者至阴也，至阴者盛水也，肺者太阴也，少阴者冬脉也，故其本在肾，其末在肺，皆积水也。帝曰：肾何以能聚水而生病？岐伯曰：肾者胃之关也，关门不利，故聚水而从其类也……肾者牝藏也，地气上者属于肾，而生水液也，故曰至阴。（《素问·水热穴论》）

腰者肾之府，转摇不能，肾将惫矣。（《素问·脉要精微论》）

肾治于里。（《素问·刺禁论》）

肾藏精，精舍志，肾气虚则厥，实则胀，五脏不安。（《灵枢·本神》）

肾气通于耳，肾和则耳能闻五音矣。（《灵枢·脉度》）

帝曰：人年老而无子者，材力尽邪？将天数然也？岐伯曰：女子七岁肾气盛，齿更发长；二七而天癸至，任脉通，太冲脉盛，月事以时下，故有子……七七任脉虚，太冲脉衰少，天癸竭，地道不通，故形坏而无子也。

丈夫八岁肾气实，发长齿更；二八肾气盛，天癸至，精气溢泻，阴阳和，故能有子……七八肝气衰，筋不能动，天癸竭，精少，肾脏衰，形体皆极；八八则齿发去。

肾者主水，受五脏六腑之精而藏之，故五脏盛乃能泻。今五脏皆衰，筋骨解堕，天癸尽矣，故发鬓白，身体重，行步不正而无子耳。（《素问·上古天真论》）

肾者水脏，主津液，主卧与喘也。（《素问·逆调论》）

肾者，作强之官，伎巧出焉。……膀胱者，州都之官，津液藏焉，气化则能出矣。

（《素问·灵兰秘典论》）

咸入肾。

肾为欠为嚏。

肾恶燥。

肾为唾。

肾藏志。

肾主骨。（《素问·宣明五气篇》）

肾合膀胱，膀胱者津液之府也。少阴属肾，肾上连肺，故将两脏。（《灵枢·本输》）

肾合三焦膀胱，三焦膀胱者，腠理毫毛其应。……肾应骨，密理厚皮者，三焦膀胱厚；粗理薄皮者，三焦膀胱薄；疏腠理者，三焦膀胱缓；皮急而无毫毛者，三焦膀胱急；毫毛美而粗者，三焦膀胱直；稀毫毛者，三焦膀胱结也。（《灵枢·本脏》）

肾之合骨也，其荣发也，其主脾也。（《素问·五脏生成篇》）

第七节　心包、三焦

心包是心脏包膜，又称心包络，《内经》命名为“臣使之官”，因其经脉与手少阳三焦经相表里而列为一脏。三焦为津液运行敷布的通道，称为一腑，而《内经》的三焦又有主水谷气化作用，因而有上焦、中焦、下焦之分，是后世论三焦的理论之源。关于命门，《内经》指目，《难经》转其义，以重要内脏论之。

一、心包与臣使之官

“心包”在《内经》中被称为“心之包络”、“心包络”、“心主”、“胞络”、“膻中”等。《内经》将心包视为一脏，配其经脉为手厥阴经，且与手少阳三焦经相表里。心包之形即为心脏之形，故《难经》言其“有名而无形”，是指心包无其自身特有之形。

心包是裹护在心脏之外的包膜。外邪犯心，心包必首当其冲，先受邪气，受这种“代心受邪”观点的影响，后世温病学家均以邪犯心包指代邪犯心脏。

《素问·灵兰秘典论》以“臣使之官”喻指心包与心的密切关系。“喜乐出焉”喻心神志意畅达时的情感体现。心包能传递心君的指令，诸如主血脉的功能、主神志以及协调诸脏腑分工合作的功能等。显然此处是以封建官制中的君臣关系，类比心与心包。心包代君行令的功能与神明、神机、神气三者有关。“神明”侧重于表达心君对外环境的辨识反应。神机则侧重于机体内部阴阳精气的升降出入，生化动静，也就是机体内环境的整合协调机能。神气则是传递“神明”的载体。在心主神明和心主神机的活动中，心包担负着感知的传入，并删除干扰，使形体官窍服从心神的支配并产生相应的协调反应，从而参与心君所主的整体神机活动。心包又是神气出入心脏的通道（“使道”）之一，心对全身各脏腑组织的支配、协调作用是通过心包通行神气完成的。可见心包代君行令的概念，主要是对机体出入心脏的神气进行整合、调节功能的概括。

二、三焦与水道

三焦为六腑之一，手少阳为其经脉，与心包为表里关系，具有通行水液之功能，故有“决渎之官”、“中渎之府”，主水道之说。为水谷之道路，主司气化，《难经》称其为“元气之别使”。

三焦是人体管理水液代谢的器官，具有疏通水道，运行水液的功能。水液代谢是一个十分复杂的生理过程，是由多个脏腑一系列生理功能综合作用的结果。其间虽然有脾、肺、肾、小肠、大肠、膀胱共同的协调作用，但水液的输布代谢，环流周身，必须凭借三焦为通道才能实现。故《灵枢·本输》说："三焦者。中渎之腑，水道出焉。"张介宾《类经·藏象类》说："中渎者，谓如川如渎，源流皆出其中也。即水谷之入于口，出于便，自上而下，必历三焦，故曰中渎之腑，水道出焉。"因此，三焦水道的通利与否，不仅影响到水液的流通、输布，而且还会影响到相关内脏对水液的利用。

三焦主司人身气机、气化活动。三焦是人体气化的场所。上焦之心肺能将雾露状态的水谷精微（即气血）布散于周身，发挥其营养作用，故"如雾"是其主要生理特征。中焦脾胃接受饮食物，将其气化腐熟，并吸收其中的精微物质，经脾转运至全身，故其生理特征为"如沤"。下焦主要的气化功能是主排出。人体气化后可视为废弃的物质，主要是粪、尿两者。尿液是人体水液代谢的产物，粪便是饮食消化后的残渣。两者均需下焦的气化活动，分别通过膀胱和大肠，以粪、尿方式排出。故《难经·三十一难》简要地指出：下焦"主分别清浊，主出而不主内。"清指小便，浊即大便。

《灵枢·肠胃》对肠胃的形态作了精细的解剖描述，但胆、三焦、膀胱的形质内容缺如，由于胆和膀胱的部位、形质明确而无争论，所以《难经·三十八难》指出三焦是五腑之外的腑，"有名而无形"。自此以后，引发了两千年以来的"三焦形名之争"，并由此派生了"六腑三焦说"、"部位三焦说"、"经络三焦说"、"气化三焦说"及"辨证三焦说"诸多观点。有关三焦的形名之争，无疑促进了三焦理论的发展。

经文辑要

膻中者，臣使之官，喜乐出焉。（《素问·灵兰秘典论》）

膻中者，心主之宫城也。（《灵枢·胀论》）

诸邪之在于心者，皆在于心之包络。包络者，心主之脉也。（《灵枢·邪客》）

悲哀太甚则胞络绝，胞络绝则阳气内动，发则心下崩，数溲血也。（《素问·痿论》）

三焦者，决渎之官，水道出焉。（《素问·灵兰秘典论》）

少阳属肾，肾上连肺，故将两脏。三焦者，中渎之府也，水道出焉，属膀胱，是孤之府也。（《灵枢·本输》）

少阳与心主为表里。（《素问·血气形志篇》）

水谷皆入于口，其味有五，各注其海，津液各走其道，故三焦出气，以温肌肉，充皮肤，为其津。（《灵枢·五癃津液别》）

肾合三焦、膀胱，三焦膀胱者，腠理毫毛其应。

密理厚皮者，三焦膀胱厚；粗理薄皮者，三焦膀胱薄；疏腠理者，三焦膀胱缓；皮急而无毫毛者，三焦膀胱急；毫毛美而粗者，三焦膀胱直；稀毫毛者，三焦膀胱结也。

（《灵枢·本脏》）

黄帝曰：愿闻营卫之所行，皆何道从来？岐伯答曰：营出于中焦，卫出于下焦。

上焦出于胃上口，并咽以上，贯膈而布胸中，走腋，循太阴之分而行，还至阳明，上至舌，下足阳明。

中焦亦并胃中，出上焦之后，此所受气者，泌糟粕，蒸津液，化其精微，上注于肺脉，乃化而为血。

下焦者，别回肠，注于膀胱而渗入焉。

上焦如雾，中焦如沤，下焦如渎。（《灵枢·营卫生会》）

太阳根起于至阴，结于命门。（《素问·阴阳离合论》）

太阳根于至阴，结于命门。命门者，目也。（《灵枢·根结》）

足太阳之本，在跟以上五寸中，标在两络命门。命门者，目也。（《灵枢·卫气》）

第八节　脏腑关系

脏腑功能活动不是孤立的，而是在整体活动中由心主导各司其职，相互制约、互相依存、相互为用。五脏关系，可用五行的生克制化加以认识；五脏与六腑的关系，通过经脉的络属而构成阴阳表里关系；六腑之间，则在饮食物的消化，以及糟粕的清除过程中虚实更替传化；奇恒之府虽然功同五脏，有“藏精气而不泻”的特点，但却隶属于五脏。《内经》在论述脏腑关系时，运用了多种类比方法，由人领悟其中的精深含义。

一、十二脏相使贵贱

在人体生命过程中，各脏腑之间，相互为用，密切配合，以保障复杂生命活动的有序进行。故《素问·灵兰秘典论》《灵枢·五癃津液别》以封建王朝君臣职能比喻脏腑之间的分工合作，心为主导的生理功能统一整体观。

1. 心藏神，为五脏六腑之大主

心所藏的神，一指人的精神，意识，思维，情感等，即所谓狭义之神；二指神气，即心对整体生命活动有调节作用。心通过其所藏神的主导作用，支配五脏六腑的活动，影响整体的生命运动。故《素问·灵兰秘典论》说：“心者君主之官也，神明出焉。”“故主明则下安，以此养生则寿，殁世不殆，以为天下则大昌。主不明则十二官危，使道闭塞而不通，形乃大伤。以此养成生则殃。”官，指脏腑功能。主，指心。下，指其它脏腑。心对五脏六腑功能的调节，在《内经》中论述颇多，如《灵枢·五癃津液别》也说：“五脏六腑，心为之主。”心的这种地位，体现在疾病中就是不可侵犯，心受邪则生命危殆，如《灵枢·邪客》：“心者，五脏六腑之大主也，精神之所舍也，其脏坚固，邪弗能容也，容之则心伤，心伤则神去，神去则死矣。”

2. 肺主治节，为相傅之官

肺位于心及其他脏腑之上，如同伞一样覆盖在各脏腑的最高处。肺居高位，一则决定了肺能不断地将吸入的清气和脾转输的水谷精气，居高临下，如同雾露一样灌溉居于肺下的各脏腑组织器官；二则能将脾转输后的津液，从高源肃降至下焦肾，有利于水液的代谢；三则利于气机的下降，并以下降的形式，促进整体气机的升降运动；四是位居至高，有利于体内外清浊之气的交换。肺在人体气的生成、运动及推动血的敷布、荣养作用中发挥至关重要作用，尤其是气血关系方面，肺主气，心主血，两者密切相关，加之“肺者，脏之长也，心之盖也”（《素问·痿论》），拟其似者，犹如太傅、宰相一样辅佐君主，从诸多方面协助心脏对全身各项功能进行治理调节，故以“相傅之官”命之。

3. 脾为卫，常以四时长四脏

《素问·太阴阳明论》以脾不独主一时而四时皆主的命题，突出脾为后天之本，化生气血，长养五脏六腑，四肢百骸的重要功能。人体内而五脏六腑，外而皮肉筋骨，四肢九窍，“上下至头足”，无一不是依赖脾运化的水谷精微以濡养之。脾气强盛，所化生的水谷精气充足，五脏六腑皆赖之以充养，五脏精气旺盛，抵御外邪的侵袭而不易发病，故曰：五脏六腑，“脾为之卫”（《灵枢·五癃津液别》）。显然，“脾者主为卫”（《灵枢·师传》）的论点，主要从其主运化水谷，化生气血，营养五脏六腑及全身的角度提出的。

消化功能是人降生后化生维持生命物质的主要动力，主要由脾胃完成。胃主受纳、腐熟饮食物，是人身气血生化之源，五脏六腑皆以受气。脾胃在饮食消化，水谷精气的生成方面具有决定性作用。在“脾者主为卫”思想的启迪下，《金匮要略》提出了“四季脾旺不受邪”的著名观点。吴昆在《医方考·脾胃症治》中指出：“诸脏腑百骸受气于脾胃，而后能强。”又说：“五脏六腑，百骸九窍，皆受气于脾胃而后治。故曰土者，万物之母。若饥困劳倦，伤其脾胃，则众体无以受气而皆病。”因此无论是养生保健，或是临证用药，必须时时顾护脾胃，以安五脏，以卫全身。

4. 肝为将，主谋虑

《内经》称肝为“将军”，又称之为“将”，两者同义。肝为将之义，就是在整体统一的生命活动中，主护卫机体，应付干扰，抗御邪气，免受伤害，从而保证机体生命活动的正常进行。肝的这种作用，主要是肝出谋虑，协肺助心，参与神的活动，抗除干扰，稳定脏腑功能的和谐；同时又有藏血、主疏泄，通过疏泄情志，疏泄血气，使情绪与躯体的反应适于应付敌害。

5. 肾主外，受五脏六腑之精而藏之

肾主外的涵义有三：其一，指肾是卫气的发源地，肾脏通过化生卫气，以顾护人体，卫外御邪。《灵枢·营卫生会》“卫出于下焦”即是此意。卫气的产生与肾所藏之精有密切关系。肾禀受于父母的先天之精和来自五脏六腑的后天水谷之精贮藏于肾中，这是正气之源，也是卫气产生的物质基础之一。而卫气具有“温分肉，充皮肤，肥腠理，司开合”（《灵枢·本脏》）的功用。又《素问·金匮真言论》所说“夫精者，身之本也。故藏于精者，春不病温”也曲折反映此意。其二，主外指肾主管听觉，接受外界信息。《灵枢·师传》曰：“肾者主为外，使之远听。”故张志聪对此阐释说：“肾开窍于耳，故主为外，言其听之远也。”其三，指人身之外在形体。肾藏精主骨，“骨为干”（《灵枢·经脉》），支撑身体。

二、脏腑藏泻，相反相成

五脏具有“藏而不泻”，“满而不实”的特征；六腑具有“泻而不藏”，“实而不满”的特征。五脏主藏，主要是藏精气。精之藏于脏，用于五脏气化活动，维持生命；六腑主泻，主要是指饮食物在胃肠道的传送输泻过程，将所消化饮食物中的糟粕以及接受五脏代谢所产生的浊气排泄于体外；也指其吸收的水谷精气和津液不断地向五脏、向全身各处传送输泻。此即是《素问·六节藏象论》所说的“五味入口，藏于肠胃，味有所藏，以养五气”。

脏腑一藏一泻，相反而相成。有脏之藏，精气固守、充实，精气才可不妄泻，无故流失，气化活动才能有充足的物质基础；有腑之泻，糟粕浊气输泻有路，排出体外，气机才能顺畅通达，五脏的气化活动才可得到保证。脏不藏则精气不足而虚，腑无精气所受，亦无力主泻；腑不泻则浊邪壅滞而实，脏之气化亦因之受阻，只有脏腑藏泻合度，才能维持生命活动的和谐有序进行。正如张琦《素问释义》所说："精气化于腑而藏于脏，非腑之化则精气竭，非脏之藏则精气泄。"姚止庵《素问经注节解》则说："其藏其泻，真造化自然之妙用乎。"

当然，脏藏腑泻不是绝对的，在生理活动中，脏也有泻，腑也有藏。以脏腑藏泻相反相成立论，反映了《内经》对生命活动辩证过程的深刻认识。

三、五脏相关，生克制化

人是一个有机的整体，在复杂的生命活动中，各脏腑之间是密切配合的，《内经》作者运用五行生克制化的规律，阐发了五脏之间在不同的生理活动中相互促进，又互相制约的关系。《素问·阴阳应象大论》说："肝生筋，筋生心""心生血，血生脾""脾生肉，肉生肺""肺生皮，皮生肾""肾生骨髓，髓生肝"，论五脏相生；《素问·五脏生成论》说：心"其主肾也"，肺"其主心也"，肝"其主肺也"，脾"其主肝也"，肾"其主脾也"，论五脏相克关系。就一脏而言，有我生、生我、相生、相克四种关系。这些关系，几乎贯穿于每一种生理活动之中。

1. 心藏神，主血脉，"其主肾也"

心藏神，调控全身，支配五脏六腑的功能活动；心主血脉，以养五脏六腑，但仍需肺"朝百脉"、脾"主裹血"、肝主藏血的配合，而心火、心神又要受肾水、肾精的制约调节，故张志聪《素问集注》说："心主火而受制于肾水，是肾乃心脏生化之主，故其主肾也。"

2. 肺为气之本，主治节，"其主心也"

肺主气，为"藏之长"（《素问·痿论》）、"五脏六腑之盖"（《灵枢·九针论》），吸入的清气和所化生的宗气，皆能灌溉熏养于诸脏，而五脏六腑之气亦能上熏于肺。肺又能通调水道，滋润脏腑，调节脏腑气机升降。而心肺同居上焦，气血相合，心血对肺气、心火对肺通调水道等功能都有促进或制约作用，故说：肺"其主心也"。

3. 肝疏泄气机，主藏血，"其主肺也"

肝木条达，其气升发，可助心气通畅，心阳充盛，温运血脉。肝气之升，有助于上焦肺气宣发。而肺气之降，又制约肝升太过。但肝升肺降，又是相反相成的矛盾运动，是激发整体气机升降运动的关键。肺气之降，不但有利于肝气之升，更重要的是制约于肝，防止肝气升发太过。而肝气之升，不但有利于肺气之降，促进了肺主气，司呼吸功能的顺利进行，同时也抑制了肺气的肃降，防止其肃降太过而失于宣发。在肝肺升降运动的相互制约过程中，由于肝为风木之脏，极易升之太过，所以肺气的肃降对其制约显得尤为重要，故曰：肝"其主肺也。"《素问·宝命全形论》也说："木得金而伐"，均是这一思想的体现。

4. 脾主运化水谷精微，营养其它脏腑，"其主肝也"

脾运化的水谷精气，营养五脏六腑、四肢百骸、皮毛孔窍，故《素问·太阴阳明论》说："脾脏者，常著胃土之精也。土者，生万物而法天地，故上下至头足。"张介宾《景岳全书·杂证谟·论治脾胃》也加以解释说："脾为土脏，灌溉四傍，是以五脏中皆有脾气，而脾胃中亦皆有五脏之气，此其互为相使，有可分而不可分者在焉。故善治脾者，能调五脏，即所以治脾胃也。能治脾胃，而使食进胃强，即所以安五脏也。”相反，脾病则“五脏不安”（《灵枢·本神》）。脾的这些功能，与肝的疏泄有密切关系。肝木条达，气机畅通，是脾土运化的先决条件，若木郁则土壅，不惟水谷化运功能受扰，而且水湿停滞，诸病乃变化而生。故曰：脾“其主肝也”。

5. 肾受五脏六腑之精而藏之，“其主脾也”

肾中所藏之精有禀受于父母的先天之精和来自五脏六腑的后天营养之精。脏腑之精充足，在维持各脏腑活动所需之外，可将富余部分的精气藏之于肾中，肾精得以充沛；反之，肾精充沛，也可反向调节各脏腑之所需，以协调和滋养各脏腑。肾与五脏六腑之间的精气具有双向输泻调节作用。因此五脏之虚，不能藏精于肾而致肾亏；肾虚日久，不能调节精气于脏腑，亦可致脏腑之精虚，故《灵枢·本神》说：肾脏有病则“五脏不安”。肾为水脏，主蒸化水液，而脾为土脏，主运化水湿，脾气健则运而化之，肾之水不致为患，故曰：肾“其主脾也”。

四、五脏表里左右相使

《素问·刺禁论》曰：“脏有要害，不可不察。肝生于左，肺藏于右，心部于表，肾治于里，脾为之使，胃为之市。”原文从气机运行的角度，扼要地阐述了五脏的功能特征，从而揭示了五脏在气机活动中的重要作用及相互关系。

1.“肝生于左，肺藏于右”

“肝生于左，肺藏于右”是《内经》作者以天人相应的观点，取象天体左升右降之理，类比人身肝肺在气机运行中的方式。肝位于下焦，在下者必升，人体之左侧为其气机上升的道路；肺居于上焦，在上者必降，人身之右侧为其气机下降之通路，故《素问·阴阳应象大论》说：“左右者，阴阳之道路。”

肺气右降，主要是“通调水道，下输膀胱”，促进代谢后的水液敛聚而下输于膀胱，同时也制约肝气升发太过。而肝通过升发，一则可以制约肺气肃降太过，与肺之右降，互相制约，共同推动整体气机的升降转运。二则可以辅助心火。心火之功用，需赖肝木升发之资助。三则开启肾脏，升发元气。化生于肾精的元气，有赖于肝气之升发，尔后达于各脏腑组织，以发挥其激发和推动作用。故张锡纯说：“人之元气，根基于肾，萌芽于肝”（《医学衷中参西录·治气血郁滞肢体疼痛方》）。四则疏通脾胃，促进消化。肝之疏泄，调畅气机，一方面促进中焦脾升胃降之气机的运转斡旋，在肝气升发的推动下，脾升清、运化，胃受纳、腐熟，消化功能旺盛。另一方面，化生和排泄胆汁，以助消化。

2.“心部于表，肾治于里”

此处的“表”、“里”之义，主要是论心属火，为阳中之太阳，心火炎上外达，故其主持之气机布达于表，临证多火热之邪外张于表，发生肌肤诸症；肾属水，为阴中之阴，水性收敛沉降，故主持气机潜至于里，临证多水寒之邪内凝于胸腹，发生内寒及胸腹水诸症。故张志聪《素问集注》说：“心为阳脏而主火，火性炎散，故心气分部于表；肾为阴脏而主水，水性寒凝，故肾气主治于里。”

3.“脾为之使，胃为之市”

使与市之义，除脾胃聚散水谷意思外，主要体现脾胃居于中焦，是人体气机升降斡旋枢纽之义。人体生命的基本特征是气化，而气化最基本的形式是升降出入运动。气机升降运动的规律，总是在上者宜降，在下者当升。无论是在上的心肺之气下降，或者在下的肝肾之气上升，都需通过中焦脾胃之斡旋转输，因而脾胃为一身脏腑气机升降的枢纽，调节着全身的气机升降运动。故朱震亨《格致余论·臌胀论》说：脾胃“能使心肺之阳降，肾肝之阴升”的作用。张琦《素问释义》也说：“中枢旋转，水木因之左升，火金因之右降。”正是由于脾胃的“转枢”作用，才能维持了人体“清阳出上窍，浊阴出下窍；清阳发腠理，浊阴走五脏；清阳实四肢，浊阴归六腑”（《素问·阴阳应象大论》）的生理状态。若中焦脾胃的转枢功能失常，无论其虚实，皆可致使全身气机失常，出现“五脏不安”之病（《灵枢·本神》）。因此，黄元御在《四圣心源》中说：“中气衰则升降室，肾水下寒而精病，心火上炎而神病，肝木左郁而血病，肺金右滞而气病……四维之病，悉因于中气。中气者和济水火之机，升降金木之轴。”

经文辑要

心者，君主之官也，神明出焉。肺者，相傅之官，治节出焉。肝者，将军之官，谋虑出焉。胆者，中正之官，决断出焉。膻中者，臣使之官，喜乐出焉。脾胃者，仓廪之官，五味出焉。大肠者，传道之官，变化出焉。小肠者，受盛之官，化物出焉。肾者，作强之官，伎巧出焉。三焦者，决渎之官，水道出焉。膀胱者，州都之官，津液藏焉，气化则能出矣。

（素问·灵兰秘典论）

心之合脉也，……其主肾也。肺之合皮也，……其主心也。肝之合筋也，……其主肺也。脾之合肉也，……其主肝也。肾之合骨也，……其主脾也。（《素问·五脏生成论》）

肝生筋，筋生心。

心生血，血生脾。

脾生肉，肉生肺。

肺生皮毛，皮毛生肾。

肾生骨髓，髓生肝。（《素问·阴阳应象大论》）

肝生于左，肺藏于右，心部于表，肾治于里，脾为之使，胃为之市。

（《素问·刺禁论》）

五脏六腑，心为之主。耳为之听，目为之候，肺为之相，肝为之将，脾为之卫，肾为之主外。（《灵枢·五癃津液别》）

五脏六腑者，肺为之盖。

五脏六腑，心为之主……。肝者主为将，使之候外……。脾者，主为卫，使之迎粮……。肾者，主为外，使之远听。（《灵枢·师传》）

第九节 奇恒之府

脑、髓、骨、脉、胆、女子胞六者，功能上类似于五脏的“藏而不泻”，然并非神脏；又无常腑受盛、传化水谷的作用，不具备“泻而不藏”的特征，故总称为“奇恒之府”，反映了《内经》对奇恒之府的重视。

一、脑为髓海系目系

脑即脑髓，居于颅内，下连脊髓，故称为“髓海”。李梴说：“脑者，髓之海。诸髓皆属于脑，故上至脑，下至尾骶。”(《医学入门·明堂仰伏脏腑图》)脑的作用，从《内经》所论，主要与头面部感觉器官功能有关，如《素问·脉要精微论》说：“头者，精明之府，头倾视深，精神将夺矣。”精明，一说指目，另说指七窍之用，如张介宾《类经·疾病类》说：“五脏六腑之精气，皆上升于头，以成七窍之用，故头为精明之府。”视、听、嗅、味诸感觉即其用，其中又特别强调目视之用。脑与五脏六腑皆有关，但与肾最密切。这主要是肾藏精、生髓，脑为髓海的缘故。

目系，是眼睛联系脏腑经络组织的脉络网系，即《灵枢·大惑论》所说：“裹撷筋骨血气之精而与脉并为系，上属于脑，后出于项中。”目系为眼睛转输气血，传递眼睛与脑髓脏腑之间的信息。当致病邪气及相关外来刺激影响和扰动目系，就会出现视觉功能异常，也会影响脑活动，发生相应的病症。因此，《灵枢·大惑论》说：“故邪中于项，因逢其身之虚，其入深，则随眼系以入于脑，入于脑则脑转，脑转则引目系急，目系急则目眩以转矣。邪其精，其精所中不相比也，则精散，精散则视歧，视歧见两物。”

二、胆为中精之府

1. 胆贮藏输泄胆汁

《灵枢·本输》说：“肝合胆，胆者，中精之府。”胆汁为清净的精汁，《难经》认为胆“盛精汁”，故为“清净之府”。胆汁由肝的精气化生，汇聚贮存于胆。它的作用，主要是通过肝胆疏泄，一则影响脾胃化运水谷功能，二则参与对神志的调节。

2. 胆主决断

《素问·灵兰秘典论》曰：“胆者，中正之官，决断出焉。”所谓胆主决断，是指胆有判断事物并作出决断措施的功能。这一功能有配合心肝完成主神志和主谋虑的作用。因此，《灵枢·邪气脏腑病形》说：“胆病者，善太息，口苦，呕宿汁，心下憺憺，恐人将捕之。”临证惊惧悸动怔忡，可从胆治；肝气抑郁，谋而不断，则胆火上炎，症见口苦、心烦、失眠，乃至狂躁，亦当治胆。

经文辑要

诸脉者，皆属于目；诸髓者，皆属于脑。（《素问·五脏生成论》）

余闻方士，或以脑髓为脏，或以肠胃为脏，或以为腑，敢问更相反，皆自谓是。不知其道，愿闻其说。岐伯对曰：脑、髓、骨、脉、胆、女子胞，此六者，地气之所生也。皆藏于阴而象于地，故藏而不泻，名曰奇恒之府。（《素问·五脏别论》）

泣涕者，脑也。脑者，阴也。髓者，骨之充也，故脑渗为涕。（《素问·解精微论》）

人始生，先成精，精成而脑髓生。（《灵枢·经脉》）

脑为髓之海……髓海有余，则轻劲多力，自过其度。髓海不足，则脑转耳鸣，胫痠眩冒，目无所见，懈怠安卧。（《灵枢·海论》）

胆者，中正之官，决断出焉。（《素问·灵兰秘典论》）

凡十一脏，取决于胆也。（《素问·六节藏象论》）

头者，精明之府，头倾视深，精神将夺矣。（《素问·脉要精微论》）

第十节　气

气的概念十分广泛，涉及到天、地、人各个方面，既包括哲学之气，又蕴含医学之气。《内经》对气的分类有两种方式：一是依部位定名，即“以气命处”，“得脏而有名”，如天气、地气、山川之气、脏腑之气、形体之气等；一是以性质作用表现定名，即“以名命气”，“因变以正名”，如阴气、阳气、正气、邪气、营气、卫气等。气运行布散全身，发挥重要的功能作用。《内经》已初步形成了具有中医特色的气学理论。

一、气的概念

气属中国古代哲学范畴，《内经》将其引进医学领域，并用以阐释人体生理、病理及人与自然的关系，逐渐形成了中医的气学理论。

《内经》气的概念总括有二：一为哲学概念，指充斥在宇宙中的极细微的运动不息的精微物质。与先秦“精气”、“元气”理论一脉相承，如《素问·天元纪大论》等篇所论，它是构成天地万物最基本的物质，这类微细难辨，无形有征，不断运动着的物质之气充满整个太虚。二为医学概念，指气是构成人体和维持人体生命活动的最基本物质。人与万物都是天地自然的产物，是由气构成的，《素问·宝命全形论》指出：“天地合气，命之曰人”“人以天地之气生，四时之法成。”同时认为人是万物中最宝贵的，故构成人体的气，亦是天地之气中最精纯的部分，古人将其称之为“精气”，如《淮南子·精神训》：“烦气为虫，精气为人。”《灵枢·决气》进一步指出：“两神相搏，合而成形，常先身生，是谓精”，认为此类精气先身而生，禀受于父母，具有遗传特性，是构成胚胎，形成形体，产生生命机能的最基本物质。《灵枢·经脉》论述了精气形成生命的过程：“人始生，先成精，精成而脑髓生，骨为干，脉为营，筋为刚，肉为墙，皮肤坚而毛发长。”精气既是构成人体生命的最基本物质，又是人体生长发育，维持生命活动的物质基础，人类生命的延续，机能活动的维特，需要不断地从自然界中摄取各种物质，而自然界也赋予了人类生存所必需的物质，如《素问·六节藏象论》说："天食人以五气，地食人以五味。"五气、五味包括阳光、空气、水分、食物等，这些自然界物质的气味，通过肌表、口鼻等进入体内，经脏腑气化作用，将其转化为生命活动的物质基础和机体的组成部分，如水谷精微之气，宗气，营气，卫气，脏腑经络之气等，而这些物质能量又在相互转化中不断进行新陈代谢，维持着人体的生命运动。

二、气的性质

关于气的性质，《内经》概括有以下三个方面：

1. 具有无限生命力

《素问·天元纪大论》"太虚寥廓，肇基化元，万物资始，五运终天，布气真灵，总统坤元，九星悬朗，七曜周旋，曰阴曰阳，曰柔曰刚，幽显既位，寒暑弛张，生生化化，品物咸章。"气是构成世界万物的本原，其敷布于广袤无垠的宇宙虚空之中，至大无外，至细无内，天体中的日月星辰、云雨雷电、风雪冰雹；大地上的山川湖海，草木鱼虫，飞禽走兽等，一切有形之体皆赖气化而生成，气为其变化的根本动力，致使自然界万物有生长化收藏的生命规律。人为万物之一，随着人身形体的形成，开始新的生命活动，通过气的不断运动，人类同自然界不断进行物质交换，以维持生命运动，致使人类生命亦体现出生长壮老已的规律。可见，生命的基本现象本原于气，气聚则生，气壮以长，气衰而老，气散则亡，因气能不断运动变化，自我更新，进行新陈代谢，故可产生出无限的生命活力。

2. 运动不息

气是活力很强，不断运动的精微物质，其动静、聚散、氤氲、升降、出入，始终处于运动变化之中。《内经》将气的运动称为"变"与"化"，《素问·六微旨大论》"物之生，从乎化；物之极，由乎变。变化之相薄，成败之所由也。"通过气的运动变化，产生天地万物。气的运动有一定的规律形式，其运动规律，《内经》多以度、数归纳之，如《素问·六节藏象论》说："天度者，所以制日月之行也；气数者，所以纪化生之用也。"其运动形式，《内经》则以"升降出入"四字概之，《素问·六微旨大论》曰："气之升降，天地之更用也。""故非出入，则无以生长壮老已；非升降，则无以生长化收藏，是以升降出入，无器不有。"强调没有气的升降出入，就没有人体的各种生命活动。而《灵枢·脉度》"气之不得无行也，如水之流，如日月之行不休……如环之无端，莫知其纪，终而复始。其流溢之气，内溉脏腑，外濡腠理"则进一步阐明人体之气的运行，亦有规律可寻，具体体现在脏腑经络，形体官窍等组织器官的功能活动之中，如以中焦脾胃为枢纽，其它脏腑相互配合，脾、肝、肾主升，胃、心、肺主降等。《素问·刺禁论》具体地列举五脏之气的运动特点："肝生于左，肺藏于右，心部于表，肾治于里，脾为之使，胃为之市。"此外，水谷精微之气、宗气、营气、卫气等，亦均按其各自特有的规律不停地运动变化着。

3. 无形有征

气与形相对而言，气之无形，并非无质，而是以极其细微、不断运动的物质形态存在，其态虽无形，但可从气的不断运动中测知气的存在，也可以从气的运动变化，而表现出物质存在的各种各样的征象。气是构成宇宙的物质基础，对于气的物质性，《周易·系辞》上说：

"精气为物",《素问·气交变大论》亦说:"善言气者,必彰于物"。在太虚之中,一切有形之物的生成和变化乃至消亡,无不体现气的运动变化作用,如《素问·五常政大论》云:"气始而生化,气散而有形,气布而蕃育,气终而象变,其致一也。"说明气通过始、散、布、终之运动,表现出生化、有形、蕃育、变象的活动规律。在人体之内,构成人体和维持人体生命活动的基本物质包括精、气、津、液、血、脉,《灵枢·决气》认为是由水谷精微一气化生,又可辨为六名,称其为"六气"。六气的产生,体现了气化成形和形散为气两方面过程,表现了一气可表现为多种不同征象的特点。

三、气的作用

气是构成人体和维持人体生命活动的最基本物质,对人体有极为重要的作用,归纳《内经》所论,气具有激发、推动、温煦、兴奋、气化、防御、营养、固摄、调节等多方面的作用,这些作用分别通过气的运动变化过程及各脏腑组织器官的生理活动体现出来。

1. 激发推动作用

气是构成天地的原始物质,天为阳,地为阴,天地之气相互交感,相互作用,如阳光下降,水分上蒸,空气流通,温度适宜,推动着动植物的生长发育,激发了各生命体的机能活动。"天食人以五气,地食人以五味,……气和而生,津液相成,神乃自生"(《素问·六气藏象论》)、"天之在我者德也,地之在我者气也,德流气薄而生者也"(《灵枢·本神》),指出机体在天地之气的激发推动下,生生不息。而《素问·上古天真论》指出人生长、发育、壮盛、衰老的生理过程,亦取决于肾中精气的盛衰,与气的激发推动密切相关。

2. 温煦作用

阳气是机体的热能之源,人的体温,血和津液的循行,脏腑经络组织器官的正常活动,精神的振奋,均赖阳气的温煦作用来促进和维持。《素问·阴阳应象大论》云:"少火生气","气食少火","少火之气壮",此少火即为人体之阳气。而《难经·二十二难》指出的"气主煦之",亦即指少火言。少火行于经脉内外,布达三焦肓膜,肌腠皮毛,温煦五脏六腑,组织官窍,四肢百骸。又《素问·生气通天论》说:"阳气者,若天与日,失其所则折寿而不彰,故天运当以日光明",将阳气与人体的关系,形象比拟为天体与太阳的关系,阐明人体各脏腑经络、组织官窍依赖阳气的作用而发挥各自的生理功能。心火、胃火、命门之火、小肠之火等,它们分别为行血、腐熟、蒸化、泌别等作用提供动力,促进和维持脏腑组织器官的生理活动。《素问·调经论》"血气者,喜温而恶寒,寒则涩不能流,温则消而去之",则强调体内津血,亦依赖阳气的温煦而循行环流周身;《素问·生气通天论》还指出:"阳气者,精则养神",说明精神振奋、聪慧也离不开阳气的温煦作用。

3. 气化作用

世界万物的生成与变化,都离不开气,人体整个生命活动过程,一方面不断进行着形气相互转化的气化活动,另一方面与自然界之间也时刻进行相互转化,如吸入清气,呼出浊气。摄入各种饮食物,排出废液糟粕等,当生命终止时,形体又分解为气还给自然界。张介宾在《景岳全书》中总结气化作用说:"夫人之有生,无非受天地之气化耳,……凡神神奇奇作用于杳冥莫测之乡者,无非气化之所为。"《素问·阴阳应象大论》云:"味归形,形归气,气归精,精归化,精食气,形食味,化生精,气生形……精化为气。"指出形、气、精之间复杂的转变关系离不开气化。气化过程，就是物质转化及其伴随发生的能量转化过程。故凡血液的运行，津液的输布，饮食的消化，营养的吸收，精血的化生，脏腑的灌溉，筋骨的濡润，皮肤的温养，毛发的润泽，外邪的抗御，以及代谢产物浊气的排出，均离不开气化作用。气化在人体，如雾、如沤、如渎，充斥全身各部，是人体生命活动的基本特征。

4. 防御作用

《素问遗篇·刺法论》云："正气存内，邪不可干"，是指阴阳之气旺盛充足，阴平阳秘，正气固护卫外，邪气则不能侵犯人体。若在某些因素干扰影响下，导致机体阴阳偏盛偏衰，防御作用减弱，肌表失于卫护，邪气可乘虚侵犯人体而发病，即所谓"邪之所凑，其气必虚。"(《素问·评热病论》)正气还具有驱邪外出的功能，当邪气侵犯某一部位，正气则趋于病所，奋起与邪抗争，如《灵枢·刺节真邪》所说："有所结，气归之。"所谓"气归之"是指正气有趋向病邪"留结"之处，与邪抗争，驱邪外出的作用。

5. 营养作用

指气对人体脏腑组织器官的濡润、灌溉和营养作用。如营气既能"荣四末"、又能"和调于五脏，洒陈于六腑"，卫气亦能"肥腠理"，津液之气随三焦出入，温养肌肉，充润皮肤，正如《灵枢·决气》指出："上焦开发，宣五谷味，熏肤充身泽毛，若雾露之溉，是谓气。""谷入气满，淖泽注于骨，骨属屈伸，泄泽补益脑髓，皮肤润泽。"强调气在开发、布散、渗泄的运动中发挥了熏肤、充身、泽毛、充脑、益髓等滋润营养身形的功能。

6. 固摄作用

指气具有防止精血津液无故流失的作用。如卫气司腠理之开合，使汗液不致无故流失；肾气封藏阴精，使精液不致妄泄；膀胱之气充，则能藏津液而无遗尿之苦；脾气健则水谷运化有序而无洞泄之疾；肝气调则能藏血，动则血行诸经，静则血归肝脏，而无出血之患等，均反映出气的固摄作用。

7. 调节作用

人体脏腑经络组织官窍之间充斥着无形而动之气，而发挥联系调节作用，如机能活动的协调平衡，脏腑之间的功能调节，内脏与官窍的联系等，均以气为中介。如《灵枢·脉度》说："五脏常内阅于上七窍也，故肺气通于鼻，肺和则鼻能知香臭矣；心气通于舌，心和则舌能知五味矣；脾气通于口，脾和则口能知五谷矣；肾气通于耳，肾和则耳能闻五音矣。五脏不和则七窍不通。"《素问·五脏别论》还说："五气入鼻，藏于心肺，心肺有病，而鼻为之不利也"。均指出内脏与体表官窍功能上的协调作用，是靠气的联系调节来实现，而内脏功能障碍，即可通过相互关联的官窍反映出体表，产生如"七窍不通"、"鼻为之不利"等病理状态。通过气中介的作用，还能调节人与天地万物的息息相通，即如《灵枢·岁露》所说："人与天地相参也，与日月相应也。"

四、气的分类

《内经》有关气的名称很多，按"天地人"分为两类。

1. 自然界之气

自然界之气又可分为天地之气、四时之气或阴阳之气、五行之气。如《素问·阴阳应象大论》云："故清阳为天，浊阴为地；地气上为云，天气下为雨；雨出地气，云出天气。""天有四时五行，以生长化收藏。"《素问·天元纪大论》亦云："故在天为气，在地成形，形气相感而化生万物矣。……寒暑燥湿风火，天之阴阳也，三阴三阳上奉之。木火土金水火，地之阴阳也，生长化收藏下应之。天以阳生阴长，地以阳杀阴藏。"

2. **人体之气**

气流行全身，内而五脏六腑，外而皮毛肌腠，无处不到。由于人体的气分布于不同的部位，有不同的来源和功能特点，因而有不同的名称。主要有精气、神气、真气、宗气、营气、卫气、脏腑之气、经络之气等等。

（1）精气

《内经》对人体精气的认识可概括为两方面：其一，将气、精气、津血相提并论，作为构成人体和维持人体生命活动的基本物质的总称。如《灵枢·决气》说："余闻人有精、气、津、液、血、脉，余意以为一气耳。"《灵枢·大惑论》统称为精气："五脏六腑之精气，皆上注于目而为之精。"

（2）神气

《内经》强调神与气的密切关系，指出气为神的物质基础，如《灵枢·平人绝谷》云："气得上下，五脏安定，血脉和利，精神乃居，故神者，水谷之精气也。"《素问·六节藏象论》亦云："五味入口，藏于肠胃，味有所藏，以养五气，气和而生，津液相成，神乃自生。"认为精神活动也是由气派生出来的，故常称为神气。

（3）真气

《灵枢·刺节真邪》"真气者，所受于天，与谷气并而充身也"。真气与生俱来，存在体内，不断与吸入之清气、水谷之精气相结合，生精化血，运行输布全身，温煦营养五脏六腑，四肢百骸，防御外邪入侵，为人体生命活动之本源。《素问·上古天真论》说："恬淡虚无，真气从之"，其真气主要指肾气，有主持人的生长发育与生殖功能盛衰的作用。秦越人在《难经》中认为原气与肾和命门关系密切，如《难经·六十六难》云："脐下肾间动气，人之生命也，十二经之根本也，故名曰原。"《难经·八难》云："生气之原者，谓十二经之根本也，谓肾间之动气也，此五脏六腑之本，十二经脉之根，呼吸之门，三焦之原，一名守邪之神，故气者，人之根本也。"指出肾间动气、命门之气、原气均源于父母之精气，与生俱来，同属肾中精气，后世医家据此将真气称之为原（元）气。

（4）宗气

宗，《广雅·释诂》释为"本"、"众"、"聚"之义，此气由自然界清气和水谷精气结合，聚于胸中，为诸气之本，故谓之宗气。胸中又称为"膻中"，《灵枢·海论》云："膻中者，为气之海"，与丹田气海相对而言，又称为"上气海"。《灵枢·邪客》指出："五谷入于胃也，其糟粕、津液、宗气分为三隧，故宗气积于胸中，出于喉咙，以贯心脉而行呼吸焉。"宗气的生成与肺脾二脏相关，由脾胃运化水谷精气，上输于肺，与肺吸入自然清气相结合，积于胸中而成。其运行，据《灵枢》之《邪客》、《五味》、《刺节真邪》、《邪气脏腑病形》等篇载，一方面走息道，贯心脉；另一方面下注丹田，经阳明脉至足。故有司呼吸，行气血以及有助于人体的动、言、视、听、嗅等功能。宗气的盛衰可诊测虚里（心尖搏动）部位，如《素问·平人气象论》云："胃之大络，名曰虚里，贯膈络肺，出于左乳下，其动应衣（手），脉宗气也。"

(5) 营气

营，有营养濡润之义。又，音义通“环”，乃“围绕”之意，引申作为经营、营治，表明营气有环绕运转的性质。营气，即指人体中具营养作用并有规律地循环周绕之气。《灵枢·营卫生会》云：“人受气于谷，谷入于胃，以传于肺，五脏六腑，皆以受气，其清者为营，浊者为卫，营在脉中，卫在脉外，营周不休。”指出营气为水谷精气所化生，其气精专柔和，行于脉内，有化生血液，营养全身之功用。

(6) 卫气

卫，《说文·行部》：“宿卫也。”宿卫，即值宿保卫之意。说明卫气也有环绕运转而守卫的性质。《素问·痹论》曰“卫者，水谷之悍气也，其气慓疾滑利，不能入于脉也，故循皮肤之中，分肉之间，熏于肓膜，散于胸腹。”指出卫气亦来源于水谷，资生于脾胃，其气慓悍，行于脉外，有温养脏腑，充实肌肤，主司玄府开合，抗御外邪之功用。

(7) 脏腑、经络之气

就气所分布的场所划分，气具体分布在某一脏腑，称为某一脏腑之气；分布于某一经络，称为某一经络之气。人体在形成脏腑经络等形体结构之后，其无形而动之气即寓于其中，可见，脏腑经络之气既是构成脏腑经络的最基本物质，也是维持脏腑经络功能活动的物质基础。如心气、肺气、脾气、肾气、膀胱之气、三焦之气、经气、络气等等，均由脏腑经络发出，脏腑经络是气的运动变化的场所，人体的生命运动，内而消化循环，外而视听言行，无一不是脏腑之气升降出入运动的表现。

五、营卫气血之阴阳离合

营卫气血是构成人体和维持人体生命活动的基本物质，同源别流，同类异名。卫、气属阳，主动，主温煦；营、血属阴，主静，主濡润。四者主要源于脾胃化生的水谷精微和肾中精气，在生成、输布运行方面关系非常密切。

1. 气与血

《灵枢·营卫生会》指出：“夫血之与气，异名同类。”《灵枢·决气》说：“中焦受气，取汁，变化而赤，是谓血。”血是水谷精气经脏腑气化活动的产物，即气能生血。同时气亦存于血中，在推动血行之时亦赖血之运载输布于全身。人之一身，皆气血之所循行，气非血不和，血非气不运，二者相辅相成，不可分割，故《难经本义》认为：“气中有血，血中有气，气与血不可须臾相离，乃阴阳互根，自然之理也。”此外，《难经》还指出脾有裹血作用，后世医家将气与血的密切关系，归纳为“气为血之帅，血为气之母”。

2. 营与卫

皆以水谷精气为其主要的生成来源，营气主内守而属于阴，其性精专，行于脉中，具有化生血液，营养全身的作用；卫气主卫外而属于阳，其性慓疾滑利，行于脉外，具有温养脏腑，调控肌腠，护卫体表之性能。《内经》论营卫之运行，突出营卫相随，阴阳相贯，如环无端的观点。张介宾在《类经·经络类》注释中指出：“虽卫主气而在外，然亦何尝无血，营主血而在内，然亦何尝无气，……分之则二，合之则一而已。”又汪机《石山医案·营卫论》指出：“分而言之，卫气为阳，营气为阴，合而言之，营阴不禀卫之阳，莫能营昼夜，利关节矣。”说明卫气营气可分而不可离，是一阴一阳，互为其根的关系。二者的运行必需协调，不失其常，才能发挥其调节腠理开合，维持正常的体温与昼精夜寤寐规律以及强大的防御能力。

3. **营与血**

营血关系亦非常密切，《内经》很多地方还营血互用。如《灵枢·邪客》指出营气化血的过程："营气者，泌其津液，注之于脉，化以为血。"《灵枢·营卫生会》更具体地说明血液的化生与营气密切相关："中焦亦并胃中，出上焦之后，此所受气者，泌糟粕，蒸津液，化其精微，上注于肺脉，乃化而为血。"血液的化生，由脾胃受纳水谷，经腐熟运化，转化为营气，再与津液相合，经心肺作用方化生为血液。因为营气存在于血液之中，又能化生血液，可分而不可离，关系甚为密切，故常营血并称互用。

六、营卫之气的运行与会合

关于营卫之循行，其特点虽有"营行脉中，卫行脉外"之分，但在《灵枢》的《五十营》、《脉度》、《营卫生会》、《营气》、《卫气行》等篇中又具体阐述其各自不同的运行路线和规律。

1. **营气的运行**

营气通过十二经脉和任督二脉及跷脉而循行全身，昼夜运行于人身五十周次，阴阳相贯，常营无已，终而复始。

(1) 十二经循行

营气出于中焦，入手太阴肺经循行，由手太阴肺经传注到手阳明大肠经，再传至足阳明胃经，以后依次传注到足太阴脾经，手少阴心经，手太阳小肠经，足太阳膀胱经，足少阴肾经，手厥阴心包经，手少阳三焦经，足少阳胆经，足厥阴肝经，最后由足厥阴肝经复注入手太阴肺经。即自手太阴肺经始，终至足厥阴肝经，复还入手太阴肺经，如此周而复始，如环无端。

(2) 任督循行

据《灵枢·五十营》及《灵枢·脉度》所载，营气在十二经循行周流时，还有另一分支，从肝别出，上至额部，循巅顶，下行项的中间，沿脊骨下入尾骶部，这是督脉循行的路径；其脉又络阴器，上过毛际入脐中，向上入腹里，此为任脉循行的路径；再进入缺盆部，然后下注入肺中，复出于手太阴肺经，构成了营气的任督循行路径。

(3) 跷脉循行

关于营气行于跷脉，《灵枢·五十营》载："黄帝曰：余愿闻五十营奈何？岐伯答曰：天周二十八宿，……日行二十八宿，人经脉上下、左右、前后二十八脉。"这二十八脉，是指十二经脉左右各一、任督脉各一、跷脉左右各一。但跷脉有阴跷、阳跷，其计数方法：男子只计阳跷脉，女子只计阴跷脉。计数者为经脉，包括在二十八脉之内；不计数者为络脉，排除在二十八脉之外。如《灵枢·脉度》说："男子数其阳，女子数其阴，当数者为经，不当数者为络也。"跷脉循行亦如《脉度》所载："跷脉者，（足）少阴之别……直上目内眦，合于（足）太阳。"

(4) 营气会合

营气在运行中，始于手太阴，终于足厥阴，而复会于手太阴。也就是说，营气运行一周后在手太阴相会一次，一昼夜相会五十次。亦如张介宾云："营气始于手太阴，而复会于太阴。”

2. **卫气的运行**

《内经》关于卫气的运行，散见于多篇之中。由于卫为水谷之悍气，不受脉道的约束，其分布广泛，运行迅速，应激性强，所以其运行路线呈现出多样化的特征。

(1) 昼行于阳，夜行于阴，各二十五周

《灵枢·卫气行》专篇论述了卫气的昼夜运行路线：“是故平旦阴尽，阳气出于目，目张则气上行于头，循项下足太阳，……其始入于阴，常从足少阴注于肾，肾注于心，心注于肺，肺注于肝，肝注于脾，脾复注于肾为周。”卫气昼行于阳分，始于足太阳经之睛明穴而出于目，以周于六腑而及于肾经，是为一周；夜则行于阴分，始于足少阴经以周五脏，其行以相克为序，故肾、心、肺、肝、脾相传为一周，而复注于肾，阴尽阳出，又复合于目。昼行于阳二十五周，夜行于阴二十五周，昼夜共行五十周。

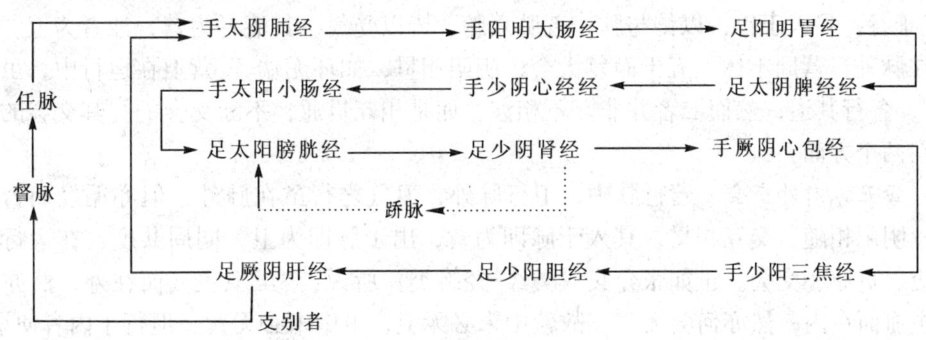

图 6-1 营气运行示意图

(2) 营卫相随，同周共度

《灵枢·卫气》说：“其浮气之不循经者为卫气，其精气之行于经者为营气。阴阳相随，外内相贯，如环之无端。”指出卫气与营气阴阳相互依随，脉内外互相贯通，首尾相接，如环无端地运行不息。张志聪注谓：“营卫相将，卫随营行者也。”

(3) 散行全身

《灵枢·邪客》云：“卫气者，出其悍气之慓疾，而先行于四末分肉皮肤之间而不休者也。”《素问·痹论》亦云：“卫气者，水谷之悍气也。其气慓疾滑利，不能入于脉也，故循皮肤之中，分肉之间，熏于肓膜，散于胸腹”。此类散行的卫气，既不循十二经，也不按昼阳、夜阴运行，而是随“慓疾滑利”之性，循皮肤之中，分肉之间，熏于肓膜，散于胸腹，不受约束地散行全身。

(4) 卫气会合

卫气昼行于阳、夜行于阴的部分，始于足太阳，终于足少阴，而复会于足太阳。卫气运行一周后在足太阳相会一次，一昼夜亦相会五十次。故张介宾注云：“卫始于足太阳，而复会于太阳。”

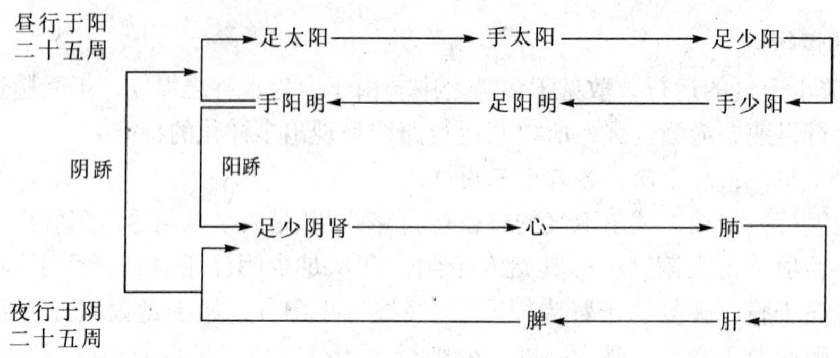

图6-2 卫气运行示意图

（三）营卫之气会合

营气与卫气，分别运行，布散不同的部位而发挥各自的作用，如《灵枢·营卫生会》云："人受气于谷，谷入于胃，以传与肺，五脏六腑，皆以受气，其清者为营，浊者为卫，营在脉中，卫在脉外，营周不休，五十而复大会，阴阳相贯，如环无端。"营卫在运行中，虽然"阴阳异位"，各行其道，然而二者并非互不相涉，而是相互贯通，不断交会的。其交会的形式主要表现在两个方面：

（1）营卫脉内外交会　营行脉中，卫行脉外，卫气之行虽在脉外，但亦循经而行，与营气相偕，阴阳相随，交互相贯，其入于脉即为营，出于脉即为卫，同周共度，在运行中二气相互感应、贯通、交会。正如张介宾《类经·经络类》所说："虽卫主气而在外，然亦何尝无血；营主血而在内，然亦何尝无气，故营中未必无卫，卫中未必无营，但行于内者便谓之营，行于外者便谓之卫，此人身阴阳交感之道，分之则二，合之则一而已。"又《素问·举痛论》云："经脉流行不止，环周不休，寒气入经而稽迟，泣而不行，客于脉外则血少，客于脉中则气不通。"亦说明其脉外亦有营，脉内亦有卫，分则为二，合则为一。

（2）营卫五十而复大会　营卫在运行五十周次后有一次大的会合，称为大会。《灵枢·营卫生会》说；"营在脉中，卫在脉外，五十而复大会。"又说："夜半而大会"，"常与营俱行于阳二十五度，行于阴亦二十五度，一周也，故五十度而复大会于手太阴矣。"营卫的大会，是在各自运行五十周之后，于夜半子时会合于手太阴。夜半大会之理，正如张介宾《类经·经络类》所云："大会，言营卫阴阳之会也。营卫之行，表里异度，故尝不相值；惟于夜半子时，阴气已极，阳气将生，营气在阴，卫气亦在阴，……营卫皆归于脏，而会于天一之中也。"

经文辑要

天有四时五行，以生长收藏，以生寒暑燥湿风。人有五脏化五气，以生喜怒悲忧恐。（《素问·阴阳应象大论》）

夫人生于地，悬命于天，天地合气，命之曰人。（素问·宝命全形论）

上焦开发，宣五谷味，熏肤、充身、泽毛，若雾露之溉是谓气。（灵枢·决气）

五谷入于胃也，其糟粕、津液、宗气分为三隧。故宗气积于胸中，出于喉咙，以贯心脉，而行呼吸焉。（《灵枢·邪客》）

十二经脉，三百六十五络，其血气皆上于面而走空窍。其精阳气上走于目而为睛；其别气走于耳而为听；其宗气上出于鼻而为臭；其浊气出于胃走唇舌而为味；其气之津液，皆上熏于面，而皮又厚，其肉坚，故天气甚寒，不能胜之也。（《灵枢·邪气脏腑病形》）

谷始入于胃，其精微者，先出于胃之两焦，以溉五脏，别出两行营卫之道，其大气之抟而不行者，积于胸中，命曰气海。出于肺，循喉咽，故呼则出，吸则入，天地之精气，其大数常出三入一。故谷不入半日则气衰，一日则气少矣。（《灵枢·五味》）

胃之大络，名曰虚里，贯鬲络肺，出于左乳下，其动应衣，脉宗气也。

（《素问·平人气象论》）

黄帝曰：余闻气者，有真气，有正气，有邪气，何谓真气？岐伯曰：真气者，所受于天，与谷气并而充身也。正气者，正风也，从一方来，非实风，又非虚风也。邪气者，虚风之贼伤人也。（《灵枢·刺节真邪论》）

其气内干五脏，而外络肢节，其浮气之不循经者，为卫气；其精气之行于经者，为营气。阴阳相随，外内相贯，如环之无端。（《灵枢·卫气》）

荣者，水谷之精气也。和调于五脏，洒陈于六腑，乃能入于脉也，故循脉上下，贯五脏络六腑也。卫者，水谷之悍气也。其气慓疾滑利，不能入于脉也。故循皮肤之中，分肉之间，熏于肓膜，散于胸腹。（《素问·痹论》）

营气者，泌其津液，注之于脉，化以为血，以荣四末，内注五脏六腑，以应刻数焉。卫气者，出其悍气之慓疾，而先行于四末分肉皮肤之间而不休者也。（《灵枢·邪客》）

卫气者，所以温分肉，充皮肤，肥腠理，司开阖者也。……卫气和，则分肉解利，皮肤调柔，腠理致密矣。（《灵枢·本脏》）

人受气于谷，谷入于胃，以传与肺，五脏六腑，皆以受气。其清者为营，浊者为卫，营在脉中，卫在脉外，营周不休，五十而复大会，阴阳相贯，如环无端。卫气行于阴二十五度，行于阳二十五度，分为昼夜。故气至阳而起，至阴而止。……营出中焦，卫出下焦。……中焦亦并胃中，出上焦之后，此所受气者，泌糟粕，蒸津液，化其精微，上注于肺脉，乃化而为血，以奉生身，莫贵于此，故独得行于经隧，命曰营气。（《灵枢·营卫生会》）

卫气之行，出入之合何如？岐伯曰：岁有十二月，日有十二辰，子午为经，卯酉为纬。天周二十八宿，而一面七星，四七二十八星，房昴为纬，虚张为经。是故房至毕为阳，昴至心为阴。阳主昼，阴主夜，故卫气之行，一日一夜五十周于身，昼日行于阳二十五周，夜行于阴二十五周，周于五脏。是故平旦阴尽，阳气出于目，目张则气上行于头，循项下足太阳，循背下至小指之端。其散者，别于目锐眦，下手太阳，下至手小指之间外侧。其散者，别于目锐眦，下足少阳，注小指次指之间，以上循手少阳之分，侧下至小指之间。别者，以上至耳前，合于颔脉，注足阳明，以下行至跗上，入五指之间。其散者，从耳下于手阳明，入大指之间，入掌中。其至于足也，入足心，出内踝，下行阴分，复合于目，故为一周……阳尽于阴，阴受气矣。其始入于阴，常从足少阴注于肾，肾注于心，心注于肺，肺注于肝，肝注于脾，脾复注于肾为周。（《灵枢·卫气行》）

营气之道，内谷为宝，谷入于胃，乃传之肺，流溢于中，布散于外，精专者行于经隧，常营无已，终而复始，是谓天地之纪。故气从太阴出，注手阳明，上行注足阳明，下行至跗上，注大指间，与太阴合，上行抵髀。从髀注心中，循手少阴，出腋，下臂，注小指，合手太阳，上行乘腋，出颇内，注目内眦，上巅下项，合足太阳，循脊，下尻，下行注小指之端，循足心，注足少阴，上行注肾。从肾注心，外散于胸中，循心主脉，出腋，下臂，出两筋之间，入掌中，出中指之端，还注小指次指之端，合手少阳，上行注膻中，散于三焦，从三焦注胆，出胁，注足少阳，下行至跗上，复从跗注大指间，合足厥阴，上行至肝。从肝上注肺，上循喉咙，入颃颡之窍，究于畜门。其支别者，上额，循巅，下项中，循脊，入骶，是督脉也。络阴器，上过毛中，入脐中，上循腹里，入缺盆，下注肺中，复出太阴。此营气之所行也，逆顺之常也。（《灵枢·营气》）

第十一节　精　与　神

精为生命之原，形体之本，有先、后天之精的区别；精与血津液，同源而异名，可分而不可离。神则有名而无形，为生命活动的主宰，而精血则是神的基础。神志活动有“五神”、“七情”、“五志”之分。神虽分属五脏，但因心为君主之官，五脏六腑之大主，故又总归于心。

一、精的概念

古人认为精与气有极其密切的关系，《管子·内业篇》说：“精也者，气之精也。”《管子·省言箴》云：“精乃气之子，……积气可以成精。”气聚即为精，精散即为气，自然万物的生成变化均源于精气。精与气相较，气属阳主动，只有通过生命活动和脏腑经络的生理功能才能把握气的存在及其运动变化，而精则属阴是构成人体和维持人体生命活动的物质基础，具有濡润滋养作用，宜宁谧秘藏的精微物质。故《素问·金匮真言论》强调：“夫精者，身之本也。”人体之精，据其来源可分为两类：

1. 生殖之精

《灵枢·经脉》曰：“人始生，先成精。”《灵枢·决气》亦曰：“两神相搏，合而成形，常先身生，是谓精。”此精禀受于父母，与身俱来，是孕育新的生命，构成人体各组织器官的基本物质。当男女两性之精相结合后，就在母体中孕育，构成身形；出生之后，此精藏之于肾，成为繁衍下一代的本原物质，因其先身而生，后世称其为“先天之精”。

2. 脏腑之精

当人出生后，摄入饮食，经脾胃化生为水谷精微，并转输灌溉五脏六腑，以维持机体代谢及生命活动。此精化生于脾，贮藏于脏腑，是脏腑功能活动的物质基础，称之为“脏腑之精”，故《灵枢·本神》说：“是故五脏主藏精者也。”脏腑之精充盈满溢，则下注归藏于肾，诚如《素问·上古天真论》指出：“肾者主水，受五脏六腑之精而藏之，故五脏盛乃能泻。”脏腑之精在体内输布有一定规律性，即由主时之脏将精布散周身，以适应气候变化，如春“脏真散于肝，肝藏筋膜之气也”；夏“脏真通于心，心藏血脉之气也”；长夏“脏真濡于脾，脾藏肌肉之气也”；秋“脏真高于肺，以行荣卫阴阳也”；冬“脏真下于肾，肾藏骨髓之气也”（《素问·平人气象论》）。分别以散、通、濡、高、下概括五脏通过旺时将精气向全身输布的不同方式。总之，此类精气是脏腑功能活动的物质基础，称之为“脏真”，后世医家称其为“后天之精”。

先天之精与后天之精密切相关。人之始生，本源于先天之精，是先天之精为后天之精的化生准备了物质基础；既生之后，必赖后天脏腑之精的不断滋养，先天之精才能源足不绝。平时脏腑之精充盈，则归藏于肾，而当生殖机能发育成熟时，部分脏腑之精可以转化为生殖之精，以繁衍后代。可见先天之精为生身之本，而后天之精是养身之源，二者相互依存，相互为用，即所谓“先天生后天，后天养先天”。

二、精血津液

从广义上说，精包括血、津、液等，是构成人体和维持生命活动的物质基础。总体来源于中焦脾胃所化生的水谷精微，通过脏腑生理功能活动而生成，故《灵枢·决气》认为是一气所化。

血与精，都是人体中最宝贵的精微物质。《灵枢·决气》将血的生化过程概括为：“中焦受气取汁，变化而赤，是谓血”；《灵枢·营卫生会》则进一步指出：“此所受气者，泌糟粕，蒸津液，化其精微，上注于肺脉，乃化而为血。”由饮食物经中焦脾胃纳化，分别出水谷精微和津液，再经脾转输上注心肺，受心肺的作用乃化生成血。此外，血液化生也与肾有关，隋·巢元方《诸病源候论》认为：“肾藏精，精者，血之所成也。”可见精是化生血液的物质之一，精血互生互化，后世称“精血同源”。血液在脉中循行，《素问·脉要精微论》谓“脉者，血之府也。”其规律，据《灵枢·营气》、《灵枢·经脉》、《素问·骨空》等篇记载，沿十四经脉循环流注次序运行；但在《素问·经脉别论》及《灵枢·痈疽》篇中还论及血液循行的其它途径，如表现出“脉气流经，经气归于肺，肺朝百脉”，“血和则孙脉先满溢，乃注于络脉，皆盈，乃注于经脉”的循环途径。血属于人体内最精粹的物质，故能濡润全身，营养神志，维持脏腑经络组织官窍的生理活动。

津和液，合称津液，是转化精、血、髓、泪、涕、唾、汗、尿的基本成分，二者均是富含营养的液态物质，经孙络渗入血脉，便成为血液，如《灵枢·痈疽》曰：“中焦出气如雾，上注谿谷，而渗孙脉，津液和调，变化而赤为血。”同样，运行于脉中之血，从孙络渗出脉外，与脉外的津液化合，便可成为津液。如《灵枢·邪气脏腑病形》说：“十二经脉三百六十五络，其血气皆上于面而走空窍，……其气之津液皆上熏于面。”《灵枢·五癃津液别》还指出，津和液都来源于水谷精微，但在性状、分布部位、功能属性等方面有一定区别，“故三焦出气，以温肌肉，充皮肤，为其津；其流而不行者，为液。”《灵枢·决气》亦有相似的记载：“汗出溱溱是谓津”、“谷入气满，淖泽注于骨，骨属屈伸，泄泽补益脑髓，皮肤润泽，是谓液。”

精与津液，精藏于肾，聚于脑髓；而液质稠流缓，多灌注于骨节、脑、髓、脏腑之中，如《灵枢·五癃津液别》说：“五谷之津液，和合而为膏者，内渗入于骨空，补益脑髓，而下流于阴股。”津液在滋润人体脏腑组织的过程中，其下流于肾中之液，可转化为肾精。而肾精化髓充脑，其中一部分亦可与充养脑髓的液相合而化为液。又如《灵枢·口问》说：“液者，所以灌精濡空窍者也。”液能灌精，液中之精华部分即是精；液能补脑益髓，并入肾化为精。由此可见，精中有液，液中有精，二者可以互生互化。

三、神的分类及其含义

神的含义已见本篇第五章第二节，此处仅就精神、意识、思维活动范围之“神”分类并介绍其含义如下：

1. 五神

(1) 神　据《灵枢·本神》，人体之神按其先后天产生及表现作用不同而分成若干种，其属于先天者，如神、魂、魄在“两精相搏”结成胎儿时就已化生，并随着身形发育而逐渐成长，表现为人体的各种生命活动现象；其属于后天者即人的精神意识思维活动，如意、志、思、虑、智；喜、怒、思、忧、恐等，是出生之后，在接物处事过程中，逐渐形成的意识、思维表现和情感的外露。神产生的物质基础是精，《灵枢·经脉》指出：“生之来谓之精，两精相搏谓之神”。神产生之后，其活动场所为心，魂魄意志思虑智等神志活动过程由心主宰，并以心主的气血为其物质基础，即《灵枢·本神》云：“所以任物者谓之心”，“心藏脉，脉舍神”，而张介宾《类经·藏象类》归纳为：“神之为义有二：分言之则阳神曰魂，阴神曰魄，以及意志思虑之类皆神也。合言之则神藏于心，而凡情志之属，惟心所统，是为吾身之全神也。”

(2) 魂　《灵枢·本神》曰：“随神往来者谓之魂”。张介宾注云：“神之与魂皆阳也，……魂随乎神，故神昏则魂荡”，“气之神曰魂”。魂是伴随神而产生并在神的支配下，又能辅助神的精神活动。两者区别在于“神为阳中之阳，而魂为阳中之阴”。魂的内容可包括：一与睡眠、夜梦、幻觉相关，如《类经·藏象类》曰：“魂之为言，如梦寐恍惚，变幻游行之境皆是也。”二与随意运动相关，如张琦《素问释义·六节藏象论》云：“人之运动，皆神魂之所为。”三与精神情绪调节相关，方药中《辨证论治七讲·藏象》认为：“魂的作用是人体在心的指挥下所表现的正常兴奋或抑制作用。”四为后天发展的精神活动，唐·孔颖达《五经正义》：“精神性识，渐有所知，此则魂之灵也。”魂的物质基础是血，故与肝的关系最为密切，《灵枢·本神》称“肝藏血，血舍魂”，肝血充盈，神魂才能安藏，故又称“肝藏魂”。

(3) 魄　是人体精神活动的组成部分，《灵枢·本神》曰：“并精而出入者谓之魄”，指出魄以精气为物质基础，与生俱来。《五经正义》云：“初生之时，耳目心识，手足运动，啼呼为声，此则魄之灵也。”张介宾《类经·藏象类》亦注云：“魄之为用，能动能作，痛痒由之而觉也”，阐明魄表现为人体本能的动作和感觉功能。魄的物质基础为精，精足则体健魄全，魄全则感觉灵敏，动作正确。魄在五脏中属肺，如《灵枢·本神》说：“肺藏气，气舍魄”，而王冰注“肺藏魄”时云：“精气匡佐也”。

(4) 意　《灵枢·本神》云：“心有所忆谓之意”。心接受事物，并且对事物产生初步印象或念头，叫做意念，此为思维活动的第一个阶段，且伴随其始终。此外，意还可指记忆能力、或推测、意度。意的物质基础是营血，而脾为营血生化之源，所以“意”这一思维记忆过程与心脾密切相关，故《灵枢·本神》谓“脾藏营，营舍意。”

(5) 志　《灵枢·本神》云：“意之所存谓之志”，张介宾注云：“意已决而卓有所立者，曰志。”根据意念目的而确定的志向或打算，叫做志。此为思维活动的第二个阶段。亦可指记忆的保特或长期记忆言。志以精气为基础，因为肾藏精，故志与肾脏密切相关，正如《灵枢·本神》谓：“肾藏精，精舍志。”

此外，思、虑、智，亦属神志活动范围。《灵枢·本神》“因志而存变谓之思”，根据确立的志向而对事物反复地分析、比较，叫做思，此为思维活动的第三个阶段；“因思而远慕谓之虑”，通过周密思考以计划未来的行动，叫做虑，此为思维活动的第四个阶段；“因虑而处物谓之智”，在深谋远虑的基础上正确地处理事物，叫做智，此为思维活动的第五个阶段。从“存变”到“处物”，是根据目的，克服困难，实现预期目标的神志活动过程。总之，魂、魄、意、志、思、虑、智，其职能分工不同，但都是在心的“任物”后进行的思维活动，体现出人对客观事物的认知过程。《内经》认为人的精神思维活动，是五脏功能活动的组成部分，并以五脏精气作为物质基础；而产生思维的基础在心，思维的具体过程则与脾、肾、肝、胆等脏腑相关。正如《素问·阴阳应象大论》云：脾“在志为思”；《灵枢·本神》所谓“脾藏营，营舍意”，“肾藏精，精舍志”；《素问·灵兰秘典论》亦谓“肝者，将军之官，谋虑出焉”，“胆者中正之官，决断出焉。”《灵枢·本脏》则指出精神思维活动也能影响和调节五脏气机，谓：“志意和则精神专直，魂魄不散，悔怒不起，五脏不受邪矣。”

2. 五志

人的各种精神活动都是在一定的情绪状态下进行的，故各种精神活动与情志活动相互交错，相互影响，因而人的情志活动一般能够反映其精神活动的状态。然而人的情志活动受多方面因素影响，如周围环境的变动，社会因素，语言文字等，都能刺激人体感官，使人随之产生感情波动，并溢于言表，表现出不同的情感反应，中医将这些情感变化归纳为七种，即喜、怒、忧、思、悲、恐、惊。《内经》又将这些情感按五脏所主概括为喜、怒、思、忧(悲)、恐，简称“五志”。《素问·阴阳应象大论》曰：“人有五脏化五气，以生喜怒悲忧恐”，阐明情志活动属于人的正常生理现象，由脏腑气化作用而产生。情感的变化是脏腑机能活动的表现形式之一，属于脏腑功能活动的组成部分。不同性质的情志变化，分别与五脏有着某些特殊的联系，可用五行理论将其归纳为肝“在志为怒”，心“在志为喜”，脾“在志为思”，肺“在志为忧”(悲)，肾“在志为恐”。

(1) 喜　属心情愉快的情绪表现，因其活泼而表现于外，有火之跳动、活泼、炎上之象，故配属于心。《素问·举痛论》指出，适度喜乐，属良性刺激反应，可使营卫通利，有益于身心健康。但喜乐过度，则使心气涣散，神不守舍，而可产生《灵枢·本神》所说的“神惮散而不藏”，或“笑不休”等心神失常病症。

(2) 怒　为情绪激动的情感表现，属于肝脏疏泄气机的反应，故配属于肝。如果遇可怒之事而适度怒之，当为“情之正”，属生理反应。但若大怒则伤肝，肝气上逆，血随气逆，并走于上，如《素问·举痛论》“怒则气逆，甚则呕血及飧泄”，《素问·生气通天论》“大怒则形气绝，血菀于上，使人薄厥。”临床多表现出呕血，突然眩晕，昏厥等病症。

(3) 思　指思虑，思考，是正常思维活动表现的常态。为其他情志表现的基础，具有土象，故配属于脾。但思虑过度，所思不遂，则可影响脾之运化，使脾气郁结，如《素问·举痛论》“思则心有所存，神有所归，正气留而不行，故气结矣”，多出现纳呆，腹胀，便溏，失眠，健忘等病症。

(4) 悲（忧）　指愁苦忧虑及悲伤的情绪状态，悲自外来，忧自内发，均可致气机内郁、收敛，具金之象，故配属于肺。这种情绪反应，一般不会致病，若悲哀忧伤过度，则可使肺气抑郁，意志消沉，耗伤肺气，《举痛论》所谓“悲则气消”，可产生精神不振，胸闷乏力，气短等肺气不足之症。

(5) 恐　是人体对某些事物惧怕而产生极度紧张的精神状态，因其发自于内且常引起气机下陷而具水之象，故配属于肾。此外，部分医家还认为恐与惊相似，但惊为不自知，事出突然而受惊；恐为自知，俗称胆怯。过恐伤肾，耗损肾精，致肾气不固，如《灵枢·本神》说："恐惧不解则伤精，精伤则骨酸痿厥，精时自下。"常出现二便失禁，遗精，痿厥等病症。

精神情志活动产生于五脏，并以五脏的精气作为物质基础，而精神情志活动本身又能反作用于脏腑，对脏腑的功能活动产生重要影响。故正常的精神情志活动，有利于脏腑气血阴阳的协调，是人体健康的保证；在病理状态下，五脏功能失常，常可引起精神活动异常，如《素问·宣明五气篇》云："精气并于心则喜，并于肺则悲，并于肝则忧，并于脾则畏，并于肾则恐。"而情志的剧烈变化或精神创伤，或长期的精神刺激，亦会伤及相关脏腑，如怒伤肝，喜伤心，思伤脾，忧、悲伤肺，恐伤肾等，导致脏腑功能紊乱，出现气机逆乱的病变或加重原有的病情，如《素问·举痛论》所云："怒则气上，喜则气缓，悲则气消，恐则气下"，"惊则气乱"，"思则气结"；《素问·阴阳应象大论》亦云："暴怒伤阴，暴喜伤阳"等。因此保持良好的精神状态，对于维持脏腑机能活动的协调，营卫运行通利，抵御外邪有重要意义。

思维对情志具有一定的调节作用，如《灵枢·本脏》说："志意和则精神专直，魂魄不散，悔怒不起，五脏不受邪矣。"《灵枢·本神》则云："神伤则恐惧自失"。同样，情志也可以影响思维，如《素问·举痛论》所云："惊则心无所倚，神无所归……思则心有所存，神有所归。"《灵枢·本神》又谓"怵惕思虑则伤神"，"盛怒者，迷惑而不治。恐惧者，神荡惮而不收"等。

《内经》强调各种情志刺激机体，首先影响心神，在心神先伤或心神活动失调，各脏腑之志无所统制与协调时，可使五脏分别受到不同的伤害，如《灵枢·口问》曰："悲哀愁忧则心动，心动则五脏六腑皆摇。"情志伤及内脏，既可出现身形病证，又有神志异常的表现，如《灵枢·本神》列举"心怵惕思虑则伤神，神伤则恐惧自失，破䐃脱肉，毛悴色夭"；"肝悲哀动中则伤魂，魂伤则狂妄不精，不精则不正，当人阴缩而挛筋，两胁骨不举"等，指出情感过激伤脏，既有认知、行为的异常，同时又可发生身形方面的病证。

四、心主神明与五神脏

《内经》关于神之所藏的命题有两说，一是心藏神，又称心主神明；二是五脏皆藏神，故后世又称五脏为"五神脏"。

1. 心主神明

人体作为协调统一的整体，心脏位居中心，具有统领十二脏腑的功能，而神又是生命活动的主宰，因此"神"必然藏于心脏之内，才顺理成章。《素问·灵兰秘典论》是倡"心主神明"最具代表性的文章，该文形象地用封建王朝的官职比喻人身脏腑的职能，指出脏腑各司其职，互相协调合作，共同完成人体的生理活动，而其合作关系的主导者即是心脏。正是由于心脏具有主神明的功能，并通过经脉之道路（使道），才发挥出协调和统领各脏腑的功能。故谓"心者，君主之官，神明出焉。"心神正常，则诸脏腑协调而健康无病，即所谓"主明则下安，以此养生则寿"；若心神失常，则不免于病，谓"主不明则十二官危，使道闭塞而不通，形乃大伤，以此养生则殃。"《灵枢·邪客》亦云："心者，五脏六腑之大主也，精神之所舍也。"《灵枢·口问》谓："心者，五脏六腑之主也……心动则五脏六腑皆摇。"尽管《灵兰秘典论》强调了“心主神明”，但该篇尚有“肝者，将军之官，谋虑出焉；胆者，中正之官，决断出焉”之论，说明神志活动是以心为主导而由全身各脏腑相互协调合作的产物。

心主神明的另一个含义是心脏作为脏腑的中心，是产生各种思维活动的起始之处。如《灵枢·本神》将思维过程用意、志、思、虑、智五个阶段加以概括，但其发端则是“意”，而意之生则在于心，谓：“所以任物者谓之心，心有所忆谓之意。”由心任物而生意，由意而生志、生思、生虑、生智。《内经》心主神明的理论，反映出古人对精神意识思维过程的研究水平，体现了心在人的精神意识思维中占有主导地位。如清·喻昌《医门法律·卷二》提出：“心为五脏六腑之大主，而总统魂魄，兼该志意，……设能善养此心，而居处安静，无为惧惧，无为欣欣，宛然从物而不争，与时变化而无我，则志意和，精神定，悔怒不起，魂魄不散，五脏俱宁，邪亦安从奈我何哉?”

2. **五神脏**

五脏皆藏神的理论也是建立在人体是协调统一整体的观念之上，而这个整体的核心是五脏，“神”又是生命的主宰，因此神必然藏于五脏之中。合而言之总为一神，分而言之则为神、魂、魄、意、志五神。然其总为五脏精气所化，而分藏于五脏之中。即《素问·宣明五气》所说：“五脏所藏：心藏神，肺藏魄，肝藏魂，脾藏意，肾藏志。”《灵枢·本神》更指出：“肝藏血，血舍魂”；“脾藏营，营舍意”；“心藏脉，脉舍神”；“肺藏气，气舍魄”；“肾藏精，精舍志”。正是由于五脏分藏五神，所以《素问·六节藏象论》有“神脏五”之论，王冰注之曰：“神脏五者：一肝、二心、三脾、四肺、五肾也，神藏于内，故以名焉。”此即后世称五脏为五神脏之源。

应该指出，在五神脏理论中，对于思维过程五个阶段之发端的“意”，藏于脾脏之中，非如心主神明理论之起于心脏。这不仅是因为在五神脏理论中，“舍”神的精、气、血、营、脉五者均由水谷精微一气所化，而皆源于脾脏，同时也都与古代“重中”思想有关。即在心主神明理论中，以心脏为中心；而在五神脏理论中，则以脾脏为中心，心、肝、肺、肾为“四旁”。

五、精神关系

《灵枢·天年》云：“人之始生，何气筑为基？何立而为楯？……以母为基，以父为楯，失神者死，得神者生也。”又云：“血气已和，营卫已通，五脏已成，神气舍心，魂魄毕具，乃成为人。”阐明父母精气相合，形成原始胚胎，由胚胎而形成躯体的脑髓、骨骼、血脉、筋肉、皮肤、毛发、五脏六腑，随着人身形体的形成，新的生命活动开始，人的生命机能——神亦随之产生。由此可见，精乃构成形体的基本物质，可代指形体，由精气产生形体，有形体才有生命，有生命才具有生理机能，表现出生命的活力，神就是生理机能和生命活力的表现。“精对神而言，则神为阳而精为阴；……盖神之为德，如光明爽朗，聪慧灵通之类皆是也。……盖精之为物，重浊有质，形体因之而成也。”(《类经·藏象类》)此外，神的物质基础主要是气血，“血气者，人之神。”(《素问·八正神明论》)“神者，水谷之精气也。”(《灵枢·平人绝谷》)神又是在脏腑精气的基础上产生的，精气营血充养脏腑、组织、器官，便产生了神的活动。人体的神亦随精气之盛衰而盛衰，故精盈则神明，精亏则神衰。反之，人体脏腑组织的功能活动，以及气血的营运，又必须受神的主宰和调节，即神能统精，神运则精固，神乱则精失。总之，精与神是构成生命活动的两大基本要素，《素问·刺法论》说：“精气不散，神守不分。”若以形神关系论之，则形为神之宅，神乃形之主，无神则形不可活，无形则神无所附，二者相互依存，不可分离，《素问·上古天真论》称之谓“形与神俱”，形神备俱，乃成为人。

经文辑要

夫精者，身之本也。故藏于精者，春不病温。（《素问·金匮真言论》）

天食人以五气，地食人以五味。五气入鼻，藏于心肺，上使五色修明，音声能彰；五味入口，藏于肠胃，味有所藏，以养五气，气和而生，津液相成，神乃自生。

（《素问·六节藏象论》）

春……脏真散于肝，肝藏筋膜之气也；夏……脏真通于心，心藏血脉之气也；长夏……脏真濡于脾，脾藏肌肉之气也；秋……脏真高于肺，以行营卫阴阳也；冬……脏真下于肾，肾藏骨髓之气也。（《素问·平人气象论》）

五精所并，精气并于心则喜，并于肺则悲，并于肝则忧，并于脾则畏，并于肾则恐，是谓五并，虚而相并者也。

五脏化液，心为汗，肺为涕，肝为泪，脾为涎，肾为唾，是谓五液。

（《素问·宣明五气》）

人始生，先成精，精成而脑髓生。骨为干，脉为营，筋为刚，肉为墙，皮肤坚而毛发长，谷入于胃，脉道以通，血气乃行。（《灵枢·经脉》）

水谷皆入于口，其味有五，各注其海，津液各走其道。故三焦出气，以温肌肉，充皮肤，为其津；其流而不行者为液。天暑衣厚则腠理开，故汗出；寒留于分肉之间，聚沫则为痛。天寒则腠理闭，气湿不行，水下留于膀胱，则为溺与气。……故五脏六腑之津液，尽上渗于目，心悲气并，则心系急，心系急则肺举，肺举则液上溢。夫心系与肺，不能常举，乍上乍下，故咳而泣出矣。中热则胃中消谷，消谷则虫上下作，肠胃充郭，故胃缓，胃缓则气逆，故唾出。五谷之津液，和合而为膏者，内渗入于骨空，补益脑髓，而下流于阴股。

（《灵枢·五癃津液别》）

人之血气精神者，所以奉生而周于性命者也。……志意者，所以御精神，收魂魄，适寒温，和喜怒者也。……志意和则精神专直，魂魄不散，悔怒不起，五脏不受邪矣。

（《灵枢·本脏》）

中焦出气如露，上注谿谷，而渗孙脉，津液和调，变化而赤为血，血和则孙脉先满溢，乃注于络脉，皆盈，乃注于经脉。（《灵枢·痈疽》）

阴阳不测谓之神，神用无方谓之圣。（《素问·天元纪大论》）

神有余则笑不休，神不足则悲。血气未并，五脏安定，邪客于形，洒淅起于毫毛，未入于经络也，故命曰神之微。……。神有余则泻其小络之血，出血勿之深斥，无中其大经，神气乃平。神不足者，视其虚络，按而致之，刺而利之，无出其血，无泄其气，以通其经，神气乃平。（《素问·调经论》）

凡刺之法，先必本于神。血脉营气精神，此五脏之所藏也，至其淫佚离脏则精失，魂魄飞扬，志意恍乱，智虑去身者，何因而然乎？

天之在我者德也，地之在我者气也，德流气薄而生者也。故生之来谓之精，两精相搏谓之神，随神往来者谓之魂，并精而出入者谓之魄，所以任物者谓之心，心有所忆谓之意，意之所存谓之志，因志而存变谓之思，因思而远慕谓之虑，因虑而处物谓之志。

肝藏血，血舍魂，肝气虚则恐，实则怒；脾藏营，营舍意，脾气虚则四肢不用，五脏不安，实则腹胀经溲不利；心藏脉，脉舍神，心气虚则悲，实则笑不休；肺藏气，气舍魄，肺气虚则鼻塞不利，少气，实则喘喝胸盈仰息；肾藏精，精舍志，肾气虚则厥，实则胀，五脏不安。 （《灵枢·本神》）

五脏者，合神气魂魄而藏之。 （《灵枢·经水》）

胃满则肠虚，肠满则胃虚，更虚更满，故气得上下，五脏安定，血脉和利，精神乃居，故神者，水谷之精气也。 （《灵枢·平人绝谷》）

第十二节 经 络

经络是经脉和络脉的总称。经脉有正经和奇经之分，正经十二条、奇经八条。络脉有别络（大络）、络脉（狭义）、孙络之别。经络具有通行气血、沟通表里、贯通上下、连接脏腑肢节，将人体联系为统一整体，调节生命机能的作用。《内经》的经络学说是研究经络系统的组成、经脉与络脉的循行、生理功能、病理变化，经络与脏腑、形体、官窍的关系，以及经络理论在诊断和治疗方面应用等内容的专门知识。本节主要讨论十二经脉标本、三阴三阳开阖枢、络脉、奇经、气街等问题。

一、十二经脉标本

十二经脉的标本理论是经络学说的组成部分，《灵枢·卫气》详细地叙述了十二经脉的标本。

“标本”原指植物的根干与枝叶。《内经》中“标本”概念的内涵十分丰富，经脉“标本”则近其本意，遵循“上为标，下为本”的原则，分布于四肢末端的部分为经脉之本，又谓之“根”；分布于头面、躯干的部分为“标”，又谓之结。经络的标本理论，既重视经脉的循行，又能从气血的升降出入运动中反映经气的弥散作用，从而表现出经脉功能的多样性。

十二经脉均有本部及标部。当两上肢自然下垂时，四肢末端皆在下，可类比植物的根干，故经脉循行于此者即谓之“本”，位于此处的腧穴称为“本穴”；头面、躯干相对于在下的四肢末端而言皆在于上，可类比植物的枝叶，故经脉循行于此者即谓之“标”，位于此处的腧穴称为“标穴”。

十二经脉标本理论的临床应用主要体现在诊断和治疗两方面。就诊断而言，一为指导疾病的定位诊断。在先明各经气血运行的状况下，审察其标本之虚实。二是指导疾病寒热虚实之定性诊断。以虚证例之，若在下之本虚者，是元气（包括元阴、元阳）虚衰，故多发厥病。“能知六经标本者，可以无惑于天下”（《灵枢·卫气》），这是《内经》对十二经脉标本理论重要意义的高度概括。在治疗中的具体应用有以下四方面：①标病取本，本病取标。根据经气循行规律及由此产生的上下相应的作用原理，指导临床的针刺选穴。“病在上者下取之，病在下者高取之，病在头者取之足，病在腰者取之腘。”(《灵枢·终始》)因此取四肢末端的腧穴能治疗头面、胸腹的疾患，如“肚腹三里留，腰背委中求，头项寻列缺，面口合谷收”即属上病下取之“标病取本”的例证。同理，取头面、胸胁、腰背部的腧穴可治四肢病变，如取神庭穴、浮白穴、地仓穴治疗四肢萎软瘫痪、麻木之疾；刺膈俞可治四肢痈疽等，即属于下病上取之“本病取标”的实例。②标本（根结）穴的配伍应用。经脉之本即是其根，经脉之标即是其结。根与本穴是经气之所始，标与结穴为经气之所终止。针刺根穴、本穴不但能治疗局部疾患，更能治疗远端的、内脏的、头部的疾患，而针刺头面、胸腹部的标穴，则多治疗局部疾患。如果将二者相配取穴，标本、根结同用则疗效更佳，此即为局部取穴与远端取穴相结合的取穴方法。临床具体应用时有两法：一是同经的标本或根结配伍取穴，如痉病项强取天枢配束骨等。二是异经标本或根结配伍取穴，如治咳喘取肺俞配丰隆等。③新穴的发现及应用。在标本理论启迪下发现新腧穴，如面针、鼻针、耳针、眼针等结穴标穴可以治疗内脏病、四肢病。足针可以治疗头部、内脏疾患等。此外如阑尾穴、胆囊穴对肠痈、胆囊炎的诊断及治疗，至阴穴矫正胎位，腕踝针对急性腰背痛、内脏病的治疗等。④标本理论还可指导“五输穴”的临床应用。

二、三阴三阳开阖枢

三阴三阳开、阖、枢理论是《内经》所论经络学说的重要内容，对中医的学术发展有重要作用，主要记载于《灵枢·根结》和《素问·阴阳离合论》。开、阖、枢是对人体经脉的生理特征及其相互关系的概括。所谓开，言其循行部位表浅、在外，具有开放的作用特征，与外界的联系更密切，故曰“太阳为开”、“太阴为开”。所谓阖，言其循行的部位较深、在内，具有收敛闭藏的作用特征，故曰“阳明为阖”、“厥阴为阖”。所谓枢，指其循行部位在表里之间，具有枢纽的作用特点。故曰“少阳为枢”、“少阴为枢”。王冰认为开、阖、枢喻指经脉气机运行的特征，故注曰：“开阖枢者，言三阳之气多少不等，动用殊也。夫开者所以司动静之基，阖者所以执禁固之权，枢者所以主动转之微，由斯殊气之用，故此三变之也。”《内经》用开、阖、枢论三阳和三阴经脉，一是用以表述各经循行部位的深浅，二是表述各经不同的生理特性，三是明确三阳经脉之间在生理、病理方面的相互关系。

三阴三阳开、阖、枢的主要内容有三阳开、阖、枢，三阴开、阖、枢及相关问题争论等。

1. 三阳的开、阖、枢

分别是“太阳为开，阳明为阖，少阳为枢”。对此各家从不同的角度加以阐释。太阳为开，是因太阳主一身之表，主卫阳之气的运行，具有卫外御邪的功能，后世称其为“六经之藩篱”，故谓太阳为开。阳明指胃肠，胃为“仓廪之官”，是“水谷之海”，饮食水谷入于肠胃，泌清化浊，消化吸收，转输精微，以供五脏六腑之所需，故曰阳明主阖。少阳属半表半里，居气机出入运动之关键部位，故为枢。少阳居于半表半里有二解：一是认为太阳为开为表，阳明为阖为里，故少阳居半表半里当在太阳与阳明之间；二是认为阳经在外主表，阴经在内主里，少阳所居之枢机地位当为阳经与阴经之间，出则阳明，入则太阴，故在阳明之后、太阴之前的半表半里。两说虽然有别，但突出少阳主枢的意义则是一致的。

2. 三阴的开、阖、枢

分别是“太阴为开，厥阴为阖，少阴为枢”。各医家对此有不同的理解和认识。从病理角度言之，因邪传三阴，太阴首当其冲，为三阴经脉之屏障，故太阴为开。少阴属心肾，统主阴阳水火，真阴真阳寓寄其中，维系机体阴阳的平衡，可见少阴不仅为三阴之枢，而且调节整体阴阳水火，故为枢。厥阴为肝脉，主阴气之尽，故为阖。

关于三阴经之枢，还有人认为少阴为阖，厥阴为枢，理由有五：①根据《内经》所说经脉阴阳之气的多少而论，三阳经的关系是太阳（三阳，主开）→阳明（二阳，主阖）→少阳（一阳，主枢）。三阴经的关系应当是太阴（三阴，主开）→少阴（二阴，主阖）→厥阴（一阴，主枢）。②根据经脉的循行部位而论，手足三阴三阳经在四肢内外侧循行分布的规律是太阴、阳明在前缘，厥阴、少阳在中线，少阴、太阳在后缘。居于中者为枢，故少阳、厥阴均为枢。③从经脉表里关系而论，厥阴与少阳为表里，少阳为疾病从阳经传入阴经之枢，厥阴亦当为阴经之枢。④从伤寒六经传变规律而言，少阳为疾病从阳经传入阴经之枢，厥阴为疾病由阴出阳之枢。⑤少阴主里，厥阴主枢在《素问·阴阳类论》亦有论述。认为厥阴有阴尽阳始、极而复返的特性，犹如月之晦而转朔，符合阴阳终始之理。肝主厥阴，其性条达，疏泄气机，既可使气血升达巅顶，能助心肺之阳；中疏脾胃以助消化，又能助精血下达于肾而封藏之。其经从足走头，结于巅顶，转运全身之精血。可见厥阴的作用恰似人身之枢机，对整体机能有调控之功用，故称“厥阴为枢”之理由充足。

此外杨上善主张三阴三阳的关系当为“关、阖、枢”而非“开、阖、枢”。理由有三：其一从字义解，“关”为门闩，“阖”即门扇，枢为门轴。若据字义考究，杨上善的“关阖枢”较妥。其二，《灵枢·根结》的篇首有“不知根结，五脏六腑，折关败枢，开阖而走，阴阳大失，不可复取。”文中的折、败、开均为损伤之意。关、阖、枢指经脉的作用，故“关”字为妥。其三，杨上善较王冰为早而近古，其引《内经》之文及其注解则更为可信。“开”作“关”之说虽然仅为杨氏一家，但仍有其可信可取之处。

三、络脉

经络系统由经脉、络脉和连属部（十二经筋、十二皮部）组成。经脉是经络系统的主干，络脉则是经络系统的分支，由大络（又称别络）、浮络、孙络等不同级别的络脉组成，是一个由经脉分支后逐级分化，愈分愈细的束状网络结构，身体的各部位均有分布，无处不到。

1. 络脉与经脉　络脉与经脉的关系非常密切，但二者又有区别。络脉细小而经脉粗大；由于络脉不断地分叉，所以每支络脉循行距离相对短而经脉循行距离长；络脉呈纵横交错的束状网络结构，而经脉呈直行线状结构；经脉循行部位有腧穴分布，络脉则无。虽然《灵枢·经脉》有“经脉十二者，伏行分肉之间，深而不见……诸脉之浮而常见者，皆络脉也”之论，但人体深层、内脏之间仍然有“深而不见”的络脉分布，故《灵枢·百病始生》有“阴络”、“阳络”之称。阴络，即在下、在内之络；阳络，即在上、在外之络。因此不能以“络浅而经深”作为区别二者的依据。

络脉中最粗大的称为别络。因其是络脉结构中最粗大的分支，故又称为大络。别络之数在《灵枢·经脉》中记载了15条，其中十二正经各1条，任、督脉各1条，足太阴脾经多1条，计15条。若将《素问·平人气象论》提到的“胃之大络，名曰虚里”1条计入，则共为

16条。《难经》虽也有十五络之数，但所指之络脉除十二正经各1条，尚有阳跷、阴跷各1条，脾经多1条(《难经·二十六难》)。可见《内》、《难》虽然都言“十五络”，但二者所指有别，后世对此也有争论，但总以《内经》观点为主流。

2. 十五络脉的分布规律

十二正经的别络都从四肢膝肘关节以下分出，表里两经的别络相互络属，任脉的别络分布于腹部，督脉的别络分布于背部，足太阴脾经的另一条大络分布在躯干的两侧。络脉的循行分布有如下特点：一是沿其所属的经脉循行的方向散行。二是分布区域广泛。络脉沿本经呈束状布散，内外上下，无处不到，补充了经脉的线状分布，故曰“诸络脉皆不能经大节之间，必行绝道而出入。”(《灵枢·经脉》)孙络的分布更为广泛，愈分愈多，愈分愈细，分别布散在本经所属的内外区域，故曰“凡人遍体细脉，即皆肤腠之孙络也。”(《类经·经络类》)络脉又分为阳络和阴络两大类。阳络的分布特点是远离本经而布于体表浅层，阴络的分布特点是靠近本经而布于体内深层，故有“深而在内者为阴络，浅而在外者为阳络”之说。

3. 络脉的功能

络脉的功能当从别络与其他络脉两级分论。因为十五别络是络脉系统的源头，对全身无数细小络脉有主导作用。从别络分出的细小支脉为孙络，分布在肌肤表浅层的更细小络脉称为“浮络”。

十五别络具有沟通和加强相表里两经在肢体的联系，加强人体前、后、侧面的联系，统帅孙络、浮络，使经脉通行的气血沿着络脉系统呈束状弥散，达到渗灌气血，濡养全身等作用。其他络脉除具有经络共有的通行气血、沟通表里、感应传导、协调平衡、卫外御邪等作用外，还具有特殊的功能。其一，渗灌气血，濡养组织。经脉中气血的“营阴阳，濡筋骨，利关节”的功能主要靠孙络、浮络等络脉的渗灌作用实现。当气血运行到经络系统的末梢部位（即络脉），从络脉渗入脉外的组织之中，才能发挥其营养作用。其二，津血互渗。当人体脉内之血运行到经络末端的细小络脉时，脉内之血可以渗出脉外，脉外津液也可渗入脉内，从而完成体内津血互化的生理过程。所以张志聪也说：“盖水谷入胃，其津液随三焦出气以温肌肉、充皮肤，复渗于孙络，与孙络之血和合，变化而赤为血。”其三，贯通营卫。营气与卫气分别行于脉内和脉外，在营卫各自循行的过程中，不断地通过孙脉的相互贯通，脉内营气要出行脉外，脉外之卫气要入行脉内，从而达到营卫相互和调贯通，维持机体的阴阳平衡，故曰孙络“以通营卫”。其四，参与气血的环流。由于络脉分布区域广泛，庞大的络脉网络系统，不但能直接参加气血的循行，而且对全身气血环流具有重要的调节作用，因而对保障和维持人体正常的生命活动有十分重要的意义。

四、奇经八脉

奇经八脉，是异于十二正经的八条经脉，即督脉、任脉、冲脉、带脉、阳跷脉、阴跷脉、阳维脉、阴维脉的总称。

“奇经八脉”之语首见于《难经》。其与十二正经的主要区别点是：分布不像十二正经那样有规律，与五脏六腑没有直接的络属关系，彼此之间无表里配合关系，都无经别、经筋和皮部，因此称之为“奇经”。

奇经的名称不像十二正经有手足、阴阳、脏腑等命名规律，但各有其内涵，多反映经脉循行部位特征及功能特点。如督脉，是指行于后背正中的，具有统管诸阳经功能特征的经脉。任脉，是指该经行于前正中线，总管诸阴经，具有妊养胎儿功能的经脉。带脉，是指该经如同裙裤之带一样横于腰际一周，能约束纵行之经。

叶桂在《临证指南医案》中将奇经八脉的病证分为83门，说明奇经八脉的功能十分广泛。奇经八脉对人体发挥的综合作用是：

1. 调节十二经脉

(1) 主导和整合十二经脉：督脉为阳脉之海，总管诸阳经；任脉为阴脉之海，总管诸阴经；冲脉为十二经脉气血之海，统领十二经之气血。人身经脉以此三脉为核心，得维脉、跷脉、带脉之助，共同主导人身诸脉。

(2) 沟通、联络十二经脉　奇经八脉纵横交错地分布于十二正经之间，对十二正经产生沟通和联络作用，从而形成了经脉之间的多种联系，密切了经络与全身各脏腑组织之间的各种关系。

(3) 调节十二经脉中的气血　人体气血以十二经脉为主要通道在体内输布运行，而奇经则贯穿于十二经脉之间，起着蓄溢调节作用。当正经中的气血充盛而有余时，则流入奇经而贮蓄之，当人体所需气血增加时，气血便从蓄积的奇经之中渗灌于正经，以供人体生理之所需，故《难经》将十二正经喻指江河沟渠，将奇经喻为湖泊大海。

2. 主持生殖

奇经与男女内外生殖器官有直接的联系。冲、任、督脉均起于胞中，出于会阴，在男子则起于精室，说明奇经与生殖器官有着密切的关系。奇经还参与了生殖活动，诸如男子泄精、女子月经、男女交媾等生理过程都与奇经有关。当胎元结成之后，任脉的妊养、带脉的约束、督脉的统摄，跷脉、维脉的护卫，共同维系了胎儿的发育。奇经对男女的性活动也有调控作用，如冲、任、督脉失常时，男子可见阳痿、早泄，女子则有阴冷。临证中对此类病症常从奇经调治。

3. 主持发育

奇经能影响性器官和第二性征的发育。由于奇经的循行连接性器官，所以在青少年时期奇经损伤较甚时，可致性器官发育障碍。故第二性征如男子的胡须、喉结，女了的乳房发育以及男子第一次排精，女子月经等均与冲任二脉有关。所以临证对第二性征发育不良的病人，常用补督脉，调冲任之法治之。此外奇经通过调节十二正经，也可影响整体的发育。

奇经还有各自的生理功能，在生命活动中各脉又发挥着不同的作用。

1. 督脉功能

(1) 主持元阳，敷布命门之火。

(2) 为阳脉之海，总管各阳经

(3) 主生殖，产生性冲动，主导性活动的完成，故临床凡性功能低下者，多责之于督脉，如用补督脉之鹿茸而获良效即是其例；

(4) 能主管前后二阴，故凡“不得前后”、“冲疝”、“癃痔遗溺”之疾多责于督脉(《素问·骨空论》)

(5) 入脑贯心，参与神志活动，故督脉为病，可见“脊强而厥”（《难经·二十八难》），“实则脊强反折，虚则头重高摇”（《奇经八脉考·督脉为病》），“大小癫病，小儿风痫”（《脉经·平奇经八脉病》)。

2. 任脉功能

(1) 主持全身阴经，为阴脉之海。

(2) 主持元阴，调节人身之阴气。

(3) 参与生殖活动，尤其是女性的经、带、胎、产。

3. 冲脉功能

(1) 冲脉为十二经脉气血之海，贮藏血液，调节全身的血流量。

(2) 影响女子的月经和男子生殖之精的生成。

(3) 促进性器官和第二性征的发育。

(4) 所藏之血为神志活动的主要物质，间接地影响神志活动，故“血海有余，则常想其身大，怫然不知其所病；血海不足，则常想其身小，狭然不知其所病”(《灵枢·海论》)，显然无论冲脉出现实证或者虚证，皆可引起心理障碍性疾病的发生。

(5) 冲脉与阳明脉共同主束骨而利机关的宗筋(《素问·痿论》)，故冲脉也参与维持肢体的运动。

4. 带脉功能

(1) 带脉是全身唯一的一条横行经脉，故有总束诸脉，协调和联络各经的功能，故曰“一身上下，机关全在于带”(《杂病源流犀烛·带脉病源流》)。

(2) 带脉内系于胞宫，主司女子带下、月经、胎妊，男子的泄精等，故带脉不足则有子宫脱垂、赤白带下、月经过多、滑胎早产、遗滑淋浊等病，治疗时多调整带脉。

(3) 带脉内系脏腑，外束于筋肉，有维系脏腑正常位置及关节正常活动的功能，所以“带脉不引，故足痿不用”(《素问·痿论》)，临证对脏器下垂、痿痖之疾亦常责之于带脉。

(4) 带脉亦能维系一身筋肉之力，带脉充盛则力强而劲，带脉不足则萎弱乏力，因为“一身之强力亦赖带脉，盖力出于膂，膂在季胁之下，即带脉之所在也”(《杂病源流犀烛·带脉病源流》)，是以带脉不足则病人失力，“腰溶溶如坐水中”(《难经·二十九难》)，或“足痿不用”(《素问·痿论》)、痿痖(《奇经八脉考·带脉为病》)。

5. 维脉功能

阴维脉和阳维脉纵行身之两侧，各如一纲，串于阴经和阳经，分别维系着人身阴经和阳经，其作用是：

(1) 维系联络经脉，使其协调发挥作用，故曰“阳维维于阳，阴维维于阴”(《难经·二十九难》)，“维络于身”(《难经·二十八难》)。

(2) 调谐营卫，沟通内外。王叔和认为“阳维为卫”，行于卫分；“阴维为荣”，行于荣分(《脉经·平奇经八脉病》)。故《奇经八脉考·二维为病》引张元素语说：阴维阳维，“阴阳相维，则营卫和谐矣。”可见阳维主卫而卫于外，其为病则“苦寒热”(《难经·二十九难》)；阴维主营而营于内，其为病则“苦心痛”(《难经·二十九难》)。

(3) 参与神志活动，故阴维、阳维二脉失调，可见“阴阳不能自相维则怅然失志，溶溶不能自收持”的神志失常之症(《难经·二十九难》)。

(4) 由于阴阳维脉起于下肢，分别循行于下肢的内外侧，因而阴维阳维脉具有参与维持下肢运动的功能。临证中对下肢的痿痹之疾常常责之于维脉，故《临证指南医案·痹》云：

"右后胁痛连腰胯……乃脉络之痹症，从阳维阴维论病。"

6. 跷脉功能

（1）交通阴阳，运行卫气，协调诸经之气运行。

（2）主管目之开阖启闭，促进眼睛的正常活动。跷脉交于目眦，阳跷盛则张目，阴跷盛则瞑目，《灵枢·热病》有取阴跷治目赤痛的记载。

（3）调整睡眠。跷脉内通卫气，协调阴阳，可影响人体睡眠活动。《灵枢·邪客》认为失眠病的形成，是邪客人体，阳跷偏盛的缘故。《临证指南医案·不寐》有运用跷脉理论调治不寐症的实例。

（4）维持肢体（尤其是下肢）正常活动。由于跷脉起于足踝内外，分别沿下肢内、外侧上行于臂，故肢体活动障碍，尤其是下肢运动障碍性疾病常责之于跷脉。如《临证指南医案·痿》认为"独两腿内外肌肉麻木"者是"跷维不为用事"之故。

五、气街

气街理论是经络学说的组成部分，主要概括气街的概念、分布、结构、功能等方面。

1. 气街的概念

"气街"之名在《内经》凡18见，其理主要论于《灵枢·卫气》等篇。基本含义有二：一是经络之外营卫气血汇聚、运行的通道。二指腧穴名，即气街穴，又名气冲穴。

气街的分布有四个区域：

（1）"头有气街"在脑 由于脑为髓海，"诸髓者皆属于脑"（《素问·五脏生成论》），脑为精髓之气汇聚处，营养脑髓的气血来源十分广泛而丰富，人身"十二经脉，三百六十五络，其血气皆上于面而走空窍"（《灵枢·邪气脏腑病形》），因此头部的气街是全身气血灌注脑髓的主要通路。

（2）"胸有气街"在"膺与背俞" 心、心包络、肺居于胸中，"胸之气街"是心、心包络、肺三脏气血输注的通路。分布在"膺与背俞"，膺为胸之两旁，有肺、心包络、肝等脏的募穴分布于此；足太阳膀胱经在胸段的背俞穴为胸之气街，有肺、心包络、心、肝等脏的背俞穴分布。胸之气街分布在心、心包络、肺与前胸及后背之间。

（3）"腹有气街"在"背俞及冲脉于脐左右之动脉者" 肝、胆、脾、胃、肾、膀胱、大小肠、胞宫皆居于腹，故腹部气街是以上诸脏腑气血汇聚转输之通路。"冲脉于脐左右之动脉者"有诸脏腑的募穴，诸脏腑于背部有其背俞穴，可见腹之气街分布于腹部及诸脏腑与腹部及腰背之间。

（4）"胫有气街" 据原文所指，胫之气街上达气冲穴处与腹之气街相通，下在足踝上下与足六经的原穴相接。

2. 气街的结构特征

（1）联系四海，是相对独立的分段结构 人身的气街分为头、胸、腹、胫四节段，人体虽然是一个有机的整体，但在有机整体活动之下各节段又有相对独立的功能。使"四街"与人身"四海"有机的联系在一起，具体言之，"头之气街"与髓海相联系，"胸之气街"与气海相联系，"腹之气街"与水谷之海相联系，"胫之气街"与冲脉血海相联系。

（2）纵横交错，是以横向为主的网络结构 人体是一个多层面、多通道、多功能的复杂系统。十二正经及奇经的多数经脉通过纵向结构将人体各部分进行有机地联系，气街则将人体的脏腑、经络进行横向分节段联系，气街网络的密集程度是以下肢（胫之气街）、躯干（腹之气街及胸之气街）、头部（头之气街）依次增大。其中胸、腹之气街呈横向结构，头、胫之气街呈纵向结构。

(3) *前后相贯，是上下相连的纵横结构* 胸、腹气街以前后相贯的横向结构为特点。五脏、六腑分别藏居于胸、腹腔内，胸、腹气街则将藏居于胸腹腔内的脏腑连前通后，使内脏在诸经脉上下连通的基础上，凭借气街加强了前后的横向节段联系，使内脏在胸腹腰背深层的配合更加捷达。其中胸之气街加强了心、心包、肺及气海于胸背段的前后联系，腹之气街加强了横膈以下腹腔中所有内脏的腹骶段联系。头、胫气街是以上下相连的纵向结构为特点。藏居于胸、腹腔内的五脏六腑，其精气既要上通于脑、又要下达于胫，通于脑则充养脑髓，为元神的活动提供必需的营养物质；下达于胫则营养下肢，使下肢能胜任并承担全身的负荷和行走的功能。由于头、胫分别在躯干之两端，因而其气街结构必然是上下纵行的，正所谓结构决定其功能。可见人身四街有纵有横，使经络系统表现为多层面、全方位的立体网络结构，将人体各部分组织有机地联系在一起。

(4) *以脏腑为中心，是向全身呈辐射状结构* 从以上结构特点可以看出，在头、胸、腹、胫四气街中以胸、腹气街为基点，上连头之气街，下通胫之气街，而胸腹气街又以藏居其内的五脏六腑为核心，从而使脏腑所化生的气血既可凭借经脉，如环无端地环流于全身，又能依赖气街弥散于各组织器官。可见气街具有加强人体以脏腑为中心的整体联系作用。

3. 气街的生理功能

气街是经络系统的组成部分，因而除具有经络系统的基本功能外，还具有特殊的生理作用。

(1) *沟通联络作用*

气街是十二正经、奇经八脉、四海、标本根结联系的通道，也是八会穴、俞募穴、下肢五输穴与相关内脏联系的通道。

①气街所在的头、胸、腹、下肢，每一部位都有十二正经、奇经八脉的分布，因而加强了十二正经、奇经八脉在这些部位的横向多层面的联系。

②气街是沟通十二经脉、奇经八脉、五脏六腑与四海的通道，加强了四海与十二经脉、奇经八脉、五脏六腑的整体联系。

③气街是经脉标本根结间联系的通道。十二经脉的标本根结所在部位正好与四街一致。十二经脉之“根”、“本”皆在该经脉位于膝肘关节之远端，而其“标”、“结”均在头、胸、背部，但并非都位于本经，如手太阴、足少阴、足厥阴、足太阴、手少阴之标在足太阳经的背俞，正是气街的横向联系，才使这些经脉与统摄营卫的足太阳经连为一体。这也是将标本与气街一并放在《灵枢·卫气》一篇中论述之深意。

④气街是脏腑组织与八会穴联系的通道。在八会穴中，脏会章门，腑会中脘，气会膻中，血会膈俞，筋会阳陵泉，脉会太渊，骨会大杼，髓会绝骨（即悬钟穴），其中胸、腹气街所辖有五，胫之气街所辖者二，可见气街又是脏腑、气血、筋骨的精气转输通路。

⑤气街是沟通俞募与内脏间横向联系的通道。“募皆在阴，而俞在阳”（《难经·六十七难》）。五脏六腑的募穴都在属阴的胸腹，其俞穴都在属阳的背部，募穴和俞穴是各脏腑精气

聚积和转输的关键部位，是气血横向节段性运行的枢纽，也是治疗相关内脏疾病的重要腧穴。因此胸、腹气街实现了募穴、背俞穴与脏腑之间特殊的节段性横向联系。也是临床针刺俞募配穴治疗内脏疾病的理论基础。

(2) 蓄积气血的作用

“人之所有者，血与气耳。”(《素问·调经论》)气血是人赖以生存的最基本物质，经脉是气血运行的主要通道，但人体在不同的生理状态下机体各部分所需气血的多少是有差异的，人身头、胸、腹、胫四气街就是能蓄积调节气血需要量的组织结构，辅助十二正经、奇经八脉完成其“行血气血而营阴阳，濡筋骨，利关节”(《灵枢·本脏》)的重要功能。其中头之气街，蓄积气血，营养脑髓，以应头面五官七窍活动时对气血之所需；胸之气街蓄积心、心包络、肺三脏所需的气血，以应三脏生理活动对气血之需要，同时也可将心肺化生的气血转输至全身；腹之气街蓄积脾胃、肝胆、大小肠、肾与膀胱及子宫、二阴所需之气血，以满足饮食消化吸收、水液代谢、生殖及排泄活动过程中对气血的需求，并将中焦化生的水谷精气转输全身；胫之气街蓄积下肢负重、行走时所需之气血，以保障人在行走奔跑、负重时对气血之所需。可见经脉运行的气血在相对富余时便会在“四街”中蓄积贮存，当人体在不同的生理活动状态下，身体不同部分对气血需求量的多少不同，因而气街便会在人身较大范围内进行调配。

(3) 调节控制作用

气街的调节控制作用，可从四街与十二正经、奇经八脉、四海的关系中得到体现。

①调节十二正经：“十二经脉，三百六十五络，其血气皆上于面而走空窍”(《灵枢·邪气脏腑病形》)，但阳经都上头面，而阴经的主干都不上头面，凭借头之气街调节、控制十二经脉及内脏与头部的脑髓、官窍间的经气运行，故针刺十二经脉可调治脑髓病、五官病。胸、腹气街则能调节、控制内脏与胸腹及腰背之间的经气运行，故针刺募俞穴能治内脏疾病。胫之气街能调节、控制内脏与下肢的经气运行，故针刺下肢腧穴能治内脏病。

②调节控制奇经、四海：奇经犹如人身气血蓄溢之湖海，气街则如同控制的闸门，故气街对奇经的蓄溢有调节作用。如阳经之气亢盛时，气街便开放通往“阳脉之海”的通道，使督脉充盈并蓄贮之；若阳经之气衰减时，气街则又反向开放“阳脉之海”通向诸阳经的通道，使阳经得到补充。同样道理，阴经与“阴脉之海”(任脉)间的调控，十二经脉与“气血之海”(冲脉)间的调控均赖以气街。同理，头、胸、腹、胫四气街也分别蓄、溢调控着髓海、气海、水谷之海和血海。

(4) 代偿替补作用

气街是经络系统的重要组成部分，是十二正经、奇经八脉、经别、别络、经筋、皮部之外气血运行的侧枝旁路，尤其是在邪伤经脉，经脉为邪闭阻而不通的病理状态下，经气无法沿经络的常规之道运行时，气街就可发挥其“络绝径通”、侧枝傍路的代偿替补作用。如人体被邪气伤犯时，某一局部的经络阻隔不通，营卫无法循环运行，此时气街可以通过经脉之外的旁路，调节开放通向病变部位的通道，关闭对人体不利的通路，有利于经气的回还运行，以保障生命活动的进行。气街的关闭与开放是根据人体生理或病理的需要进行的，是维护机体活动不可缺少的重要环节。

经文辑要

雷公曰：愿卒闻经脉之始生。黄帝曰：经脉者，所以能决死生，处百病，调虚实，不可不通。

肺手太阴之脉，起于中焦，下络大肠，还循胃口，上膈属肺，从肺系横出腋下，下循臑内，行少阴心主之前，下肘中，循臂内上骨下廉，入寸口，上鱼，循鱼际，出大指之端；其支者，从腕后直出次指内廉，出其端。

大肠手阳明之脉，起于大指次指之端，循指上廉，出合谷两骨之间，上入两筋之中，循臂上廉，入肘外廉，上臑外前廉，上肩，出髃骨之前廉，上出于柱骨之会上，下入缺盆络肺，下膈属大肠；其支者，从缺盆上颈贯颊，入下齿中，还出挟口，交人中，左之右，右之左，上挟鼻孔。

胃足阳明之脉，起于鼻之交頞中，旁纳太阳之脉，下循鼻外，入上齿中，还出挟口环唇，下交承浆，却循颐后下廉，出大迎，循颊车，上耳前，过客主人，循发际，至额颅；其支者，从大迎前下人迎，循喉咙，入缺盆；下膈属胃络脾；其直者，从缺盆下乳内廉，下挟脐，入气街中；其支者，起于胃口，下循腹裏，下至气街中而合，以下髀关，抵伏兔，下膝膑中，下循胫外廉，下足跗，入中指内间；其支者，下廉三寸而别，下入中指外间；其支者，别跗上，入大指间，出其端。

脾足太阴之脉，起于大指之端，循指内侧白肉际，过核骨后，上内踝前廉，上踹内，循胫骨后，交出厥阴之前，上膝股内前廉，入腹属脾络胃，上膈，挟咽，连舌本，散舌下；其支者，复从胃，别上膈，注心中。

心手少阴之脉，起于心中，出属心系，下膈络小肠；其支者，从心系上挟咽，系目系；其直者，复从心系却上肺，下出腋下，下循臑内后廉，行太阴心主之后，下肘内，循臂内后廉，抵掌后锐骨之端，入掌内后廉，循小指之内出其端。

小肠手太阳之脉，起于小指之端，循手外侧上腕，出踝中，直上循臂骨下廉，出肘内侧两筋之间，上循臑外后廉，出肩解，绕肩胛，交肩上，入缺盆络心，循咽下膈，抵胃属小肠；其支者，从缺盆循颈上颊，至目锐眦，却入耳中；其支者，别颊上䪼抵鼻，至目内眦，斜络於颧。

膀胱足太阳之脉，起于目内眦，上额交巅；其支者，从巅至耳上角；其直者，从巅入络脑，还出别下项，循肩髆内，挟脊抵腰中，入循膂，络肾属膀胱；其支者，从腰中下挟脊贯臀，入腘中；其支者，从髆内左右，别下贯胛，挟脊内，过髀枢，循髀外从后廉下合腘中，以下贯踹内，出外踝之后，循京骨，至小指外侧。

肾足少阴之脉，起于小指之下，邪走足心，出于然谷之下，循内踝之后，别入跟中，以上踹内，出腘内廉，上股内后廉，贯脊属肾络膀胱；其直者，从肾上贯肝膈，入肺中，循喉咙，挟舌本；其支者，从肺出络心，注胸中。

心主手厥阴心包络之脉，起于胸中，出属心包络，下膈，历络三焦；其支者，循胸出胁，下腋三寸，上抵腋，下循臑内，行太阴少阴之间，入肘中，下臂行两筋之间，入掌中，循中指出其端；其支者，别掌中，循小指次指出其端。

三焦手少阳之脉，起于小指次指之端，上出两指之间，循手表腕，出臂外两骨之间，上贯肘，循臑外上肩，而交出足少阳之后，入缺盆，布膻中，散落心包，下膈，循属三焦；其支者，从膻中上出缺盆，上项，系耳后，直上出耳上角，以屈下颊至䪼；其支者，从耳后入耳中，出走耳前，过客主人前，交颊，至目锐眦。

胆足少阳之脉，起于目锐眦，上抵头角，下耳后，循颈行手少阳之前，至肩上，却交出手少阳之后，入缺盆；其支者，从耳后入耳中，出走耳前，至目锐眦后；其支者，别锐眦，下大迎，合于手少阳，抵于䪼，下加颊车，下颈合缺盆以下胸中，贯膈络肝属胆，循胁里，出气街，绕毛际，横入髀厌中；其直者，从缺盆下腋，循胸过季胁，下合髀厌中。以下循髀阳，出膝外廉，下外辅骨之前，直下抵绝骨之端，下出外踝之前，循足跗上，入小指次指之间；其支者，别跗上，入大指之间，循大指歧骨内出其端，还贯爪甲，出三毛。

肝足厥阴之脉，起于大指丛毛之际，上循足跗上廉，去内踝一寸，上踝八寸，交出太阴之后，上腘内廉，循股阴入毛中，过阴器，抵小腹，挟胃属肝络胆，上贯膈，布胁肋，循喉咙之后，上入颃颡。连目系，上出额，与督脉会于巅；其支者，从目系下颊里，环唇内；其支者，复从肝别贯膈，上注肺。

经脉十二者，伏行分肉之间，深而不见；其常见者，足太阴过于外踝之上，无所隐故也。诸脉之浮而常见者，皆络脉也。六经络手阳明少阳之大络，起于五指间，上合肘中。饮酒者，卫气先行皮肤，先充络脉，络脉先盛，故卫气已平，营气乃满，而经脉大盛。脉之卒然动者，皆邪气居之，留于本末，不动则热，不坚则陷且空，不与众同，是以知其何脉之动也。雷公曰：何以知经脉之与络脉异也？黄帝曰：经脉者常不可见也，其虚实也以气口知之，脉之见者皆络脉也。雷公曰：细子无以明其然也。黄帝曰：诸络脉皆不能经大节之间，必行绝道而出入，复合于皮中，其会皆见于外，故诸刺络脉者，必刺其结上，甚血者，虽无结，急取之以泻其邪而出其血，留之发为痹也。

手太阴之别，名曰列缺，起于腕上分间，并太阴之经直入掌中，散入于鱼际。其病实则手锐掌热，虚则欠呿，小便遗数，取之去腕半寸，别走阳明也。手少阴之别，名曰通里，去腕一寸半，别而上行，循经入于心中，系舌本，属目系。其实则支膈，虚则不能言，取之掌后一寸，别走太阳也。手心主之别，名曰内关，去腕二寸。出于两筋之间，循经以上，系于心包络、心系，实则心痛，虚则为头强，取之两筋间也。手太阳之别，名曰支正，上腕五寸，内注少阴；其别者，上走肘，络肩髃。实则节弛肘废，虚则生肬，小者如指痂疥，取之所别也。手阳明之别，名曰偏历，去腕三寸，别入太阴；其别者，上循臂，乘肩髃，上曲颊偏齿；其别者，入耳合于宗脉。实则龋聋，虚则齿寒痹隔，取之所别也。手少阳之别，名曰外关，去腕二寸，外绕臂，注胸中，合心主。病实则肘挛，虚则不收，取之所别也。足太阳之别，名曰飞阳，去踝七寸，别走少阴。实则鼽窒头背痛，虚则鼽衄，取之所别也。足少阳之别，名曰光明，去踝五寸，别走厥阴，下络足跗。实则厥，虚则痿躄，坐不能起，取之所别也。足阳明之别，名曰丰隆，去踝八寸，别走太阴；其别者，循胫骨外廉，上络头项，合诸经之气，下络喉嗌。其病气逆则喉痹瘁瘖，实则狂巅，虚则足不收，胫枯，取之所别也。足太阴之别，名曰公孙，去本节之后一寸，别走阳明；其别者，入络肠胃。厥气上逆则霍乱，实则肠中切痛，虚则鼓胀，取之所别也。足少阴之别，名曰大锺，当踝后绕跟，别走太阳；其别者，并经上走于心包，下外贯腰脊。其病气逆则烦闷，实则闭癃，虚则腰痛，取之所别者也。

足厥阴之别，名曰蠡沟，去内踝五寸，别走少阳；其别者，径胫上睾，结于茎。其病气逆则睾肿卒疝，实则挺长，虚则暴痒，取之所别也。任脉之别，名曰尾翳，下鸠尾，散于腹。实则腹皮痛，虚则痒搔，取之所别也。督脉之别，名曰长强，挟膂上项，散头上，下当肩胛左右，则走太阳，入贯膂。实则脊强，虚则头重，高摇之，挟脊之有过者，取之所别也。脾之大络，名曰大包，出渊腋下三寸，布胸胁。实则身尽痛，虚则百节尽皆纵，此脉若罗络之血者，皆取之脾之大络脉也。凡此十五络者，实则必见，虚则必下，视之不见，求之上下，人经不同。络脉异所别也。（《灵枢·经脉》）

能知六经标本者，可以无惑于天下。

足太阳之本，在跟以上五寸中，标在两络命门。命门者，目也。足少阳之本，在窍阴之间，标在窗笼之前。窗笼者，耳也。足少阴之本，在内踝下上三寸中，标在背俞与舌下两脉也。足厥阴之本，在行间上五寸所，标在背俞也。足阳明之本，在厉兑，标在人迎颊挟颃颡也。足太阴之本，在中封前上四寸之中，标在背俞与舌本也。手太阳之本，在外踝之后，标在命门之上一寸也。手少阳之本，在小指次指之间上二寸，标在耳后上角下外眦也。手阳明之本，在肘骨中，上至别阳，标在颜下合钳上也。手太阴之本，在寸口之中，标在腋内动也。手少阴之本，在锐骨之端，标在背俞也。手心主之本，在掌后两筋之间二寸中，标在腋下三寸也。（《灵枢·卫气》）

太阳为开，阳明为阖，少阳为枢，故开折则肉节渎而暴病起矣。故暴病者，取之太阳，视有余不足。渎者，皮肉宛焦而弱也。阖折则气无所止息，而痿疾起矣。故痿疾者取之阳明，视有余不足。无所止息者，真气稽留，邪气居之也。枢折即骨繇而不安于地，故骨繇者，取之少阳，视有余不足。骨繇者，节缓而不收也。所谓骨繇者，摇故也，当穷其本也。

太阴为开，厥阴为阖，少阴为枢。故开折则仓廪无所输膈洞。膈洞者，取之太阴，视有余不足。故开折者，气不足而生病也。阖折则气绝而喜悲，喜悲者，取之厥阴，视有余不足。枢折则脉有所结而不通，不通者，取之少阴，视有余不足。有结者，皆取之不足。

（《灵枢·根结》）

是故三阳之离合也，太阳为开，阳明为阖，少阳为枢，三经者不得相失也。

是故三阴之离合也，太阴为开，厥阴为阖，少阴为枢，三经者不得相失也。

（《素问·阴阳离合论》）

岐伯对曰：经有常色而络无常变也……帝曰：络之阴阳，亦应其经乎？岐伯曰：阴络之色应其经，阳络之色变无常，随四时而行也。（《素问·经络论》）

诸脉之浮而常见者，皆络脉也。（《灵枢·经脉》）

经脉为里，支而横者为络，络之别者为孙。（《灵枢·脉度》）

女子……二七而天癸至，任脉通，太冲脉盛，月事以时下，故有子……七七任脉虚，太冲脉衰少，天癸竭，地道不通，故形坏而无子也。（《素问·上古天真论》）

冲脉起于关元，随腹直上，寒气客则脉不通，脉不通则气因之，故喘动应手矣。

（《素问·举痛论》）

阳明者，五脏六腑之海，主润宗筋，宗筋主束骨而利机关也。冲脉者，经脉之海也，主渗灌溪谷，与阳明合于宗筋，阴阳揔宗筋之会，会于气街，而阳明为之长，皆属于带脉而络于督脉。故阳明虚则宗筋纵，带脉不引，故足痿不用也。（《素问·痿论》）

任脉者起于中极之下，以上毛际，循腹里上关元，至咽喉，上颐循面入目。冲脉者，起于气街，并少阴之经，侠脐上行，至胸中而散。任脉为病，男子内结七疝，女子带下瘕聚。冲脉为病，逆气里急。督脉为病，脊强反折。督脉者，起于少腹以下骨中央，女子入系廷孔，其孔溺孔之端也。其络循阴器合篡间，绕篡后，别绕臀，至少阴与巨阳中络者，合少阴上股内后廉，贯脊属肾，与太阳起于目内眦，上额交巅，上入络脑，还出别下项，循肩髆内，侠脊抵腰中，入循膂络肾；其男子循茎下至篡，与女子等；其少腹直上者，贯脐中央，上贯心入喉，上颐环唇，上系两目之下中央。此生病，从少腹上冲心而痛，不得前后，为冲疝。其女子不孕，癃痔遗溺嗌干。（《素问·骨空论》）

跷脉者，少阴之别，起于然骨之后，上内踝之上，直上循阴股，入阴，上循胸里入缺盆，上出人迎之前，入頄，属目内眦，合于太阳、阳跷而上行。（《灵枢·脉度》）

阴跷阳跷，阴阳相交，阳入阴，阴出阳，交于目锐眦，阳气盛则瞋目，阴气盛则瞑目。（《灵枢·寒热病》）

冲脉者，为十二经之海，其输上在于大杼，下出于巨虚之上下廉。（《灵枢·海论》）

冲脉者，五脏六腑之海也，五脏六腑皆禀焉。其上者，出于颃颡，渗诸阳，灌诸精；其下者，注少阴之大络，出于气街，循阴股内廉，入腘中，伏行骭骨内，下至内踝之后属而别；其下者，并于少阴之经，渗三阴。其前者，伏行出跗属，下循跗入大趾间，渗诸络而温肌肉。（《灵枢·逆顺肥瘦》）

冲脉者，十二经之海也，与足少阴之大络，起于肾下，出于气街，循阴股内廉，邪入腘中，循胫骨内廉，并少阴之经，下入内踝之后，入足下。其别者，邪入踝，出属跗上，入大趾之间，注诸络，以温足胫，此脉之常动者也。（《灵枢·动输》）

请言气街：胸气有街，腹气有街，头气有街，胫气有街。故气在头者，止之于脑；气在胸者，止之膺与背俞；气在腹者，止之背俞与冲脉于脐左右之动脉者；气在胫者，止之于气街与承山踝上以下。（《灵枢·卫气》）

四街者，气之径路也。故络绝则径通，四末解则气从合，相输如环。（《灵枢·动输》）

第七章 疾 病

《内经》有关疾病的概念、致病的原因、发病的机理、病理变化的机制、疾病的传变及转归、预后等，是《内经》理论体系的重要组成部分。其中三部之气致病，生病起于过用，勇者气行则已怯者则著而为病，两虚相得乃客其形，百病生于气，邪气盛则实精气夺则虚以及病机十九条等著名论述，至今仍被中医奉为理论精华，指导着临床实践。

第一节 疾病的概念

基于对人体健康及其生理活动规律的认识，《内经》通过研究疾病的各种临床表现，探索疾病与生理状态的根本区别，疾病的本质所在，疾病发生的基础，疾病发展过程和规律等，认识到疾病是有因可循，有证可据，是可以预防和治疗的，也就是说，疾病是可知的。这种唯物的疾病观，是《内经》临床诊治理论的认识论基础。

一、疾病是异常的生命过程

《内经》认为，疾病与健康相反，是异常的生命过程。《素问·平人气象论》说："平人者，不病也。"所谓平人，就是健康的人。平人，在《内经》有一定的标准，如《素问·调经论》说："阴阳均平，以充其形，九候若一，命曰平人。"说明气血的输注平衡均匀，三部九候脉象调匀一致，形体壮实，反映出健康机体阴阳和平协调。《素问·平人气象论》说："人一呼，脉再动，一吸，脉亦再动，呼吸定息脉五动，闰以太息，命曰平人。"确定脉率一息4至5次是基本标准。此外，《素问·上古天真论》还说："形与神俱，而尽终其天年"，将心身和谐列入健康标准。但是当人体受到各种因素的干扰，致使"阴平阳秘"的和平协调关系遭到破坏，健康的正常状态就转化为异常的病理状态，疾病也就随之产生，正如《灵枢·口问》所指出："夫百病之始生也，皆生于风雨寒暑，阴阳喜怒，饮食居处，大惊卒恐，则血气分离，阴阳破败，经络厥绝，脉道不通，阴阳相逆，卫气稽留，经脉虚空，血气不次，乃失其常。""乃失其常"正是说明正常的生理状态已不复存在，异常的病理状态已占生命过程的主导，这就是疾病。

关于疾病的称谓，《内经》言"疾病"仅见一处，即《灵枢·九针十二原》"余哀其不给，而属有疾病"，说明当时"疾病"这一词汇已出现，但应用并不普遍。《内经》中言疾病大都直称"病"、"痛"，偶尔也会出现"疾"，如同篇有"疾高而内"，"疾高而外"的记载。

疾病这种异常生命活动过程的产生，与具体的致病因素对脏腑经络功能的损害和疾病自身发展规律等因素相关，故每一种疾病过程均有其本身的特殊规律。各种病证之间主证特点、病程经过各不相同，所以在疾病过程中有许多不同种类的病证表现。

疾病过程一般均经历发生、发展、结果三个阶段。结果即转归，或生或死，也有的疾病发病迅速，来势凶猛，第一、二阶段病甚危急，第三阶段则可能以死亡结束，如薄厥。但若能治疗及时，生命亦可能得到挽救，第三阶段便出现“有伤于筋，纵，其若不容”而留下筋脉弛缓的后遗症。有的疾病起病缓慢，初起症状不易引人注意，日久其变化、发展明显地显示出其病变的顽固性，治疗非易，如《灵枢·水胀》论述的肠覃、石瘕。

二、疾病可知

《内经》强调，任何疾病都是可以认识的，其发生均有原因可循，乃一定的致病因素作用于人体所致，所以没有无缘无故发生的疾病。故《内经》有多篇分析疾病的原因，如《灵枢·百病始生》说：“夫百病之始生也，皆生于风雨寒暑，清湿喜怒。”《素问·举痛论》说：“百病生于气也。”《素问·调经论》说：“夫邪之生也，或生于阴，或生于阳。”对于有的致病原因不明或难以确定而疑为鬼神所致者，《内经》作了详尽的分析，如《灵枢·贼风》指出：“其毋所遇邪气，又毋怵惕之所志，猝然而病者”“此亦有故邪留而未发，因而志有所恶，及有所慕，血气内乱，两气相搏，其所从来者微，视之不见，听而不闻，故似鬼神。”患者已有故邪留于体内，后有七情刺激，两相积加而发病。这段论述，不仅释疑鬼神致病，而且其“因加而发”的观点，在病因学也有重要价值。

《内经》病因学有其认识论基础。任何事物的发生发展均有其外在的征象可察，如《灵枢·刺节真邪》说：“下有渐洳，上生苇蒲，此所以知形气之多少也。”根据地面上芦苇的衰旺，可以推知地下水土的情况，这是《内经》对疾病原因进行理性思考的表现。故《灵枢·本脏》说：“视其外应，以知其内脏，则知所病矣。”所谓外应，即表现于外的疾病征象，这些征象包括症状、体征等。医生就是根据这些“外应”来判断病情；医者诊断水平的高低，就取决于通过这些外“象”能否掌握病证的本质，因而《灵枢·邪气脏腑病形》说：“见其色，知其病，命曰明；按其脉，知其病，命曰神；问其病，知其处，命曰工。”

三、疾病可防可治

《内经》主张，疾病不仅可知，还可治可防。《灵枢·九针十二原》说：“今夫五脏之有疾也，譬犹刺也，犹污也，犹结也，犹闭也。刺虽久，犹可拔也；污虽久，犹可雪也；结虽久，犹可解也；闭虽久，犹可决也。或言久疾之不可取者，非其说也。”说明疾病犹如皮肉扎刺、衣服被污、绳子打结、河道淤阻，如果能针对这些原因和现象找到合适的治疗方法，便能产生理想的疗效，所以那种“久疾之不可取”的悲观消极观点“非其说”，是不可取的，因而明确指出：“言不可治者，未得其术也。”这种观念激励着历代医学家精研医道、医术，推动了中医学的发展。

防重于治，是《内经》论治学说中的一个突出思想。如《素问·四气调神大论》说：“圣人不治已病治未病，不治已乱治未乱”，将“治未病”提到防乱治国的战略高度，而批评重治轻防的观点是“渴而穿井，斗而铸锥”，归属下工。“治未病”属于养生防病的范畴，不仅可以提高正气抗邪能力，预防疾病，避免病人感受病痛与损害，而且能强身健体，延缓衰老，提高生存质量。

第二节 病 因

《内经》对病因的认识，不仅有对虚邪贼风、阴阳喜怒、起居不时、饮食不节等具体病因性质的探讨，还涉及到病因的概念、病因形成的原理、病因的阴阳分类、三部之气的致病特点及其与临床表现之间关系等内容，为中医病因学说奠定了理论基础，对临床审因论治具有指导意义。

一、《内经》的病因概念

病因，指导致疾病发生的原因，又称致病因素。致病因素的产生，与体内外有害物质、致病环境和先天遗传及出生后的生活方式等多方面因素有关。

《内经》虽然没有“病因”一词，但对有关病因内容的表述涉及病因的各个方面，如“得之”、“生于”、“受”某种因素而起病；因某种病邪“袭虚”而外感；因某种邪气“胜”而出现某证；因某种病邪“大至”而使人暴病暴死。其中最常见的是“伤”字，如有伤于外邪的，也有伤于内因的；或内外二者皆有所伤的。范围广泛，凡人体生存的内外环境中各种不利因素皆包括于内。归纳起来，有以下七方面：

1. 外感时邪

外感时邪包括感受四时六淫之气及疫疠之气。《素问·至真要大论》说：“夫百病之生也，皆生于风寒暑湿燥火，以之化之变也。”说明疾病大多与六淫有关。《素问·阴阳应象大论》说：“风胜则动，热胜则肿，燥胜则干，寒胜则浮，湿胜则濡泻。”此“胜”字意味着六淫太过，侵袭人体，正不胜邪而致病。又，《素问·六元正纪大论》说：“疠大至，民善暴死。”“温疠大行，远近咸若。”疠、温疠，均指具有传染性质的疫疠邪气。

2. 七情太过

《素问·阴阳应象大论》指出“喜怒不节”能致病，喜怒代表七情。又说：“暴怒伤阴，暴喜伤阳，厥气上行，满脉去形。”此“暴”字充分说明情志致病的条件是太过。情志变化暴烈，导致气血逆乱而发病，故《灵枢·本神》说：“是故怵惕思虑者则伤神，神伤则恐惧，流淫而不止；因悲哀而动中者，竭绝而失生；喜乐者，神惮散而不藏；愁忧者，气闭塞而不行。盛怒者，迷惑而不治；恐惧者，神荡惮而不收。”提示因情志过激，导致多种病变。

3. 饮食不节

饮食太过，直接损伤肠胃，即《素问·痹论》所说“饮食自倍，肠胃乃伤。”还可引发其它病变，如《素问·生气通天论》“因而饱食，筋脉横解，肠澼为痔；因而大饮，则气逆。”《素问·脉要精微论》也说：“溢饮者，渴暴多饮，而易入肌皮，肠胃之外也。”相反，饮食不及，过度饥饿，则精气虚衰，故《灵枢·五味》说：“谷不入半日则气衰；一日则气少矣。”精气虚衰即是正气不足，多种疾病就会发生。

4. 劳逸过度

过劳伤损精气，精气虚弱则是致病之基，如《素问·举痛论》说：“劳则气耗”，《素问·宣明五气》也说："久视伤血""久立伤骨，久行伤筋。"《素问·评热病论》有"劳风"一证，就是因过劳致虚，虚而受邪。此外，入房太甚称房劳，亦为致病之因，在《内经》诸病因中占有重要地位。然而过于安逸，气血运行迟缓，脏腑功能减退，也是疾病发生之因。故《素问·宣明五气》提出"久卧伤气，久坐伤肉。"

5. **起居无节**

《素问·上古天真论》有"以妄为常""起居无节"，以生活作息反常作为病因。它违逆机体自然的生理节律，削弱正气，邪气就会乘虚侵袭而发病。如《灵枢·百病始生》所述积证的病因之一就有起居不节。

6. **外力伤形**

外力伤形主要指高处坠落，跌仆损伤，金石之伤，虫兽咬伤等致病因素，损伤筋骨皮肉，破脉失血，或虫毒致病。如《素问·缪刺论》说："人有所堕坠，恶血留内"导致"腹中满胀，不得前后。"

7. **先天病传**

在出生前母体感受致病因素，影响胎儿发育，或邪伤胎元，导致婴幼出生后即发病，是为先天病传。如《素问·奇病论》论及"人生而有颠疾者""病名为胎病，此得之在母腹中时，其母有所大惊，气上而不下，精气并居，故令子发为颠疾也。"

二、《内经》病因分类及其意义

《内经》主要用阴阳对病因进行分类，将常见致病因素归结为"生于阳"和"生于阴"两大类。如《素问·调经论》说："夫邪之生也，或生于阴，或生于阳。其生于阳者，得之风雨寒暑；其生于阴者，得之饮食居处，阴阳喜怒。"外感六淫及疫疠，病从外来，先发于表，后入于里，在表在外属阳，故归于"阳"之类；饮食失调，居处潮湿，起居不时，房事劳伤，情志过激等病自内生，先病脏腑，在内在里属阴，则归为"阴"之类。这种分类法主要根据致病因素的来源、发病时的主证所在部位及病证的性质和特征而定。它分类简明，容易掌握。同时，《内经》又根据阴阳可分性，将分类进一步细化。如外感六淫虽同属病起于阳，但阳中还有阴阳，故《素问·太阴阳明论》说："阳受风气，阴受湿气。"在属阳的外感病因中，风邪属阳，易从上部感受，上为阳，此阳中之阳；湿气易从下部感受，下为阴，此阳中之阴。同理，生于阴的内伤病病因亦可依不同层次进一步细分，如"怒则气上"属于阳，"恐则气下"属于阴等。

《内经》对病因的阴阳分类法是后世病因分类的理论依据，它简明扼要地揭示了不同类型病因的基本性质、致病特点，由于病因类型不同，其传变途径、病变部位亦各有特点，是审证求因、审因论治的理论基础之一。

三、病因与病位、病性的关系

《内经》将病因、病位、病性三者联系起来分析，以反映病因的致病特点。如《灵枢·百病始生》说："喜怒不节则伤脏，风雨则伤上，清湿则伤下，三部之气，所伤异类。"将病位分为三部，认为不同的病因与不同的病位有着特定的亲和力。其中风雨、清湿属六淫，邪从外来，侵袭机体，其病变部位大多先在体表。根据外邪性质的不同，又有病位的上下之分：

风雨为阳邪，多首先侵袭人体头面部，故伤上；寒湿为阴邪，先由下肢侵入，故伤下。故初病时即可根据邪气特性确定其病位；及至入里，损伤脏腑，亦有一定倾向性，如火热伤心，湿浊伤脾，燥邪伤肺，风邪伤肝，寒邪伤肾。喜怒不节伤脏，亦有常规，如暴喜伤心、过思伤脾、大怒伤肝、大悲伤肺、恐惧伤肾。当然，临床病证大多病因复杂，病因非一，但病位亦有一定趋向性，如《灵枢·邪气脏腑病形》说："愁忧恐惧则伤心；形寒寒饮则伤肺，以其两寒相感，中外皆伤，故气逆而上行；有所堕坠，恶血留内，若有所大怒，气上而不下，积于胁下，则伤肝；有所击仆，若醉入房，汗出当风，则伤脾；有所用力举重，若入房过度，汗出浴水，则伤肾。"

疾病的性质亦与病因密切相关，随病因而有虚实之分。一般而言，外感病因致病多为邪气盛的实证；内伤病因致病多损伤五脏精气，发为虚证，所以《素问·太阴阳明论》说："故阳道实，阴道虚。故犯贼风虚邪者阳受之；饮食不节，起居不时者阴受之。"张介宾解释："外邪多有余，故阳道实；内伤多不足，故阴道虚。"

具体而言，风、寒、暑、湿、燥、火等虚邪贼风，与其所致病证性质的联系较为明确，但内伤病多为复合病因，因而病因与病性的联系也十分复杂，需要具体分析。

四、生病起于过用

"生病起于过用"是《内经》著名的病因学观点，出于《素问·经脉别论》。该篇说："春秋冬夏，四时阴阳，生病起于过用，此为常也。"过用，过度使用或过度作用。"过则为灾"，它使机体生理功能被过度耗损，或致病因素过于强烈，超出人体生理限度，扰动脏腑气血，因而导致疾病的发生。今综合《内经》各篇相关论述，归纳各种"过用"病因如下：

1. 冒犯外邪

违背"虚邪贼风，避之有时"的养生之道，自恃体质强壮，肆意触风露宿，冒犯寒暑，致使卫气虚弱，无力抗邪，如《素问·生气通天论》说："四维相代，阳气乃竭"，即指一年四季风雨寒暑燥湿交替侵袭人体，超越卫气抗邪的能力，必致卫阳虚竭。

2. 情志过激

《素问·举痛论》提出："怒则气上，喜则气缓，悲则气消，恐则气下"，"惊则气乱"，"思则气结"。气的上逆、下陷、涣散、结聚等，都是因为情志过激，以致破坏了气机升降有序的运动状态，因而发为各种病证。

3. 饮食五味太过

饮食五味化生水谷精气，为人体生理活动的物质基础，然五味太过则亦可成为致病因素，如《素问·生气通天论》指出："阴之所生，本在五味；阴之五宫，伤在五味。"其原因是五味偏食，偏助脏气，致使五脏之气有盛衰，因而发病。同时《内经》还提出，进食甘肥之品太过，酿热滞气，如《素问·奇病论》说："肥者令人内热，甘者令人中满。"从而发为消渴或痈疡，故《素问·生气通天论》有"高粱之变，足生大丁，受如持虚"之论。

4. 劳伤过度

《素问·举痛论》说："劳则喘息汗出，外内皆越，故气耗矣。"是劳力太过伤肺卫之气。《素问·五脏生成篇》说：心痹"得之外疾，思虑而心虚，故邪从之"，是劳心伤血，血不养心脉而邪入痹阻所致。《素问·腹中论》言血枯之证"此得之年少时，有所大脱血，若醉入房中，气竭肝伤”，指出房劳太过为致病之因。

5. 药物过用

药物使用要适度，若过其度则不仅影响疗效，甚至损伤正气。如《素问·至真要大论》论及药物使用时指出，五味各有所入，能增强相应脏气，但若久用，则会偏助脏气，导致五脏之气失调而致病，故该篇警告说：“气增而久，夭之由也。”《素问·五常政大论》则具体提出药物使用的法度，说：“方有大小，有毒无毒，固宜常制矣。大毒治病，十去其六；……无使过之，伤其正也。”

过用致病的观点是对临床实践的总结。如《素问·腹中论》具体指出“石药发癫，芳草发狂”的药害经验。同时过用为害的观点也反映了先秦诸子对《内经》论治思想的影响。如儒家尚中，道法自然，均告诫人们不可太过，故《左传》有“淫以生疾”，“过则为灾”（《昭公元年》）之论，同《内经》“生病起于过用”的观点是一致的。

五、九气为病

《素问·举痛论》说：“怒则气上，喜则气缓，悲则气消，恐则气下，寒则气收，炅则气泄，惊则气乱，劳则气耗，思则气结。”共有因气而病者九条，称九气为病。

气之活动循常有序，则人体呈现平人常态；气之活动失常，则一变而为异常的生命活动过程，即疾病状态。导致人体气机失常的原因很多，该篇归纳的九种之中，情志太过六种，气候失常二种，劳伤一种。现从病因角度分析如下：

1. 大怒

怒为肝志，大怒则最易导致气机骤然上升，引动血气暴逆，损伤脉络而呕血，甚至血气蒙蔽清窍而神志昏厥，亦可横逆伤及脾气，脾失健运而生飧泄。故该篇又说：“怒则气逆，甚则呕血及飧泄，故气上矣。”

2. 大悲

悲忧过度是一种消极的情感活动，持续过久则使人意志消沉，精神萎靡，神气不足，该篇“悲则心系急，肺布叶举，而上焦不通，荣卫不散，热气在中，故气消矣。”从悲忧气郁而化热，伤精耗气为论。

3. 大恐

恐惧是对某一事物感到恐惧不安，进而深陷其中，不能解脱，导致气机下陷，或升发不及。该篇说：“恐则精却，却则上焦闭，闭则气还，还则下焦胀，故气不（下）行矣。”此言因恐惧伤肾，肾中精气虚陷而致。

4. 狂喜

该篇说：“喜则气和志达，荣卫通利，故气缓矣。”张介宾注：“气脉和调，故志畅达。营卫通利，故气徐缓。然喜甚则气过于缓而渐至涣散，故《调经论》曰：喜则气下。《本神》篇曰：喜乐者，神惮散而不藏，义可知也。”说明狂喜亦能致病。

5. 过思

过度思虑，可使气机结滞而不通利。该篇说：“思则心有所存，神有所归，正气留而不行，故气结矣。”此从过度思虑，神凝于事，气机留滞不行而论理。

6. **大惊**

该篇说："惊则心无所倚，神无所归，虑无所定，故气乱矣。"大惊则使气机突然遭受意外的强烈刺激，超越机体对外界事物的适应限度，而发生气行无所定处的紊乱状态。

7. **大热**

外感火热之邪，可使腠理洞开，汗大泄，以致伤津耗气，故该篇说："炅则腠理开，荣卫通，汗大泄，故气泄。"

8. **大寒**

寒性凝滞，从外袭人，导致腠理闭塞，使卫气收敛，不得出入敷布，故该篇说："寒则腠理闭，气不行，故气收矣。"

9. **过劳**

劳作激烈，常见喘息、汗出，喘息导致肺气内损，汗出耗津，卫气随汗外泄，故该篇说："劳则喘息汗出，外内皆越，故气耗矣。"

经文辑要

夫百病之始生也，皆生于风雨寒暑，阴阳喜怒，饮食居处，大惊卒恐，则血气分离，阴阳破败，经络厥绝，脉道不通，阴阳相逆，卫气稽留，经脉虚空，血气不次，乃失其常。

（灵枢·口问）

夫百病之始生也，皆生于风雨寒暑，清湿喜怒。喜怒不节则伤脏，风雨则伤上，清湿则伤下，三部之气，所伤异类，愿闻其会。岐伯曰：三部之气各不同，或起于阴，或起于阳，请言其方。喜怒不节则伤脏，脏伤则病起于阴也；清湿袭虚，则病起于下；风雨袭虚，则病起于上，是谓三部。（灵枢·百病始生）

夫邪之生也，或生于阴，或生于阳。其生于阳者，得之风雨寒暑；其生于阴者，得之饮食居处，阴阳喜怒。（素问·调经论）

风胜则动，热胜则肿，燥胜则干，寒胜则浮，湿胜则濡泻。（素问·阴阳应象大论）

余知百病生于气也，怒则气上，喜则气缓，悲则气消，恐则气下，寒则气收，炅则气泄，惊则气乱，劳则气耗，思则气结。

寒气入经而稽迟，泣而不行，客于脉外则血少，客于脉中则气不通，故卒然而痛。

（素问·举痛论）

愁忧恐惧则伤心。形寒寒饮则伤肺，以其两寒相感，中外皆伤，故气逆而上行。有所堕坠，恶血留内，若有所大怒，气上而不下，积于胁下，则伤肝。有所击仆，若醉人房，汗出当风，则伤脾。有所用力举重，若入房过度，汗出浴水，则伤肾。（灵枢·邪气脏腑病形）

风气藏于皮肤之间，内不得通，外不得泄；风者善行而数变，腠理开则洒然寒，闭则热而闷，其寒也则衰食饮，其热也则消肌肉，故使人怢栗而不能食。（《素问·风论》）

寒湿之伤人奈何？岐伯曰：寒湿之中人也，皮肤不收，肌肉坚紧，荣血泣，卫气去。

（《素问·调经论》）

有渐于湿，以水为事，若有所留，痹而不仁，发为肉痿。（《素问·痿论》）

因于湿，首如裹，湿热不攘，大筋緛短，小筋弛长，緛短为拘，弛长为痿。

（《素问·生气通天论》）

暑则皮肤缓而腠理开。（《灵枢·岁露》）

春秋冬夏，四时阴阳，生病起于过用，此为常也。（《素问·经脉别论》）

第三节　发　病

发病即疾病的发生，当此之时，致病因素作用于机体，使人体从生理状态转为病理状态，“阴平阳秘”变为阴阳失调。《内经》强调，人之所以发病，主要取决于邪气的性质、致病力大小，体质强弱、正气抗邪能力等方面。《内经》发病学观点，既有针对外感发病的“邪气发病”说、“正气存内、邪不可干”说、“两虚相得”说，亦有重视机体因素的“因加而发”及“勇者气行，怯者著病”说。

一、邪气发病

自然界的致病邪气侵袭人体是发病的基本条件。由外而内，扰动正气，正邪相争，产生一系列病变而发病，故《素问·金匮真言论》说：“八风发邪，以为经风，触五脏，邪气发病。”《灵枢·百病始生》也说：“夫百病之始生也，皆生于风雨寒暑，清湿喜怒。”说明邪气侵入人体是外感病发病的前提，凡病皆为邪气所致，无邪不发病。

邪气有致病力强弱之不同，因而《内经》有虚邪、贼风、虚风、正邪、大气之称。其中虚邪、贼风均指四时不正之气，足以致病。王冰注《素问·上古天真论》说：“邪乘虚入，是谓虚邪。窃害中和，谓之贼风。”虚风是针对实风而说的，同于虚邪贼风。《灵枢·九宫八风》说：“风从其所居之乡来为实风，主生，长养万物。从其冲后来为虚风，伤人者也，主杀主害者。”正邪，则是致病力甚弱的邪气，只有其人正气太虚，才会致病，此谓感受正邪。大气指致病性强的暴烈邪气，《灵枢·五色》说：“大气入于脏腑者，不病而卒死。”致病邪气还有性质的区别。风寒暑湿燥火六淫为四时不正之邪，其中风暑火属阳，寒湿燥属阴，并各有不同的致病特点、规律。而疫疠之邪，则具有剧烈的传染性，往往成为发病的关键，正如《素问遗篇·刺法论》所说：“五疫之至，皆相染易，无问大小，病状相似。”故告诫人们“避其毒气”。而各种疫邪亦有性质的区别，发为不同疫病，即后世所谓“一气致一病”。

二、正气为本

《内经》虽然提出邪气是发病的重要条件，但更重视正气与邪气二个方面力量的对比，强调正气在发病中的主导作用。正气强则胜邪，邪气被抑制、被驱逐或被消灭，即不发病；正气虚弱不胜邪气，则邪气扰乱人体气血阴阳，即发疾病，故《素问·评热病论》说：“邪之所凑，其气必虚。”正气强弱是发病的决定因素。《素问遗篇·刺法论》“正气存内，邪不可干”，《素问·金匮真言论》：“夫精者，身之本也，故藏于精者，春不病温”等论述，均发挥了这一理论。

此外，正气强弱还对发病时病情的轻重缓急逆顺也有重要影响。正气强则发病相对缓而轻；正气弱则发病来势急重，且易传变入里，如《灵枢·病传》说：“正气横倾，淫邪泮衍，血脉传溜，大气入脏，腹痛下淫，可以致死，不可以致生。”表明正气衰弱，邪气猖獗，正不能胜邪，则发病势急而危重，预后凶险。

三、两虚相得

《灵枢·百病始生》说："风雨寒热，不得虚，邪不能独伤人。卒然逢疾风暴雨而不病者，盖无虚，故邪不能独伤人。此必因虚邪之风，与其身形，两虚相得，乃客其形。""两虚"，指致病力较强的自然界之"虚邪"和人体正气虚弱。说明外感病的发生，一是有致病的虚邪，并具有较强的致病能力，正如《灵枢·九宫八风》所说："从其冲后来为虚风，伤人者也，主杀主害者。"二是虽有邪气，但若正气不虚，正能胜邪，亦不会发病，强调了正气强盛与否是发病的主导因素。

"两虚相得"是《内经》对发病原理的概括。这种发病学观点，既强调正气为主导，机体自身条件是基础，又不排除外来致病邪气的重要作用，辩证地看待发病中内外因素的相互关系，是《内经》辩证思想在发病学方面的体现。

还有一种情况，若正气较弱而邪气致病力亦不强，邪正交争处于低水平状态，临床上可无明显的体征和症状，人体介于健康与疾病状态之间，即《灵枢·邪气脏腑病形》所说："正邪之中人也微，先见于色，不知于身，若有若无，若亡若存，有形无形，莫知其情。"

此外，《灵枢·岁露论》说："乘年之衰，逢月之空，失时之和，因为贼风所伤，是谓三虚。""三虚"使人体处于一个特殊状态，疾病的发生可能比"两虚"来得更急暴，故又说："三虚者，其死暴疾也。"

四、失和为邪

《内经》中的邪气，多指四时不正之气，属于外邪。除此之外，还有一些并非外来，而是由机体自身功能失和而病者，亦称为邪。如《灵枢·口问》十二病证均为内伤病，但篇内云："凡此十二邪者，皆奇邪之走空窍者也。"张介宾注《素问·举痛论》"百病生于气"时说："气之在人，和则为正气，不和则为邪气。"《内经》以五脏为纲论其失和为邪生病，如风气内动、寒从中生、湿浊内蕴、津伤内燥、火热内扰，后世称为"内生五邪"。

总之，脏腑、经络、阴阳、气血、营卫，皆为人体维持生命所必需，和则为正，是生理状态；失和则邪，成为致病因素。

五、因加而发

"因加而发"是《内经》论发病的类型之一。《内经》论述发病类型有随感即发的，如《素问·热论》"人之伤于寒也，则为病热"；有潜发的，指人体受邪后经过一段较长的潜伏后，恰逢诱因，则可发病，此即所谓"因加而发"。《灵枢·贼风》在分析患者没有明显外感贼风的病史，却发生疾病的机理时，指出："此皆尝有所伤于湿气，藏于血脉之中，分肉之间，久留而不去，若有所堕坠，恶血在内而不去，卒然喜怒不节，饮食不适，寒温不时，腠理闭而不通，其开而遇风寒，则血气凝结，与故邪相袭，则为寒痹；其有热则汗出，汗出则受风，虽不遇贼风邪气，必有因加而发焉。"说明这是先有潜伏的"故邪"，藏于体内，"留而未发"，因为这些邪气深藏于血脉之中，分肉之间，"其所从来者微，视之不见，听而不闻"，症状表现不明显，使人不易察觉。然而一旦喜怒不节，饮食不适，寒温不时，则会诱发故邪，与新邪“两气相搏”而发病。“因加而发”之说，为解释某些疾病的延期发作、临床疾病的潜症等医学现象提供了理论依据。

六、勇者气行，怯者著病

《素问·经脉别论》在例举夜行、堕坠、惊恐、渡水跌仆使人喘急后，说：“勇者气行则已，怯者则著而为病。”指出，在同样引起人体气血生理变动因素的刺激下，发病与否，主要取决于体质的强弱。“勇者”性格刚强，体质强壮，受到刺激后，机体对一时性的气血激荡逆乱，有能力自我调整，气血恢复正常运行，不至于形成病理性损害，故“气行则已”而不发病；而那些性格怯懦，体质虚弱的人，机体无力调整气血的剧烈变化，这种病理状态就会留而发病。

《内经》常以“勇怯”代称体质。勇者多为形体壮实，五脏六腑坚固之人；怯者常见阴阳虚弱，五脏六腑不坚，形体不足之躯。由于体质差异，两者在发病上有着不同趋势，所以勇者气行怯者著病之论，亦从体质学角度阐明人体发病的机理，对于临床辨证有重要指导意义，也是中医体质学说的重要内容。

七、病发无常

《灵枢·邪气脏腑病形》说：“邪之中人，或中于阴，或中于阳，上下左右，无有恒常。”指出疾病的发生没有固定的模式。病发无常的缘由，一者，由于致病因素多端，病性病位亦异，故发病无常；二者，患者体内环境不同，对致病因素的反应亦不同，所以发病各异；三者，某些致病因素本身有不断深入，不断变化的特性，故发病也就不同。所以，《灵枢·刺节真邪论》指出：“有一脉生数十病者，或痛，或痈，或热，或寒，或痒，或痹，或不仁，变化无穷……此皆邪气之所生也。”四者，邪气侵犯的部位不同也发生不同的病证，如《灵枢·刺节真邪论》说：“虚邪之中人也，洒淅动形，起毫毛而发腠理。其入深，内搏于骨，则为骨痹。搏于筋，则为筋挛。搏于脉中，则为血闭不通，则为痈。搏于肉，与卫气相搏，阳盛者则为热，阴胜者则为寒，寒则真气去，去则虚，虚则寒。搏于皮肤之间，其气外发，腠理开，毫毛摇，气往来行，则为痒。留而不去，则痹。卫气不行，则为不仁。虚邪偏客于身半，其入深，内居荣卫，荣卫稍衰，则真气去，邪气独留，发为偏枯。其邪气浅者，脉偏痛。虚邪之入于身也深，寒与热相搏，久留而内著，寒胜其热，则骨疼肉枯。热胜其寒，则烂肉腐肌为脓，内伤骨，内伤骨为骨蚀。”“有所结，深中骨，气因于骨，骨与气并，日以益大，则为骨疽。有所结，中于肉，宗气归之，邪留而不去，有热则化而为脓，无热则为肉疽。凡此数气者，其发无常处，而有常名也。”

“病发无常”的发病特点，主要是提示医生要对发病的复杂性有所认识，提高辨识的技术，其中仍有某些规律可循，因为致病因素的种类、性质，与发病部位、疾病性质及其轻重之间存在有机联系，通过审机求属可以把握，如《灵枢·百病始生》说：“气有定舍，因处为名。”《灵枢·邪气脏腑病形》说，邪气“中阳则溜于经，中阴则溜于腑”等。

经文辑要

虚邪者，八正之虚邪气也。正邪者，身形若用力，汗出腠理开，逢虚风。其中人也微，故莫知其情，莫见其形。（《素问·八正神明论》）

风雨寒热，不得虚，邪不能独伤人。卒然逢疾风暴雨而不病者，盖无虚，故邪不能独伤人。此必因虚邪之风，与其身形，两虚相得，乃客其形。两实相逢，众人肉坚。其中于虚邪也，因于天时，与其身形，参以虚实，大病乃成。（《灵枢·百病始生》）

人与天地相参也，与日月相应也。故月满则海水西盛，人血气积，肌肉充，皮肤致，毛发坚，腠理郄，烟垢著。当是之时，虽遇贼风，其入浅不深。至其月郭空，则海水东盛，人气血虚，其卫气去，形独居，肌肉减，皮肤纵，腠理开，毛发残，焦理薄，烟垢落。当是之时，遇贼风则其入深，其病人也卒暴。

乘年之衰，逢月之空，失时之和，因为贼风所伤，是谓三虚。

逢年之盛，遇月之满，得时之和，虽有贼风邪气，不能危之也。（《灵枢·岁露论》）

黄帝曰：余闻五疫之至，皆相染易，无问大小，病状相似，不施救疗，如何可得不相移易者？岐伯曰：不相染易者，正气存内，邪不可干，避其毒气。（《素问遗篇·刺法论》）

黄帝曰：夫子言贼风邪气之伤人也，令人病焉，今有其不离屏蔽，不出空穴之中，卒然病者，非不离贼风邪气，其故何也？岐伯曰：此皆尝有所伤于湿气，藏于血脉之中，分肉之间，久留而不去；若有所堕坠，恶血在内而不去。卒然喜怒不节，饮食不适，寒温不时，腠理闭而不通。其开而遇风寒，则血气凝结，与故邪相袭，则为寒痹。其有热则汗出，汗出则受风，虽不遇贼风邪气，必有因加而发焉。黄帝曰：今夫子之所言者，皆病人之所自知也。其毋所遇邪气，又毋怵惕之所志，卒然而病者，其故何也？唯有因鬼神之事乎？岐伯曰：此亦有故邪留而未发，因而志有所恶，及有所慕，血气内乱，两气相搏。其所从来者微，视之不见，听而不闻，故似鬼神。（《灵枢·贼风》）

黄帝问曰：人之居处动静勇怯，脉亦为之变乎？岐伯对曰：凡人之惊恐恚劳动静，皆为变也。是以夜行则喘出于肾，淫气病肺；有所堕恐，喘出于肝，淫气害脾；有所惊恐，喘出于肺，淫气伤心；度水跌仆，喘出于肾与骨。当是之时，勇者气行则已，怯者则著而为病也。（《素问·经脉别论》）

邪之中人，或中于阴，或中于阳，上下左右，无有恒常，其故何也？岐伯曰：诸阳之会，皆在于面。中人也方乘虚时，及新用力，若饮食汗出腠理开，而中于邪。中于面则下阳明，中于项则下太阳，中于颊则下少阳，其中于膺背两胁亦中其经。黄帝曰：其中于阴奈何？岐伯答曰：中于阴者，常从臂始。夫臂与胻，其阴皮薄，其肉淖泽，故俱受于风，独伤其阴。黄帝曰：此故伤其脏乎？岐伯答曰：身之中于风也，不必动脏。故邪入于阴经，则其脏气实，邪气入而不能客，故还之于腑。故中阳则溜于经，中阴则溜于腑。（《灵枢·邪气脏腑病形》）

黄帝曰：有一脉生数十病者，或痛、或痈、或热、或寒、或痒、或痹、或不仁，变化无穷，其故何也？岐伯曰：此皆邪气之所生也。黄帝曰：余闻气者，有真气，有正气，有邪气，何谓真气？岐伯曰：真气者，所受于天，与谷气并而充身也。正气者，正风也，从一方来，非实风，又非虚风也。邪气者，虚风之贼伤人也，其中人也深，不能自去。正风者，其中人也浅，合而自去，其气来柔弱，不能胜真气，故自去。虚邪之中人也，洒淅动形，起毫毛而发腠理。其入深，内搏于骨，则为骨痹。搏于筋，则为筋挛。搏于脉中，则为血闭不通，则为痈。搏于肉，与卫气相搏，阳胜者则为热，阴胜者则为寒，寒则真气去，去则虚，虚则寒。搏于皮肤之间，其气外发，腠理开，毫毛摇，气往来行，则为痒。留而不去，则痹。卫气不行，则为不仁。虚邪偏客于身半，其入深，内居荣卫，荣卫稍衰，则真气去，邪气独留，发为偏枯。其邪气浅者，脉偏痛。虚邪之入于身也深，寒与热相搏，久留而内著，寒胜其热，则骨疼肉枯，热胜其寒，则烂肉腐肌为脓，内伤骨，内伤骨为骨蚀。有所疾前筋，筋屈不得伸，邪气居其间而不反，发于筋溜。有所结，气归之，卫气留之，不得反，津液久留，合而为肠溜，久者数岁乃成，以手按之柔。已有所结，气归之，津液留之，邪气中之，凝结日以易甚，连以聚居，为昔瘤，以手按之坚。有所结，深中骨，气因于骨，骨与气并，日以益大，则为骨疽。有所结，中于肉，宗气归之，邪留而不去，有热则化而为脓，无热则为肉疽。凡此数气者，其发无常处，而有常名也。 （《灵枢·刺节真邪》）

第四节 病 机

病机，张介宾注云："机者，要也，变也，病变之所由出也。"即病变的机理。《内经》对病机的认识，有基本病机，如表里出入、寒热进退、邪正盛衰、阴阳失调以及精神气血津液失常等；有具体病机，如脏腑经络失调等。《内经》指出，掌握病机的方法是"各司其属"，其一，探求邪气的有无、种类及其性质，即所谓求病因、探病性、定虚实；其二，探究病变发生的部位，如疾病的部位在气在血、在经在络、在脏在腑等，如《素问·阴阳应象大论》"定其血气，各守其乡"之说。

一、有无盛虚求其属

《素问·至真要大论》云："谨守病机，各司其属，有者求之，无者求之，盛者责之，虚者责之。"属，即主属、隶属。意谓审察病机，就是确定病证的本质，有外邪的要探求外邪的种类和性质，没有外邪的也要探求其它致病原因；病证之盛实者要探求邪实的原因，病证之亏虚者也要找寻正虚的原因。邪正斗争贯穿于疾病的始终。

（一）求病因、定病位

1. 求病因

疾病的发生，是以患者出现一定的症状和体征作为标志的，而这些症状或体征必有其特定原因。《素问·至真要大论》说："必伏其所主，而先其所因。"要想解决疾病之本，必须找到主病之因。根据疾病的因、机、证之间的有机联系，对疾病所表现出来的证候进行分析，有助于探求致病之因。如篇中"诸躁狂越，皆属于火"则是认为凡手足躁扰不宁，狂言妄语，登高而歌，弃衣而走等，多是火邪为患。只有找到主病之因，才能"审因论治"。

2. 定病位

病位，即疾病发生的部位，也是体内正邪交争的具体位置。疾病的发生，一定有其特定的病位，根据患者不同的临床表现，运用中医学理论进行分析、归纳、推理，即可确定其病变所在的部位。如《素问·至真要大论》“诸风掉眩，皆属于肝”“诸痿喘呕，皆属于上”，肝、上即具体病位。

在定病因、病位过程中，往往出现同一病证，可具有不同的病因、病位，如“诸风掉眩”、“诸寒收引”、“诸暴强直”、“诸痉项强”、“诸转反戾”、“诸热瞀瘛”等，均为筋脉拘挛、抽搐之证，但病因则有属风、属湿、属热、属火之异，病位却有属肝、属肾之别。同样，不同的病证，其病因或病位却可相同，如“诸热瞀瘛”、“诸禁鼓慄”、“诸躁狂越”、“诸病胕肿，疼酸惊骇”、“诸逆冲上”等神志、筋、水液、胃腑等不同证候，均由火邪所致。从而为临床“同病异治”、“异病同治”提供依据。

（二）求病性、定虚实

1. 虚实的含义

《内经》虚实的含义很广，作为病机的虚实，是以邪正盛衰为基础的疾病性质的虚实。《素问·玉机真脏论》“脉盛、皮热、腹胀、前后不通、闷瞀，此谓五实；脉细、皮寒、气少、泄利前后、饮食不入，此谓五虚。”就是论五脏病变的虚实。

2. 虚实的原理

《素问·通评虚实论》云：“邪气盛则实，精气夺则虚。”这里的“邪气”是指一切致病因素，包括六淫以及滞气、瘀血、痰饮、积食、诸虫等。“精气”即正气，不仅指精与气，包括营卫、宗气、脏气、经气以及精血津液等在内。其中任何一种过分损耗而不能自复，均成正气虚弱。疾病的发生，就是正气与邪气相互作用的结果，邪气强盛的属于实证，正气虚弱的属于虚证。在对虚实概念的理解方面，不能把两者割裂开来，无论虚与实均涉及正与邪两个方面。从虚实发生机理而言，邪之所以能入侵人体，因有正虚之隙可乘；而在疾病恢复阶段，正气虚弱，邪气处于次要地位，或即将退出。

在理解《内经》虚实病机时，应注意以下几点：一是虚实概念是建立在对正邪力量对比的综合判断之上的。“实”虽邪气盛，但正气亦不太虚，正邪相争较剧，病情较重而急；“虚”虽正气衰，但邪气亦不太盛，病情较缓。二是对“虚”、“实”的判断，依赖于对患者的症状、体征和其它临床资料的分析、归纳、推理、判断等。如《素问·调经论》云：“实者外坚充满，不可按之，按之则痛。”“虚者聂辟气不足，按之则气足以温之，故快然而不痛。”三是“虚”和“实”具有相对性质，而且不断变化，邪盛而正不虚者为“纯实”，正虚而邪不盛者为“纯虚”，临床更多见的则是邪盛正衰、虚实夹杂的复杂状态。

3. 虚实的变化

虚实有表里、寒热之分，气血、阴阳之别，还有虚实夹杂、虚实互化、虚实真假等，甚为复杂。

《内经》论及与虚实变化相关的因素，一是与体质相关。虚实证的形成，固然与邪气的微甚、有无相关，而人的体质的强弱则是一个非常重要的因素。一般而言，素体强壮的人，不易感邪，即使受邪而发病，正气亦能迅速奋起抗邪，正邪剧烈交争而表现为实证；素体虚弱的人，则易于感邪，正虚情况不同，感受的邪气特点亦有别，如《灵枢·五变》以木材质地为喻，说明体质强不受邪，弱则不免，而且不同体质的人易患不同的疾病，如肌腠不坚者“善病风”，五脏柔弱者“善病消瘅”，小骨弱肉者“善病寒热”，肠胃功能差者“善病肠中积聚”等。二是与脏腑相关。五脏藏而不泻，不藏则虚；六腑泻而不藏，不泻则实。故邪犯脏腑，在五脏多虚证，在六腑则多实证。故《素问·太阴阳明论》说：“阳道实，阴道虚。”后世也有“实则阳明，虚则太阴”之说。随着疾病发展，邪正胜负，其虚实证候也常发生转化。

二、气血以并，阴阳相倾

在《内经》对虚实的论述中，除上述邪正盛衰之虚实外，还有从气血运行逆乱，输布失衡，阴阳偏于盛衰立论之虚实，即如《素问·调经论》所说：“气血以并，阴阳相倾，气乱于卫，血逆于经，血气离居，一实一虚。”这两种虚实的概念略有不同。

《素问·调经论》说：“五脏之道，皆出于经隧，以行血气，血气不和，百病乃变化而生。”这就是说，这种虚实是由于经脉中的气血运行失调，以至输布不周，形成偏聚偏少，从而导致阴阳偏倾不平的状态。“有者为实，无者为虚，故气并则无血，血并则无气，今血与气相失，故为虚焉。络之与孙脉俱输于经，血与气并，则为实焉。”这种虚实虽与邪气干扰气血有关，但并不直接造成正气的耗损，因而所谓虚，与“精气夺则虚”的虚并不相同。该篇举惊狂、炅中、心烦悗善怒、乱而喜忘为例，分析气血分别偏聚于阴阳上下的病变，提出“血之与气，并走于上，则为大厥”作为这种虚实概念的临床应用，民国医家张锡纯制方镇肝熄风汤，在方解中即引本篇“大厥”一段经文来论证。《素问·阴阳应象大论》“定其血气，各守其乡，血实宜决之，气虚宜掣引之。”所说的“血实”“气虚”，多认为是气血运行失调偏聚偏少所致，故用针刺放血而泻实、导引经气“移气于不足”而补虚为治。

“气血以并，阴阳相倾”之虚实论，为以经络学说为基础的各种疗法，如针灸、导引、推拿乃至医学气功等，提供了理论依据。

三、脏腑病机

脏腑病机，是指在疾病过程中脏腑病变的机理。任何外感或内伤致病因素，只要影响到脏腑，都会造成脏腑功能失调。因此，联系脏腑生理功能分析、归纳其病变机理和规律，就成为临床诊治的理论依据。

（一）《内经》脏腑病机理论的特点

1. 强调五脏病变在疾病过程的中心地位

《内经》强调人体是以五脏为中心的五大系统有机的整体，因此五脏病机占据病机内容的主导地位，也决定着疾病的轻重和转归。如《素问·脉要精微论》《素问·平人气象论》《素问·玉机真脏论》三篇从五脏应时之平病死脉象论疾病；《素问·五脏生成论》、《素问·玉机真脏论》、《素问·脏气法时论》、《素问·宣明五气篇》、《素问·调经论》、《灵枢·邪气脏腑病形》、《灵枢·本神》、《灵枢·五邪》等篇，从病证归类及证候虚实突出五脏病机的纲领统率地位。此外，在论述疾病分证时，以五脏为纲是《内经》的基本分证方法，如咳有五脏咳、痹有五脏痹、五痿因五脏气热等。

2. 突出五脏系统病变的整体联系

五脏系统以五脏为中心，外应五时，内系六腑、五体、五官、五神、五志等，故《内经》论五脏病机，多联及整体系统。如《素问·咳论》“五脏六腑皆令人咳，非独肺也。……五脏各以其时受病，非其时各传以与之。”此以咳为例，论五脏发病的时令特征。又如《素问·痿论》五脏气热表现为五体痿证，《灵枢·本神》伤五脏损及五神等。

3. 以虚实作为脏腑病变的纲领

《内经》从正邪斗争的观点识别病机，认为脏腑病变不外邪气亢盛的“实”和精气不足的“虚”两个方面，而脏腑藏泻之功能特点不同，其病机趋向亦不同。五脏藏精气，藏而不泻，故五脏的病变以精气不足的虚证为多；六腑传化物，泻而不藏，故六腑的病变以水谷糟粕停积、腑气滞逆的实证为主。因而在对病证之病机分析时，实证多责腑气壅滞，虚证多归属于脏气精气虚弱。若就五脏病机而言，也以脏气的虚实作为疾病定性的纲领，如《灵枢·本神》云：“肝气虚则恐，实则怒。”“脾气虚则四肢不用，五脏不安，实则腹胀，经溲不利。”“心气虚则悲，实则笑不休。”“肺气虚则鼻塞不利，少气，实则喘喝，胸盈仰息。”“肾气虚则厥，实则胀，五脏不安。”又如《素问·脏气法时论》也以虚实为纲论五脏病证候，举肝、心为例说：“肝病者，两胁下痛引少腹，令人善怒；虚则目䀮䀮无所见，耳无所闻，善恐，如人将捕之。”“心病者，胸中痛，胁支满，胁下痛，膺背肩胛间痛，两臂内痛；虚则胸腹大，胁下与腰相引而痛。”《素问·玉机真脏论》还以五脏为纲，简要概括虚实为“五实”、“五虚”，说：“脉盛，皮热，腹胀，前后不通，闷瞀，此谓五实；脉细，皮寒，气少，泄利前后，饮食不入，此谓五虚。”

（二）脏腑病机的基本内容

1. 脏腑基本功能障碍

《素问·五脏生成论》、《素问·脏气法时论》、《灵枢·五邪》以及《灵枢·邪气脏腑病形》等篇，均提出脏腑病变的基本病证，如心血瘀阻的心痛、背痛，心神扰乱的悲喜、瞀狂；肝魂失藏的烦闷、怒恐，血不养筋的瘛疭、筋痿；脾失运化的肿满、呕吐、泄泻、四肢痿废不用；肺失宣降的鼻塞、寒热、咳喘、膹郁，肺气不足的少气不足以息；肾不藏精的遗精、白浊、腰酸、骨弱，肾与膀胱气化失司的水肿、尿闭等。

2. 五脏系统内相关组织、器官的病变或病证

如《素问·痿论》说：“肝气热，则胆泄口苦，筋膜干，筋膜干则筋急而挛”“肝热者，色苍而爪枯。”《灵枢·五阅五使》说：“肝病者，眦青。”肝病常见的器官、组织、形体病变有目眩、筋急、爪枯、胁下胀痛、左颊赤等症状。其余系统仿此。

3. 脏腑所属经脉的病变或病证

如《素问·脏气法时论》说：“心病者，胸中痛，胁支满，胁下痛，膺、背、肩胛间痛，两臂内痛。”其余脏腑所属的经脉仿此。

4. 影响其它脏腑引起病变或病证

如《素问·痹论》说：“心痹者，脉不通，烦则心下鼓，暴上气而喘，嗌干善噫。”其中的“暴上气而喘”乃心病及肺。又如《素问·脏气法时论》说：“脾病者，……虚则腹满肠鸣，飧泄食不化。”肠鸣、飧泄乃肝病及脾。

四、经络病机

经络病机，是指致病因素作用于经络系统所引起的经络气血盛衰和经气运行失常的病变机理。由于经络是运行气血、沟通内外的通路，故经络病变可累及脏腑、组织器官。经络病机可归纳为经络气血盛衰、经络气血运行阻滞、经络气血运行逆乱等三个方面。今按十二正经、奇经八脉和络脉分别论述。

（一）十二经脉病机

十二经脉，内连脏腑，外络肢节，通达组织器官，是经络系统的主体，因而十二经脉病机是经络病机的核心部分。《内经》关于十二经脉病机的论述甚详，其内容和特点可归纳为以下五个方面。

1. 经气不利与阻滞

经脉是气血运行的通道，邪气侵入经脉则可导致经脉中气血运行不畅或阻塞，常见证候为局部的疼痛、肿胀、麻木、寒热及功能障碍等。如《素问·举痛论》说："寒气入经而稽迟，泣而不行，客于脉外则血少，客于脉中则气不通，故猝然而痛。""寒气客于经脉之中，与炅气相搏则脉满，满则痛而不可按也。"《灵枢·刺节真邪》说："虚邪之中人也……搏于肉，与卫气相搏，阳胜者则为热，阴胜者则为寒，……留而不去，则痹；卫气不行，则为不仁。"《灵枢·经脉》亦常用"痛"、"胀"、"肿"、"厥"、"热"、"不用"等文字描述十二经脉病状。

2. 经脉病变虚实

经脉病变以经气不足为虚，经气阻滞为实。如《灵枢·经脉》说：胃足阳明之脉"气盛则身以前皆热，其有余于胃，则消谷善饥，溺色黄；气不足则身以前皆寒慄，胃中寒则胀满。"随后即云："为此诸病，盛则泻之，虚则补之"。

3. 络属的脏腑功能失调

如《灵枢·经脉》足太阴脾经病变有脾脏失运的"腹胀、善噫、得后与气则快然如衰""溏瘕泄、水闭、黄疸"及胃气不和之"食则呕、胃脘痛"等。其余经脉仿此。

4. 相关经脉及脏腑受病

如《灵枢·经脉》有"咳唾则有血，喝喝而喘"的肺病和"目䀮䀮如无所见"的肝病，"烦心，心痛""心如悬，若饥状"的心病。这是因为足少阴肾经"从肾上贯肝膈，入肺中，……其支者从肺出络心"。余经仿此。

5. 经气败绝

经气虚衰至极，则经脉气血衰竭，《内经》有六经气绝的病变，如《灵枢·经脉》说："足厥阴气绝，则筋绝，……故脉弗荣则筋急，筋急则引舌与卵，故唇青、舌卷、卵缩，则筋先死。"《素问·诊要经终论》说："太阳之脉，其终也戴眼反折，瘈疭，其色白，绝汗出，出则死矣。"六经气绝多表现为头面诸窍及前后二阴的异常变化，这是因为诸阳经皆上头面，且十二经别入脏腑上出面，走空窍，故从头面及官窍等部位能直接反映出经脉气血的盛衰变化。因经气源于脏腑，故经脉气绝系相关脏腑精气衰竭脱亡而濒临死亡的表现。

（二）奇经八脉病机

奇经八脉，纵横交错于十二经脉之间，起着调节十二经气血的作用，所以奇经病变亦关系到全身。由于它们具有与正经不同的功能，所以奇经在病机上也有自己的特点。

1. 奇经各有不同的病变部位和疾病范围

冲、任脉之病同妇女的月经、胎产疾患及男子第二性征发育不良等有内在联系；督脉为病除表现为脊背巅顶及足三阳经脉的病证外，亦同生殖、二便等有内在联系。如《素问·上古天真论》指出冲任虚衰则“形坏而无子”，《灵枢·五音五味》认为男子“冲任不盛，……故须不生”，《素问·骨空论》云：“任脉为病，男子内结七疝，女子带下瘕聚。冲脉为病，逆气里急。督脉为病，脊强反折”，“此（督脉）生病从少腹上冲心而痛，不得前后，为冲疝。其女子不孕，癃，痔，遗尿，嗌干。”带脉之病涉及腰背及下肢的运动功能，如《素问·痿论》云：“阳明虚则宗筋纵，带脉不引，故足痿不用也。”阳维、阴维脉维系全身阴阳经脉，其病变多为局部经络气血运行不利的肿、痛，如《素问·刺腰痛》云：“阳维之脉令人腰痛，痛上怫然肿。”阳跷、阴跷脉关系卫气的运行、目的开合及睡眠，故与失眠及嗜睡有关，如《灵枢·大惑论》曰：“卫气不得入于阴，常留于阳，留于阳则阳气满，阳气满则阳跷盛，不得入于阴则阴气虚，故目不瞑矣”，“卫气留于阴，不得行于阳，留于阴则阴气盛，阴气盛则阴跷满，不得入于阳则阳气虚，故目闭也。”

2. 各奇经病机与相应的正经及脏腑的病变有一定联系

例如，督脉病机与足太阳、足厥阴经及肾、脑、脊髓的病变关系密切，冲、任二脉病机同足少阴、足阳明经及肾、肝、肺、胞宫的病变关系密切，带脉病机与冲脉、足阳明经及胃、脾、肝、肾的病变有关，阳跷、阴跷病机同足太阳、足少阴经脉的病变有关，阳维、阴维病机分别与诸阳经、诸阴经的阴阳失衡有关等。

3. 突出任、冲、督三脉的病机

任、冲、督三脉参与人体阴阳的调节、性生殖功能、生长发育、气血运行、智力等重要生理活动，故此三脉病机的论述常置于显要地位，其它奇经病变的论述较少。

（三）络脉病机

络脉为经脉的多级分支，包括别络、大络、浮络、孙络等，数量大，分布广，全身无处不到，因此，络脉的病机在疾病过程中具有重要意义。当然，由于脏腑和器官的络脉病变多归属于脏腑和器官，如心络瘀阻属于心病，邪客眼络则为眼病。只有非脏腑、器官、经脉的络脉病变，即络脉病机地位突出时，才受到关注，所以后世医家对络脉病机论述较少。《内经》论络脉病机有三个特点。

1. 络脉之病有虚实

实为络脉瘀滞，指络脉中气血被邪气所阻而运行不畅乃至停滞不行。由于络脉管道细窄纡曲，而推动络脉中的血行之气较为缓弱，因此一旦邪客络脉，极易导致络血瘀阻为病。《素问·气穴论》说：“孙络三百六十五穴会，亦以应一岁，以溢奇邪，以通荣卫。荣卫稽留，卫散荣溢，气竭血著。”此处的“荣卫稽留”、“气竭血著”，表述了邪入络脉易致络中气血瘀滞的病机。《素问·五脏生成论》说：“卧出而风吹之，血凝于肤者为痹。”指出皮肤内浮络之血为风邪所袭而凝滞不行，引起皮肤麻木不仁；《灵枢·经脉》说：“足厥阴之别，名曰蠡沟。……其病气逆则睾肿卒疝，实则挺长。”此言肝经的大络血气瘀阻，导致睾丸肿大、阴茎膨胀不收等病证。虚为络脉空虚，系指络脉中气血不足而致脉管不充盈的病理状态，其局部表现为浮络脉管凹陷不充、色淡不泽及相关组织、器官失养而功能障碍等。如《灵枢·周痹》所说大络"虚而脉陷空者"便是谓此。《灵枢·经脉》亦有"手少阳之别，名曰外关。……虚则不收"；"足少阳之别，名曰光明。……虚则痿躄，坐不能起"；"足太阴之别，名曰公孙。……虚则鼓胀"；"足少阴之别，名曰大钟。……虚则腰痛"等论述。

2. **初病和久病**

疾病初期，邪气与正气搏结于人体浅表，邪气留于浮络、孙络，如《素问·皮部论》说："是故百病之始生也，必先于皮毛，邪中之则腠理开，开则入客于络脉，留而不去，传入于经。"即外感病肌腠症状的病机。久病多气衰，气衰则行血乏力，因而血瘀首先从络脉表现出来。如《素问·痹论》说："病久入深，荣卫之行涩。""入深"乃病从气分深入血分，"荣卫之行涩"即气血运行阻滞之意。病在血分，常先从络脉瘀滞开始，所以《灵枢·禁服》说："泻其血络，血尽不殆矣。"指出针刺泄去络中瘀血，瘀血除尽则病情转愈。《素问·举痛论》也说："寒气客于小肠膜原之间、络血之中，血泣不得注于大经，血气稽留不得行，故宿昔而成积矣。"此言络血为寒邪凝滞，久则成积。

3. **络脉多"奇病"**

《灵枢·小针解》说："节之交三百六十五会者，络脉之渗灌诸节者也。"此谓络脉直接把气血灌注到组织、器官之中，因此，一旦络脉有病就会引起所在组织、器官缺乏气血的充分供养，以致功能失调而产生多种病证。如《素问·缪刺论》说："今邪客于皮毛，入舍于孙络，留而不去，闭塞不通，不得入于经，流溢于大络而生奇病也。"所谓奇病，即一般所说的疑难怪病。该篇记载了许多奇病，如"邪客于足少阴之络，令人猝心痛，暴胀，胸胁支满"；"邪客于手少阳之络，令人喉痹，舌卷，口干，心烦"；"邪客于足厥阴之络，令人猝疝暴痛"；"邪客于手阳明之络，令人耳聋，时不闻音"；"邪客于足阳明之络（络原作"经"，据'新校正'引全元起本与《甲乙经》改），令人鼽衄，上齿寒"；"邪客于手足少阴、太阴、足阳明之络，……五络俱竭，令人身脉皆动而形无知也，其状若尸，或曰尸厥。"《灵枢·经脉》在论述十五大络的病证时也说："手太阴之别，名曰列缺……实则手锐掌热，虚则欠呿，小便遗数"；"手少阴之别，名曰通里……实则支膈，虚则不能言"；"手太阳之别，名曰支正，……实则节弛肘废，虚则生肬"；"足阳明之别，名曰丰隆，……其病气逆则喉痹瘁瘖，实则狂癫，虚则足不收，胫枯"等。络脉生病虽然千奇百怪，但有规律可循：一是多发生在该络脉分布的部位；二是多与络脉所在的脏腑、组织、器官的功能失调有关。

五、精神病机

精、气、神是生命的三大要素，因此它们的病变就成为病变过程中的基本病机，且相互影响，精、气、神的病机与脏腑、经络病机密切相关。于此介绍《内经》精与神的病机，气的病机另述。

（一）精的病机

精的病机，主要包括精（肾精）、血、津液的病机。血的病机后述。

1. **精失其藏**

此精指肾精，肾精宜藏不宜泄，因此精的病变与肾的封藏失司直接相关，主要是精亏。

导致精亏的缘由有四：一为房劳过度耗伤肾精。如《素问·上古天真论》说："醉以入房，以欲竭其精。"《灵枢·五癃津液别》说："阴阳不和，则使液溢而下流于阴，髓液皆减而下，下过度则虚。"《素问·厥论》也说："此（寒厥）人者质壮，以秋冬夺于所用，下气上争不能复，精气溢下，邪气因从之而上也。"均指出男女性生活失度而致精亏。二为风、热等阳邪损伤阴精。如《素问·痿论》说："肾气热，则腰脊不举，骨枯而髓减，发为骨痿。"说明热邪犯肾，必损肾精，精伤则髓减，骨失髓养而痿弱不用。三为饮食失调，精气乏源。如《素问·厥论》在论述热厥的病机说："此人必数醉若饱以入房"，以致"胃不和则精气竭"，而且"酒气盛而慓悍，肾气有衰"，说明一方面饮食不当，脾胃受损，水谷精气不足可致肾精不足；另一方面，酗酒生内热可直接耗伤肾精。四为情志过激伤精。《灵枢·本神》说："恐惧而不解则伤精。"

《内经》中有关精病的证候，有以下三个方面：一是性生殖功能失调，如《灵枢·本神》说："精伤则骨酸痿厥，精时自下。"精时自下，即后世遗精、滑精、白带、白浊之类。《素问·痿论》也说："入房太甚，宗筋弛纵，发为筋痿，及为白淫。"宗筋弛纵，即阳痿，白淫指白带、膏淋等。二是精亏髓减，骨骼痿弱。《灵枢·五癃津液别》说："阴阳不和，则使液溢而下流于阴，髓液皆减而下，下过度则虚，虚故腰背痛而胫痠。"意为房事不节则精液过耗，髓减骨枯而腰腿痠软疼痛。三是脑髓不足，耳目失聪及神志异常。如《灵枢·海论》说："髓海不足，则脑转耳鸣，胫痠眩冒，目无所见，懈怠安卧。"《灵枢·本神》也说："肾藏精，精舍志……志伤则喜忘其前言。"

2. 津液失常

《内经》对津液病机的认识可分为两类，一是津液亏损，二是津液滞留。

（1）津液亏损：津液亏损的成因有三：一为暑、热、燥、风等邪耗灼津液。如《素问·刺热篇》说："肾热病者，先腰痛骺痠，苦渴数饮，身热。"乃热伤津液所致；《素问·阴阳应象大论》云："燥胜则干"，是燥邪伤津的例子。二为剧烈或大量的出汗、泄泻、呕吐、排尿及大失血等直接耗伤津液。如《灵枢·营卫生会》云："夺血者无汗。"提出大失血的病人不宜发汗，原因就在于津血同源互化，大失血者津液亦亏，再发汗必重伤津液而使病情恶化。《素问·风论》说漏风多汗"口干善渴"。三为过食苦辛温燥的药食渐耗津液。如《素问·生气通天论》云："味过于苦，脾气不濡，胃气乃厚。"不濡指津液不足。

（2）津液留滞：津液留滞的病证主要是水肿、痰饮、湿病，总属脏腑的气化不行、传导失职之故，如《灵枢·五癃津液别》说："阴阳气道不通，四海闭塞，三焦不泻，津液不化，水谷并行于肠胃之中，别于回肠，留于下焦，不得渗膀胱，则下焦胀，水溢则为水胀。"《素问·宣明五气篇》说："下焦溢为水，膀胱不利为癃。"尽管五脏六腑都可能与津液代谢障碍有关，但《内经》特别强调肾、肺、脾三脏。首先是肾。《素问·水热穴论》说："肾何以能聚水而生病？……肾者胃之关也，关门不利，故聚水而从其类也。上下溢于皮肤，故为胕肿。胕肿者，聚水而生病也。……肾者牝脏也，地气上者属于肾，而生水液也。"是肾对津液的蒸腾气化作用失常，三焦不畅所致。其次在肺。肺失治节，肺气上逆，三焦水道通调不畅致津液运行受阻，往往与肾病相呼应，故《素问·水热穴论》说："其本在肾，其末在肺"，"故肺为喘呼，肾为水肿，肺为逆不得卧，分为相输，俱受者水气之所留也。"再次是脾。如果脾脏运输津液的功能失调，则津液内停，聚痰、化湿、生水，故《素问·至真要大论》说："诸湿肿满，皆属于脾。”

（二）神的病机

神即神志，神志疾病包括情志不节致病和神志病变两个方面。

1. 神志病变的病理特点

神志病变亦以脏腑、经络、精气的失常为基础。具体而言，一是精气的病理。《灵枢·本神》说：“血脉营气精神，此五脏之所脏也，至其淫泆离脏则精失，魂魄飞扬、志意恍乱，智虑去身。”血脉营气精统属精之类，魂魄、志意、智虑均属神，精离其所脏，不养其神，即导致神的病变“魂魄飞扬，志意恍乱，智虑去身”。又《素问·调经论》说：“血并于阴，气并于阳，故为惊狂”，“血并于上，气并于下，心烦惋善怒；血并于下，气并于上，乱而喜忘”，则是血气运行紊乱产生神志病证。二是脏腑的病理。《灵枢·本神》说：“肝气虚则恐，实则怒”，“心气虚则悲，实则笑不休。”《灵枢·四时气》说：“长太息，心中憺憺，恐人将捕之，邪在胆。”

2. 神志病变的临床表现

情志致病，其临床表现有躯体和神志两方面病证，而神志病变则主要涉及人的意识、思维、情感、记忆、感觉及自我调控能力等方面。归纳《内经》所述，大致可分为四类：一是神衰，主要表现为神情倦怠，目陷无光，表情淡漠，反应迟钝等，如《素问·脉要精微论》说：“头倾视深，精神将夺矣。”二是神躁，主要表现为烦躁，失眠，多梦，惊悸，易怒多言，手足躁扰等，如《素问·生气通天论》说：“因于暑，汗，烦则喘喝，静则多言。”三是神乱，主要表现为神志错乱，或痴呆，或狂乱，哭笑无常，语无伦次，毁物骂詈等，如《素问·脉要精微论》说：“衣被不敛，言语善恶不避亲疏者，此神明之乱也。”四是神昏，主要表现为昏睡，昏迷，不省人事，二便失禁等，如《素问·缪刺论》说：“邪客于手足少阴、太阴、足阳明之络……五络俱竭，令人身脉皆动而形无知也，其状若尸，或曰尸厥。”

六、气血病机

《素问·调经论》说：“人之所有者，血与气耳。”气血是人体脏腑功能活动的基础，气血病变在疾病过程中具有普遍性。气血病机按气的病机、血的病机和气血关系失调病机三部分论述。

（一）气的病机

可分为气虚和气机失调两大类，气虚即气不足，气机失调即气的升降出入运动失常。

1. 气虚

《内经》有关气虚的成因有四个方面：一是先天禀赋不足，如《灵枢·寿夭刚柔》：“形充而脉小以弱者气衰。”二是饮食不当，气的化源不足，如《素问·刺志论》“谷虚气虚”之类；三是劳逸失度致精气暗耗，如《素问·举痛论》：“劳则气耗”；四是重病久病，邪伤正气，如《素问·刺志论》：“气虚身热，得之伤暑”等。同时，《内经》对各个脏腑、经脉的气虚都有明确的论述，如《灵枢·本神》说：“肝气虚则恐”；“脾气虚则四肢不用，五脏不安”；“心气虚则悲”；“肺气虚则鼻塞不利，少气”；“肾气虚则厥。”此外，气虚恶化到一定程度，便有气竭而危及生命的可能，称为“脱气”或“气绝”、“气终”。如《灵枢·血络论》说：“脉气盛而血虚者，刺之则脱气，脱气则仆。”《灵枢·经脉》说：“手少阴气绝则脉不通，脉不通则血不流，血不流则髦色不泽，故其面黑如漆柴者，血先死。”

2. 气机失调

气机失调是指气的运动发生异常的病理状态，是人体最基本的病机之一，故《素问·举痛论》说：“百病生于气也”。气机失调的范围甚广，根据《内经》的有关论述，可归纳为气滞、气乱、气闭、气脱四类。

(1) 气滞　指气的运行不畅或停滞的病理状态，轻者气的运行迟缓，重者气机运转严重滞塞。产生气滞的原因：一是情志抑郁而脏气不舒，如《灵枢·本神》“愁忧者气闭塞而不行”，《素问·举痛论》“思则气结”等；二是痰饮、瘀血、水湿、积食、诸虫等有形之邪阻碍，如《素问·水热穴论》说，水病“上为喘呼不得卧”，乃水饮上犯，肺气壅滞；三为外感六淫之邪阻遏气行，如《素问·举痛论》“寒则腠理闭，气不行，故气收矣。”四是气虚气行乏力而气滞，如《素问·调经论》：“有所劳倦，形气衰少，谷气不盛，上焦不行，下脘不通”，指中焦脾气虚损可致气滞胃脘。气滞的主证为病变部位胀满、痞闷、疼痛，病无定所而走窜，时发时止；不同的脏腑、经络的气机阻滞各具特点。如《灵枢·胀论》说：“胃胀者，腹满，胃脘痛，鼻闻焦臭，妨于食，大便难”；“胆胀者，胁下痛胀，口中苦，善太息。”由于气是血液和津液运行的动力和统帅，因而气机郁滞不畅，常可导致血行瘀阻或津液停聚，形成瘀血、痰饮、水湿等。如《素问·生气通天论》说：“阳气者，大怒则形气绝，而血菀于上，使人薄厥。”“形气绝”是严重的气机闭阻，“血菀于上”便指血瘀阻的部位在上。《灵枢·五癃津液别》也说：“水溢则为水胀”，指出三焦气滞，津液不化，泛溢而成水肿。

(2) 气乱　即气机逆乱妄行。《内经》既有阴阳、清浊、营卫之气升降出入失常，也包括脏腑、经络之气的妄行反作。如《素问·阴阳应象大论》“清气在下，则生飧泄；浊气在上，则生䐜胀。此阴阳反作，病之逆从也。”是阴阳清浊之气反作；《灵枢·五乱》“清气在阴，浊气在阳，营气顺脉，卫气逆行，清浊相干，乱于胸中，是谓大悗。”是营卫之气的逆乱；《素问·厥论》“六经脉之厥状病能”以及《灵枢·经脉》的“臂厥”、“骨厥”、“骭厥”、“踝厥”等，则是经脉之气的逆乱。

脏腑气乱主要表现为气机升降反作，分为气机上逆和气机下陷两类。气机上逆，即气逆，指气上升太过或下降不及。肺、心、胃气易于失降而上逆，而肝、肾之气易于上升太过而发病。《灵枢·邪气脏腑病形》“形寒寒饮则伤肺，以其两寒相感，中外皆伤，故气逆而上行。”“若有所大怒，气上而不下，积于胁下则伤肝。”是肝肺之气上逆；《素问·宣明五气篇》“胃为气逆为哕”则是胃气上逆。六腑之气逆在病变过程中最为普遍，如《灵枢·四时气》：“腹中常鸣，气上冲胸，喘不能久立，邪在大肠”，“小腹控睾引腰脊，上冲心，邪在小肠”，“邪在胆，逆在胃，胆液泄则口苦，胃气逆则呕苦”等。脏腑气机上逆以实证为主，亦有因虚而致者。如《素问·示从容论》说：“咳嗽烦冤者，是肾气之逆也。”气机下陷，即气陷，是气虚的一种形式，以脾、肾较为常见。《素问·阴阳应象大论》“清气在下，则生飧泄。”是脾气下陷；《素问·脏气法时论》也说，脾病“虚则腹满肠鸣，飧泄食不化。”近世研究，脾气下陷，升举乏力，也可导致胃、肾下垂，子宫脱垂，正如李杲《脾胃论》所说“皆由脾胃先虚，而气不上行所致也。”因而提倡用健脾益气、升举清阳之法。肾气下陷主要表现为精关不固、二便失约、心肾不交等。如《素问·举痛论》说："恐则气下"，是肾气下陷。而《灵枢·本神》所说"恐惧而不解则伤精，精伤则骨痠痿厥，精时自下"，即恐惧伤肾，肾精下陷。

(3) 气闭　即气机闭阻，丧失运行机能，以突然意识丧失、呼吸窒息、二便不通或四肢厥冷等为其临床特征。《灵枢·脉度》云："阴阳俱盛，不得相荣，故曰关格。关格者，不得尽期而死也。"此阴阳之气相互格拒，阻绝不通，其病证在《伤寒论·平脉法》有"关则不得小便，格则吐逆"之说可以参考。《灵枢·厥病》的"真心痛"、"真头痛"症见心、头剧痛而手足逆冷过膝，《素问·缪刺论》的"尸厥"、《素问·调经论》的"大厥"等昏厥证，都是气闭的病证。

(4) 气脱　即气绝而脱，又称虚脱。大汗、大吐、大泻、大出血等精血津液大量外泄、脱失之时，气无所藏舍而脱失。气脱的临床表现有面色苍白、大汗淋漓、四肢不温、眩晕昏仆、口开手撒、全身软瘫、二便失禁、言语不出、脉微欲绝等。如《灵枢·通天》"阴阳皆脱者，暴死不知人也"，是亡阴亡阳导致昏仆而气脱；《灵枢·血络论》"脉气盛而血虚者，刺之则脱气，脱气则仆"，乃血虚误刺而气脱；《素问·诊要经终论》"太阳之脉，其终也，戴眼反折，瘈疭，其色白，绝汗出，出则死矣"，是经脉气脱。《灵枢·决气》说："气脱者，目不明"则是五脏精气脱失。

(二) 血的病机

分为血虚、血瘀和血溢三类。

1. 血虚

血虚的形成，一为血的耗失过多，如《素问·宣明五气篇》："久视伤血"，《灵枢·寒热病》："身有所伤，血出多。"二为血的生成不足，如《灵枢·口问》："胃不实则诸脉虚。"胃不实即脾胃虚弱，水谷运化失司，化生的营血不足。而脉中血液亏虚，血虚导致脏腑、组织、器官失养，功能衰退。如《灵枢·决气》："血脱者，色白，夭然不泽。"《素问·逆调论》："荣气虚则不仁。"是营血不足，肌肤失养，肌肤麻木、感觉迟钝。《灵枢·寒热病》："身有所伤，血出多，……四支懈惰不收，名曰体惰。"此为外伤出血过多，躯体失养而身体懈惰。《灵枢·口问》亦有"诸脉虚，则筋脉懈惰"的论述。血虚还可导致经少、经闭等妇科疾病以及易恐、喜忘、神乱等神志异常的症状。如《素问·腹中论》论血枯说："此得之年少时有所大脱血，若醉入房中，气竭肝伤，故月事衰少不来也。"《素问·调经论》说，血"不足则恐"。

2. 血瘀

《内经》有"恶血"、"结血"、"凝血"、"衃血"、"血聚"、"血著"等名称，即血瘀。《内经》论血瘀形成机理有四：一是寒热等外邪入脉使血液凝涩壅滞，如《素问·离合真邪论》："夫邪之入于脉也，寒则血凝泣。"《灵枢·玉版》："阴气不足，阳气有余，营气不行，乃发为痈疽。"二是外伤或强力，局部气滞血瘀或血溢脉外成瘀，如《灵枢·邪气脏腑病形》："有所堕坠，恶血留内"；《灵枢·百病始生》："起居不节，用力过度，则络脉伤……阴络伤则血内溢"。三是情志失调而致气郁成瘀，如《素问·生气通天论》："阳气者，大怒则形气绝，而血菀于上，使人薄厥。"四是久病或年老气弱成瘀，如《素问·痹论》："病久入深，营卫之行涩"。血瘀的临床表现复杂，最常见者有疼痛、肿瘤、疮疡，月经失调，局部的肿胀、麻木、厥冷等，如《灵枢·五邪》："邪在肝，则两胁中痛，寒中，恶血在内。"《灵枢·厥病》："头痛不可取于腧者，有所击堕，恶血在于内。”《灵枢·水胀》：“石瘕生于胞中，寒气客于子门，子门闭塞，气不得通，恶血当泻不泻，衃以留止，日以益大。”《素问·五脏生成篇》：“卧出而风吹之，血凝于肤者为痹，凝于脉者为泣，凝于足者为厥。”

3. 血溢

《内经》论血溢机理有五：一为火热迫血妄行。如《灵枢·寒热病》：“暴瘅内逆，肝肺相搏，血溢鼻口。”此为内火上炎，络伤血溢；《灵枢·热病》：“热病，头痛，颞颥目瘈，脉痛，善衄。”此为外感热邪伤络而血溢。二为外伤或强力破损脉络。如《素问·刺禁论》：“刺跗上，中大脉，血出不止。”《灵枢，百病始生》：“起居不节，用力过度，则络脉伤，阳络伤则血外溢，血外溢则衄血；阴络伤则血内溢，血内溢则后血。”三为情志过激，气血逆乱而血溢。如《素问·举痛论》：“怒则气逆，甚则呕血及飧泄。”四为气虚不能摄血。如《灵枢·邪气脏腑病形》：“心脉……微涩为血溢”，心脉微涩提示心气不足，则统摄血运乏力导致血溢。五为瘀血阻络，迫血旁溢。如《素问·调经论》：“孙络外（“外”原作“水”，据《甲乙经》、《太素》改）溢，则经有留血。”指经脉中瘀血，迫使络脉之血溢于外。血溢的后果，既可经体窍排出体外，也可成瘀血而变生病证，或渐被化解吸收。还能导致血虚，严重者血竭气脱而死。如《素问·刺禁论》：“刺郄中大脉，令人仆，脱色……刺阴股中大脉，血出不止，死。”

（三）气血关系失调病机

气血相依互根，病则互相影响。

1. 气滞血瘀

如《素问·生气通天论》薄厥气滞血瘀于上而致昏厥。又如《灵枢·水胀》石瘕也是寒凝气滞，进而血瘀胞中而成石瘕。

2. 气逆血溢

如《素问·举痛论》：“怒则气上，甚则呕血及飧泄。”肝气上逆血升，血随气涌而呕血；肝气横逆，木胜乘土，以致脾虚泻泄。

七、阴阳病机

阴阳病机即阴阳失调。

（一）阴阳盛衰

《内经》所论阴阳偏盛偏衰病机，主要有下述四种类型：

1. 阳盛则热

阳偏盛则生实热，如《素问·阴阳应象大论》：“阳胜则身热，腠理闭，喘粗为之俯仰，汗不出而热。”《素问·生气通天论》：“阴不胜其阳，则脉流薄疾，并乃狂。”《素问·调经论》“阳盛生外热”则是寒闭腠理，卫气郁遏而致的发热。

2. 阴盛则寒

阴偏盛则生实寒，如《素问·阴阳应象大论》：“阴盛则身寒”。又如《素问·调经论》“阴盛生内寒”。

3. 阳虚则寒

阳偏衰则不能配阴而生虚寒，如《素问·厥论》：“阳气衰，不能渗营其经络，阳气日损，阴气独在，故手足为之寒也。”《素问·调经论》“阳虚生外寒”则是因寒邪阻遏卫气，卫不布散温煦肌表，以致肌表恶寒，与此有所不同。

4. 阴虚则热

阴偏衰则不能制阳而生虚热，如《素问·厥论》：“阴气衰于下，则为热厥。”其表现是手足心发热。此外，《素问·调经论》亦有“阴虚生内热”之说，但这种“内热”是由于“有所劳倦，形气衰少，谷气不盛，上焦不行，下脘不通，胃气热，热气熏胸中”所致，本质属于脾气虚而生热，即后世所谓“气虚发热”。

（二）阴阳逆乱

指阴阳之气运动失常妄动，主要有两种类型：

1. 阴阳错位

《内经》称“阴阳易居”，如《灵枢·终始》云：“邪僻妄合，阴阳易居”，指由于邪气侵入经脉，而使阴阳之气离位，原位相易。《素问·阴阳应象大论》：“清气在下，则生飧泄；浊气在上，则生䐜胀。此阴阳反作，病之逆从也。”即是其例。

2. 阴阳留滞

《内经》称“阴阳不通”或“阴阳并绝”，如《灵枢·五癃津液别》：“阴阳气道不通，四海闭塞，三焦不泻，津液不化，……水溢则为水胀。”又如卫气滞留于阳而不寐，皆属阴阳不相通之例。

（三）阴阳极变

指阴阳盛衰至极的病机，有三种类型：

1. 阴阳格拒

指阴或阳亢盛至极而相互排斥格拒的病机。其中阴寒壅盛于内，逼迫阳气浮越于外的，称为阴盛格阳，《内经》称为“关”或“关阴”，如《灵枢·脉度》说：“阴气太盛，则阳气不能荣也，故曰关”。阴盛格阳，既有阴寒内盛之证，又有阳被格拒在外的热象，如面赤、烦热、口渴喜热饮、脉浮大等，故后世又称为“阴极似阳”或“真寒假热”。阳热壅盛于内，阻滞阳气不能外达温煦而见阴寒之象的，称为阳盛格阴，《内经》称为“格”或“格阳”。阳盛格阴，既有阳热内壅之证，又有阴被格拒于外的寒象，如四肢厥冷、脉象沉伏等，故后世又称为“阳极似阴”或“真热假寒”。如《素问·至真要大论》“诸禁鼓慄”之属火者。

2. 阴阳互变

指阴或阳之偏盛致极而向另一方转化的病机。如《灵枢·论疾诊尺》说：“重阴必阳，重阳必阴；故阴主寒，阳主热，故寒甚则热，热甚则寒；故曰寒生热，热生寒，此阴阳之变也”。病机中的阴阳互变，其实质是疾病阴阳性质的根本改变，与阴阳格拒的寒热真假有着本质的区别。

3. 阴阳离决

指阴阳双方失去了相互资生、相互制约的联系而走向分离、决别的危重病理状态。阴阳离决是最严重的阴阳失调，如抢救及时、得法，尚可逆转；反之，必然导致生命活动的终结。故《素问·生气通天论》说："阴阳离决，精气乃绝"。阴阳离决的原因有二：一是阴阳闭阻，格拒不通，导致重要脏器的功能障碍，发生阴阳分离，精神离散，乃至死亡。《素问·调经论》"血之与气，并走于上，则为大厥。厥则暴死，气复反则生，不反则死"，即是气血上逆、神窍闭阻而致阴阳离决的一个例证。二是阴阳亡失，即亡阴、亡阳，以致阴竭不能敛阳、阳败不能附阴，发生阴阳决裂。如《灵枢·本神》："阴虚则无气，无气则死矣"，是说亡阴则阳无所附，阳气亡失而死。《灵枢·经脉》云："六阳气绝，则阴与阳相离，离则腠理发泄，绝汗乃出，故旦占夕死，夕占旦死"，则是阳气衰亡，不能固护阴精而绝汗出，终致阴阳离决而死亡。

由于阴阳是辨识疾病的总纲，因而各种病机均可用它来分析，除以上所述外，其他如《素问·疟论》"阴阳更胜""阴阳俱衰"；《素问·脉解》"阴阳相薄"；《素问·阴阳类论》"阴阳并绝"以及《灵枢·口问》"阴阳相逆"等皆是以阴阳失调论病机之语。

八、病机十九条

病机十九条出自《素问·至真要大论》，由于它专题讨论病机，故后世医家极为重视。

病机十九条包括五脏病机五条、上下病机二条和六气病机十二条。就六气病机而言，尚缺燥，故金元医家刘完素又补充了"诸涩枯涸，干劲皴揭，皆属于燥"一条，以补全六气之数。

（一）病机十九条的基本精神

1. 论外感病机为主旨

病机十九条本论"五运六气"，而"运气学说"是讨论气候变化规律及其对人体影响的，所以这里的病机指外邪致病机理。但后世医家在阐释经义时多有发挥，所以也用于多种内伤病的病机辨析。

2. 分析病机之示范

临床病证很多，病机千变万化，十九条不可能包括一切病证的病机，仅举例示范临床分析病机的方法，借以举一反三，指导实践。

3. 审机求属是关键

《素问·至真要大论》说："谨守病机，各司其属，有者求之，无者求之，盛者责之，虚者责之。"是在举例十九条病机之后辨病机的总结之辞，概括了审机求属的基本精神，请参阅本节"有无盛虚求其属"。

需要指出的是，病机十九条皆遵循统一格式"诸……，皆属于……。"其中的"诸"、"皆"是表示不定之多数，切忌认作"一切"、"全部"。如"诸风"仅指多种风证而言。

（二）病机十九条的主要内容

1. 诸风掉眩，皆属于肝

掉，《一切经音义·二引》"掉，摇也。"即摇动的病证，包括头部、四肢摇动和肌肉跳动。眩，指眩晕，眩是眼前发黑，晕指视物旋转。掉眩，当指肢体动摇不定和头目眩晕之类的证候。掉眩之所以属肝，是因为“肝脏血”、“肝主筋”，筋失濡养则振掉。“风气通于肝”，“肝开窍于目”，肝的经脉上通巅顶，风邪上扰则眩晕。

2. 诸寒收引，皆属于肾

收，敛也，敛缩之谓，如肢体踡缩。引，急也，拘急之意，如筋脉拘挛、关节屈伸不利等。肾经虚寒之所以导致“收引”诸症，是因为肾阳温煦蒸腾是人体精血津液运行气化的动力，失于温化，则筋骨失养而致筋脉挛急，关节屈伸不利。

3. 诸气膹郁，皆属于肺

诸气，指多种气机失调的病证。膹郁，指呼吸喘促，胸部满闷。肺主气，司呼吸，如邪气扰动，肺失宣降，则气逆而为咳喘，气郁而为胸部满闷。

4. 诸湿肿满，皆属于脾

肿，指浮肿，病在皮肤肢体。满，指胀满，病在脘腹。脾位中焦，主运化水湿，又系气机升降之机枢，外来湿邪困遏脾气，或脾虚、气壅，不化水湿，湿阻气机，故出现肢体浮肿和脘腹胀满。

5. 诸痛痒疮，皆属于心

吴崑《素问吴注》说：“热甚则痛，热微则痒，疮则热灼之所致也。故火燔肌肉，近则痛，远则痒，灼于火则烂而疮也。心为火，故属焉。”心主血脉，在五行属火，疮疡痛痒由血脉热盛所致，故属于心。

6. 诸痿喘呕，皆属于上

痿，即痿证；喘，即气喘；呕，即呕吐。上，指上焦。痿证的发生与肺有密切关系，正如《素问·痿论》所说：“五脏因肺热叶焦，发为痿躄。”喘为肺之本病。呕吐，乃胃气上逆所致，且《灵枢·营卫生会》说：“上焦出于胃上口”，呕从胃上口出，故病属于上。

7. 诸厥固泄，皆属于下

厥，又称“厥逆”，是指突然昏倒，不省人事和手足寒热为主的病证。固，指二便闭结不通。泄，指二便失禁、遗精滑精等。下，指下焦，以肾为主。手足寒热之厥属于下者，如《灵枢·卫气》“下虚则厥”，《灵枢·本神》“肾气虚则厥”，《素问·厥论》：“阳气衰于下则为寒厥，阴气衰于下则为热厥。”突然昏倒、不省人事之厥属于下者，在《素问·生气通天论》有煎厥、薄厥之类。煎厥的发生是由于肾精亏虚，薄厥则缘于肝气上逆，均由下所生。固、泄诸症，均为前后二阴的排泄功能异常，如《灵枢·本输》：“下焦实则闭癃，虚则遗溺。”《素问·宣明五气篇》：“膀胱不利为癃，不约为遗溺。”再如肾阳虚的冷秘、五更泄，肾气不固的遗精，肝不脏血的崩漏等，均与下焦脏腑关系密切。

8. 诸暴强直，皆属于风

暴，突然、急骤。强直，指颈项、肢体强硬不舒、屈伸不能。风有外风、内风之分。外风为患，多具发病突然，变化迅速的特征。如破伤风，即为皮肉破损，风邪袭入，患者抽搐惊风、角弓反张。故《素问·阴阳应象大论》说：“风胜则动。”内风之证，大多属于肝病，如肝阳上亢、肝阳化风证，肝血亏虚之血虚生风证，火灼肝经之热极生风证等，都具有突然肢体异常抽动或强直的动风之象。

9. 诸病水液，澄沏清冷，皆属于寒

水液，指人体排出的液体，如痰、涕、唾、涎、尿、呕吐物、妇女的白带以及男子的精液等。澄沏清冷，形容水液清稀透明而寒冷。张介宾《类经·疾病类》注："水体清，其气寒，故凡或吐或利，水谷不化而澄沏清冷者，皆得寒水之化，如秋冬寒冷，水必澄清也。"如风寒袭肺之鼻流清涕、咳痰清稀，胃寒之呕吐清水，脾肾阳虚之下利清谷、小便清长，肾阳虚之带下清稀、精液清冷稀薄等。在外科，凡疮疡脓液之清稀色淡者，属阴寒之证。

10. 诸痉项强，皆属于湿

痉，是指以项背强急，四肢抽搐，甚至角弓反张为主的病证。湿为阴邪，其性粘滞，其留滞于筋脉，阻遏气机，令津液不布、阳不温煦，则筋脉失养而为痉证。

11. 诸热瞀瘛，皆属于火

热，指热病及发热的症状。瞀，指神志昏蒙不清；瘛，指筋脉拘急而致的痉挛之症。热、瞀、瘛在火邪引起的病证中常同时出现。火为阳邪，其性炎上，火邪伤人，致使阳气亢盛而有热象，故《素问·阴阳应象大论》说："阳胜则身热。"火扰心神，则见烦躁不安，甚或神志昏蒙。火为阳邪，最易耗伤阴津，阴津被耗，筋脉失养，则可见到肢体抽掣。

12. 诸禁鼓慄，如丧神守，皆属于火

禁，同噤，指牙关紧闭，口不能张。鼓，即鼓颔，指上下牙齿互相撞击而下颏振战。慄，即战慄，指身体发抖。如丧神守，形容"禁鼓慄"等症自身不能控制。吴崑《素问吴注》："神能御形，谓之神守。禁鼓慄则神不能御形，如丧其神守矣，乃烈焰鼓风之象，其属于火也明矣。"多由火邪内郁，不能外达，阳盛于内，阴迫于外所致。

13. 诸逆冲上，皆属于火

逆，乱也，指气机逆乱的病证，如肝、肺、胃气上逆，心胆之火上炎等。冲上，向上冲逆的病证，如呕吐、呃逆、嗳气、吐血、喘促等。"诸逆冲上"病机的范围很广，属于火者，乃因火性炎上，故火邪灼经伤脏，致使气逆血升，发为诸逆冲上之证。如肝郁不舒，气郁化火，横逆犯胃，致胃气上逆而为呕、为噫；肝火上炎致目赤头痛等。

14. 诸躁狂越，皆属于火

躁，指烦躁不宁，手足躁扰、坐卧难名之状；狂，指狂妄不羁，如妄言骂詈、不避亲疏、哭笑无常之证；越，动作越常，即言行举止，乖失常度。此以神志狂乱为中心，行为乖戾越礼，肢体躁扰不宁，多属于阳明结热，或温邪内陷，扰动神明；火扰心神，或痰火蒙蔽心窍，心神错乱。

15. 诸病胕肿，疼痠惊骇，皆属于火

胕肿，唐容川《医经精义》说："胕，同跗，即足背。"胕肿，即足部皮肤痈肿。疼痠惊骇，足部疼痛痠楚，惊骇不宁。火邪引起胕肿，乃因火热之邪壅遏皮肉经脉，致血热肉腐而为痈肿。火热灼伤经脉，因而痠痛；内迫脏腑，故惊骇不宁。也有认为胕肿即浮肿，从临床来看，由火邪引起的全身浮肿较少见。

16. 诸胀腹大，皆属于热

胀，体内充塞不适之感；腹大，腹部膨大。胀的范围较大，《灵枢·水胀》有水胀、肤胀、臌胀之别，《灵枢·胀论》更提出五脏六腑皆有胀病。本条"胀腹大"指腹大而胀。其属于热者，主要由于感受外邪或饮食所伤，致胃肠结热，大便不通，气机壅滞而然。

17. 诸病有声，鼓之如鼓，皆属于热

有声，指肠鸣。鼓之如鼓，谓叩击膨然有声。肠鸣腹胀，鼓之如鼓属于热者，多为无形之积热壅滞于肠胃所致。如外邪直犯肠胃，邪热结于阳明而腹胀。

18. 诸转反戾，水液浑浊，皆属于热

转，指身转侧；反，指背反张；戾，肢体屈曲。“转反戾”是形容筋脉拘挛、身体扭曲的症状。其属于热者，火灼筋脉之故。水液浑浊，即人体排出的液体，如汗、尿、涕、痰、呕吐物等浑浊不清。此与“诸病水液，澄沏清冷，皆属于寒”一条相反，乃“火体浊，水体清”之理，如痰液浓稠、呕吐腐秽、小便黄赤、带下粘浊等。

19. 诸呕吐酸，暴注下迫，皆属于热

吐酸，呕吐酸物；暴注，突然剧烈的泄泻；下迫，里急后重。呕吐酸之属于热者，如胃有蕴热，胃津蕴酿作酸，则呕吐泛酸；肝胆郁火，横逆犯胃，则口苦吐酸，脘痛胁胀，心烦易怒；宿食积于胃脘，郁而化热，呕吐酸腐，厌食不食。暴注下迫则大多为邪热走窜肠间所致。热灼大肠，逼迫肠脂津液下流则暴注；湿热蕴郁肠中，气失疏利则下迫。

经文辑要

邪气盛则实，精气夺则虚。（《素问·通评虚实论》）

气血以并，阴阳相倾，气乱于卫，血逆于经，血气离居，一实一虚。血并于阴，气并于阳，故为惊狂。血并于阳，气并于阴，乃为炅中。血并于上，气并于下，心烦惋，善怒。血并于下，气并于上，乱而喜忘。……有者为实，无者为虚。故气并则无血，血并则无气，今血与气相失，故为虚焉。络之与孙脉俱输于经，血与气并则为实焉。血之与气，并走于上，则为大厥，厥则暴死，气复反则生，不反则死。

帝曰：经言阳虚则外寒，阴虚则内热，阳盛则外热，阴盛则内寒，余已闻之久矣，不知其所由然也。岐伯曰：阳受气于上焦，以温皮肤分肉之间。今寒气在外，则上焦不通，上焦不通则寒气独留于外，故寒慄。帝曰：阴虚生内热，奈何？岐伯曰：有所劳倦，形气衰少，谷气不盛，上焦不行，下脘不通，胃气热，热气熏胸中，故内热。帝曰：阳盛生外热，奈何？岐伯曰：上焦不通利，则皮肤致密，腠理闭塞，玄府不通，卫气不得泄越，故外热。帝曰：阴盛生内寒，奈何？岐伯曰：厥气上逆，寒气积于胸中而不泻，不泻则温气去，寒独留，则血凝泣，凝则脉不通，其脉盛大以涩，故中寒。（《素问·调经论》）

阳者，天气也，主外；阴者，地气也，主内。故阳道实，阴道虚。故犯贼风虚邪者，阳受之；食饮不节，起居不时者，阴受之。阳受之则入六腑，阴受之则入五脏。入六腑则身热，不时卧，上为喘呼；入五脏则䐜满闭塞，下为飧泄，久为肠澼。（《素问·太阴阳明论]）

故邪之所在，皆为不足。故上气不足，脑为之不满，耳为之苦鸣，头为之苦倾，目为之眩；中气不足，溲便为之变，肠为之苦鸣；下气不足，则乃为痿厥心悗。（《灵枢·口问》）

气海有余者，气满胸中，悗息面赤；气海不足，则气少不足以言。血海有余，则常想其身大，怫然不知其所病；血海不足，亦常想其身小，狭然不知其所病。水谷之海有余，则腹满；水谷之海不足，则饥不受谷食。髓海有余，则轻劲多力，自过其度；髓海不足，则脑转耳鸣，胫痠眩冒，目无所见，懈怠安卧。（《灵枢·海论》）

帝曰：愿闻五实五虚。岐伯曰：脉盛，皮热，腹胀，前后不通，闷瞀，此谓五实。脉细，皮寒，气少，泄利前后，饮食不入，此谓五虚。帝曰：其时有生者，何也？岐伯曰：浆粥入

胃，泄注止，则虚者活；身汗，得后利，则实者活。此其候也。（《素问·玉机真脏论》）

阳胜则身热，腠理闭，喘粗为之俛仰，汗不出而热，齿干以烦冤，腹满，死，能冬不能夏。阴胜则身寒，汗出，身常清，数慄而寒，寒则厥，厥则腹满，死，能夏不能冬。此阴阳更胜之变，病之形能也。（《素问·阴阳应象大论》）

阴不胜其阳，则脉流薄疾，并乃狂。阳不胜其阴，则五脏气争，九窍不通。

（《素问·生气通天论》）

黄帝问曰：人身非常温也，非常热也，为之热而烦满者，何也？岐伯对曰：阴气少而阳气胜，故热而烦满也。帝曰：人身非衣寒也，中非有寒气也，寒从中生者何？岐伯曰：是人多痹气也，阳气少，阴气多，故身寒如从水中出。（《素问·逆调论》）

阴阳不和，则使液溢而下流于阴，髓液皆减而下，下过度则虚，虚故腰背痛而胫痠。阴阳气道不通，四海闭塞，三焦不泻，津液不化，水谷并行肠胃之中，别于迴肠，留于下焦，不得渗膀胱，则下焦胀，水溢则为水胀。（《灵枢·五癃津液别》）

阳气者，烦劳则张，精绝，辟积于夏，使人煎厥，目盲不可以视，耳闭不可以听，溃溃乎若坏都，汩汩乎不可止。阳气者，大怒则形气绝，而血菀于上，使人薄厥。有伤于筋，纵，其若不容，汗出偏沮，使人偏枯。汗出见湿，乃生痤疿。高梁之变，足生大丁，受如持虚。劳汗当风，寒薄为皶，郁乃痤。阳气者，精则养神，柔则养筋。开合不得，寒气从之，乃生大偻。陷脉为瘘，留连肉腠，俞气化薄，传为善畏，及为惊骇。营气不从，逆于肉理，乃生痈肿。魄汗未尽，形弱而气烁，穴俞以闭，发为风疟。……故阳畜积病死，而阳气当隔，隔者当泻，不亟正治，粗乃败之。（《素问·生气通天论》）

黄帝问曰：厥之寒热者，何也？岐伯对曰：阳气衰于下，则为寒厥；阴气衰于下，则为热厥。帝曰：热厥之为热也，必起于足下者，何也？岐伯曰：阳气起于足五指之表，阴脉者集于足下而聚于足心，故阳气胜则足下热也。帝曰：寒厥之为寒也，必从五指而上于膝者，何也？岐伯曰：阴气起于五指之里，集于膝下而聚于膝上，故阴气胜则从五指至膝上寒，其寒也，不从外，皆从内也。（《素问·厥论》）

帝曰：善。余知百病生于气也。怒则气上，喜则气缓，悲则气消，恐则气下，寒则气收，炅则气泄，惊则气乱，劳则气耗，思则气结。九气不同，何病之生？岐伯曰：怒则气逆，甚则呕血及飧泄，故气上矣。喜则气和志达，营卫通利，故气缓矣。悲则心系急，肺布叶举，而上焦不通，营卫不散，热气在中，故气消矣。恐则精却，却则上焦闭，闭则气还，还则下焦胀，故气不（“不”当作“下”）行矣。寒则腠理闭，气不行，故气收矣。炅则腠理开，营卫通，汗大泄，故气泄。惊则心无所倚，神无所归，虑无所定，故气乱矣。劳则喘息汗出，外内皆越，故气耗矣。思则心有所存，神有所归，正气留而不行，故气结矣。

（《素问·举痛论》）

精脱者，耳聋。气脱者，目不明。津脱者，腠理开，汗大泄。液脱者，骨属屈伸不利，色夭，脑髓消，胫痠，耳数鸣。血脱者，色白，夭然不泽，其脉空虚，此其候也。

（《灵枢·决气》）

黄帝问曰：少阴何以主肾？肾何以主水？岐伯对曰：肾者至阴也，至阴者盛水也；肺者太阴也，少阴者冬脉也。故其本在肾，其末在肺，皆积水也。帝曰：肾何以能聚水而生病？岐伯曰：肾者胃之关也，关门不利，故聚水而从其类也。上下溢于皮肤，故为胕肿。胕肿者，聚水而生病也。帝曰：诸水皆生于肾乎？岐伯曰：肾者牝脏也，地气上者属于肾，而生水液也，故曰至阴。勇而劳甚则肾汗出，肾汗出逢于风，内不得入于脏腑，外不得越于皮肤，客于玄府，行于皮里，传为胕肿，本之于肾，名曰风水。……故水病下为胕肿大腹，上为喘呼不得卧者，标本俱病。故肺为喘呼，肾为水肿，肺为逆不得卧，分为相输俱受者，水气之所留也。 (《素问·水热穴论》)

是故怵惕思虑者则伤神，神伤则恐惧流淫而不止；因悲哀动中者，竭绝而失生；喜乐者，神惮散而不藏；愁忧者，气闭塞而不行；盛怒者，迷惑而不治；恐惧者，神荡惮而不收。心，怵惕思虑则伤神，神伤则恐惧自失，破䐃脱肉，毛悴色夭，死于冬。脾，愁忧而不解则伤意，意伤则悗乱，四肢不举，毛悴色夭，死于春。肝，悲哀动中则伤魂，魂伤则狂妄不精，不精则不正，当人阴缩而挛筋，两胁骨不举，毛悴色夭，死于秋。肺，喜乐无极则伤魄，魄伤则狂，狂者意不存人，皮革焦，毛悴色夭，死于夏。肾，盛怒而不止则伤志，志伤则喜忘其前言，腰脊不可以俛仰屈伸，毛悴色夭，死于季夏。恐惧而不解则伤精，精伤则骨痠痿厥，精时自下。是故五脏主藏精者也，不可伤，伤则失守而阴虚，阴虚则无气，无气则死矣。

(《灵枢·本神》)

诸风掉眩，皆属于肝。诸寒收引，皆属于肾。诸气膹郁，皆属于肺。诸湿肿满，皆属于脾。诸热瞀瘛，皆属于火。诸痛痒疮，皆属于心。诸厥固泄，皆属于下。诸痿喘呕，皆属于上。诸禁鼓慄，如丧神守，皆属于火。诸痉项强，皆属于湿。诸逆冲上，皆属于火。诸胀腹大，皆属于热。诸躁狂越，皆属于火。诸暴强直，皆属于风。诸病有声，鼓之如鼓，皆属于热。诸病胕肿，疼酸惊骇，皆属于火。诸转反戾，水液浑浊，皆属于热。诸病水液，澄澈清冷，皆属于寒。诸呕吐酸，暴注下迫，皆属于热。故大要曰：谨守病机，各司其属，有者求之，无者求之，盛者责之，虚者责之，必先五胜，疏其血气，令其调达，而致和平。

(《素问·至真要大论》)

肝藏血，血舍魂，肝气虚则恐，实则怒。脾藏营，营舍意，脾气虚则四肢不用，五脏不安，实则腹胀，经溲不利。心藏脉，脉舍神，心气虚则悲，实则笑不休。肺藏气，气舍魄，肺气虚则鼻塞不利，少气，实则喘喝，胸盈仰息。肾藏精，精舍志，肾气虚厥，实则胀，五脏不安。 (《灵枢·本神》)

肝病者，两胁下痛引少腹，令人善怒；虚则目䀮䀮无所见，耳无所闻，善恐，如人将捕之。……气逆则头痛，耳聋不聪，颊肿。……心病者，胸中痛，胁支满，胁下痛，膺背肩胛间痛，两臂内痛；虚则胸腹大，胁下与腰相引而痛。……脾病者，身重，善肌肉痿，足不收，行善瘛，脚下痛；虚则腹满肠鸣，飧泄食不化。……肺病者，喘咳逆气，肩背痛，汗出，尻阴股膝髀腨胻足皆痛；虚则少气不能报息，耳聋嗌干。……肾病者，腹大胫肿，喘咳身重，寝汗出憎风；虚则胸中痛，大腹小腹痛，清厥意不乐。 (《素问·脏气法时论》)

夫心胀者，烦心短气，卧不安；肺胀者，虚满而喘咳；肝胀者，胁下满，而痛引小腹；脾胀者，善哕，四肢烦悗，体重不能胜衣，卧不安；肾胀者，腹满引背，央央然腰髀痛。六腑胀：胃胀者，腹满，胃脘痛，鼻闻焦臭，妨于食，大便难；大肠胀者，肠鸣而痛濯濯，冬日重感于寒，则飧泄不化；小肠胀者，少腹䐜胀，引腰而痛；膀胱胀者，少腹满而气癃；三焦胀者，气满于皮肤中，轻轻然而不坚；胆胀者，胁下痛胀，口中苦，善太息。

(《灵枢·胀论》)

清浊相干，乱于胸中，是谓大悗。故气乱于心，则烦心密嘿，俛首静伏；乱于肺，则俛仰喘喝，接手以呼；乱于肠胃，则为霍乱；乱于臂胫，则为四厥；乱于头，则为厥逆，头重眩仆。

（《灵枢·五乱》）

邪之中人，或中于阴，或中于阳，上下左右，无有恒常，其故何也？岐伯曰：诸阳之会皆在于面，中人也，方乘虚时及新用力，若饮食汗出，腠理开而中于邪。中于面则下阳明，中于项则下太阳，中于颊则下少阳，其中于膺背两胁，亦中其经。

（《灵枢·邪气脏腑病形》）

肺手太阴之脉，……是动则病肺胀满，膨膨而喘咳，缺盆中痛，甚则交两手而瞀，此为臂厥；是主肺所生病者：咳，上气喘渴，烦心胸满，臑臂内前廉痛厥，掌中热，气盛有余则肩背痛，风寒汗出，中风，小便数而欠，气虚则肩背痛寒，少气不足以息，溺色变。

大肠手阳明之脉，……是动则病齿痛颈肿；是主津液所生病者：目黄口干，鼽衄喉痹，肩前臑痛，大指次指痛不用，气有余则当脉所过者热肿，虚则寒慄不复。

胃足阳明之脉，……是动则病洒洒振寒，善呻数欠，颜黑，病至则恶人与火，闻木声则惕然而惊，心欲动，独闭户塞牖而处，甚则欲上高而歌，弃衣而走，贲响腹胀，是为骭厥；是主血所生病者：狂疟温淫，汗出鼽衄，口喎唇胗，颈肿喉痹，大腹水肿，膝膑肿痛，循膺乳气街股伏兔骭外廉足跗上皆痛，中指不用，气盛则身以前皆热，其有余于胃则消谷善饥，溺色黄，气不足则身以前皆寒慄，胃中寒则胀满。

脾足太阴之脉，……是动则病舌本强，食则呕，胃脘痛，腹胀善噫，得后与气则快然如衰，身体皆重；是主脾所生病者：舌本痛，体不能动摇，食不下，烦心，心下急痛，溏瘕泄，水闭黄疸，不能卧，强立股膝内肿厥，足大指不用。

心手少阴之脉，……是动则病嗌干心痛，渴而欲饮，是为臂厥；是主心所生病者：目黄胁痛，臑臂内后廉痛厥，掌中热痛。

小肠手太阳之脉，……是动则病嗌痛颔肿，不可以顾，肩似拔，臑似折；是主液所生病者：耳聋目黄，颊肿，颈颔肩臑肘臂外后廉痛。

膀胱足太阳之脉，……是动则病冲头痛，目似脱，项如拔，脊痛腰似折，髀不可以曲，腘如结，踹如裂，是为踝厥；是主筋所生病者：痔，疟，狂癫疾，头囟项痛，目黄泪出，鼽衄，项背腰尻腘踹脚皆痛，小指不用。

肾足少阴之脉，……是动则病饥不欲食，面如漆柴，咳唾则有血，喝喝而喘，坐而欲起，目𥆨𥆨无所见，心如悬若饥状，气不足则善恐，心惕惕如人将捕之，是为骨厥；是主肾所生病者：口热舌干，咽肿上气，嗌干及痛，烦心心痛，黄疸肠澼，脊股内后廉痛，痿厥嗜卧，足下热而痛。

心主手厥阴心包络之脉，……是动则病手心热，臂肘挛急，腋肿，甚则胸胁支满，心中憺憺大动，面赤目黄，喜笑不休；是主脉所生病者：烦心心痛，掌中热。

三焦手少阳之脉，……是动则病耳聋浑浑焞焞，嗌肿喉痹；是主气所生病者：汗出，目锐眦痛，颊痛，耳后肩臑肘臂外皆痛，小指次指不用。

胆足少阳之脉，……是动则病口苦，善太息，心胁痛不能转侧，甚则面微有尘，体无膏泽，足外反热，是为阳厥；是主骨所生病者：头痛颔痛，目锐眦痛，缺盆中肿痛，腋下肿，马刀侠瘿，汗出振寒，疟，胸胁肋髀膝外至胫绝骨外踝前及诸节皆痛，小指次指不用。

肝足厥阴之脉，……是动则病腰痛不可以俛仰，丈夫㿗疝，妇人少腹肿，甚则嗌干，面尘脱色；是主（原脱，据补）肝所生病者：胸满，呕逆，飧泄，狐疝，遗溺，闭癃。

（《灵枢·经脉》）

是以头痛巅疾，下虚上实，过在足少阴巨阳，甚则入肾；徇蒙招尤，目冥耳聋，下实上虚，过在足少阳厥阴，甚则入肝；腹满䐜胀，支鬲胠胁，下厥上冒，过在足太阴阳明；咳嗽上气，厥在胸中，过在手阳明太阴；心烦头痛，病在鬲中，过在手巨阳少阴。

（《素问·五脏生成》）

帝曰：善。愿闻六经脉之厥状病能也。岐伯曰：巨阳之厥，则肿首头重，足不能行，发为眴仆。阳明之厥，则癫疾欲走呼，腹满不得卧，面赤而热，妄见而妄言。少阳之厥，则暴聋颊肿而热，胁痛，骱不可以运。太阴之厥，则腹满䐜胀，后不利，不欲食，食则呕，不得卧。少阴之厥，则口干溺赤，腹满心痛。厥阴之厥，则少腹肿痛，腹胀，泾溲不利，好卧屈膝，阴缩肿，骱内热。（《素问·厥论》）

任脉为病，男子内结七疝，女子带下瘕聚。冲脉为病，逆气里急。督脉为病，脊强反折。督脉者，起于少腹以下骨中央，……此生病从少腹上冲心而痛，不得前后，为冲疝，其女子不孕，癃，痔，遗溺，嗌干。（《素问·骨空论》）

故阳明虚则宗筋纵，带脉不引，故足痿不用也。（《素问·痿论》）

卒然多食饮则肠满，起居不节、用力过度则络脉伤，阳络伤则血外溢，血外溢则衄血；阴络伤则血内溢，血内溢则后血。肠胃之络伤则血溢肠外，肠外有寒，汁沫与血相抟，则并合凝聚不得散，而积成矣。（《灵枢·百病始生》）

第五节 疾病传变与转归

传变，疾病在脏腑经络组织之间相传或疾病性质变化。《内经》又称“传化”。其主要有病位的传变和病性的转化。影响传变的因素有很多，但其关键则取决于邪正力量的对比。掌握疾病传变的一般规律，不仅对临床辨证论治，而且对疾病的早期治疗、控制其发展、推测其预后等都有重要的意义。

一、疾病传变方式

疾病的传变有病位的传变和病性的转化。病位的传变可由表入里、由经脉传脏腑、由腑入脏、由脏入腑、由一脏传至另一脏、由某经传至另一经等。病性的转化则有寒热转化和虚实转化两个方面。关于传变的具体形式和过程，《内经》多从外感和内伤两大类疾病分别加以论述。

（一）外感病传变

主要有表里传变和经脉传变两种。

1. 表里传变

由于外感病邪是由体外入侵人体的，因此《内经》认为六淫之邪首先侵袭皮毛，由皮毛到络脉、经脉、六腑，最后伤及五脏。如《素问·缪刺论》云："夫邪之客于形也，必先舍于皮毛，留而不去，入舍于孙脉；留而不去，入舍于络脉；留而不去，入舍于经脉；内连五脏，散于肠胃。阴阳俱感，五脏乃伤。此邪之从皮毛而入，极于五脏之次也。"《素问·阴阳应象大论》的"邪风之至，疾如风雨，故善治者治皮毛，其次治肌肤，其次治筋脉，其次治六腑，其次治五脏。治五脏者，半死半生也"，虽是讨论疾病的早期治疗，但也体现了外感病的传变规律。

2. 经脉传变

即依循六经的顺序传变。《内经》认为三阳在表属腑，三阴在里属脏。外邪侵犯人体，首先侵犯阳经，然后深入阴经。而三阴、三阳又各有其部位的深浅和阴阳盛衰的不同。如太阳阳气最盛，为三阳；阳明阳气较盛，为二阳；少阳阳气尚微，为一阳；太阴阴气最盛，为三阴；少阴阴气较盛，为二阴；厥阴阴气最少，为一阴。故邪气入侵人体，可依次而传。如《素问·热论》云："伤寒一日，巨阳受之，故头项痛腰脊强。二日阳明受之，阳明主肉，其脉夹鼻络于目，故身热目疼而鼻干、不得卧也。三日少阳受之，少阳主胆，其脉循胁络于耳，故胸胁痛而耳聋。三阳经络皆受其病而未入于脏者，故可汗而已。四日太阴受之，太阴脉布胃中络于嗌，故腹满而嗌干。五日少阴受之，少阴脉贯肾络于肺，系舌本，故口燥舌干而渴。六日厥阴受之，厥阴脉循阴器而络于肝，故烦满而囊缩。"当然，这里的一日二日三日等只是言其一般传变次序，临床尚应以见证为依据，不能仅靠日数判断。

（二）内伤病传变

内伤疾病的传变以脏腑为中心，具体传变形式有以下几种。

1. 生克乘侮传变

（1）相乘而传　如《素问·玉机真脏论》所说的肺传之肝、肝传之脾、脾传之肾、肾传之心、心复反传而行之于肺便是。《素问·气厥论》亦有"心移寒于肺"、"心移热于肺"之论。此外，《素问·标本病传论》所谓"夫病传者，心病先心痛，一日而咳"即为心病传于肺，"三日胁支痛"即为肺病传于肝，"五日闭塞不通，身痛体重"即为肝病传于脾，也是按照这个规律传变的。

（2）相侮而传　如《素问·气厥论》所说的"脾移寒于肝"、"脾移热于肝"、"肾移热于脾"等。

（3）母病及子　如《素问·气厥论》所说的"肺移寒于肾"、"肝移热于心"、"肺移热于肾"等。

（4）子病及母　如《素问·玉机真脏论》所说的"肝受气于心"、"心受气于脾"、"脾受气于肺"、"肺受气于肾"、"肾受气于肝"便是。

2. 脏腑表里相传

（1）腑病传脏　即六腑病变向其所表里的五脏传移。如《素问·标本病传论》所谓"膀胱病小便闭，五日少腹胀腰脊痛骱痠"，为膀胱传于肾。

（2）脏病传腑　即五脏病变向其所表里的六腑传移。如《素问·标本病传论》所谓"肾病少腹腰脊痛骱痠，三日背胆筋痛，小便闭"为肾病传于膀胱。再如《素问·咳论》所谓"五脏之久咳，乃移于六腑。脾咳不已，则胃受之；……肝咳不已，则胆受之"等，也是五脏咳病久不愈，向其所表里的六腑传移。

3. **脏腑疾病的经络传变**

如《素问·咳论》云："其寒饮食入胃，从肺脉上至于肺，则肺寒。"此为胃中寒邪沿手太阴肺经上传至肺。《素问·脉解》云："所谓上走心为噫者，阴盛而上走于阳明，阳明络属心，故曰上走心为噫也。"此乃胃中阴盛，其邪沿足阳明胃经之支脉上传至心而发病，所谓"阳明络属心"是指"足阳明之正，……属胃散之脾，上通于心"（《灵枢·经别》）。

4. **形体疾病内传所合之脏**

如《素问·痹论》所言："五脏皆有合，病久而不去者，内舍于其合也。故骨痹不已，复感于邪，内舍于肾；筋痹不已，复感于邪，内舍于肝；脉痹不已，复感于邪，内舍于心；肌痹不已，复感于邪，内舍于脾；皮痹不已，复感于邪，内舍于肺。"

5. **六腑之间传变**

如《素问·气厥论》所谓"胞移热于膀胱"、"膀胱移热于小肠"、"小肠移热于大肠"、"大肠移热于胃"、"胃移热于胆"、"胆移热于脑"等。

疾病的传变虽有一定的规律可循，但并非一成不变。如《素问·玉机真脏论》云："然其卒发者，不必治于传，或其传化有不以次。不以次入者，忧恐悲喜怒，令不得以其次，故令人有大病矣。"即为猝发之疾与情志过激致病就常不按上述顺序传变。所以《灵枢·邪气脏腑病形》告诫说："邪之中人也，无有常。"《灵枢·百病始生》则断言："邪气淫泆，不可胜论。"

（三）传变与邪正盛衰

在疾病发展过程中，影响其传变的因素很多，其中最主要的是取决于邪气的盛衰和正气的强弱两方面。一方面病邪的性质与感邪的轻重不同，疾病的传变有异。如伤寒按六经传变，饮食不节为病则以脏腑传变。另一方面，正气的强弱对疾病的传变影响最大，即所谓"虚则受邪，实则不受邪"。如《灵枢·刺节真邪》说："虚邪偏客于身半，其入深，内居荣卫，荣卫稍衰，则真气去，邪气独留，发为偏枯；其邪气浅者，脉偏痛。"表明邪盛正衰，则病深重；邪弱正强，则病浅而轻。再如《灵枢·邪气脏腑病形》说："身之中于风也，不必动脏。故邪入于阴经，则其脏气实，邪气入而不能客，故还之于腑。"这里的"风"是泛指病邪，"动脏"即扰动五脏，发生病变。由于五脏正气强盛，邪气就不能传入，故转而"还之于腑"。说明正气强盛则邪气不能深入。

二、疾病转归

疾病转归，指疾病发展结局，主要有痊愈、好转、缠绵、加重、死亡等几种形式。决定转归吉凶的关键仍在于邪正进退，正能胜邪则病愈，邪胜正衰则病甚。如《素问·玉机真脏论》云："五实死，五虚死。……浆粥入胃，泄注止，则虚者活；身汗，得后利，则实者活。"指出邪气极盛或正气极虚，均为死证，但若实证邪有去路，虚证胃气来复，则疾病可以向愈。此外，《素问·脏气法时论》据脏气依时盛衰，按五脏主时的五行生克规律推测疾病的转归，如云："病在肝，愈于夏，夏不愈，甚于秋，秋不死，持于冬，起于春，禁当风。肝病者，愈在丙丁，丙丁不愈，加于庚辛，庚辛不死，持于壬癸，起于甲乙。肝病者，平旦慧，下晡甚，夜半静。……夫邪气之客于身也，以胜相加，至其所生而愈，至其所不胜而甚，至于所生而持，自得其位而起。”《灵枢·顺气一日分为四时》则以昼夜晨昏阴阳之气的盛衰，推断病情重轻变化，云：“夫百病者，多以旦慧、昼安、夕加、夜甚，何也？岐伯曰：四时之气使然。”“以一日分为四时，朝则为春，日中为夏，日入为秋，夜半为冬。朝则人气始生，病气衰，故旦慧；日中人气长，长则胜邪，故安；夕则人气始衰，邪气始生，故加；夜半人气入脏，邪气独居于身，故甚也。”

虽然时令的推移与疾病的传变和转归有一定的联系，但它只是影响病程和病机的诸多因素之一，并非所有的疾病都表现为“旦慧、昼安、夕加、夜甚”，在临床就可以见到“其时有反者”，其原因“是不应四时之气，脏独主其病者。”（《灵枢·顺气一日分为四时》）即脏气本身的病理变化对病情轻重的影响。临床应以病人的脉证等实际表现为依据，综合各种因素判断疾病的预后转归，故《素问·脏气法时论》云：“必先定五脏之脉，乃可言间甚之时、死生之期也。”

经文辑要

皮者，脉之部也。邪客于皮则腠理开，开则邪入客于络脉，络脉满则注于经脉，经脉满则入舍于腑脏也。（《素问·皮部论》）

是故虚邪之中人也，始于皮肤，皮肤缓则腠理开，开则邪从毛发入，入则抵深，深则毛发立，毛发立则淅然，故皮肤痛。留而不去，则传舍于络脉，在络之时，痛于肌肉，其痛之时息，大经乃代。留而不去，传舍于经，在经之时，洒淅喜惊。留而不去，传舍于输，在输之时，六经不通四肢，则肢节痛，腰脊乃强。留而不去，传舍于伏冲之脉，在伏冲之时，体重身痛。留而不去，传舍于肠胃，在肠胃之时，贲响腹胀，多寒则肠鸣飧泄，食不化，多热则溏出麋。留而不去，传舍于肠胃之外、募原之间，留著于脉，稽留而不去，息而成积。

（《灵枢·百病始生》）

今夫热病者，皆伤寒之类也。

伤寒一日，巨阳受之，故头项痛，腰脊强。二日阳明受之，阳明主肉，其脉夹鼻络于目，故身热目疼而鼻干、不得卧也。三日少阳受之，少阳主胆（“胆”当校为“骨”），其脉循胁络于耳，故胸胁痛而耳聋。三阳经络皆受其病而未入于脏者，故可汗而已。四日太阴受之，太阴脉布胃中络于嗌，故腹满而嗌干。五日少阴受之，少阴脉贯肾络于肺，系舌本，故口燥舌干而渴。六日厥阴受之，厥阴脉循阴器而络于肝，故烦满而囊缩。三阴三阳、五脏六腑皆受病，营卫不行，五脏不通，则死矣。（《素问·热论》）

五脏受气于其所生，传之于其所胜，气舍于其所生，死于其所不胜。病之且死，必先传行，至其所不胜，病乃死。此言气之逆行也，故死。肝受气于心，传之于脾，气舍于肾，至肺而死。心受气于脾，传之于肺，气舍于肝，至肾而死。脾受气于肺，传之于肾，气舍于心，至肝而死。肺受气于肾，传之于肝，气舍于脾，至心而死。肾受气于肝，传之于心，气舍于肺，至脾而死。此皆逆死也。

五脏相通，移皆有次，五脏有病，则各传其所胜。不治，法三月若六月，若三日若六日，传五脏而当死。是顺传所胜之次。

其卒发者，不必治于传，或其传化有不以次，不以次入者，忧恐悲喜怒，令人不得以其

次，故令人有大病矣。（《素问·玉机真脏论》）

黄帝问曰：五脏六腑，寒热相移者何？岐伯曰：肾移寒于肝，痈肿少气。脾移寒于肝，痈肿筋挛。肝移寒于心，狂，膈中。心移寒于肺，肺消，肺消者，饮一溲二，死不治。肺移寒于肾，为涌水，涌水者，按腹不坚，水气客于大肠，疾行则鸣濯濯，如囊裹浆，水之病也。脾移热于肝，则为惊衄。肝移热于心，则死。心移热于肺，传为膈消。肺移热于肾，传为柔痓。肾移热于脾，传为虚，肠澼死，不可治。胞移热于膀胱，则癃，溺血。膀胱移热于小肠，鬲肠便，上为口糜。小肠移热于大肠，为虑瘕，为沉。大肠移热于胃，善食而瘦，又谓之食亦。胃移热于胆，亦曰食亦。胆移热于脑，则辛頞鼻渊，鼻渊者，浊涕下不止也，传为衄衊瞑目。故得之气厥也。（《素问·气厥论》）

五脏之久咳，乃移于六腑。脾咳不已，则胃受之，胃咳之状，咳而呕，呕甚则长虫出。肝咳不已，则胆受之，胆咳之状，咳呕胆汁。肺咳不已，则大肠受之，大肠咳状，咳而遗失（“失”当作“矢”）。心咳不已，则膀胱受之，膀胱咳状，咳而遗溺。久咳不已，则三焦受之，三焦咳状，咳而腹满，不欲食饮。（《素问·咳论》）

五脏皆有合，病久而不去者，内舍于其合也。故骨痹不已，复感于邪，内舍于肾；筋痹不已，复感于邪，内舍于肝；脉痹不已，复感于邪，内舍于心；肌痹不已，复感于邪，内舍于脾；皮痹不已，复感于邪，内舍于肺。（《素问·痹论》）

帝曰：病成而变，何谓？岐伯曰：风成为寒热，瘅成为消中，厥成为巅疾，久风为飧泄，脉风成为疠。病之变化，不可胜数。（素问·脉要精微论）

夫病传者，心病先心痛，一日而咳，三日胁支痛，五日闭塞不通，身痛体重，三日不已死，冬夜半，夏日中。肺病喘咳，三日而胁支满痛，一日身重体痛，五日而胀，十日不已死，冬日入，夏日出。肝病头目眩胁支满，三日体重身痛，五日而胀，三日腰脊少腹痛胫痠，三日不已死，冬日入，夏早食。脾病身痛体重，一日而胀，二日少腹腰脊痛胫痠，三日背䏢筋痛小便闭，十日不已死，冬人定，夏晏食。肾病少腹腰脊痛䯒痠，三日背䏢筋痛小便闭，三日腹胀，三日两胁支痛，三日不已死，冬大晨，夏晏晡。胃病胀满，五日少腹腰脊䯒痠，三日背䏢筋痛小便闭，五日身体重，六日不已死，冬夜半后，夏日昳。膀胱病小便闭，五日少腹胀腰脊痛䯒痠，一日腹胀，一日身体重，二日不已死，冬鸡鸣，夏下晡。诸病以次相传，如是者，皆有死期，不可刺。间一脏止，及至三四脏者，乃可刺也。

（《素问·标本病传论》）

夫百病者，多以旦慧、昼安、夕加、夜甚，何也？岐伯曰：四时之气使然。黄帝曰：愿闻四时之气。岐伯曰：春生、夏长、秋收、冬藏，是气之常也，人亦应之。以一日分为四时，朝则为春，日中为夏，日入为秋，夜半为冬。朝则人气始生，病气衰，故旦慧；日中人气长，长则胜邪，故安；夕则人气始衰，邪气始生，故加；夜半人气入脏，邪气独居于身，故甚也。黄帝曰：其时有反者，何也？岐伯曰：是不应四时之气，脏独主其病者，是必以脏气之所不胜时者甚，以其所胜时者起也。（《灵枢·顺气一日分为四时》）

病在肝，愈于夏，夏不愈，甚于秋，秋不死，持于冬，起于春，禁当风。肝病者，愈在丙丁，丙丁不愈，加于庚辛，庚辛不死，持于壬癸，起于甲乙。肝病者，平旦慧，下晡甚，夜半静。……病在心，愈在长夏，长夏不愈，甚于冬，冬不死，持于春，起于夏，禁温食热衣。心病者，愈在戊己，戊己不愈，加于壬癸，壬癸不死，持于甲乙，起于丙丁。心病者，日中慧，夜半甚，平旦静。……病在脾，愈在秋，秋不愈，甚于春，春不死，持于夏，起于长夏，禁温食饱食湿地濡衣。脾病者，愈在庚辛，庚辛不愈，加于甲乙，甲乙不死，持于丙丁，起于戊己。脾病者，日昳慧，日出甚，下晡静。……病在肺，愈在冬，冬不愈，甚于夏，夏不死，持于长夏，起于秋，禁寒饮食寒衣。肺病者，愈在壬癸，壬癸不愈，加于丙丁，丙丁不死，持于戊己，起于庚辛。肺病者，下晡慧，日中甚，夜半静。……病在肾，愈在春，春不愈，甚于长夏，长夏不死，持于秋，起于冬，禁犯焠烪热食温炙衣。肾病者，愈在甲乙，甲乙不愈，甚于戊己，戊己不死，持于庚辛，起于壬癸。肾病者，夜半慧，四季甚，下晡静。……夫邪气之客于身也，以胜相加，至其所生而愈，至其所不胜而甚，至于所生而持，自得其位而起。必先定五脏之脉，乃可言间甚之时，死生之期也。（《素问·脏气法时论》）

第八章 诊法

《内经》诊法学说是古代医家对长期诊病过程中积累的经验，进行系统总结而形成的学术理论，是《内经》理论体系的重要组成部分，也奠定了后世中医诊法学说的基础。

《内经》诊法学说的内容十分丰富，许多篇章均有述及，以论述诊法为专门或主要内容的篇章就有《素问》的《脉要精微论》、《平人气象论》、《玉机真脏论》、《三部九候论》、《疏五过论》、《征四失论》和《灵枢》的《五色》、《论疾诊尺》等多篇。其中对诊法原理、诊病方法以及诊病的原则要求等，都作了相当全面的论述。

第一节 诊法原理

人体内部脏腑经络气血的功能状态，常反映于一定的体表部位，诊病就是通过诊察疾病的外在征象，与正常生理表现互相参照比较，以判断疾病的性质，这就是“以表知里”和“以常衡变”。疾病既受时空环境所影响，又与病人体质和社会生活状况密切相关，病变表现复杂多样，故诊病必须天地人“三才并察”，望闻问切“四诊合参”。由于诊法包括诊病和断病两个阶段，在诊得各种症状和体征之后，必须对各种诊候进行参伍比类，综合分析以推求病因，审辨病机，这就是“审证求因”。另外，基于对胃气重要性的认识，诊病必须以“胃气为本”，重视诊察胃气的有无盛衰。这些诊法原理，都是《内经》首先提出而为后世继承和发挥，因而成为中医诊法学说的理论基础。

一、以表知里

脏腑气血居于人身之中，为了诊查其病变，《内经》采用“视其外应，以知其内脏，则知所病”（《灵枢·本脏》）的方法。这种方法以藏象学说“脏藏于内，象见于外”的理论为依据，认为人体内部正常生理活动和异常病理变化都可以通过一定途径，在体表一定部位表现出来，医者凭视、触、听、嗅等直觉可以从体表部位的形态、表情，以及色泽、音声、气味等征象去了解内部病变。对这种“以表知里”的诊病方法，《内经》作了生动鲜明的比喻，《灵枢·刺节真邪》说：“下有渐洳，上生苇蒲，此所以知形气之多少也。”《素问·宝命全形论》说：“夫盐之味咸者，其气令器津泄；弦绝者，其音嘶败；木敷（腐）者，其叶发（废）；病深者，其声哕。”《灵枢·外揣》也说：“五音不彰，五色不明，五脏波荡，若是则内外相袭，若鼓之应桴，响之应声，影之似形。”这些形象、生动的比喻，以“有诸内必形诸外”的道理说明了“以表知里”的诊病原理。

从现代信息论的角度看，"以表知里"实质上是一种不打开黑箱，从对象发出的外部信息了解其内部变化，亦即从现象探求本质的研究方法。这种方法的最大优点，是可以在不破坏被研究对象的完整性和活动性的前提下进行，故最适合于生命体的研究。《内经》以之作为诊法原理，造就了中医诊病既能避免对病体的损伤，又可以在动态环境下诊察病变情况的优势和特色。当然，现象与本质、外部信息与内部机理不一定存在固定和必然联系，但由于《内经》提倡全面诊察并对各种诊候加以综合分析，故可以排除假象和错误信息而准确诊断疾病。

二、以常衡变

常，指正常生理状况；变，则指异于正常生理的病理状况。诊法的基本原理就是把病人表现的各种征象与正常人进行比较，异于正常生理状态即为病态，《素问·平人气象论》所说"平人者，不病也，常以不病调病人。医不病，故为病人平息以调之为法"，即论"以常衡变"的诊法原理，它是《内经》辨析各种诊候，确定病变性质的依据。例如诊脉以平人一息四到五至为标准，多于五至为太过，少于四至为不及，均为病态；面色以明润含蓄有光泽、红黄隐隐为常态，反此为病；虚里部按诊以其动应手，不疾不鼓为常，反此为病等。

"以常衡变"，以正常生理表现为标准诊察病变表现，是定性诊断；而以太过、不及诊断则是一种模糊定量的方法。这种模糊计量的传统方法看似直观粗糙，颇有落后之嫌，但在生命科学研究中却有不可忽视的优势和长处。因为作为生命现象的生理、病理表现，都是一种动态过程，都在一定的波动幅度内反映相同的生理、病理机制，可能而且有时也只能运用定性或模糊计量方法加以研究和描述，过分强调精确反而不能客观反映生命活动机理。

"以常衡变"尚含诊察证候顺逆的更深一层意义。《内经》重视脉证顺逆，认为证候合乎一般病变表现，为病之"常"，称顺证，预后较好；若证候与一般病变表现相反，如脉或证逆四时阴阳，或形气、脉证相逆，为病之"变"，称逆证，预后较差，甚至是死证。故《素问·玉机真脏论》说："形气相得，谓之可治；色泽以浮，谓之易已；脉从四时，谓之可治。……形气相失，谓之难已；色夭不泽，谓之难已；……脉逆四时，为不可治。"《灵枢·动输》也说："阳病而阳脉小者为逆，阴病而阴脉大者为逆。""以常衡变"诊病原理对判断有病与否的意义自不待言，而判断证候顺逆，更是中医诊法学说的特色，对把握疾病转归，估测预后吉凶，尤有意义。

三、三才并察

天、地、人谓之"三才"。《内经》基于"人与天地相应"的观念，认为疾病必然受自然界时令气候（天）和地理环境（地）的影响，也受社会环境（人事）的影响，因此诊病必须"三才并察"，注意天、地、人的差异性对疾病及各种诊候的影响。《素问·五常政大论》指出："故治病者必明天道地理，阴阳更胜，气之先后，人之寿夭，生化之期，乃可以知人之形气矣。"例如正常脉象有春弦、夏钩、秋毛、冬石的变化，诊脉必须观察脉合四时阴阳与否，察色亦然。又如《素问·异法方宜论》指出由于地理环境的不同，因而五方之人的体质、肤色以及生活习俗、发病情况均有不同，也提示诊病必须注意地理环境的影响。同样，《内经》还认为诊病必须重视人的社会环境及个体差异性，《素问·经脉别论》说："诊病之道，观人勇怯骨肉皮肤，能知其情，以为诊法也。"《素问·疏五过论》也指出："从容人事"，"切脉问名，当合男女”，“问年少长，勇怯之理。”都强调诊病必须重视和了解病人的年龄、性别、体质、性格、精神状态及社会经历等个体状况。

总之，《内经》提出的“三才并察”诊法原理，说明诊病只有充分考虑天、地、人的因素，才能准确判断该诊候是否为病候，以及该病候所提示的诊断意义。

四、四诊合参

“四诊合参”也是《内经》强调的诊法原理。《脉要精微论》说：“病之变化，不可胜数。”不同疾病固然有不同的证候表现，即使同一疾病也会引起人体多方面病理改变而出现多种病理征象，医者只有全面诊察，掌握尽可能多的疾病资料，才能通过对这些资料的分析而把握疾病本质，作出正确诊断。因此《内经》强调必须用视、触、听、嗅等多种感知手段，运用望、闻、问、切等诊病方法，从各个层次、各个方面搜集与疾病有关的资料，并进行综合分析，而做出正确诊断。即《脉要精微论》所说的“切脉动静，而视精明，察五色，观五脏有余不足，六腑强弱，形之盛衰，以此参伍，决死生之分”，以及《阴阳应象大论》说的“善诊者，察色按脉，先别阴阳。审清浊，而知部分；视喘息，听音声，而知所苦；观权衡规矩，而知病所主；按尺寸，观浮沉滑涩，而知病所生。以治无过，以诊则不失矣。”

在《内经》中，望、闻、问、切四诊几乎都可以自成诊法系统，具有独立诊病作用。如脉诊，既有切脉部位、至数、平息调脉、举按推寻等方法，又有脉象主病、五脏平病死脉、脉合四时阴阳等与诊病直接相关的理论。其它如面部望诊、尺肤诊等也如此，故《灵枢·邪气脏腑病形》有“善调尺者，不待于寸；善调脉者，不待于色”之说。但《内经》并不主张各种诊法单独使用，而是强调四诊合参，全面诊察，《素问·征四失论》即指出：“诊病不问其始，忧患饮食之失节，起居之过度，或伤于毒，不先言此，卒持寸口，何病能中!”它如《邪气脏腑病形》的“知一则为工，知二则为神，知三（指脉诊、色诊、尺肤诊）则神且明矣”、《素问·玉机真脏论》的“凡治病，察其形气色泽，脉之盛衰，病之新故，乃治之”等，均是对全面诊察，“四诊合参”这一诊法原理的强调。

五、审证求因

《内经》诊法学说包括两方面的内容，一是察病——诊察各种疾病征象；二是断病——分析诊察所得的各种诊候（症状和体征），推寻病因和病变机理，确定其病证名称，后者实际就是“辨证”的过程。推求发病原因是了解疾病性质、正确诊断疾病的重要前提。有些病因，如跌仆损伤、饮食劳倦以及七情过激等，固然可以通过望诊或问诊而直接得到，但多数病因则是通过对证候（诊候）的审辨分析而求得，如《阴阳应象大论》所言的“风胜则动，热胜则肿，燥胜则干，寒胜则浮，湿胜则濡泻”、《素问·痹论》的“风气胜者为行痹，寒气胜者为痛痹，湿气胜者为着痹”、《素问·刺志论》的“气盛身寒，得之伤寒；气虚身热，得之伤暑”等均如此。这种通过分析证候以推求病因的方法，称“审证求因”，它是《内经》认识病因，诊断疾病的重要方法，其实质是在证候分析的基础上，综合考虑疾病发生的天时、地理环境和患者对疾病的反应状况，由致病机理推论致病原因，也就是以“辨证”为核心的诊病过程。

六、胃气为本

胃气是五脏六腑、气血津液的大源，《平人气象论》说：“平人之常气禀于胃，胃者平人之常气也。人无胃气曰逆，逆者死。”胃气的有无盛衰实质就是机体新陈代谢机能的强弱盛衰，而新陈代谢是生命活动的标志，因此重视诊察胃气实际上就是重视诊察整体生命机能状态。

《内经》在脉诊中特别重视诊察脉之胃气。《平人气象论》再三强调脉以胃气为本，以胃气的多少有无区分四时五脏平病死脉；《玉机真脏论》也指出：“脉弱以滑，是有胃气，命曰易治。”而真脏脉则是无胃气之脉，故“诸真脏脉见者，皆死不治也。”不仅诊脉重视胃气，《素问·五脏生成》论望诊察色的“五色之见死”、“五色之见生”，也把有胃气而含蓄明润有泽者称为“见生”之色，预后良好，而把无胃气而枯槁暴露、晦暗无泽者称为“见死”之色，认为预后不良。而《玉机真脏论》论五虚、五实证，既认为“五虚死”、“五实死”，又指出：“浆粥入胃，泄注止，则虚者活；身汗得后利，则实者活”，也是从观察患者证候以了解胃气的存亡得失或通畅与否，以此作为判断预后死生的根据。

诊察胃气和诊察神气一样，都是运用整体观念，从病变的最高层次去把握疾病本质，因此对了解疾病的严重程度，预测疾病的预后甚有意义。

经文辑要

岐伯曰：日与月焉，水与镜焉，鼓与响焉。夫日月之明，不失其影；水镜之察，不失其形；鼓响之应，不后其声；动摇则应和，尽得其情。黄帝曰：窘乎哉！昭昭之明不可蔽，其不可蔽，不失阴阳也。合而察之，切而验之，见而得之，若清水明镜之不失其形也。五音不彰，五色不明，五脏波荡，若是则内外相袭，若鼓之应桴，响之应声，影之似形。

（《灵枢·外揣》）

黄帝问于岐伯曰：余闻之，见其色，知其病，命曰明；按其脉，知其病，命曰神；问其病，知其处，命曰工。余愿闻见而知之，按而得之，问而极之，为之奈何？岐伯答曰：夫色脉与尺之相应也，如桴鼓影响之相应也，不得相失也。此亦本末根叶之出候也，故根死则叶枯矣。色脉形肉不得相失也，故知一则为工，知二则为神，知三则神且明矣。……故善调尺者，不待于寸；善调脉者，不待于色。能参合而行之者，可以为上工，上工十全九；行二者为中工，中工十全七；行一者为下工，下工十全六。（《灵枢·邪气脏腑病形》）

人一呼脉再动，一吸脉亦再动，呼吸定息脉五动，闰以太息，命曰平人。平人者，不病也，常以不病调病人。医不病，故为病人平息以调之为法。……平人之常气禀于胃，胃者平人之常气也，人无胃气曰逆，逆者死。春胃微弦曰平，弦多胃少曰肝病，但弦无胃曰死，胃而有毛曰秋病，毛甚曰今病，脏真散于肝，肝藏筋膜之气也。夏胃微钩曰平，钩多胃少曰心病，但钩无胃曰死，胃而有石曰冬病，石甚曰今病，脏真通于心，心藏血脉之气也。长夏胃微耎弱曰平，弱多胃少曰脾病，但代无胃曰死，耎弱有石曰冬病，弱甚曰今病，脏真濡于脾，脾藏肌肉之气也。秋胃微毛曰平，毛多胃少曰肺病，但毛无胃曰死，毛而有弦曰春病，弦甚曰今病，脏真高于肺，以行荣卫阴阳也。冬胃微石曰平，石多胃少曰肾病，但石无胃曰死，石而有钩曰夏病，钩甚曰今病，脏真下于肾，肾藏骨髓之气也。

胃之大络，名曰虚里，贯鬲络肺，出于左乳下，其动应衣，脉宗气也。盛喘数绝者，则病在中；结而横，有积矣；绝不至曰死。乳之下，其动应衣，宗气泄也。

脉有逆从四时，未有脏形，春夏而脉瘦，秋冬而脉浮大，命曰逆四时也。风热而脉静，泄而脱血脉实，病在中脉虚，病在外脉涩坚者，皆难治，命曰反四时也。人以水谷为本，故人绝水谷则死，脉无胃气亦死。所谓无胃气者，但得真脏脉不得胃气也。所谓脉不得胃气者，肝不弦、肾不石也。（《素问·平人气象论》）

故色见青如草兹者死，黄如枳实者死，黑如炲者死，赤如衃血者死，白如枯骨者死，此五色之见死也。青如翠羽者生，赤如鸡冠者生，黄如蟹腹者生，白如豕膏者生，黑如乌羽者生，此五色之见生也。生于心，如以缟裹朱；生于肺，如以缟裹红；生于肝，如以缟裹绀；生于脾，如以缟裹栝楼实；生于肾，如以缟裹紫，此五脏所生之外荣也。色味当五脏：白当肺，辛；赤当心，苦；青当肝，酸；黄当脾，甘；黑当肾，咸。故白当皮，赤当脉，青当筋，黄当肉，黑当骨。

夫脉之大小、滑涩、浮沉，可以指别；五脏之象，可以类推；五脏相音，可以意识；五色微诊，可以目察；能合脉色，可以万全。（《素问·五脏生成》）

第二节 诊病方法

望、闻、问、切是中医传统诊病方法，称为“四诊”。四诊方法确立于《内经》，《内经》对四诊及其运用都有颇为详细的论述，如望诊就包括望神、望色、望形态等方面，而且着重于面部和眼睛的诊察；脉诊则不仅论述了诊脉方法和脉象主病，同时也提出了“脉合四时阴阳”、“脉以胃气为本”等脉学理论；在问诊方面，也颇为全面地提出了问诊的内容，而且特别强调其在了解病人精神情志方面的重要意义；而闻诊方面则着重于闻听音声以诊察疾病。四诊方法构成了《内经》诊法学说的核心内容，确立了中医诊察疾病的独特方法。另外，《内经》在论述诊病方法的同时，并对医生诊病应具备的品德和态度，诸如“虚静为宝”、“严而动神”、“从容人事”等，提出了基本的原则要求，这些原则要求也成为后世诊病时所遵循的规范。

一、诊病的基本原则与要求

医者运用视、触、嗅、听等直接感知的手段诊察疾病，不仅必须具有灵巧熟练的技术，而且需要认真细致、静心宁神的良好诊病作风，才能准确发现病变。因此，《内经》对医生在诊病过程中应该具备的良好品德和态度，以及医患之间所必须的和谐合作关系，提出了颇为严格的要求。

1. 虚静为宝

疾病表现多种多样，有的病候明显，有的隐微，而望、闻、切等诊病方法都是凭医生的直觉去感知，因此诊病时必须虚心宁静，高度集中注意力，才能见微知著，及时诊察病情的微妙变化，故《脉要精微论》强调指出：“持脉有道，虚静为保（宝）。”而《平人气象论》所提出的“平息调脉”法，其作用除了计算病人脉搏至数外，更重要的是“平息”的过程能对医生起到静心凝神、集中注意力的作用。不仅诊脉如此，其它诊法同样也要求医生必须摒除杂念，专心致志以细心诊察，故《素问·征四失论》把“精神不专，志意不理，外内相失，故时疑殆”列为诊治疾病“四失”之一。

诊病时一方面要求医生虚静凝神，专心致志，另方面也要求病人在宁静状态下接受诊查，故《脉要精微论》又有“诊法常以平旦”之说，认为其时未劳于事，“阴气未动，阳气未散，饮食未进，经脉未盛，络脉调匀，气血未乱，故乃可诊有过之脉。”固然诊病不必拘于平旦，但让病人在安静状态下接受诊查，也确属必要。

2. 严而动神

“严而动神”指医生诊病时既要亲切和蔼，又要严肃认真，以取得病人的信任和对医生医疗权威的认同。诊病是医患之间的互动交流过程，医生不仅要从病人身上取得客观真实的诊断资料，而且还要针对病人的不良生活习惯和思想情绪提出医嘱劝告，故《素问·疏五过论》把“医不能严，不能动神”作为诊病“五过”之一。但是要让病人接受并遵守劝告，医生必须保持端庄严谨的风范，在病人心中树立权威形象，即《素问·方盛衰论》所言的“诊有大方，坐起有常，出入有行”；另方面又必须以恳切、关怀的态度说服病人，以取得其充分信任，领会和接受医生的善意劝诫。“人之情，莫不恶死而乐生，告之以其败，语之以其善，导之以其所便，开之以其所苦，虽有无道之人，恶有不听者乎？”（《灵枢·师传》）医生只有“不失人情”（《方盛衰论》），得到病人的信任和合作，树立起既权威又可信赖的形象，才能“严而动神”，既取得有关病情的隐秘资料，利于正确诊断疾病，又使病人遵照执行医嘱，利于疾病的治疗和康复。

3. 从容人事

人事，指人所处的社会环境地位和生活状况，从容人事就是诊病时要耐心细致、有条不紊地了解病人所处的社会生活状况。《内经》认为社会生活环境既影响人的体质，也影响着疾病的发生与发展变化，而社会地位的剧烈变化所造成的精神刺激更是导致情志内伤疾病的重要原因，因此强调要耐心细致了解病人的社会人事状况。《疏五过论》不仅指出诊病要“从容人事，以明经道”，而且强调“诊有三常：必问贵贱，封君败伤，及欲侯王，故贵脱势”以及“离绝郁结，忧恐喜怒”等社会人事情况，认为“尝贵后贱，虽不中邪，病从内生，名曰脱营；尝富后贫，名曰失精”，“暴乐暴苦，始乐后苦，皆伤精气”，“故贵脱势，虽不中邪，精神内伤，身必败亡。”篇中并指出不重视了解病人社会人事状况的变迁，则会招致诊治疾病的重大过失，而究其原因，则在于“受术不通，人事不明”。《内经》“从容人事”的诊病法则，既反映其鲜明的社会医学思想，也说明其对情志致病因素及通过问诊了解这一致病因素的重视，这种见解，在现代诊疗疾病的实践中仍有重要指导意义，只有深入了解病人所处的政治、经济、文化甚至宗教、风俗等人文社会状况，以及这些因素对精神情志的影响，才能全面、深入、准确地把握病情。

二、诊病的方法

望闻问切是《内经》所确立的诊病方法，其中关于望诊，特别是望色，以及切诊中的脉诊，论述特别全面、详细，对后世中医诊法学说的影响也最大。

（一）望而知之

望诊的原理就是直接运用“有诸内必形诸外”的理论，通过观察体表的疾病征象以诊断体内脏腑气血的病变。《内经》关于望诊的内容，大致可以归纳为两方面：一是观察病人的神色形态，二是对各具体部位的望诊。

1. 望神

神是机体的生命活力的外在表现，能够从整体角度反映生命活动的正常与否，因此是判断疾病逆顺死生的重要指标，《灵枢·天年》谓："失神者死，得神者生。"举凡面色、眼神、动作、表情以至语言、呼吸、脉象等，都是观察、诊断"神"的着眼点，故望诊首重望神。由于神的概念比较抽象，是对人体生命活力的总概括，因此望神不仅要了解病人精神情志状态，而且要与望色、望形态等结合起来，从具体望诊中了解神的盛衰存亡。《脉要精微论》的"头倾视深，精神将夺矣"、《素问遗篇·本病论》的"人神失守，神光不聚"，都是关于望神的具体论述。

2. 望色

藏象学说有关五色与四时五脏对应关系的理论，是望五色诊断五脏疾病的理论依据，《素问·金匮真言论》、《阴阳应象大论》等篇对此均有详细论述，《灵枢·五音五味》篇也说："手少阴，脏心，色赤，味苦，时夏；……足少阴，脏肾，色黑，味咸，时冬；……足太阴，脏脾，色黄，味甘，时季夏；……手太阴，脏肺，色白，味辛，时秋；……足厥阴，脏肝，色青，味酸，时春。"关于五色主病，《素问·举痛论》则有"黄赤为热，白为寒，青黑为痛"之说，其机理也与五脏的阴阳属性及病变性质有关。

望色诊病还必须对色泽聚散浮沉及明润含蓄与否做细致入微的辨析，以诊断病之进退轻重和预后吉凶。《五脏生成篇》所言的五色"见生"、"见死"，《脉要精微论》所言的五色"欲"与"不欲"，均以明润含蓄为善色，预后较好；若颜色枯槁无泽，则为恶色，预后不良。《灵枢·五色》则从色的散抟、浮沉、泽夭及走向来判断病情："五色各见其部，察其浮沉，以知浅深；察其泽夭，以观成败；察其散抟，以知远近；视色上下，以知病处；积神于心，以知往今。故相气不微，不知是非；属意勿去，乃知新故。色明不粗，沉夭为甚；不明不泽，其病不甚。"这些都是望色诊病时应该掌握的要领。

3. 望形态

诊察病人的形质体态，也是《内经》望诊的重要内容，其论述甚多，这里仅介绍两点：

(1) 观察形体以了解病人体质　《素问·经脉别论》指出："诊病之道，观人勇怯骨肉皮肤，能知其情，以为诊法也。"《灵枢·阴阳二十五人》、《通天》等篇根据人的外貌形态，以阴阳五行划分体质类型；《灵枢·卫气失常》把人分为众人（常人）、肥（脂）人、膏人、肉人四型，认为"䐃（一本作腘）肉坚，皮满者，肥；䐃肉不坚，皮缓者，膏；皮肉不相离者，肉。……膏者多气，多气者热，热者耐寒；肉者多血则充形，充形则平；脂者其血清，气滑少，故不能大。此别于众人者也。"《灵枢·本脏》则论述了如何候形身肢节以知体内脏腑大小厚薄缓急，并提出"视其外应，以知其内脏，则知病所矣"的诊法原理。

(2) 望形态以诊脏腑精气盛衰存亡，估测预后好坏　《素问·玉机真脏论》说："大骨枯槁，大肉陷下，胸中气满，喘息不便，其气动形，期六月死，真脏脉见，乃予之期日。"系从望形态所见来判断疾病死生吉凶。《脉要精微论》也在论述了五脏"失强"体征之后指出："得强则生，失强则死。"盖因"失强"体征说明内脏精气已经衰败，故提示预后不良。可见望体表形态的目的在于了解内脏精气的盛衰存亡，是一种诊察病情，判断预后吉凶的重要方法。

4. 望面

头面部在望诊时首当其冲，而且“十二经脉，三百六十五络，其血气皆上于面而走空窍。”（《灵枢·邪气脏腑病形》）说明面部望诊既简捷直观，又能了解脏腑经络气血的病变。《内经》把颜面视为整个人体的缩影，将其部位作细致的划分而配属各脏腑组织。关于面部部位与脏腑组织的配属关系，《内经》有三种说法：一是《灵枢·五色》把面部由上而下分为若干部分，然后相应于各脏腑及肢体组织。二是《素问·刺热》所述的五脏按行气部位分别相应于面部五个区域：“肝热病者左颊先赤，心热病者颜先赤，脾热病者鼻先赤，肺热病者右颊先赤，肾热病者颐先赤。”三是《灵枢·五阅五使》按“五官候五脏”理论提出的五官望诊：“鼻者，肺之官也；目者，肝之官也；口唇者，脾之官也；舌者，心之官也；耳者，肾之官也。黄帝曰：以官何候？岐伯曰：以候五脏。故肺病者喘息鼻胀；肝病者，眦青；脾病者，唇黄；心病者，舌卷短，颧赤；肾病者，颧与颜黑。”这三种面部分属脏腑的方法都是对临床经验的总结，它反映人体从宏观到微观都存在着一种联系机制，现代有人称之为“人体全息律”，虽然现代解剖生理学尚无法对其机理作出恰当解释，但却是客观存在而不可妄加否定。

上述面部分部察诊法，以第二种比较简单实用，故后世应用较多。而五官望诊，后世称为“审苗窍”，在临床上也有重要意义。

5. 望目

眼部望诊主要观察眼神之有无及色泽变化，以了解精气的盛衰及脏腑病变，故《内经》也作为望诊的一项重要内容。《脉要精微论》指出：“夫精明五色者，气之华也。……夫精明者，所以视万物，别白黑，审短长，以长为短，以白为黑，如是则精衰矣。”提出了望眼神及了解视觉功能以诊脏腑精气盛衰的方法。《灵枢·论疾诊尺》则指出：“目赤色者病在心，白在肺，青在肝，黄在脾，黑在肾，黄色不可名者，病在胸中。诊目痛，赤脉从上下者，太阳病；从下上者，阳明病；从外走内者，少阳病。”系从望目色及眼中络脉以诊脏腑经络病变。而《素问·三部九候论》的“瞳子高者，太阳不足；戴眼者，太阳已绝”，则是对望眼诊断经气终绝的论述，后世在儿科病诊断中有重要应用。另外，《灵枢·大惑论》的“五脏六腑之精气，皆上注于目而为之精。精之窠为眼，骨之精为瞳子，筋之精为黑眼，血之精为络，（其窠）气之精为白眼，肌肉之精为约束”，也是眼睛分部望诊的理论基础。

6. 望舌

舌为心之苗窍，足少阴经脉“挟舌本”，故《灵枢·口问》有“少阴气至则啮舌”、《灵枢·热病》有“舌卷”、“舌本烂，热不已者死”之说。《灵枢·经脉》则认为“唇舌者肌肉之本也”，故“足太阴气绝者则脉不荣肌肉”而舌痿唇反；又认为足厥阴经络舌本，其经气终绝则“舌卷囊缩”。它如《热论》的“口燥舌干”、《灵枢·寒热病》的“舌纵涎下”等，也是对望舌诊病的有关论述。关于望舌苔，则仅见于《素问·刺热》所说的“舌上黄”。可见《内经》关于舌诊的内容较零散，尚未成为诊病的主要项目（《伤寒论》也是如此），但也为后世舌诊奠定了基础，后世则在其基础上发展完善而成为重要的诊病方法。

7. 望络脉

望络脉主要观察其颜色变化。《素问·经络论》指出“阳络之色变无常，随四时而行也。寒多则凝泣，凝泣则青黑；热多则淖泽，淖泽则黄赤，此皆常色，谓之无病。五色俱见者，谓之寒热。”《素问·皮部论》也说阳明之络“其色多青则痛，多黑则痹，黄赤则热，多白则寒，五色皆见则寒热也。”由于手鱼部（手掌内侧拇指后肌肉隆起处）皮肤较薄，故诊络脉常察此处，如《灵枢·经脉》即说：“胃中寒，手鱼之络多青矣；胃中有热，鱼际络赤。”

从上述可以看出《内经》对望诊这一诊病手段相当重视，内容也相当丰富，后世诊法学说中有关望诊的项目，在《内经》中已经基本具备。

（二）闻而知之

闻诊包括闻听音声和闻嗅气味两方面，《内经》对此均有论述，特别关于听音声的内容颇成系统，具有“视喘息，听音声，而知所苦”的作用。

1. 闻听音声

《内经》关于听音声的诊病方法大致有三种：

（1）*听五音以诊五脏病变* 按《素问·金匮真言论》及《阴阳应象大论》所言，角、徵、宫、商、羽五音对应配属于肝、心、脾、肺、肾五脏。《五脏生成》说：“五脏相音，可以意识。”五脏相音，即出自五脏的自发性音声。由于五脏各有相应的音声，因此可从五音的正常与异常了解内脏的正常生理和异常病变。

（2）*闻五声以诊五脏病变* 呼、笑、歌、哭、呻五声是宣发情志的五种发音方式。《阴阳应象大论》指出五志、五声与五脏的相应关系：肝在志为怒，在声为呼；心在志为喜，在声为笑；脾在志为思，在声为歌；肺在志为忧，在声为哭；肾在志为恐，在声为呻。故也可以通过闻五声以诊察五脏病变。

（3）*从病态音声了解脏腑病变* 病人由于脏腑气机逆乱，常不能自我控制地发出一些病理性音声，如呼吸喘息、咳嗽呕哕、噫气呃逆以至谵语妄言等，这些音声也是诊察脏腑病变的重要资料。《素问·宣明五气》有“心为噫，肺为咳，肝为语，脾为吞，肾为欠为嚏，胃为气逆为哕”之说，《脉要精微论》也谓：“中盛脏满，气胜伤恐者，声如从室中言，是中气之湿也。言而微，终日乃复言者，此夺气也。衣被不敛，言语善恶不避亲疏者，此神明之乱也。”都是闻听病态音声以了解脏腑病变的论述。

2. 嗅闻气味

《内经》关于嗅气味诊病的论述比较简略，《金匮真言论》有肝病“其臭臊”、心病“其臭焦”、脾病“其臭香”、肺病“其臭腥”，肾病“其臭腐”之说。

（三）问而知之

《内经》对问诊也甚为重视，《素问·疏五过论》、《征四失论》等篇对其作了专门论述，《征四失论》并强调：“诊病不问其始，忧患饮食之失节，起居之过度，或伤于毒，不先言此，卒持寸口，何病能中！”

问诊的内容相当广泛，《内经》除了《疏五过论》“切脉问名，当合男女”、“问年少长，勇怯之理”等一般性问诊之外，还包括：

问生活状况：如《疏五过论》所说的“尝贵后贱”、“尝富后贫”、“封君败伤”、“故贵脱势”，以及《素问·血气形志篇》所说的“形志苦乐”等。

问生活习惯：如《素问·生气通天论》、《五脏生成》等所言的五味偏嗜、《征四失论》的“坐之厚薄，形之寒温”、“饮食之宜”等。

问精神情志：如《疏五过论》的“暴乐暴苦，始乐后苦”、“离绝菀结，忧恐喜怒”等。

问病史及起病原因：即《素问·三部九候论》所言的“必审问其所始病，与今之所方病”，以及《征四失论》的“忧患饮食之失节，起居之过度，或伤于毒”等。

问病中自觉症状：《灵枢·师传》有“临病人问所便”之说，并举例：“中热消瘅则便寒，寒中之属则便热。胃中热则消谷，令人悬心善饥，脐以上皮热；肠中热，则出黄如糜，脐以下皮寒；胃中寒，则腹胀；肠中寒，则肠鸣飧泄。”可见“问所便”实际也包括“问所苦”。

了解梦境：通过问诊了解梦境以诊病，是《内经》一大发明。《素问·方盛衰论》和《脉要精微论》均有颇为精辟的论述，由此也可见《内经》问诊内容的详细全面。

问诊是医患之间的互动交流过程，医生只有赢得病人的信任和合作，才能通过问诊取得准确的诊病资料。《素问·移精变气论》说：“闭户塞牖，系之病者，数问其情，以从其意。”指出问诊必须尊重病人隐私，以关心和同情病人的诚恳态度耐心细致地了解病情。《内经》所提出的这种诊病态度，被历代医家一致推崇和遵循。

（四）切而知之

切诊，又称“按诊”，切脉是在经脉这一特定部位上的切诊，故又称“脉诊”。《内经》论切诊，以脉诊最为着重强调且最具特色。其它如尺肤诊、虚里诊等，也有独到的阐发。

1. 脉诊

《内经》对脉诊的原理、部位、方法、脉象主病、脉合四时阴阳以及脉证合参等，都作了相当详细的论述。

(1)《内经》所论的四种诊脉方法

①诊十二经动脉法：切按十二经动脉，以诊察各经脉及其所络属的脏腑气血的病变，当是较早出现的诊脉方法，《内经》有多处论及此法，如《灵枢·经脉》在论每条经脉循行走向之后所言的“是动则病……”，就是讲这种诊脉法。

②三部九候遍诊法：该法见于《素问·三部九候论》：“何谓三部？岐伯曰：有下部，有中部，有上部，部各有三候。三候者，有天、有地、有人也。”篇中并指出：上部天为两额角动脉，以候头角之气；上部地为两颊之动脉，以候口齿之气；上部人为两耳前动脉，以候耳目之气。中部天为手太阴之动脉，以候肺；中部地为手阳明之动脉，以候胸中之气；中部人为手少阴之动脉，以候心。下部天为足厥阴之动脉，以候肝；下部地为足少阴之动脉，以候肾；下部人为足太阴之动脉，以候脾胃之气。

③人迎寸口合诊法：人迎为足阳明胃经在颈部的动脉，可候足三阳经和人体阳气；寸口为手太阴肺经动脉，可候五脏气血盛衰。《灵枢·禁服》说：“寸口主中，人迎主外，两者相应，俱往俱来，若引绳大小齐等，春夏人迎微大，秋冬寸口微大，如是者名曰平人。”《素问·六节藏象论》则指出：“人迎一盛病在少阳，二盛病在太阳，三盛病在阳明，四盛已上为格阳。寸口一盛病在厥阴，二盛病在少阴，三盛病在太阴，四盛已上为关阴。人迎与寸口俱盛四倍已上为关格，关格之脉赢，不能极于天地之精气，则死矣。”人迎、寸口合诊法简化了诊脉部位，比三部九候在方法上已有进步，但后世也为独取寸口法所代替而少用。

④独取寸口法：寸口又称“气口”，为手太阴肺经动脉。《五脏别论》指出：“胃者，水谷之海，六腑之大源也，五味入口，藏于胃以养五脏气，气口亦太阴也，是以五脏六腑之气味，

皆出于胃，而变见于气口。”《素问·经脉别论》也认为“气口成寸，以决死生”的道理是“肺朝百脉”，能输布脾胃所受纳化生的精微于五脏六腑。

独取寸口诊脉法既能察知全身脏腑气血的变化情况，且其方法简单易行，切合实用，因此为后世医家所继承而逐步取代前三种诊脉方法。而由三部九候法到人迎寸口合诊法，再到独取寸口法，是中医脉诊的一个进步过程，这一过程出现于《内经》，但《内经》独取寸口诊脉法尚未有寸、关、尺的分部，寸口三部九候法是其后的《难经》提出的。

(2) 脉以胃气为本和真脏脉　“脉之胃气”是《内经》脉学理论的重要概念，指正常脉象所具有的从容冲和气象，是生理的胃气在脉象上的反映。《内经》对“脉以胃气为本”这一理论甚为强调，《素问·平人气象论》以胃气有无多少来判断四时五脏平病死脉，并指出：“人以水谷为本，故人绝水谷则死，脉无胃气亦死。”

真脏脉就是全无胃气而真脏之气败露于外的脉象。关于真脏脉的产生机理，《素问·玉机真脏论》作了这样的说明：“五脏者皆禀气于胃，胃者五脏之本也。脏气者，不能自至于手太阴，必因于胃气，乃至于手太阴也。故五脏各以其时，自为（胃）而至于手太阴也。故邪气胜者，精气衰也，故病甚者，胃气不能与之俱至于手太阴，故真脏之气独见，独见者病胜脏也，故曰死。”可见五脏真气贵乎内守固藏，若五脏真气败露，说明胃气衰竭，体内功能严重紊乱，故预后不良。

(3) 脉合四时阴阳　《内经》认为人的正常生理活动能够也必须随自然界四时阴阳变化而作出适应性调节，如果这种适应调节功能失常，则为病态。脉象既然是人体生理活动和病理变化的反映，故可从其能否随四时阴阳而相应变化以诊断有病与否，及病之预后好坏。《素问·脉要精微论》指出四时正常脉象是“春应中规，夏应中矩，秋应中衡，冬应中权”，并认为：“阴阳有时，与脉为期，期而相失，知脉所分，分之有期，故知死时，微妙在脉，不可不察。”《平人气象论》也指出：“脉得四时之顺，曰病无他。脉反四时及不间脏，曰难已。”

(4) 脉象主病　《脉要精微论》、《平人气象论》等篇对脉象及其主病作了详细的论述，其中浮、沉、长、短、缓、急、数、疾、大、细、滑、涩、弦、紧、软、散、坚、代、革等多种脉象的命名一直沿用至今。而《灵枢·邪气脏腑病形》有“调其脉之缓急、大小、滑涩，而病变定矣”之说，则为后世以浮沉、迟数、虚实为脉之纲领的提法张本。

(5) 五十动　又称“五十营”。《灵枢·根结》提出：诊脉应该按满“五十动”，察其是否有代脉出现，“五十动而不一代者，五脏皆受气”，说明五脏功能正常。若未满“五十动”而出现代脉，则可根据代脉出现次数的多少判断五脏气衰败的程度。“五十动”的提法，既说明代脉的诊病意义，更告诫医生诊脉必须细致耐心，不可未满五十动而仓促了事。

从上面可以看出，脉诊在《内经》中已经形成了比较完整系统的理论和切实可行的方法，为后世中医脉学奠定了坚实的基础。

2. 按诊

《内经》尚重视除切脉外的其它部位按诊，其中最具特色的是按尺肤和按虚里。

(1) 按尺肤　尺肤是前臂内侧自腕横纹至肘横纹的一段皮肤，为手太阴络脉所布，其诊病原理与寸口脉同，诊察尺肤的色泽、寒热、滑涩等可以了解病情变化。《内经》重视按察尺肤诊病方法，有“善调尺者，不待于寸”之说。关于尺肤诊法，《脉要精微论》说明了尺肤部位与脏腑组织的对应配属关系，其配属原则亦与后世寸口诊脉部位一样，由上至下与脏腑互相对应，顺序排列。《灵枢·论疾诊尺》则指出："审其尺之缓急、大小、滑涩，肉之坚脆，而病形定矣。"并对尺肤诊病的要点作了颇为详细的论述。

(2) 按虚里　虚里为心尖搏动处，按虚里的诊病方法见于《素问·平人气象论》："胃之大络，名曰虚里，贯膈络肺，出于左乳下，其动应衣（手），脉宗气也。盛喘数绝者，则病在中；结而横，有积矣；绝不至曰死；乳之下，其动应衣，宗气泄也。"认为虚里是胃之大络所出，也是脉宗气之所在，故可诊宗气的盛衰存亡。

(3) 其它按诊　《内经》也论述了其它部位按诊，如《灵枢·水胀》按腹部以其凹陷是否随手而起鉴别肤胀、水胀，按妇女下腹部以其肿块"推之可移"和"推之不移"鉴别肠覃、石瘕；《素问·举痛论》按疼痛部位，以拒按、喜按判断其虚实寒热；《素问·通评虚实论》按手足肢端察其寒温以判断婴儿热病顺逆等等，均说明按诊亦是《内经》常用的诊病方法。

经文辑要

黄帝问曰：诊法何如？岐伯对曰：诊法常以平旦，阴气未动，阳气未散，饮食未进，经脉未盛，络脉调匀，气血未乱，故乃可诊有过之脉。

切脉动静，而视精明，察五色，观五脏有余不足，六腑强弱，形之盛衰，以此参伍，决死生之分。

夫脉者，血之府也。长则气治；短则气病；数则烦心；大则病进；上盛则气高；下盛则气胀；代则气衰；细则气少；涩则心痛；浑浑革至如涌泉，病进而色弊；绵绵其去如弦绝，死。

夫精明五色者，气之华也。赤欲如白裹朱，不欲如赭；白欲如鹅羽，不欲如盐；青欲如苍璧之泽，不欲如蓝；黄欲如罗裹雄黄，不欲如黄土；黑欲如重漆色，不欲如地苍。五色精微象见矣，其寿不久也。夫精明者，所以视万物，别白黑，审短长，以长为短，以白为黑，如是则精衰矣。

五脏者，中之守也。中盛脏满，气胜伤恐者，声如从室中言，是中气之湿也；言而微，终日乃复言者，此夺气也；衣被不敛，言语善恶不避亲疏者，此神明之乱也；仓廪不藏者，是门户不要也；水泉不止者，是膀胱不藏也。得守者生，失守者死。

夫五脏者，身之强也。头者，精明之府，头倾视深，精神将夺矣；背者，胸中之府，背曲肩随，府将坏矣；腰者，肾之府，转摇不能，肾将惫矣；膝者，筋之府，屈伸不能，行则偻附，筋将惫矣；骨者，髓之府，不能久立，行则振掉，骨将惫矣。得强则生，失强则死。

万物之外，六合之内，天地之变，阴阳之应。彼春之暖，为夏之暑；彼秋之忿，为冬之怒。四变之动，脉与之上下，以春应中规，夏应中矩，秋应中衡，冬应中权。是故冬至四十五日，阳气微上，阴气微下；夏至四十五日，阴气微上，阳气微下。阴阳有时，与脉为期，期而相失，知脉所分，分之有期，故知死时。微妙在脉，不可不察，察之有纪，从阴阳始，始之有经，从五行生，生之有度，四时为宜。补泻勿失，与天地如一，得一之情，以知死生。是故声合五音，色合五行，脉合阴阳。

是知阴盛则梦涉大水恐惧，阳盛则梦大火燔灼，阴阳俱盛则梦相杀毁伤；上盛则梦飞，下盛则梦堕；甚饱则梦予，甚饥则梦取；肝气盛则梦怒，肺气盛则梦哭；短虫多则梦聚众，长虫多则梦相击毁伤。

是故持脉有道，虚静为保。春日浮，如鱼之游在波；夏日在肤，泛泛乎万物有余；秋日下肤，蛰虫将去；冬日在骨，蛰虫周密，君子居室。

尺内两傍，则季胁也，尺外以候肾，尺里以候腹。中附上，左外以候肝，内以候鬲；右外以候胃，内以候脾。上附上，右外以候肺，内以候胸中，左外以候心，内以候膻中。前以候前，后以候后。上竟上者，胸喉中事也；下竟下者，少腹腰股膝胫足中事也。

(《素问·脉要精微论》)

真肝脉至，中外急，如循刀刃，责责然，如按琴瑟弦，色青白不泽，毛折乃死。真心脉至，坚而搏，如循薏苡子，累累然，色赤黑不泽，毛折乃死。真肺脉至，大而虚，如以毛羽中人肤，色白赤不泽，毛折乃死。真肾脉至，搏而绝，如指弹石辟辟然，色黑黄不泽，毛折乃死。真脾脉至，弱而乍数乍疏，色黄青不泽，毛折乃死。诸真脏脉见者，皆死不治也。黄帝曰：见真脏曰死，何也？岐伯曰：五脏者，皆禀气于胃，胃者五脏之本也；脏气者，不能自至于手太阴，必因于胃气，乃至于手太阴也。故五脏各以其时，自为而至于手太阴也。故邪气胜者，精气衰也。故病甚者，胃气不能与之俱至于手太阴，故真脏之气独见，独见者，病胜脏也，故曰死。

黄帝曰：凡治病，察其形气色泽，脉之盛衰，病之新故，乃治之，无后其时。形气相得，谓之可治；色泽以浮，谓之易已；脉从四时，谓之可治；脉弱以滑，是有胃气，命曰易治，取之以时。形气相失，谓之难治；色夭不泽，谓之难已；脉实以坚，谓之益甚；脉逆四时，为不可治。必察四难，而明告之。所谓逆四时者，春得肺脉，夏得肾脉，秋得心脉，冬得脾脉，其至皆悬绝沉涩者，命曰逆四时。未有脏形，于春夏而脉沉涩，秋冬而脉浮大，名曰逆四时也。病热脉静，泄而脉大，脱血而脉实，病在中脉实坚，病在外脉不实坚者，皆难治。

黄帝曰：余闻虚实以决死生，愿闻其情。岐伯曰：五实死，五虚死。帝曰：愿闻五实五虚。岐伯曰：脉盛、皮热、腹胀、前后不通、闷瞀，此谓五实；脉细、皮寒、气少、泄利前后、饮食不入，此谓五虚。帝曰：其时有生者何也？岐伯曰：浆粥入胃，泄注止，则虚者活；身汗得后利，则实者活，此其候也。

(《素问·玉机真脏论》)

明堂者鼻也，阙者眉间也，庭者颜也，蕃者颊侧也，蔽者耳门也，其间欲方大，去之十步，皆见于外，如是者寿必中百岁。雷公曰：五官之辨奈何？黄帝曰：明堂骨高以起，平以直，五脏次于中央，六腑挟其两侧，首面上于阙庭，王宫在于下极，五脏安于胸中，真色以致，病色不见，明堂润泽以清，五官恶得无辨乎？雷公曰：其不辨者，可得闻乎？黄帝曰：五色之见也，各出其色部。部骨陷者，必不免于病矣。其色部乘袭者，虽病甚，不死矣。雷公曰：官五色奈何？黄帝曰：青黑为痛，黄赤为热，白为寒，是谓五官。

黄帝曰：庭者，首面也。阙上者，咽喉也。阙中者，肺也。下极者，心也。直下者，肝也。肝左者，胆也。下者，脾也。方上者，胃也。中央者，大肠也。挟大肠者，肾也。当肾者，脐也。面王以上者，小肠也。面王以下者，膀胱子处也。颧者，肩也。颧后者，臂也。臂下者，手也。目内眦上者，膺乳也。挟绳而上者，背也。循牙车以下者，股也。中央者，膝也。膝以下者，胫也。当胫以下者，足也。巨分者，股里也。巨屈者，膝膑也。此五脏六腑肢节之部也，各有部分。有部分，用阴和阳，用阳和阴，当明部分，万举万当。能别左右，是谓大道；男女异位，故曰阴阳。审察泽夭，谓之良工。沉浊为内，浮泽为外，黄赤为风，青黑为痛，白为寒，黄而膏润为脓，赤甚者为血，痛甚为挛，寒甚为皮不仁。

五色各见其部，察其浮沉，以知浅深；察其泽夭，以观成败；察其散抟，以知远近；视色上下，以知病处，积神于心，以知往今。故相气不微，不知是非，属意勿去，乃知新故。色明不粗，沉夭为甚；不明不泽，其病不甚。其色散，驹驹然未有聚，其病散而气痛，聚未成也。（《灵枢·五色》）

帝曰：凡未诊病者，必问尝贵后贱，虽不中邪，病从内生，名曰脱营。尝富后贫，名曰失精。五气留连，病有所并。医工诊之，不在脏腑，不变躯形，诊之而疑，不知病名。身体日减，气虚无精，病深无气，洒洒然时惊。病深者，以其外耗于卫，内夺于荣。良工所失，不知病情，此亦治之一过也。

凡欲诊病者，必问饮食居处，暴乐暴苦，始乐后苦，皆伤精气，精气竭绝，形体毁沮。暴怒伤阴，暴喜伤阳，厥气上行，满脉去形。愚医治之，不知补泻，不知病情，精华日脱，邪气乃并，此治之二过也。

善为脉者，必以比类奇恒，从容知之，为工而不知道，此诊之不足贵，此治之三过也。

诊有三常，必问贵贱，封君败伤，及欲侯王。故贵脱势，虽不中邪，精神内伤，身必败亡。始富后贫，虽不伤邪，皮焦筋屈，痿躄为挛。医不能严，不能动神，外为柔弱，乱至失常，病不能移，则医事不行，此治之四过也。

凡诊者，必知终始，有知余绪，切脉问名，当合男女。离绝菀结，忧恐喜怒，五脏空虚，血气离守，工不能知，何术之语。尝富大伤，斩筋绝脉，身体复行，令泽不息，故伤败结，留薄归阳，脓积寒炅。粗工治之，亟刺阴阳，身体解散，四支转筋，死日有期，医不能明，不问所发，唯言死日，亦为粗工，此治之五过也。凡此五者，皆受术不通，人事不明也。（《素问·疏五过论》）

审其尺之缓急、大小、滑涩，肉之坚脆，而病形定矣。……尺肤滑其淖泽者，风也；尺肉弱者，解㑊；安卧脱肉者，寒热，不治；尺肤滑而泽脂者，风也；尺肤涩者，风痹也；尺肤粗如枯鱼之鳞者，水泆饮也；尺肤热甚，脉躁盛者，病温也，其脉盛而滑者，病且出也；尺肤寒，其脉小者，泄、少气；尺肤炬然先热后寒者，寒热也；尺肤先寒，久持之而热者，亦寒热也。肘所独热者，腰以上热；手所独热者，腰以下热；肘前独热者，膺前热；肘后独热者，肩背热；臂中独热者，腰腹热；肘后廉以下三四寸热者，肠中有虫。掌中热者，腹中热；掌中寒者，腹中寒。鱼上白肉有青脉者，胃中有寒。尺炬然热，人迎大者，当夺血。尺坚大，脉小甚，少气，悗有加，立死。（《灵枢·论疾诊尺》）

第三节 断 病 方 法

诊病包括察病和断病两个环节。断病，就是通过对诊候进行综合分析，审证求因，辨析病机，在此基础上确定病名，分辨证候。《内经》虽然对“病”和“证”未加严格区分，但已经根据疾病的构成要素，从脏腑、邪气、病形等方面对各种病证作出命名。在疾病分类方面，《内经》主要以脏腑经络为纲，既以之分类疾病，又以之划分各具体疾病的证候类型，形成了以证类病，从病分证的辨证方法。在辨证过程中，《内经》一般是以特征性病候确定其病名，再结合其他病候辨析其证候类型，同时通过审察病机以确定其病理属性，这种“辨证审机求其属”的诊病方法，也是后世辨析疾病的基本方法和步骤。

一、病、证与病形、病能

病、证、症三者，后世在概念上有比较明确的区分：“病”指在一定致病因素作用下出现的、具有一定证候表现而且相对完整、独立的异常生命活动过程。“证”指在疾病某一阶段中，反映某一相应病机的症候集合，具有个体性（因人而异）、时相性（因时而异），甚至地域性（因地而异）特点。“症”则指疾病所出现的各种病候（症状和体征），又称“症候”。故“症”是构成“证”的要素，“证”是“症”的集合。而病和证的关系则是：同一种病可包括多个不同的证，而一个证又可以出现于多种不同的病中，中医治病讲究因人因时因地制宜，因此一般常以“证”作为诊治对象，辨证论治即指此而言。

《内经》中没有出现“症”字。据考证，古籍中證、证、症三字常通用，“證”是繁体字，“证”是简体字，“症”则是俗字。而“证”字在《内经》也仅一见，即《素问·至真要大论》的“病有远近，证有中外，治有轻重”，系指病候，即症候而言。《内经》论及症候的内容甚多，但为什么仅一处言及“证（症）”字？原因在于《内经》对病候常不称证（症）而称“病能(态)”、“病形”或“病之形能”，如《素问》专立《病能论》篇讨论胃脘痈等病的病态(病候)，又如《灵枢》有《邪气脏腑病形》篇，讨论邪气伤人所出现的病形。可见后世称为“证（症)”、“症（证）候”者，《内经》多称为“病形”、“病能”。

《内经》不仅不把病候称为症（证），也不把疾病过程中的证候类型称为证或证候，而是把“病”和“证”统称为“病”，如“阴阳交”是热病的一个危重证型，但《素问·评热病论》却称之为病。其实古代对“病”与“证”尚未加严格区别，故张仲景在《伤寒论》中所称的太阳病、阳明病等六经病，实际也是伤寒病的六个证候类型。这些都是学习《内经》时应注意的。

二、病证的命名与分类

《内经》论病证，有专立篇章深入论述某一病证者，如《风论》、《咳论》、《痹论》、《痿论》等；甚至有多篇从不同角度论述同一病证者，如同论热病的《热论》、《刺热》、《热病》；有一篇合论数病（证）者，如《逆调论》之论肉烁、骨痹、肉苛；亦有在论述某一理论时附带论及某一病证者，如《营卫生会》之论“漏泄”证；甚至有在论证某一理论时作为举例而顺带提及者，如《生气通天论》中之偏枯、大丁、痈肿、温病等。

（一）病证的命名

病证名称作为反映疾病基本性质和特征的诊断概念，反映了认识疾病的方法和特点，也体现了医学发展的时代水平。从《内经》所论的病名看，其命名病证的基本原则是“气合而有形，得脏而有名”（《灵枢·顺气一日分为四时》)。就是说，邪气（病因)、脏腑经络（病位)、病形（病候)，再加上其间的致病机理（病机)，是命名疾病的基本要素，数者有机配合，构成了《内经》诸多病证的名称。

1. 以病候命名

以带有特征性、可与其它疾病相鉴别的病候作为病名。《内经》以此命名疾病者最多，如咳、痿、痛、疟、疝、癃、痔、瘖、聋、喘息、呕吐、偏枯、遗溺、白淫、鼓胀、飧泄、下利、热病等。

2. 以病因命名

以导致疾病的主要原因作为病名，也是《内经》命名疾病的主要方法，如风、劳风、酒风、伤寒、温病、暑病、风燥、湿热等等。

3. 以病机命名

以贯穿疾病整个过程、决定疾病本质的主导病机作为病名或证名，如水、积、痹、厥、大厥、阴阳交、两感于寒、脱营、失精等。

4. 以病位加病候命名

《内经》既以病位结合特征性病候命名病，也常用以病候名证，如腰痛、头痛、肤胀、肠澼、肠覃、肉苛、肉烁、足太阳腰痛、五脏六腑咳等。

5. 以病位加病因命名

如肾风、首风、脑风、目风等。

6. 以病位加病机命名

如喉痹、胸痹、五脏六腑痹、五脏六腑积、肺消等。

7. 以病因加病候命名

如怒狂、水胀、漏风、痨风、炅汗等。

8. 以病机加病候命名

如消渴、石水、周痹、众痹等。

9. 以病因加病机命名

如风厥、风痹、寒痹、寒疟、温疟等。

10. 以病候加病位、病机命名

主要用于证候的命名，如厥心痛、厥头痛等。

上述可见，具有排他性，能够体现疾病的特殊性，又简洁明了，容易记忆表述，是《内经》命名病证的基本原则。其中对于“病”，多以主要病因、主导病机或特征性病候进行命名。至于病位，则因其不能反映疾病性质，不具有排他性，故须与病因、病机等配合才能用于命名疾病。而对于“证”，则常在以病因、病机、病候所命名的“病”的基础上结合病位(如五脏六腑、六经、头身、气血等）进行命名，如以五脏或六腑命名咳、痹、胀、痿、厥、疝、疟的各个分证，以六经命名伤寒、腰痛、厥、疟的分证等等。

（二）病证的分类

《内经》所论的疾病，从病种来说，内、外、妇、儿、骨伤、五官各科均有述及，其中对内科病证，如痿、痹、厥、咳、痛、疟、风、胀、热病、癫狂等，每立专篇甚至多篇加以深入、详细论述，而专论外科病证者也有《灵枢》的《痈疽》、《玉版》两篇。至于妇、儿、骨伤、五官等科病证，则论述较为简单。

《内经》虽然对“病”和“证”未作明确区分，但其对疾病的分类已经包括两方面的内容，其一是对具有某些相同性质的疾病进行归类，其二是对某一疾病进行证候划分。综观《内经》对疾病的归类，大致如下：

1.“生于阳”、“生于阴”的阴阳分类法

《素问·调经论》：“夫邪之生也，或生于阴，或生于阳。”以发于体表阳分和发于内脏阴分为分类依据，是《内经》对疾病的最概括归类，此即后世外感、内伤分类法之滥觞。这种分类实际也是从病因角度归类疾病，故具体又可分为：

(1) 外感病　主要包括伤寒、温病、暑病、湿病、燥病、风病等六淫外感病，和五疫等疫病两类。

(2) 情志病　如脱营、失精、薄厥、怒狂等。

(3) 饮食劳倦病　如过食甘肥所致的中满、过量饮酒所致的酒悖、远行劳倦逢大热而渴所致的骨痿、房劳过度的筋痿、白淫等。

(4) 金创跌仆虫兽外伤病　《内经》论及此类病证者较少。如《脉要精微论》所言的“病坠若搏”、“毁伤”；《素问·刺腰痛论》的“举重伤腰”；《素问·经脉别论》的“坠恐”、“度水跌仆”、《灵枢·邪气脏腑病形》的“虫毒蛔蝎腹热”等。

2. 以病变部位分类

为《内经》分类疾病的最常用方法，具体分类有如下几种：

(1) 以五脏六腑为纲　《邪气脏腑病形》即以五脏和六腑归类疾病，或指出该类疾病的主要病候。如把瘛疭、心痛、狂笑、伏梁等类归为心病，把肥气、阴缩、筋痹等类归为肝病等等。

(2) 以十二经为纲　如《灵枢·经脉》论十二经脉，谓“是动则病……”，即以经脉为纲对一些疾病进行归类。

(3) 以气血津液为纲　如《经脉》篇的“气所生病”、“血所生病”、“津所生病”、“液所生病”等。

(4) 以形体部位为纲　如《素问·金匮真言论》有“病在头”“病在肩背”、“病在四肢”、“病胸胁”等说。

3. 以病机或病候分类

某些以病机或病候命名的病证，实际是指一大类具有相同病机的疾病，如“痹”既有肢体痹又有脏腑痹；“厥”则包括大厥、煎厥、薄厥、风厥等多种具体疾病。又如以发热为特征的热病，也包括多种外感疾病。

另一方面，《内经》又以脏腑经络划分具体疾病的证候类型，如咳嗽属肺病，但《素问·咳论》又对咳嗽作五脏六腑分证。其它痹、风、痿、厥、热病等也如此。以脏腑经络归类疾病，又对具体疾病进行脏腑经络分证，构成了《内经》以证类病，从病分证的诊病方法。这种辨病与辨证互相结合的方法既从总体上把握疾病，又根据具体疾病的特点进一步深入辨析，因而能够比较全面、准确诊察疾病性质，故为后世所继承发扬，成为辨证论治过程两大基本环节之一。另外，《内经》也以病机概念的“六气”划分证候类型而称为风证、寒证、热证、火证、湿证、燥证，这些证候虽可因感受相应外邪而出现，但不一定是由六淫外感所致，如火热证可见于温热病，也可因“五志过极皆能化火”而见于内伤疾病，这是学习时所应注意者。

三、辨证审机求其属

通过四诊收集了与疾病有关的各种资料以后，接下来就是对这些资料进行分析研究，从而形成对疾病的确定性诊断。如何断病？《内经》采用的基本方法是“辨证审机求其属”。

1. 断病辨证

诊察出疾病的病候之后，一般可以根据特征性病候——主证确定其病名。如根据咳嗽这一主证断其为咳病、根据手足痿弱无力断其为痿证（以证名病）、根据全身发热断其为热病等。也有通过“审证求因”，以病因病机确定其病名者，如根据“伤于寒则为病热”的病机以发热病候定其病名为伤寒、由气血痹阻的病机定肢体疼痛、活动受限之病名为痹等。

确定了病名，只是形成了对疾病的概括性认识，进一步还必须针对天时地域人文环境，结合其它具体病候分析证候类型。如《素问·热论》以发热伴见“头项痛，腰脊强”者为太阳病、以“腹满身热，不欲食，谵言”者为阳明与太阴两感于寒证；《评热病论》则以“汗出辄复热，而脉躁疾不为汗衰，狂言不能食”为阴阳交；又如《咳论》以“咳而喘息有音，甚则唾血”为肺咳，以“咳而遗溺”为膀胱咳等。

2. 审察病机

确定了疾病病名、证候类型以后，还要分析该病证的病机。分析病机，就是运用病机理论对病证及其相关病候进行分析，从而明确疾病的性质。例如《评热病论》分析阴阳交的病候，指出：“复热者，邪气也；汗者，精气也；今汗出辄复热者，是邪胜也。不能食者，精无俾也。……今脉不与汗相应，此不胜其病也，其死明矣。狂言者是失志，失志者死。”通过上述分析，阐明其病机是邪正交争，邪热炽盛，阴精受伤，胃气衰败，神昏失志，故断为死证。又如《灵枢·水胀》根据肠覃“其始生也，大如鸡卵，稍以益大，至其成，如怀子之状，久者离岁，按之则坚，推之则移，月事以时下”的病候，分析其病机为“寒气客于肠外，与卫气相搏，气不得荣，因有所系，癖而内著，恶气乃起，息肉乃生”。审察病机是辨证断病的关键环节，不仅可以明确疾病性质，为论治提供依据，而且对掌握疾病发展变化趋势，估测预后也有重要意义。

3. 各司其属

诊断疾病的最后一个环节，就是“谨守病机，各司其属”（《素问·至真要大论》），即根据对疾病及其具体证候的病机分析，确定其病理属性。其中《内经》最着重强调的，就是确定疾病的阴阳属性，即《至真要大论》所说“谨察阴阳之所在”。盖因“治病必求于本”，而阴阳即为病之本，明确了疾病的阴阳属性便能把握其基本性质。在此基础上，《内经》更从病因、病位、病性等方面进一步确定其它具体属性。如《至真要大论》即以“病机十九条”为例，说明如何根据主要病候判断疾病所属的六气病变或五脏病变，而其所言的“有者求之，无者求之，盛者责之，虚者责之”，更有细心审察，反复推求的深意。后世八纲辨证、脏腑经络辨证、气血津液辨证、病因辨证等，都是在《内经》基础上发展完善起来的“各求其属”辨证方法。可见《内经》诊法学说既包括诊察疾病病候，又包括辨析病证、审察病机，实际就是辨证论治中的整个“辨证”过程。

由上述可以看到，诊法在《内经》已经形成了比较系统的学说，其中既有理论的阐发，又有具体方法的论述，不仅四诊在《内经》已经初具规模，而且其所确立的诊病基本原则和学术思想，亦成为后世发展中医诊法学说，提出新的诊病方法的理论根据和指导思想。

经文辑要

夫百病之所始生者，必起于燥湿寒暑风雨，阴阳喜怒，饮食居处。气合而有形，得脏而有名。（《灵枢·顺气一日分为四时》）

谨守病机，各司其属，有者求之，无者求之，盛者责之，虚者责之，必先五胜，疏其血气，令其条达，而致和平，此之谓也。（《素问·至真要大论》）

黄帝曰：请问脉之缓、急、小、大、滑、涩之病形何如？岐伯曰：臣请言五脏之病变也。心脉急甚者为瘛疭；微急为心痛引背，食不下。缓甚为狂笑；微缓为伏梁，在心下，上下行，时唾血。大甚为喉吤；微大为心痹引背，善泪出。小甚为善哕；微小为消瘅。滑甚为善渴；微滑为心疝引脐，小腹鸣。涩甚为瘖；微涩为血溢，维厥，耳鸣，颠疾。

肺脉急甚为癫疾；微急为肺寒热，怠惰，咳唾血，引腰背胸，若鼻息肉不通。缓甚为多汗；微缓为痿瘘，偏风，头以下汗出不可止。大甚为胫肿；微大为肺痹引胸背，起恶日光。小甚为泄；微小为消瘅。滑甚为息贲上气；微滑为上下出血。涩甚为呕血；微涩为鼠瘘，在颈支腋之间，下不胜其上，其应善痠矣。

肝脉急甚者为恶言；微急为肥气，在胁下若覆杯。缓甚为善呕；微缓为水瘕痹也。大甚为内痈，善呕衄；微大为肝痹阴缩，咳引小腹。小甚为多饮；微小为消瘅。滑甚为㿉疝；微滑为遗溺。涩甚为溢饮；微涩为瘛挛筋痹。

脾脉急甚为瘛疭；微急为膈中，食饮入而还出，后沃沫。缓甚为痿厥；微缓为风痿，四肢不用，心慧然若无病。大甚为击仆；微大为疝气，腹裹大脓血，在肠胃之外。小甚为寒热；微小为消瘅。滑甚为㿉癃；微滑为虫毒蛕蝎腹热。涩甚为肠㿉；微涩为内㿉，多下脓血。

肾脉急甚为骨癫疾；微急为沉厥奔豚，足不收，不得前后。缓甚为折脊；微缓为洞，洞者，食不化，下嗌还出。大甚为阴痿；微大为石水，起脐已下至小腹腄腄然，上至胃脘，死不治。小甚为洞泄；微小为消瘅。滑甚为癃㿉；微滑为骨痿，坐不能起，起则目无所见。涩甚为大痈；微涩为不月、沉痔。（《灵枢·邪气脏腑病形》）

第九章 论 治

论治学说，包括治疗思想、治疗原则、治疗大法和治疗手段。治疗思想，是对治疗疾病、恢复健康的总体构想。治疗原则，简称治则，是在治疗思想指导下，适用于各种疾病的施治总则。治疗大法，简称治法，是在治则规范下的针对一定类别病证的治法理论。治疗手段，通称疗法，指直接用于病人身上的砭石、针灸、药物等治疗方法及工具。《内经》提出了明确的治疗思想，确立了许多具有普遍指导意义的治疗原则，总结了丰富多彩的治法理论，记载了多种行之有效的疗法，从而建构了完整、系统的论治体系。

第一节 治疗思想

《内经》认为，人具有自然和社会双重属性，疾病产生于人体与所在环境（包括自然环境和社会环境）的失调。因此，治疗疾病，恢复健康，必须着眼于人与环境之间和谐的重建。在此宏观认识的基础上，《内经》提出了“法天则地”、“从容人事”及治求中和的治病主张，三者即为贯穿整个论治学说的治疗思想。

一、法天则地

《素问·宝命全形论》：“法天则地，随应而动，和之者若响，随之者若影，道无鬼神，独来独往。”《素问·阴阳应象大论》：“治不法天之纪，不用地之理，则灾害至矣。”“法天则地”，即治病要取法于天地自然规律，这是贯穿《内经》治疗学的一个主导思想。

（一）治病必合天地之阴阳

《素问·金匮真言论》以人身表里、腹背、脏腑类比天之阴阳，归纳为“此皆阴阳表里内外雌雄相输应也，故以应天之阴阳也”，并提出“皆视其所在，为施针石也”。《素问·五脏别论》则认为人体不同器官分别与天气或地气相通：“脑、髓、骨、脉、胆、女子胞，此六者地气之所生也”，“胃、大肠、小肠、三焦、膀胱，此五者天气之所生也”。按此道理，“藏精气而不泻”的五脏亦通于地气，“传化物而不藏”的六腑亦通于天气。天动，地静；天化气，地藏精。其对治疗的启示是：五脏阴精易亏损，宜固宜补；六腑传化易阻滞，宜泄宜通。

《素问·太阴阳明论》云：“阳者，天气也，主外；阴者，地气也，主内。故阳道实，阴道虚。”此亦赅脏腑经络的阴阳分属，阳道实阴道虚之义为阳刚阴柔。其对治疗的启示是：六腑阳经之病多热多实，其治宜清宜泻；五脏阴经之病多寒多虚，其治宜温宜补。

再如，《灵枢·阴阳系日月》谓“腰以上为天，腰以下为地”，而“伤于风者，上先受之”，“伤于湿者，下先受之”（《素问·太阴阳明论》）。据此，上半身病一般多用风药，下半身病多用祛湿药。张机《金匮要略》治水肿病便贯彻了这一原则：“诸有水者，腰以下肿，当利小便；腰以上肿，当发汗乃愈”。

（二）法天之纪

天之纪，当指天体运行的轨道及周期，这是有规律可循的。人合天之纪的表现，《内经》认为主要有两大方面：一是体内的气血运动状态，二是身体内存在着天运周期所形成的多种时间节律，即近世称为生物钟者。“顺天之时，而病可与期”（《灵枢·顺气一日分为四时》），因此，治病必须“法天之纪”。

1. 气血环流，不违天度

《内经》涉及天文的篇章记载了北斗星、二十八宿、日月及五行星的分布和运动，较多地描述了日月星辰自东向西的环转运动规律和月相变化，并赋予生物学及医学意义。《灵枢·脉度》：“气之不得无行也，如水之流，如日月之行不休，故阴脉荣其脏，阳脉荣其腑，如环之无端，莫知其纪，终而复始。”《灵枢·五十营》：“天周二十八宿，宿三十六分，人气行一周，千八分。日行二十八宿，人经脉上下、左右、前后二十八脉，周身十六丈二尺，以应二十八宿，漏水下百刻，以分昼夜，故人一呼，脉再动，气行三寸，一吸，脉亦再动，气行三寸，呼吸定息，气行六寸……故五十营备，得尽天地之寿矣。”《灵枢·营卫生会》：“营在脉中，卫在脉外，营周不休，五十而复大会。阴阳相贯，如环无端……如是无已，与天地同纪。”即营卫之气在人身，不是静止不动，而是应天体运动循环周流的，其路径是周身二十八脉（双侧十二经、任、督、阴蹻、阳蹻），其速度是每呼吸一次运行六寸，循行一周身的长度是十六丈二尺，用时二刻（一昼夜的1/25），一日一夜共运营五十周。气血保持这样的正常运行状态，便会健康无病，可享天年之寿。

基于营卫气血在体内有次序地循环周流才能保持健康无病的认识，《内经》将许多疾病归结于气血运行失常。如最常见的痛症，其发生的机理是：“经脉流行不止，环周不休，寒气入经而稽迟，泣而不行，客于脉外则血少，客于脉中则气不通，故卒然而痛”（《素问·举痛论》）；严重的大厥之证为：“血之与气，并走于上，则为大厥。厥则暴死，气复反则生，不反则死”（《素问·调经论》）；不眠之证为：“卫气不得入于阴，常留于阳。留于阳则阳气满，阳气满则阳蹻盛，不得入于阴则阴气虚，故目不瞑矣”（《灵枢·大惑论》）。而其治，皆需调节气血的运行。《灵枢·卫气行》提出了“候气而刺”的原则：“谨候其时，病可与期，失时反候者，百病不治。”

2. 月郭满亏，补泻得宜

月亮在视运动过程中有朔、弦、望、晦的朔望月周期性变化。这种月相对地球的作用，《内经》提到“月满则海水西盛……月空则海水东盛”（《灵枢·岁露论》）。月相变化对人体的影响，《岁露论》等篇中竟有十分细致的描述：月满，“人血气积，肌肉充，皮肤致，毛发坚，腠理郄，烟垢著。当是之时，虽遇贼风，其入浅不深”；月郭空，“人气血虚，其卫气去，形独居，肌肉减，皮肤纵，腠理开，毛发残，膲理薄，烟垢落。当是之时，遇贼风则其入深，其病人也卒暴”。这可能是古人缜密入微观察的结果。这种月相对人身的不同作用，也影响了病后的治疗。《素问·八正神明论》指出："月生无泻，月满无补，月郭空无治，是谓得时而调之。"否则，违天时而治，就会发生"脏虚"、"重实"及"乱经"之害。《素问·刺腰痛》谓针刺要"以月生死为痏数"，《素问·缪刺论》还具体规定了由月生至月满再至月亏逐日增减的针数。

3. 治本四时

四时更迭，使植物有生、长、收、藏的周期性变化，对人的生命节律的影响也非常显著。举凡脏腑之气的衰旺，气血的运行，脉气的浮沉，发病的趋向，病气的增减，皆与四时密切相关。所以在治疗上，分别四时用针药成为《内经》治病的一大特点。其四时刺的根据是："春气在经脉，夏气在孙络，长夏气在肌肉，秋气在皮肤，冬气在骨髓中……邪气者，常随四时之气血而入客也，至其变化不可为度，然必从其经气，辟除其邪，除其邪则乱气不生"（《素问·四时刺逆从论》），或谓"春气在毛，夏气在皮肤，秋气在分肉，冬气在筋骨"（《灵枢·终始》）。所刺部位，各篇记载或同或异，说明对"气之所在"的认定和具体操作尚不完全相同，但据四时而刺之大理则一，"凡此四时刺者，大逆之病不可不从也。反之，则生乱气相淫病焉"（《素问·四时刺逆从论》）。

（三）用地之理

用地之理，即治病要"因地制宜"。地理，指地域、地形及地区物产等。

中华地域十分辽阔，东、西、南、北、中各方的气候、水土、地势以及居民的生产方式和生活习惯等，都会有很大的差异，居民所患疾病的种类及其疗法自然具有其地方特点。《素问·异法方宜论》描述了这些差异和特点：东方临海地区，居民多患痈疽之病，适于排脓放血的砭石疗法便先在东方产生；西方山陵荒漠地区，居民多患内脏病，适于治疗体内疾病的药物疗法便先在西方产生；南方低洼湿热地区，居民多患筋脉拘挛疼痛之病，适用治疗筋肉关节病的针刺疗法便先在南方产生；北方高寒地区，居民易患胀满之类的疾病，适于温经散寒的灸焫疗法便先在北方产生；中央平坦湿润地区，居民因不劳筋骨而易患痿厥一类疾病，适于通条气血的导引按蹻疗法便先在中央产生。五方病治不同，医生须全面掌握各种疗法，"杂合以治，各得其所宜"，以达到"治所以异而病皆愈"的效果。

此外，地势高低不同也会影响人的健康和寿命。《素问·五常政大论》说："一州之气，生化寿夭不同"，"高者其气寿，下者其气夭"。居民若外出旅行或迁徙，则会"适寒凉者胀，之温热者疮"。在治疗上，亦需顾及"西北之气散而寒之，东南之气收而温之"，即不同地区之人腠理疏密不同，施针用药当灵活掌握。如此，方不违"天道地理，阴阳更胜"之规律。

（四）针药应天地

《内经》每用天地之理说明针药之用。九针，是《内经》中倍受称道的治病工具。被赞颂的原因，除其系代砭石而出现的金属针，属于治疗工具的重大革新外，还因其具有燮理阴阳、补泻方圆的妙用，而被披上神秘的面纱。《灵枢·外揣》说："夫九针者，小之则无内，大之则无外，深不可为下，高不可为盖，恍惚无穷，流溢无极，余知其合于天道人事四时之变也。"《灵枢·玉版》说："黄帝曰：夫子之言针甚骏，以配天地，上数天文，下度地纪，内别五脏，外次六腑，经脉二十八会，尽有周纪。"意为九针外应天地，内应脏腑经脉，其作用博大而又入微，是可以通达天人的理想的治疗工具。古时药物大多是大地上生长的草木、畜禽和石类，其防治疾病的机理，在于自然界的药物与人身阴阳五行属性之相通。《素问·阴阳应象大论》指出："阳为气，阴为味……味厚者为阴，薄为阴之阳；气厚者为阳，薄为阳之阴。味厚则泄，薄则通。气薄则发泄，厚则发热。"《素问·至真要大论》也说："五味阴阳之用，辛甘发散为阳，酸苦涌泄为阴，咸味涌泄为阴，淡味渗泄为阳。"药食之五味与人身之五脏相对应："酸入肝，辛入肺，苦入心，咸入肾，甘入脾，是谓五入。"（《素问·宣明五气》）辅助药物治病的谷肉果菜也以五分之，以与五脏相合："毒药攻邪，五谷为养，五果为助，五畜为益，五菜为充，气味合而服之，以补精益气。此五者，有辛、酸、甘、苦、咸，各有所利，或散或收，或缓或急，四时五脏，病随五味所宜也。"（《素问·脏气法时论》）。可见古人用药的原则也取自天人相关之大理，指导遣方用药的四气五味及归经的药性理论，也就由此而产生了。

（五）气运之治

气运之治，指运气学说的防治体系。《素问·五常政大论》说："必先岁气，无伐天和，无盛盛，无虚虚，而遗人夭殃，无致邪，无失正，绝人长命"，"化不可代，时不可违"。这是气运之治的准则。举凡五郁之治，司天六气偏胜之治，在泉六气偏胜之治，六气胜复之治，客主胜复之治，皆应符合运气盛衰之规律，从而制定出适宜的治疗措施，使人恢复正常的生化状态和生命节律。

二、从容人事

"从容人事"，语出《素问·疏五过论》。论云："从容人事，以明经道。贵贱贫富，各异品理，问年少长，勇怯之理。"从容，举动行为，或沉稳和缓之意。人事，人间世事，即社会的状态和社会成员的思想行为，还包括人群中的个体的生理、心理特点。由于社会的治乱、政治、经济、道德、风俗、信仰和人的性别、年龄、体质、人格、心理等多种因素在疾病的发生发展过程中都占有重要的地位，因此在治疗上把握人事之变，将其作为常规大法，是非常必要的。

1 掌握社会因素疾病的治疗规律

人具有自然属性，也具有社会属性。多种不良的社会因素，或人与社会环境不相适应，都会影响健康，引发疾病。这类疾病往往不同于四时不正之气引起的外感病，而多为复杂的神形俱病，即所谓"心身疾病"。如《疏五过论》所举，由于社会动乱，致"封君败伤"、"尝贵后贱"、"始富后贫"，那些失势破产者会罹患"脱营"、"失精"之病。此类疾病的特点是，神伤在前，精亏于后，初起浑然不觉，难于名状，"不在脏腑，不变躯形"，若迁延失治，则会"身体日减，气虚无精"，乃至"身必败亡"。因早期诊断十分困难，更增加了治疗的难度。再如，《素问·汤液醪醴论》所载的因"嗜欲无穷，而忧患不止"等道德和心理因素所致之病，甚易发展到"神不使"的地步，针药皆难奏效。因此，《内经》对与社会因素相关的疑难疾病，主张通过全面了解病人的社会背景、生活经历和思想行为各方面情况，寻求致病的深层次原因，以利早期诊断和早期治疗。各类心身疾病，皆重在治神。《内经》将"医不能严，不能动神"视为诊治之五过的一种。《灵枢·本神》在篇首即明确指出："凡治之法，先必本于神"；篇末又重申神伤失治之诫："是故用针者，察观病人之态，以知精神魂魄之存亡得失之意，五者以伤，针不可以治之也”。神形俱损，治神亦须治形，多种疗法宜随证选用：“必齐毒药攻其中，砭石针艾治其外也”（《素问·汤液醪醴论》）。

2. 以人为本，实施个体化治疗

在诊治疾病的过程中，一个重要的方面是医患关系。《内经》明确地指出：“病为本，工为标。”（《素问·汤液醪醴论》）即以病人为本，医生为标，医生的治疗以病人的病情为转移。《内经》还将这种医患关系提到战略高度：“标本不得，亡神失国。去故就新，乃得真人。”（《素问·移精变气论》）因而以病人为核心，是《内经》诊疗疾病的一个基本出发点。

实施以病人为核心的原则，必须全面考察每一个病人所处的自然环境、社会环境及家族和个人的具体情况，进行个体化治疗。《灵枢·行针》说：“余闻九针于夫子，而行之于百姓，百姓之血气各不同形。”“百姓之血气各不同形”，是对人群特点和个体差异的高度概括。这种差异，既有性别、年龄等自然状况，也有在遗传中获得的及在生长发育和人生经历中逐渐形成的体质、人格、心理等方面的特殊表现。这些差异会造成发病趋向、证候类型和预后的显著不同，因此治疗要因人而异，亦即“因人制宜”。

性别：主要是男女两性身体结构生理特点不同而疾病有异，因而有不同的治疗方法，即使所患同类疾病，治疗亦应将性别因素考虑在内。如《灵枢·官能》：“不知所苦，两蹻之下，男阴女阳（《甲乙》、《太素》均作“男阳女阴”），良工所禁。”

年龄：不同年龄的人气血状态有所不同，受邪之后的反应也会有一定的差异，其治疗重点、治疗方法及针药剂量即应随之而变。《素问·示从容论》：“年长则求之于腑，年少则求之于经，年壮则求之于脏。”《灵枢·逆顺肥瘦》：“婴儿者，其肉脆血少气弱，刺此者，以豪（毫）针，浅刺而疾发针，日再可也。”

禀赋：禀赋即遗传。《内经》认为人之长寿或早夭，同先天禀赋有直接关系。另外，《内经》还提到一些疾病的发生有遗传的或孕期先天因素的作用，如《素问·奇病论》就称“人生而有颠（癫）疾者”为“胎病”，认为“得之在母腹中时，其母有所大惊，气上而不下，精气并居，故令子发为颠疾也”，从而提示自孕期即开始防治此类疾病。《内经》关于由禀赋所造成的寿夭之异及某些疾病的理论，对治疗有关疾病及疗效评价，具有指导意义。

体质、人格：体质与人格，与先天禀赋和个体成长的环境因素都有密切的关系。《内经》对人群中的各种体质类型有详细的论述，并主张依体质和人格的不同而采用不同的治疗措施与方法，如体形胖瘦之治，“刺肥人者，以秋冬之齐（剂）；刺瘦人者，以春夏之齐（剂）”（《灵枢·终始》）；“年质壮大，血气充盈，肤革坚固，因加以邪，刺此者，深而留之，此肥人也”，“瘦人者，皮薄色少，肉廉廉然，薄唇轻言，其血清气滑，易脱于气，易损于血，刺此者，浅而疾之”，“常人”，“视其白黑，各为调之，其端正敦厚者，其血气和调，刺此者，无失常数也”（《灵枢·逆顺肥瘦》）。《内经》按体貌、行为、心理特征，将人分为“太阴之人”、“少阴之人”、“太阳之人”、“少阳之人”和“阴阳和平之人”五类，称“古之善用针艾者，视人五态乃治之，盛者泻之，虚者补之”（《灵枢·通天》）；或将人分为木型五、火型五、土型五、金型五、水型五计“阴阳二十五人”，亦称“二十五人者，刺之有约”，“审察其形气有余不足而调之，可以知逆顺矣”，“先必明知二十五人，则血气之所在，左右上下”（《灵枢·阴阳二十五人》）。此外还有“五形志”之说，主要为心理之差异：“形乐志苦，病生于脉，治之以灸刺。形乐志乐，病生于肉，治之以针石。形苦志乐，病生于筋，治之以熨引。形苦志苦，病生于咽嗌，治之以百药。形数惊恐，经络不通，病生于不仁，治之以按摩醪药。是谓五形志也。”（《素问·血气形志》、《灵枢·九针论》）

职业：世人有劳心劳力之别，职位有高下之殊。《内经》充分注意到不同的社会群体有不同的疾病谱，治疗方式也须有一定的针对性。《灵枢·根结》称：“膏粱菽藿之味，何可同也……以此观之，刺布衣者，深以留之；刺大人者微以徐之。”《灵枢·寿夭刚柔》也提出，同患寒痹之病，“刺布衣者，以火焠之；刺大人者，以药熨之”。方法切合，疗效自会提高。

三、治求中和

“和”是中国传统文化的基本精神之一，亦称“中和”，其意为中正平和，无过无不及。先秦时期的思想家们已开始倡导中和观。老子《道德经·四十二章》：“万物负阴而抱阳，冲气以为和。”《论语·雍也》：“子曰：中庸之为德也，其至矣乎，民鲜久矣！”《礼记·中庸》：“喜怒哀乐之未发，谓之中。发而皆中节，谓之和。中也者，天下之大本也。和也者，天下之达道也。致中和，天地位焉，万物育焉”。《内经》显然发挥了这一思想观念，并形成重要的治疗思想。

1. 守中和，长有天命

《内经》认为，“和”是正常生命活动与健康无病的良好状态。《素问·生气通天论》：“凡阴阳之要，阳密乃固，两者不和，若春无秋，若冬无夏，因而和之，是谓圣度。”这种“和”的状态若被破坏，疾病就会随之到来。

《素问·经脉别论》有“生病起于过用”之论。《素问·生气通天论》也说：“味过于酸，肝气以津，脾气乃绝；味过于咸，大骨气劳，短肌，心气抑……是故谨和五味，骨正筋柔，气血以流，腠理以密，如是则骨气以精，谨道如法，长有天命。”同理，天时气候，人的情志，也都应保持适中，勿太过与不及，即“寒温中适，故气将持，乃不致邪僻也”（《灵枢·师传》），“无为惧惧，无为欣欣，婉然从物，或与不争……是谓至治”（《灵枢·通天》）。

2. 致中和，疾病康复

既然疾病的发生是失和所致，那么扭转这种失和的态势，使人体恢复到气血阴阳调和并与环境和谐的健康状态，当是治病的关键。对于阴阳偏倾、气血虚实、脏腑气争、经气失序等种种失和，《内经》要求偏倾者求其平，盈亏者求其匀，相争者求其和，逆乱者求其顺，皆为致中和之举。《素问·玉版论要》谓“阴阳反他，治在权衡相夺”，《素问·至真要大论》谓“谨察阴阳所在而调之，以平为期”及“寒者热之”，“热者寒之”，“结者散之”，“留者攻之”，“燥者濡之”，“急者缓之”，“散者收之”，“逸者行之”，“坚者软之”，“脆者坚之”，“高者抑之”，“下者举之”，“有余折之”，“不足补之”等多种理法，皆为补偏救弊之治，亦以中和为目的。

法天则地，从容人事，治求中和，共同构成了《内经》的治疗思想，反映了《内经》着眼于天人大体，顾及社会环境，从宏观上、整体上把握疾病防治的主旨。《灵枢·逆顺肥瘦》说：“圣人之为道者，上合于天，下合于地，中合于人事，必有明法。”《内经》的治疗思想，正是此医道的重要组成部分。

经文辑要

凡阴阳之要，阳密乃固，两者不和，若春无秋，若冬无夏，因而和之，是谓圣度。

谨和五味，骨正筋柔，气血以流，腠理以密，如是则骨气以精，谨道如法，长有天命。

（《素问·生气通天论》）

不知年之所加，气之盛衰，虚实之所起，不可以为工矣。

谨候其时，气可与期，失时反候，五治不分，邪僻内生，工不能禁也。

（《素问·六节藏象论》）

凡治病必察其下，适其脉，观其志意，与其病也。拘于鬼神者，不可与言至德。恶于针石者，不可与言至巧。病不许治者，病必不治，治之无功矣。（《素问·五脏别论》）

黄帝问曰：医之治病也，一病而治各不同，皆愈何也？岐伯对曰：地势使然也。

故圣人杂合以治，各得其所宜。故治所以异而病皆愈者，得病之情，知治之大体也。

（《素问·异法方宜论》）

合人形以法四时五行而治。（《素问·脏气法时论》）

形乐志苦，病生于脉，治之以灸刺；形乐志乐，病生于肉，治之以针石；形苦志乐，病生于筋，治之以熨引；形苦志苦，病生于咽嗌，治之以百药；形数惊恐，经络不通，病生于不仁，治之按摩醪药。是谓五形志也。（《素问·血气形志》）

黄帝问曰：用针之服，必有法则焉，今何法何则？岐伯对曰：法天则地，合以天光。帝曰：愿卒闻之。岐伯曰：凡刺之法，必候日月星辰四时八正之气，气定乃刺之。

（《素问·八正神明论》）

因不知合之四时五行，因加相胜，释邪攻正，绝人长命。（《素问·离合真邪论》）

凡痹往来行无常处者，在分肉间痛而刺之，以月生死为数。用针者，随气盛衰，以为痏数，针过其日数则脱气，不及日数则气不泻，左刺右，右刺左，病已止。不已，复刺之如法，月生一日一痏，二日二痏，渐多之，十五日十五痏，十六日十四痏，渐少之。

（《素问·缪刺论》）

岐伯曰：西北之气散而寒之，东南之气收而温之，所谓同病异治也。故曰：气寒气凉，治以寒凉，行水渍之。气温气热，治以温热，强其内守。必同其气，可使平也。假者反之。帝曰：善。一州之气，生化寿夭不同，其故何也？岐伯曰：高下之理，地势使然也。崇高则阴气治之，污下则阳气治之，阳胜者先天，阴胜者后天，此地理之常，生化之道也。帝曰：其有寿夭乎？岐伯曰：高者其气寿，下者其气夭，地之小大异也，小者小异，大者大异。故治病者，必明天道地理，阴阳更胜，气之先后，人之寿夭，生化之期，乃可以知人之形气矣。

（《素问·五常政大论》）

故曰：圣人之治病也，必知天地阴阳，四时经纪，五脏六腑，雌雄表里，刺灸砭石，毒药所主，从容人事，以明经道，贵贱贫富，各异品理，问年少长，勇怯之理，求之不得，过在表里。守数据治，无失俞理，能行此术，终身不殆。不知俞理，五脏菀熟，痈发六腑。诊病不审，是谓失常，谨守此治，与经相明。《上经》、《下经》，《揆度》、《阴阳》，《奇恒》、《五中》，决以明堂，审于终始，可以横行。（《素问·疏五过论》）

逆从以得，复知病名，诊可十全，不失人情。 （《素问·方盛衰论》）

黄帝曰：刺寒痹内热奈何？伯高答曰：刺布衣者，以火焠之；刺大人者，以药熨之。

（《灵枢·寿夭刚柔》）

黄帝曰：愿闻人之白黑肥瘦小长，各有数乎？岐伯曰：年质壮大，血气充盈，肤革坚固，因加以邪，刺此者，深而留之，此肥人也。广肩腋项，肉薄厚皮而黑色，唇临临然，其血黑以浊，其气涩以迟，其为人也，贪于取与，刺此者，深而留之，多益其数也。黄帝曰：刺瘦人奈何？岐伯曰：瘦人者，皮薄色少，肉廉廉然，薄唇轻言，其血清气滑，易脱于气，易损于血，刺此者，浅而疾之。黄帝曰：刺常人奈何？岐伯曰：视其白黑，各为调之，其端正敦厚者，其血气和调，刺此者，无失常数也。黄帝曰：刺壮士真骨者奈何？岐伯曰：刺壮士真骨，坚肉缓节监监然，此人重则气涩血浊，刺此者，深而留之，多益其数；劲则气滑血清，刺此者，浅而疾之。黄帝曰：刺婴儿奈何？岐伯曰：婴儿者，其肉脆血少气弱，刺此者，以豪针，浅刺而疾发针，日再可也。 （《灵枢·逆顺肥瘦》）

古之善用针艾者，视人五态乃治之，盛者泻之，虚者补之。 （《灵枢·通天》）

黄帝曰：卫气之在于身也，上下往来不以期，候气而刺之奈何？伯高曰：分有多少，日有长短，春秋冬夏，各有分理，然后常以平旦为纪，以夜尽为始。是故一日一夜，水下百刻，二十五刻者，半日之度也，常如是毋已，日入而止。随日之长短，各以为纪而刺之。谨候其时，病可与期，失时反候者，百病不治。 （《灵枢·卫气行》）

第二节 治疗原则

治疗原则，《内经》中称为“治之大则”。《素问·移精变气论》说：“治之要极，无失色脉，用之不惑，治之大则。”即要以色脉等各项诊察内容为基础，针对生命活动异常及疾病发生发展的总趋势，来制定治疗的原则。治疗原则具有全局性和通用性，对治疗理法的运用和治疗手段及工具的选择具有指导作用。《内经》提出的治疗原则主要有早期治疗、治病求本、协调阴阳、攻邪养正、因势利导和标本先后等。

一、早期治疗

（一）早期治疗的意义

《内经》重预防，明确地提出了“治未病”的原则。《素问·四气调神大论》说：“圣人不治已病治未病，不治已乱治未乱……夫病已成而后药之，乱已成而后治之，譬犹渴而穿井，斗而铸锥，不亦晚乎！”《灵枢·逆顺》也指出：“上工，刺其未生者也；其次，刺其未盛者也；其次，刺其已衰者也；下工，刺其方袭者也，与其形之盛者也，与其病之与脉相逆者也……故曰：上工治未病，不治已病。”《四气调神大论》是养生学专篇，其“治未病”重在养生保健，而《逆顺》等篇的“治未病”则重在早期治疗，着手施治于病形未显或病气未传之时，控制疾病的发展，提高治疗的效果。可见，《内经》“治未病”的内容包括未病先防和既病防变两个方面。未病先防归于预防学及养生学范畴，既病防变即为早期治疗之治则。

早期治疗原则是基于对疾病全过程的审察而建立的。“病之始起也，极微极精”（《素问·汤液醪醴论》），即病邪虽已着身，但病形尚未显著，或极其轻浅单纯，此时当是治疗的最佳时机。病成之后，一般都有一个渐次加重的传变过程，即如《素问·缪刺论》所说：“邪之客于形也，先必舍于皮毛，留而不去，入舍于孙脉，留而不去，入舍于络脉，留而不去，入舍于经脉，内连五脏，散于肠胃，阴阳俱感，五脏乃伤，此邪之从皮毛而入，极于五脏之次也。”明察疾病传变规律而治其传，也易取得预期的疗效。

（二）早期治疗原则的应用

1. 有病早治

在早期发现、早期诊断的基础上，实施早期治疗的原则。《素问·八正神明论》说：“上工救其萌芽，必先见三部九候之气尽调不败而救之，故曰上工。下工救其已成，救其已败。”即在见到体表仅有轻微症状及颜色仅有些许变化，体内气血未受明显影响之时，便积极图治，将病邪消灭于萌芽状态之中，自是事半功倍。否则，病邪深入，必致病情加重，增加治疗的难度。《素问·皮部论》称：“皮者，脉之部也。邪客于皮则腠理开，开则邪入客于络脉，络脉满则注于经脉，经脉满则入舍于腑脏也。故皮者有分部，不与而生大病也。”“不与”即不预先施治。张介宾注：“若不预之为治，则邪将日深，而变生大病也。”按此原则，《素问·刺热》一见先兆便采取应对措施：“肝热病者左颊先赤，心热病者颜先赤，脾热病者鼻先赤，肺热病者右颊先赤，肾热病者颐先赤。病虽未发，见赤色者刺之，名曰治未病。”疮疡外证，亦须及早治疗。《灵枢·玉版》谓：“夫痈疽之生，脓血之成也，不从天下，不从地出，积微之所生也。故圣人自治于未有形也，愚者遭其已成也……脓已成，十死一生，故圣人弗使已成，而明为良方，著之竹帛，使能者踵而传之后世。”显然，《内经》关于有病早治的原则来自于临证经验的积累。

2. 既病治传

疾病的发展规律是由浅到深、由轻到重，病程长者又可见较明显的阶段性变化。掌握各类疾病的传变方式，预见其传变途径及时日，及时遏制病势的发展，愈病于向深一层次传变之前，也属于“治未病”的范畴。

既病治传要针对疾病不同的传变方式而采用不同的方法。表里相传者，以治其相对浅层为优。《素问·阴阳应象大论》说：“邪风之至，疾如风雨。故善治者治皮毛，其次治肌肤，其次治筋脉，其次治六腑，其次治五脏。治五脏者，半死半生也。”由皮毛而肌肤而筋脉而六腑乃至五脏，一层深似一层，治疗难度层层加大。皮毛到筋脉阶段属表，治愈较易，时机不可错过。待病至五脏，邪害五脏所藏的精与神，治愈的希望便只有一半了。正如《素问·阳明脉解》所说：“厥逆连脏者死，连经者生。”

以“五脏相通，移皆有次，五脏有病，各传其所胜”（《素问·玉机真脏论》）的方式传变者，如“病先发于肝，三日而之脾，五日而之胃，三日而之肾，三日不已，死”，“诸病以次相传，如是者，皆有死期，不可刺也”（《灵枢·病传》），属脏间依五行相胜次序传变。按此规律，可预知下一发病之脏，其中当寓有如何提前防止该脏遭受伤害之意。《难经》更明确指出：“经言上工治未病，中工治已病者，何谓也？然：所谓治未病者，见肝之病，则知肝当传之与脾，故先实其脾气，无令得受肝之邪，故曰治未病焉。中工者，见肝之病，不晓相传，但一心治肝，故曰治已病也。”在《内经》的基础上，《难经》和张机的《金匮要略》等汉代著作，都将“见肝之病，当先实脾”，作为治未病的准则，并成为后世的不易之法。

二、治病求本

1. 求本之义

《素问·阴阳应象大论》在阐述阴阳为“天地之道”时，提出了“治病必求于本”，“本”即指阴阳。然阴阳“有名而无形”，治则之“本”当有具体所指。按“本”字之义，《说文》：“木下曰本，一在其下。”木下即树根，是“本”之本义，与其字义相对者为“末”字，《说文》：“木上曰末，一在其上。”张介宾谓：“本，致病之原也。人之疾病，或在表，或在里，或为寒，或为热，或感于五运六气，或伤于脏腑经络，皆不外阴阳二气，必有所本。故或本于阴，或本于阳，病变虽多，其本则一。知病所以生，知乱所由起，而直取之，是为得一之道。”（《类经·阴阳类》）视“本”为病因、病机。又在《景岳全书·传忠录》中说：“万病之本，只此表、里、寒、热、虚、实六者而已。”若再增阴、阳而成证候八纲，此种分类已寓有病证的本质在其中。而病证的本质，确由病因和病机所决定。总之，《内经》所言“治病求本”之“本”指阴阳，具体化为病因、病机及病证，三者理出一贯，密不可分，决定着一病的本质和特征。治病求本，就是针对疾病的本质进行治疗。

2. 求本之道

证既然可以体现疾病的本质，其外候又是直接为医者所察之象，因此求本的过程，就是诊察病情，识别证候，推求其病之所以生的过程。察得病的起因，施治更易把握住正确的方向。正如《素问·至真要大论》所说，“必伏其所主，而先其所因”。主，指反映本质的证候；因，即致病之由，包括致病的始因及其作用于人体后的各种变化。疾病的发生和发展变化，属于病机范畴，是体内邪正相争过程与趋势的动态表述。故张介宾释病机为：“机者，要也，变也，病变所由出也。”（《类经·疾病类》）病机一方面反映着病因的致病性，一方面体现疾病的变化趋势，决定病证的类型，成为联结病因与病证之间的纽带。病因可数，病证无限，一因生多病，就在于病机的不同。如作为“百病之始”的风邪为病，可有五脏风、六腑风、首风、脑风、目风、漏风、泄风、内风、酒风、疠风、风逆、风水、风痹、风痿、风痉、风疟等数十种。即使皆属风伤阳明经脉，但肥人多发“热中而目黄”之病，而瘦人多发“寒中而泣出”之病。病证殊异自非仅用一疏风之法可尽解。同一疾病也会由于病之新久、病气浅深的不同，而需采用不同的治法，《内经》称此为“同病异治”。如《素问·病能论》说：“有病颈痈者，或石治之，或针灸治之，而皆已，其真安在？岐伯曰：此同名异等者也。夫痈气之息者，宜以针开除去之；夫气盛血聚者，宜石而泻之。此所谓同病异治也。”同因异治、同病异治之由，盖源于病机的差异。故辨证论治或审因论治，实为审机论治。《素问·至真要大论》关于“病机十九条”一段，为审机论治作了示范。所列十九类病证，虽皆产生于六气失常，但不作“病证何如”、“病因何如”之问，而称“病机何如”；列举完十九类病证之后，也继之以“谨守病机，各司其属，有者求之，无者求之，盛者责之，虚者责之”，仍不离病机。这是因为，若不详审病机，纵然知道“盛者泻之，虚者补之”的治疗常规，也会造成寒热真假不分或发生“虚虚实实”之误。

综上所述，可以说辨证求因，审机论治是治病求本的必由之路。

三、协调阴阳

1. 协调阴阳的意义

《内经》贵中和的思想体现在治疗上，主要是协调阴阳的治疗原则。

正常人体处于“阴平阳秘”,《内经》称为“平人”。若内外之邪扰乱了这种阴阳协调的状态，就会成为病人，病后表现为种种阴阳失调之状。《素问·生气通天论》说：“阴不胜其阳，则脉流薄疾，并乃狂。阳不胜其阴，则五脏气争，九窍不通”，“上下不并，良医弗为”，“阴阳离决，精气乃绝”。阴阳偏胜或互不交通乃至离决，都会产生特异的病证，重者会出现死亡的结局。《灵枢·刺节真邪》说：“阳气有余而阴气不足，阴气不足则内热，阳气有余则外热，内（两）热相搏，热于怀炭。”体内阴阳某一方亢盛致另一方受制而衰弱，或一方不足另一方相对有余，或双方皆亢盛，或双方皆衰弱，或双方分离决绝，凡此五类阴阳失调，几可涵盖所有外感和内伤之病。因此，变阴阳失调为阴阳协调，就成为具有普遍意义的施治原则。《素问·玉版论要》所谓“阴阳反他（作），治在权衡相夺”,《素问·汤液醪醴论》所谓“平治于权衡”，都是对此施治原则的高度概括。

2. 协调阴阳治则的应用

阴阳失调之病机及病象存在于各种疾病之中，因而协调阴阳的治疗原则具有极为广泛的应用范围。

关于协调阴阳之治，《内经》多篇都有明确的表述。《素问·阴阳应象大论》明确要求，诊治疾病都须“法阴阳”，谓“审察阴阳，以别柔刚，阳病治阴，阴病治阳，定其血气，各守其乡”。柔刚谓虚实，所举多条治法即围绕阴阳虚实而设。阳虚之病可由阴胜引起，阴虚之病可由阳胜引起，平抑其偏胜的一方，阴阳归于平和，其病将自愈。《灵枢·根结》说：“用针之要，在于知调阴与阳，调阴与阳，精气乃光，合形与气，使神内藏。”《素问·阴阳应象大论》亦谓：“善用针者，从阴引阳，从阳引阴，以右治左，以左治右。”在用药治疗上，《素问·至真要大论》说：“调气之方，必别阴阳，定其中外，各守其乡。”并论药物调和阴阳的原理：“五味阴阳之用何如？辛甘发散为阳，酸苦涌泄为阴，咸味涌泄为阴，淡味渗泄为阳，六者或收或散，或缓或急，或燥或润，或软或坚，以所利而行之，调其气使其平也。”对于阴阳俱盛或俱虚的病证，“诸小者，阴阳形气俱不足，勿取以针，而调以甘药也。”（《灵枢·邪气脏腑病形》）意为各脉皆小，若针刺不能胜补益之任时，则应易以甘味的药物以济其两虚。有时还运用灸法：“大寒在外……针所不为，灸之为宜，上气不足，推而扬之，下气不足，积而从之，阴阳皆虚，火自当之。”（《灵枢·官能》）《素问·方盛衰论》还告诫说：“不察逆从，是为妄行，持雌失雄，弃阴附阳，不知并合，诊故不明……阴阳并交，至人之所行。”即只补阴而伐阳或补阳而耗阴，必然导致治疗的失败，必令阴阳平衡、阴阳交会才会扭转阴阳失调的状况，真正恢复健康。

总之，协调阴阳治则可指导寒热温凉、虚实补泻、正治反治等多种治疗理法，且可普遍用于针灸、药物等疗法之中。

四、攻邪养正

1. 攻邪养正的意义

攻邪养正，亦称祛邪扶正，是据全身邪正状态而制定的治疗原则。

任何疾病的发生，都是邪气作用的结果。而一病发病的速迟、病位的浅深、病程的短长、病情的轻重以及疾病的转归，则要取决于邪气与正气双方的胜负进退。即“邪气不出，与其真相搏，乱而不去，反还内著”（《灵枢·邪气脏腑病形》），“风雨寒暑，循毫毛而入腠理，或复还，或留止，或为风肿汗出，或为消瘅，或为寒热，或为留痹，或为积聚，奇邪淫溢，不可胜数”（《灵枢·五变》）。攻邪养正治则正是针对邪正双方的态势及斗争结果而确立的，适用于邪气盛实，或正气已虚，或虚实夹杂，或寒热不调等各种病证，具有普遍意义。

2. 攻邪养正治则的应用

《素问·宝命全形论》说：“针有悬布天下者五……一曰治神，二曰知养身，三曰知毒药为真，四曰制砭石大小，五曰知腑脏血气之诊。五法俱立，各有所先。”治神、养身和重脏腑气血是为养正，而毒药砭石则为攻邪而设。攻邪与养正，二者相反相成，互制互补。邪去则正安，攻邪有助于扶正；正复则邪退，扶正有助于攻邪。临证二者何先何后，何主何从，当于邪正进退中求之，运用得当，方为至治。一般而言，以邪气盛为主的实证，宜攻邪为先；以正气虚为主的虚证，宜扶正为主；正虚邪实并见者，又可扶正攻邪并用。

《内经》以邪气盛为实，精气夺为虚。养正，重在养气、养血、养精、养神；攻邪，即驱除身内的邪气，也包括清除邪正斗争过程中产生的湿浊、瘀血等影响脏腑功能的毒物、废物。《素问·八正神明论》云：“养神者，必知形之肥瘦，营卫气血之盛衰。血气者，人之神，不可不谨养。”《素问·金匮真言论》谓：“夫精者，身之本也，故藏于精者，春不病温。”《素问·五常政大论》：“养之和之，静以待时，谨守其气，无使倾移，其形乃彰，生气以长，命曰圣王。”均明养正之要。至于病后养护精神气血的方法，《内经》主张食补与药补。《素问·脏气法时论》：“五谷为养，五果为助，五畜为益，五菜为充，气味合而服之，以补精益气。”《灵枢·邪气脏腑病形》：“阴阳形气俱不足，勿取以针，而调以甘药也。”“甘药”相对“毒药”而言，用于阴阳平补，有益精气，相当于《神农本草经》的上品。关于攻邪之治，《素问·汤液醪醴论》指出“必齐毒药攻其中，镵石针艾治其外也。”《素问·脏气法时论》也称：“毒药攻邪。”临证时除直接驱除邪气外，更多的是针对邪气产物的继发病变进行治疗。如《灵枢·邪客》说：“凡此八虚（指两肘、两腋、两髀、两腘）者，皆机关之室，真气之所过，血络之所游，邪之恶血，固不得住留，住留则伤筋络、骨节、机关。”恶血，离经凝固之血，即瘀血，既是邪气作用的结果，又是导致多种病证发生的原因。因此，经中多次提出去除恶血的治病准则及方法。《灵枢·九针十二原》：“宛陈则除之。”《灵枢·小针解》：“宛陈则除之者，去血脉也。”《素问·针解》：“宛陈则除之者，出恶血也。”《素问·汤液醪醴论》：“去菀陈莝。”《素问·三部九候论》：“必先去其血脉而后调之，无问其病，以平为期。”去除郁陈恶血的方法，就是刺络放血，早期曾用砭石（锐利的石针），后期多用九针的第四针锋针。除自古相传的刺络放血疗法外，经中对气滞、积水等也有多种疏利之法，大抵皆属攻邪范畴。

毒药针石，可以攻邪；谷肉果菜及甘药，可以养正。但是，祛邪与扶正之用，皆不可太过，否则会带来不良后果：“诛伐无过，命曰大惑，反乱大经，真不可复”（《素问·离合真邪论》），“久而增气，物化之常也；气增而久，夭之由也”（《素问·至真要大论》）。因此，攻邪与养正必须注意度的把握，既不可久攻或久补，在攻补兼施时也应做到攻须虑其伤正，养须虑其恋邪。《素问·五常政大论》说：“无毒治病，十去其九。谷肉果菜，食养尽之，无使过之，伤其正也。”《素问·六元正纪大论》说：“大积大聚，其可犯也，衰其大半而止，过者死。”其法度之谨严，足可垂范后世。

五、因势利导

1. 因势利导的意义

因势利导，其本义是顺应事物发展的趋势而加以引导和推动，用于治疗，则是针对疾病发展过程中邪正进退的病势，顺应正气抗病能力而治的原则。

《灵枢·逆顺肥瘦》说：“临深决水，不用功力，而水可竭也。循掘决冲，而经可通也。此言气之滑涩，血之清浊，行之逆顺也。”即从最深处放水，不需费力，就会把水放尽，沿着地下孔穴修水道，也很容易将水道开通。处理好气血运行的逆顺关系，则是治愈疾病的关键。顺则治，逆则乱，在国家在人身皆如此。故《灵枢·师传》有言：“夫治民与自治，……治国与治家，未有逆而能治之也，夫惟顺而已矣。”张介宾说：“顺之为用，最是医家肯綮，言不顺则道不行，志不顺则功不成，其有必不可顺者，亦未有不因顺以相成也。呜呼！能卷舒于顺不顺之间者，非通变之士，有未足以与道也。”（《类经·论治类》）把握病势，顺势而行，因势利导，是一项具有广泛指导意义的治疗原则。

因势利导，即“因其势而利导之”，语出兵家。而《内经》以其疾病之邪正交争类比战场上的两军交战，故常借鉴兵家思想论病治病。如《灵枢·逆顺》谓：“《兵法》曰：无迎逢逢之气，无击堂堂之阵。”即以兵法上的战术指导治疗。查《孙子兵法·军争篇》，有“无邀正正之旗，勿击堂堂之阵，此治变者也”句，彼此略同。由此观之，“因其势而利导之”战术，成为《内经》的治疗原则，当是渊源有自的。

2. 因势利导治则的应用

因势利导治则在应用中，大致可分为因病变之势而导之和因病位之势而导之两类。

(1) 因病变之势而导之

疾病在不断发展变化，治病必须审时度势。针对邪正相争的态势，选准治疗时机和方法，是令正进邪退，变逆为顺，提高疗效的关键之一。对一些疾病，必须密切注视其邪气盛衰情况，亦当“避其锐气，击其惰归”（《孙子兵法·军争篇》），而施用针药。《灵枢·逆顺》在称引《兵法》之后即谓：“《刺法》曰：无刺熇熇之热，无刺漉漉之汗，无刺浑浑之脉，无刺病与脉相逆者……故曰：方其盛也，勿敢毁伤，刺其已衰，事必大昌。”《素问·阴阳应象大论》也说：“病之始起也，可刺而已。其盛，可待衰而已。”这种施治方式尤适用于发作性疾病，如疟疾之类，故于《素问·刺疟》中倡导“凡治疟，如食顷先发，乃可以治，过之则失时也”。

广而言之，这种顺势之治，可概括为顺应天时之势和病人情志好恶之势。如《灵枢·顺气一日分为四时》说：“顺天之时，则病可与期，顺者为工，逆者为粗。”经中有多种四时之刺，后世医家亦多有因天时而加减用药之法。《灵枢·师传》说：“顺者，非阴阳脉气之逆顺也，百姓人民皆欲顺其志也。”利用“皆欲顺其志”的心理，篇中举出了情志疏导疗法：“人之情，莫不恶死而乐生，告之以其败，语之以其善，导之以其所便，开之以其所苦，虽有无道之人，恶有不听者乎！”这种令人称道的心理疗法，一直为历代医家所珍视和运用，至今仍有现实意义。

(2) 因病位之势而导之

病发的位置，多是邪正交争的处所，所谓“邪之所凑，其气必虚。阴虚者，阳必凑之”（《素问·评热病论》），正表明邪聚之处，即是病位，也标志病势的变化。《素问·疟论》：“邪中于头项者，气至头项而病；中于背者，气至背而病；中于腰脊者，气至腰脊而病；中于手足者，气至手足而病。卫气之所在，与邪气相合则病作。”临证时，可据病气表里上下之所在，引导和推动正气抗病之力，确立或上越、或下泄、或外发、或内消的诸种顺势治法。对此，《素问·阴阳应象大论》言之甚详：“其高者，因而越之；其下者，引而竭之；中满者，泻之于内；其有邪者，渍形以为汗；其在皮者，汗而发之；其慓悍者，按而收之。”邪居上焦，顺其向上之势，则用吐法使之上越而出；邪居下焦，顺其下趋之势，则用下法使之下泻而出；邪居中焦，心下痞闷，气滞胀满，无明显上越下趋之势，非汗吐下之法可解，则用分消之法使邪内消；邪在皮表，顺其向外之势，则用发表之法驱邪外出。《素问·热论》也有据热病伤寒的病程和病位而确定治法的原则：“其未满三日者，可汗而已；其满三日者，可泄而已。”意为三日之内，邪尚在三阳经之表，可针刺取汗；三日之后，邪入三阴经之里（证见里实热），可针刺泄热。针刺发汗及泄热，后人发展为解表、清热和攻下等法。

六、标本先后

标本先后，也称标本缓急，为病有标本而治有先后的治疗原则。标与本，二者相对为言，在此主要指病证，病发于前者为本，病见于后者为标。病发于前者可包括病因病机及原发症，病见于后者为病因病机作用之结果及继发症。治标与治本的先后次序要依病情而定，即《素问·标本病传论》所谓“前后相应，逆从得施”。

施行标本先后之治，首先要把握“标本相移”的规律。《标本病传论》谓：“有其在标而求之于标，有其在本而求之于本，有其在本而求之于标，有其在标而求之于本。故治有取标而得者，有取本而得者，有逆取而得者，有从取而得者。故知逆与从，正行无问。”病之显证、主证在标而先治标，病之显证、主证在本而先治本，是为“从治”，反之则为“逆治”。“从治”与“逆治”的规律，按篇中之规定条陈如下：

（1）一般情况下，依证的发生顺序而治，本证在前，标证在后，先治本，后治标。“必且调之，乃治其他病”。多体现针对始因及首发症而治。

（2）在紧急情况下，标急可先治标。《内经》以中满滞塞和二便不通为急症危候，若为本自然先治，即使为标也必须先行解决，以力求通达，保有生机。

（3）实证宜急攻邪气，虚证宜缓图补正。邪气有余为实证，邪盛在先为本，即当攻之，邪除再复已损之正气。正气不足为虚证，正虚必遭邪气侵凌或它脏乘侮之气干之，亦宜先除邪气或平抑乘侮之气，俟邪去再行补正固本。

（4）有些病可标本兼治，即“间者并行”；有些病则须单治标或单治本，即“甚者独行”。“间者”指病势较缓，“甚者”指病势急重。“并行”与“独行”，体现了《内经》实施标本先后治则的灵活性。

此外，《内经》言标本处甚多，但并不都属于治则范畴之标本；同时对标本治则的理解要明确其与治病求本的治则内涵不同，彼此不能相互包容或更代。治病求本之本，统指阴阳，具体化为病因病机及反映疾病本质的证候，为治疗全过程之要务，不关乎病发之先后；标本治则中的标本则是相对而言，本可以是致病的始因，或首发症，或痼病，或正气先虚；标可以是病因引起的病证，或继发症，或新病，或乘虚而入的乖逆之气。治病求本之本，是治疗的终极目标，自然无可移易；而标本先后之治，其标本可以移易，发于前之本证可后治，发于后的标证可先治，标本又可同治或单治。

标本先后治则，虽然又称标本缓急治则，但不能简单地归结为“急则治其标，缓则治其本”。标急固须先治，如中满和小大不利之类，但二症若发于前，即为本，自宜先治、急治，可见需急治者未必皆为标。对此，张介宾评述曰：“按此篇标本之义，凡治本者十之八九，治标者惟中满及小大不利二者而已。盖此二者，亦不过因其急而不得不先之也……奈何今之医家，多不知求本求标，孰缓孰急之道，以故治标者常八九，治本者无二三，且动称‘急则治其标，缓则治其本’，尚不知孰为可缓，孰为最急，颠倒错认，举手误人，是未明此篇（《素问·标本病传论》）标本之真义耳。”（《类经·标本类》）

经文辑要

是故圣人不治已病治未病，不治已乱治未乱，此之谓也。夫病已成而后药之，乱已成而后治之，譬犹渴而穿井，斗而铸锥，不亦晚乎。（《素问·四气调神大论》）

治病必求于本。

故邪风之至，疾如风雨。故善治者治皮毛，其次治肌肤，其次治筋脉，其次治六腑，其次治五脏。治五脏者，半死半生也。

善用针者，从阴引阳，从阳引阴，以右治左，以左治右。

病之始起也，可刺而已；其盛，可待衰而已。故因其轻而扬之，因其重而减之，因其衰而彰之……审其阴阳，以别柔刚，阳病治阴，阴病治阳，定其血气，各守其乡。

（《素问·阴阳应象大论》）

暮世之治病也则不然，治不本四时，不知日月，不审逆从，病形已成，乃欲微针治其外，汤液治其内，粗工凶凶，以为可攻，故病未已，新病复起。帝曰：愿闻要道。岐伯曰：治之要极，无失色脉，用之不惑，治之大则。逆从倒行，标本不得，亡神失国。去故就新，乃得真人。（《素问·移精变气论》）

帝曰：夫病之始生也，极微极精，必先入结于皮肤。今良工皆称曰病成，名曰逆，则针石不能治，良药不能及也。今良工皆得其法，守其数，亲戚兄弟远近，音声日闻于耳，五色日见于目，而病不愈者，亦何暇不早乎？岐伯曰：病为本，工为标，标本不得，邪气不服，此之谓也。（《素问·汤液醪醴论》）

故针有悬布天下者五，黔首共余食，莫知之也。一曰治神，二曰知养身，三曰知毒药为真，四曰制砭石大小，五曰知腑脏血气之诊。五法俱立，各有所先。

（《素问·宝命全形论》）

肝热病者，左颊先赤；心热病者，颜先赤；脾热病者，鼻先赤；肺热病者，右颊先赤；肾热病者，颐先赤。病虽未发，见赤色者刺之，名曰治未病。（《素问·刺热》）

黄帝问曰：病有标本，刺有逆从奈何？岐伯对曰：凡刺之方，必别阴阳，前后相应，逆从得施，标本相移，故曰有其在标而求之于标，有其在本而求之于本，有其在本而求之于标，有其在标而求之于本。故治有取标而得者，有取本而得者，有逆取而得者，有从取而得者。故知逆与从，正行无问，知标本者，万举万当，不知标本，是谓妄行。夫阴阳逆从标本之为道也，小而大，言一而知百病之害，少而多，浅而博，可以言一而知百也。以浅而知深，察近而知远，言标与本，易而勿及。治反为逆，治得为从。先病而后逆者治其本，先逆而后病者治其本。先寒而后生病者治其本，先病而后生寒者治其本。先热而后生病者治其本，先热而后生中满者治其标。先病而后泄者治其本，先泄而后生他病者治其本，必且调之，乃治其他病。先病而后生中满者治其标，先中满而后烦心者治其本。人有客气，有同气。小大不利治其标，小大利治其本。病发而有余，本而标之，先治其本，后治其标。病发而不足，标而本之，先治其标，后治其本。谨察间甚，以意调之，间者并行，甚者独行。先小大不利而后生病者治其本。 （《素问·标本病传论》）（《灵枢·病本》）

必先岁气，无伐天和。无盛盛，无虚虚，而遗人夭殃；无致邪，无失正，绝人长命。化不可代，时不可违。夫经络以通，血气以从，复其不足，与众齐同。养之和之，静以待时，谨守其气，无使倾移，其形乃彰。生气以长，命曰圣王。故《大要》曰：无代化，无违时，必养必和，待其来复，此之谓也。 （《素问·五常政大论》）

谨察阴阳所在而调之，以平为期，正者正治，反者反治。

五味阴阳之用何如？岐伯曰：辛甘发散为阳，酸苦涌泄为阴，咸味涌泄为阴，淡味渗泄为阳。六者或收或散，或缓或急，或燥或润，或软或坚，以所利而行之，调其气使其平也。

夫五味入胃，各归所喜。故酸先入肝，苦先入心，甘先入脾，辛先入肺，咸先入肾。久而增气，物化之常也；气增而久，夭之由也。 （《素问·至真要大论》）

故曰：用针之要，在于知调阴与阳，调阴与阳，精气乃光，合形与气，使神内藏。故曰：上工平气，中工乱脉，下工绝气危生。故曰：下工不可不慎也。必审五脏变化之病，五脉之应，经络之实虚，皮之柔粗，而后取之也。 （《灵枢·根结》）

和气之方，必通阴阳，五脏为阴，六腑为阳……如是者，则阴阳俱不足，补阳则阴竭，泻阴则阳脱。如是者，可将以甘药，不可饮以至剂。 （《灵枢·终始》）

夫治民与自治，治彼与治此，治小与治大，治国与治家，未有逆而能治之也。夫惟顺而已矣。顺者，非独阴阳脉论气之逆顺也，百姓人民皆欲顺其志也。黄帝曰：顺之奈何？岐伯曰：入国问俗，入家问讳，上堂问礼，临病人问所便。黄帝曰：便病人奈何？岐伯曰：夫中热消瘅则便寒，寒中之属则便热……黄帝曰：胃欲寒饮，肠欲热饮，两者相逆，便之奈何？且夫王公大人血食之君，骄恣纵欲轻人，而无能禁之，禁之则逆其志，顺之则加其病，便之奈何？治之何先？岐伯曰：人之情，莫不恶死而乐生，告之以其败，语之以其善，导之以其所便，开之以其所苦，虽有无道之人，恶有不听者乎？ （《灵枢·师传》）

岐伯曰：圣人之为道者，上合于天，下合于地，中合于人事，必有明法，以起度数，法式检押，乃后可传焉。……临深决水，不用功力，而水可竭也。循掘决冲，而经可通也。此言气之滑涩，血之清浊，行之逆顺也。 （《灵枢·逆顺肥瘦》）

伯高曰：气之逆顺者，所以应天地阴阳四时五行也。脉之盛衰者，所以候血气之虚实有余不足。刺之大约者，必明知病之可刺，与其未可刺，与其已不可刺也。黄帝曰：候之奈何？伯高曰：兵法曰：无迎逢逢之气，无击堂堂之阵。刺法曰：无刺熇熇之热，无刺漉漉之汗，无刺浑浑之脉，无刺病与脉相逆者。黄帝曰：候其可刺奈何？伯高曰：上工，刺其未生者也。其次，刺其未盛者也。其次，刺其已衰者也。下工，刺其方袭者也，与其形之盛者也，与其病之与脉相逆者也。故曰：方其盛也，勿敢毁伤，刺其已衰，事必大昌。故曰：上工治未病，不治已病。此之谓也。 （《灵枢·逆顺》）

第三节 治 疗 大 法

治疗大法，指在治疗原则规范下，对病证实施治疗的重要理法。《内经》中的治疗大法主要有寒热温清、虚实补泻、正反逆从和表里异治等。

一、寒热温清

疾病有寒证和热证两类，依其寒热程度的不同，又可分为寒证、凉证、热证、温证四种。针对寒热的治法，经中提出“寒者热之，热者寒之，温者清之，清者温之”（《素问·至真要大论》）诸法。而寒热之异，盖缘于阴阳失调：“阳胜则热，阴胜则寒”（《素问·阴阳应象大论》），“寒生热，热生寒，此阴阳之变也”（《灵枢·论疾诊尺》）。可见，寒热温清之法是协调阴阳治则的具体运用。

寒热温清之治常用于药物疗法。寒热之实证，多用辛温、辛热或辛凉、苦寒药。寒热之虚证，即阳虚和阴虚，则忌用辛温或苦寒，否则就会出现“有病热者，寒之而热，有病寒者，热之而寒，二者皆在，新病复起”（《素问·至真要大论》）的偏差。对阴虚之热和阳虚之寒正确的治疗应是：“诸寒之而热者取之阴，热之而寒者取之阳”（同上）。施用甘寒之品补阴以抑阳，则虚热自退；甘温之品补阳以抑阴，则虚寒自消。王冰称此为“益火之源，以消阴翳；壮水之主，以制阳光”。王氏深得经旨之语，成为后人一再称道的至理名言。

“寒者热之，热者寒之”用于针刺，也有多种方法。在针具的选择及使用上，《灵枢·刺节真邪》指出：“刺热者用镵针，刺寒者用毫针。”《灵枢·热病》主张泻热多用九针中的第四针(锋针)。《灵枢·九针十二原》称：“镵针者，头大末锐，去泻阳气”，“锋针者，刃三隅，以发痼疾”，“毫针者，尖如蚊虻喙，静以徐往，微以久留之而养，以取痛痹”。对寒痹的治疗，《灵枢·经筋》主张用“燔针劫刺”，还特别指出：“焠刺者，刺寒急也。热则筋纵不收，无用燔针”。焠刺和燔刺皆为火针之类，专于祛寒。在针刺手法上，《灵枢·官针》有“齐刺者，直入一，旁入二，以治寒气小深者”，“扬刺者，正内一，旁内四，而浮之，以治寒气之博大者”，“输刺者，直入直出，稀发针而深之，以治气盛而热者也”。进针后也可通过手法而产生针下热或针下寒的效应，为此必要时还要留针：“凡刺热邪越而苍（《太素》‘苍’作‘沧’）”，“凡刺寒邪日以温”（《灵枢·刺节真邪》），“刺实须其虚者，留针阴气隆至，乃去针也。刺虚须其实者，阳气隆至，针下热乃去针也”（《素问·针解》）。在针刺取穴上，《内经》对偏寒偏热之病每指出一些主治俞穴，如著痹久寒取足三里（《灵枢·四时气》），“中有寒，取三里”（《灵枢·热病》），外内两热相合，“热于怀炭”，取天府，大杼，中膂，“以去其热”（《灵枢·刺节真邪》）。不仅如此，经中还集中列出治热病常用的五十九穴，即《灵枢·热病》、《素问·刺热》所称的“五十九刺”和《素问·水热穴论》所称的“治热病五十九俞”（《灵枢·热病》之“五十九刺”与《素问·水热穴论》之“五十九俞”，具体俞穴有同有异）。

灸法又称“灸焫”，适宜于寒证。《素问·异法方宜论》指出，北方气候寒冷，其民喜乳食，“脏寒生满病”，故首先发明并使用了灸焫疗法。灸法亦用于寒夹瘀之证，《灵枢·禁服》：“陷下则徒灸之，陷下者，脉血结于中，中有著血，血寒，故宜灸之。”

针药寒热温清之治，有时还需辅以适当的护理："诸治热病，以饮之寒水乃刺之，必寒衣之，居止寒处，身寒而止也。"（《素问·刺热》）即从饮食环境等方面调和寒热，促其早愈，体现了整体治疗的精神。

二、虚实补泻

虚实补泻，即"实则泻之，虚则补之"，"有余者泻之，不足者补之"，是在扶正祛邪和协调阴阳等治则指导下，针对疾病分为虚实两大类的治疗立法。补虚泻实广泛用于药物、针刺等多种疗法之中。

实证为邪气实，体内正气尚可与之抗争，呈现一派有余之象，其治当祛除病邪及其病理产物。"其实者，散而泻之。"（《素问·阴阳应象大论》）散和泻，谓从不同路径排出病气。其具体方法，如《素问·阴阳应象大论》和《素问·至真要大论》等篇所载，"汗而发之"，"渍形以为汗"，"客者除之"，是言邪实在表，宜发宜散，属于汗法；"引而竭之"，"留者攻之"，"坚者削之"，为泻下实邪、攻逐水饮、消食化积和导气于下，属下法与消法；"结者散之"，"抑者散之"，"逸者行之"，"血实宜决之"，"宛陈则除之"，以及五郁之治——"木郁达之，火郁发之，土郁夺之，金郁泄之，水郁折之"，皆针对气血壅实等有余之证而设，亦总属泻法范畴，后世逐渐演变为行气、活血、化瘀及和解等法。

虚证为正气虚，脏腑衰弱，精气亏损，呈现一派不足之象，治当扶助脏腑，补益精气，即"因其衰而彰之"（《素问·阴阳应象大论》）。临证施用补益还应分别气血阴阳之虚，《素问·阴阳应象大论》和《素问·至真要大论》等篇提出的"形不足者，温之以气；精不足者，补之以味"，是为补阳及补阴而设；"劳者温之"，"损者温之"，为温补，即补气为主；"气虚宜掣引之"，"下者举之"，为补中兼升提；"散者收之"，为补益兼收敛；"脆者坚之"，是强其脏腑；"谷肉果菜，食养尽之"，乃病后康复之所需，从药补过渡到食补。

补泻法的运用，一定要因证而施，用之有度，滥用或过用会犯虚者更虚、实者更实的"虚虚"、"实实"之戒。《素问·奇病论》说："《刺法》曰：无损不足益有余，以成其疹。""疹"，即疾病。《灵枢·五禁》也说："补泻无过其度。"并提出禁泻的标准："形肉已夺，是一夺也；大夺血之后，是二夺也；大汗出之后，是三夺也；大泄之后，是四夺也；新产及大失血之后，是五夺也。此皆不可泻。"《素问·五常政大论》以总结性的语言告诫说："无盛盛，无虚虚，而遗人夭殃，无致邪，无失正，绝人长命。"《内经》认为，补泻合宜之度在于"平"，即如《素问·三部九候论》所说："无问其病，以平为期"，《素问·至真要大论》所说："无问其数，以平为期"，"谨道如法，万举万全，气血正平，长有天命。"补虚泻实，使气血阴阳重归于平衡，是治疗的根本目的。所以，"以平为期"是必须遵循的原则。

三、正反逆从

正反逆从，是针对病情复杂程度而确立的治疗大法。正即正治法，又称逆治法；反即反治法，又称从治法。正治法和反治法，只用于药物疗法中。

正反逆从的治法理论是由《素问·至真要大论》明确提出的，该篇多处提到正反之治："谨察阴阳所在而调之，以平为期，正者正治，反者反治。""寒者热之，热者寒之，微者逆之，甚者从之。""逆者正治，从者反治，从少从多，观其事也。""反治何谓？热因寒用，寒因热用，塞因塞用，通因通用。必伏其所主，而先其所因，其始则同，其终则异。”从经文可知，正治法的适应证是“正者”，即病气之象与疾病的本质一致，没有假象出现，于是便可直接针对病象治疗，采用与病象相反的药物。疾病初起，病情多轻微或单纯，见寒用热药见热用寒药即可，即“微者逆之”。即使病势较重，若无假象出现，正治法便一直应用下去，无须更改。反治法的适应证是“反者”，即病象与疾病本质不一致，有假象出现，此时须判定哪些病症为假象，并透过假象认清本质，从而采用与假象性质相同的药物。顺其假象用药，实际上仍是针对疾病的本质而治。所以说，无论正治还是反治，都是治病求本原则的具体体现，即所谓“必伏其所主，而先其所因”。

正治法与反治法，二者的临证运用全依病情而定。一般来说，正治法的运用机会较多，经中除“寒者热之，热者寒之”之外，还有“坚者削之”、“客者除之”、“劳者温之”、“结者散之”、“留者攻之”、“燥者濡之”、“急者缓之”、“散者收之”、“损者温之”、“逸者行之”、“惊者平之”、“高者抑之”、“下者举之”等等；反治法则主要用于寒热真假和虚实真假证中。张介宾说：“寒热有真假，虚实亦有真假。真者正治，知之无难。假者反治，乃为难耳……真寒者宜温其寒，阳证似阴，火极似水也，外虽寒而内则热……假热者，阴证似阳，水极似火也，外虽热而内则寒”，“假寒者，清其内热，内清则浮阴退舍矣；假热者温其真阳，中温则虚火归原矣，是当从治者也”；“虚实之治，实则泻之，虚则补之，此不易之法也。然至虚有盛候，则有假实矣；大实有羸状，则有假虚矣。”（《类经·疾病类》）虚实有真假，补泻不可错用，否则“至实有羸状，误补益疾；至虚有盛侯，反泻含冤”（李中梓《医宗必读·疑似之证须辨论》）。按此原则，对经文所云反治法四种“热因寒用，寒因热用，塞因塞用，通因通用”，亦以解为真寒假热、真热假寒、真虚假实、真实假虚之治为宜，故而在文字上也应将“热因寒用，寒因热用”改为“热因热用，寒因寒用”，与后二句“塞因塞用，通因通用”同律。不如此，则“热因寒用，寒因热用”即以寒治热、以热治寒，当系正治，与“反治何谓”之问无涉。

需要指出的是，《内经》中治法之“反”，还有反佐法一说。反佐法与反治法，因皆“反”而极易混淆。王冰注释“从者反治，从少从多，观其事也”句时说：“虽从顺病气，乃反治法也。从少，谓一同而二异。从多，谓二同而三异。”意为组方时顺病气（病象）的药物可有多少的不同，并称此为反治法。王氏对“热因寒用，寒因热用”也释为药病相格，采用热药冷服或寒药温服的做法。王氏所谓的反治法实为反佐法。关于反佐法，《内经》也有明确的说法：“奇之不去则偶之，偶之不去则反佐以取之，所谓寒热温凉，反从其病也。”（《素问·至真要大论》）“治热以寒，温而行之；治寒以热，凉而行之。”（《素问·五常政大论》）前者为组方配伍的反佐，后者为服药方法的反佐。反佐亦可用于正治法中。反佐法与反治法治疗指向及适应范围不同，必须明辨。

四、表里异治

表里异治，是根据发病部位不同而决定治疗程序的治疗大法。邪客有浅深，病位有表里，传变有次第，故其治亦当有表里先后之异。表里是划分人体部位的一种形式。表为阳、为外，里为阴、为内，表里的划分具有相对性，“内有阴阳，外亦有阴阳。在内者，五脏为阴，六腑为阳；在外者，筋骨为阴，皮肤为阳”（《灵枢·寿夭刚柔》）。就经脉而言，阳经为表，阴经为里；小络为表，大经为里。总之，在人体不同层面上皆有表里之分，因此表里异治法在运用中要灵活掌握。表里异治大抵可分为表里分治和表里兼治两方面。

1. 表里分治

病位表里分明，可分治之。《素问·至真要大论》说："调气之方，必别阴阳，定其中外，各守其乡，内者内治，外者外治。"《素问·阴阳应象大论》说："定其血气，各守其乡。血实宜决之，气虚宜掣引之。"乡，即病位。据其病在内外皮毛脏腑的不同，而有发表、中消、温里或攻下的不同。在气分，虚者可补气升提；在血分，实者宜放血及逐瘀。《素问·调经论》对分层次治疗言之更详："五脏者，故得与六腑与之表里，经络肢节，各生虚实，其病所居，随而调之。病在脉，调之血；病在血，调之络；病在气，调之卫；病在肉，调之分肉；病在筋，调之筋；病在骨，调之骨。"《灵枢·寿夭刚柔》在针刺取穴上也明分表里之治："病在阴之阴者，刺阴之荥输；病在阳之阳者，刺阳之合；病在阳之阴者，刺阴之经；病在阴之阳者，刺络脉。"荥、输、合、经，为经脉的特殊穴，分布于肢端，加井穴共称五俞穴，络指各经脉之大络及四末阴阳交会之处，皆为治疗所常用。

《内经》常将表里分治之法用于热病的不同阶段。《素问·热论》治伤寒热病，称"其未满三日者，可汗而已；其满三日者，可泄而已。"伤寒日传一经，三日之内病气尚在三阳之表，故用针刺取汗；三日之后，邪入三阴之里，呈里实热证，则当泄其内热。法随病移，表里攸分。《灵枢·热病》对热病的不同阶段，也主张"取之诸阳"或"取之皮"、"取之肤肉"、"取之筋间"、"取之脉"、"取之骨"，以适应病气变化深入之势，确保疗效。

一些疾病在进展过程中，证见表里出入的变化，《内经》主张先治其原发病，若内外之病不相干，则仍然分治。即如《素问·至真要大论》所说："从内之外者，调其内；从外之内者，治其外；从内之外而盛于外者，先调其内而后治其外；从外之内而盛于内者，先治其外而后调其内。中外不相及，则治主病。""中外不相及"，指不同病位的病证，在时间上虽属同发，但彼此无因果关系，故可分别治其"主病"，即治疗各自的病。

2. 表里兼治

一些疾病属表里同病，单治表或单治里效果不佳，《内经》主张对此疾病要表里兼治。

伤寒热病的两感，明显属于表里同病，"两感于寒者，病一日则巨阳与少阴俱病，则头痛口干而烦满；二日则阳明与太阴俱病，则腹满身热，不欲食谵言；三日则少阳与厥阴俱病，则耳聋囊缩而厥，水浆不入，不知人，六日死。"（《素问·热论》）由于认定伤寒两感病发急骤，病势危笃，必死无疑，所以篇中没有给出治法。而在《素问·评热病论》中，面对太阳和少阴表里同病的风厥，则提出了表里兼治之法："有病身热烦满，烦满不为汗解……巨阳主气，故先受邪，少阴与其为表里也，得热则上从之，从之则厥也。治之奈何？表里刺之，饮之服汤。"此为太阳少阴表里俱病，只用汗法解其表热，里证之烦满不消，只降少阴之逆，表证亦不除，必须同刺太少两经，或加服药物，表里双解，病方得痊。此法在经中亦多用于杂病的治疗。

经文辑要

病之始起也，可刺而已；其盛，可待衰而已；故因其轻而扬之，因其重而减之，因其衰而彰之。形不足者，温之以气；精不足者，补之以味。其高者，因而越之；其下者，引而竭之；中满者，泻之于内。其有邪者，渍形以为汗；其在皮者，汗而发之；其慓悍者，按而收之；其实者，散而泻之。

血实宜决之，气虚宜掣（《甲乙》作“挈”）引之。（《素问·阴阳应象大论》）

必先度其形之肥瘦，以调其气之虚实，实则泻之，虚则补之，必先去其血脉而后调之，无问其病，以平为期。（《素问·三部九候论》）

五脏者，故得六腑与为表里，经络支节，各生虚实，其病所居，随而调之。病在脉，调之血；病在血，调之络；病在气，调之卫；病在肉，调之分肉；病在筋，调之筋；病在骨，调之骨。燔针劫刺其下及与急者；病在骨，焠针药熨；病不知所痛，两跷为上；身形有痛，九候莫病，则缪刺之；痛在于左而右脉病者，巨刺之。（《素问·调经论》）

补上下者从之，治上下者逆之，以所在寒热盛衰而调之。故曰上取下取，内取外取，以求其过……气反者，病在上取之下；病在下取之上；病在中傍取之。治热以寒，温而行之；治寒以热，凉而行之；治温以清，冷而行之；治清以温，热而行之……帝曰：病在中而不实不坚，且聚且散，奈何？岐伯曰：悉乎哉问也！无积者求其脏，虚则补之，药以祛之，食以随之，行水渍之，和其中外，可使毕已。（《素问·五常政大论》）

寒者热之，热者寒之，温者清之，清者温之，散者收之，抑者散之，燥者润之，急者缓之，坚者软之，脆者坚之，衰者补之，强者泻之。各安其气，必清必静，则病气衰去，归其所宗，此治之大体也。

寒者热之，热者寒之，微者逆之，甚者从之，坚者削之，客者除之，劳者温之，结者散之，留者攻之，燥者濡之，急者缓之，散者收之，损者温之，逸者行之，惊者平之，上之下之，摩之浴之，薄之劫之，开之发之，适事为故。

帝曰：何谓逆从？岐伯曰：逆者正治，从者反治，从少从多，观其事也。帝曰：反治何谓？岐伯曰：热因寒用，寒因热用，塞因塞用，通因通用。必伏其所主而先其所因，其始则同，其终则异，可使破积，可使溃坚，可使气和，可使必已。帝曰：善。气调而得者何如？岐伯曰：逆之，从之，逆而从之，从而逆之，疏气令调，则其道也。

帝曰：善。病之中外何如？岐伯曰：从内之外者，调其内；从外之内者，治其外；从内之外而盛于外者，先调其内而后治其外；从外之内而盛于内者，先治其外而后调其内；中外不相及，则治主病。

帝曰：论言治寒以热，治热以寒，而方士不能废绳墨而更其道也。有病热者，寒之而热；有病寒者，热之而寒，二者皆在，新病复起，奈何治？岐伯曰：诸寒之而热者取之阴，热之而寒者取之阳，所谓求其属也。帝曰：善。服寒而反热，服热而反寒，其故何也？岐伯曰：治其王气，是以反也。

帝曰：善。病之中外何如？岐伯曰：调气之方，必别阴阳，定其中外，各守其乡。内者内治，外者外治，微者调之，其次平之，盛者夺之，汗者（“者”，为“之”字的字讹）下之，寒热温凉，衰之以属，随其攸利。谨道如法，万举万全，气血正平，长有天命。

（《素问·至真要大论》）

凡用针者，虚则实之，满则泄之，宛陈则除之，邪胜则虚之。（《灵枢·九针十二原》）

所谓虚则实之者，气口虚而当补之也；满则泄之者，气口盛而当泻之也；宛陈则除之者，去血脉也；邪盛则虚之者，言诸经有盛者，皆泻其邪也。（《灵枢·小针解》）

黄帝曰：形气之逆顺奈何？岐伯曰：形气不足，病气有余，是邪胜也，急泻之；形气有余，病气不足，急补之。形气不足，病气不足，此阴阳气俱不足也，不可刺之，刺之则重不足，重不足则阴阳俱竭，血气皆尽，五脏空虚，筋骨髓枯，老者绝灭，壮者不复矣。形气有余，病气有余，此谓阴阳俱有余也，急泻其邪，调其虚实。故曰有余者泻之，不足者补之，此之谓也。故曰刺不知逆顺，真邪相搏。满而补之，则阴阳四溢，肠胃充郭，肝肺内䐜，阴阳相错。虚而泻之，则经脉空虚，血气竭枯，肠胃僵辟，皮肤薄著，毛腠夭膲，予之死期。

（《灵枢·根结》）

黄帝问于少师曰：余闻人之生也，有刚有柔，有弱有强，有短有长，有阴有阳，愿闻其方。少师答曰：阴中有阴，阳中有阳，审知阴阳，刺之有方，得病所始，刺之有理，谨度病端，与时相应，内合于五脏六腑，外合于筋骨皮肤。是故内有阴阳，外亦有阴阳。在内者，五脏为阴，六腑为阳；在外者，筋骨为阴，皮肤为阳。故曰病在阴之阴者，刺阴之荥输；病在阳之阳者，刺阳之合；病在阳之阴者，刺阴之经；病在阴之阳者，刺络脉。

黄帝曰：外内之病，难易之治奈何？伯高答曰：形先病而未入脏者，刺之半其日；脏先病而形乃应者，刺之倍其日。（《灵枢·寿夭刚柔》）

阴盛而阳虚，先补其阳，后泻其阴而和之；阴虚而阳盛，先补其阴，后泻其阳而和之。

病先起阴者，先治其阴而后治其阳；病先起阳者，先治其阳而后治其阴。

（《灵枢·终始》）

盛则泻之，虚则补之，热则疾之，寒则留之，陷下则灸之，不盛不虚，以经取之。

（《灵枢·经脉》）

病生于内者，先治其阴，后治其阳，反者益甚；其病生于阳者，先治其外，后治其内，反者益甚。（《灵枢·五色》）

第四节 药 物 疗 法

药物疗法，即是使用药物治疗疾病的方法。药物具有四性、五味，而且有有毒、无毒之分。《内经》中药物疗法，有以单味药治疗者，亦有多味药按制方法则组成方剂治疗者。药物疗法包括内治法与外治法。

一、药性理论

药性理论，是讨论药物气味、性能用于治疗的理论。药物具有各自的气味特点、阴阳属性，由此而产生不同治疗作用，正如《素问·至真要大论》所说："气味有薄厚，性用有躁静，治保有多少，力化有浅深。"

“气”是指药物的寒、热、温、凉四种性质。另有寒热温凉不显著的一类，即“平”性。因而药物有五气之分。“味”是口尝药物时味觉器官的感知。药物的味概括为酸、苦、甘、辛、咸。除此之外，《素问·至真要大论》又提出“淡味”，因而药物有六味之别。虽然，药物气五味六，然习惯上仍称作四气五味，以应古代四时五行理论。

1. 药物四性与疾病之寒热温凉

药物四性针对疾病寒热温清予以对抗性的治疗，是用药的基本法则之一。《素问·至真要大论》概括为“寒热温凉，衰之以属，随其所利。”王冰注：“气微不和，以调气法调之；其次大者，以平气法平之；盛甚不已，则夺其气，令其衰也。假如小寒之气，温以和之；大寒之气，热以取之……小热之气，凉以和之；大热之气，寒以取之。”药物寒热温凉有微甚之分，疾病寒热温清有轻重之别，其用如《素问·五常政大论》所谓“治热以寒”、“治寒以热”、“治温以清”、“治清以温”。

2. 味之所利与病之所宜

《素问·脏气法时论》说：“此五者，有辛酸甘苦咸，各有所利，或散或收，或缓或急，或坚或软，四时五脏，病随五味所宜也。”王冰针对五脏所苦的五味治疗注云：“用五味而调五脏，配肝以甘，心以酸，脾以咸，肺以苦，肾以辛者，各随其宜。欲缓、欲收、欲软、欲泄、欲散、欲坚而为用，非以相生相养而为义也。”

3. 气味合而服之与气的升降出入

“气味合而服之”之说见于《素问·脏气法时论》，论中提出毒药与谷畜菜果合而用之，并指出药食“有辛酸甘苦咸”五味，五味中的辛散与酸收，体现了药物的出入调控作用。

《素问·阴阳应象大论》将药食四气五味分为阴阳，并阐发其作用及升降出入的运动趋势。总体而言，温热属阳，寒凉属阴；以药物五味而言，辛甘淡味为阳，酸苦咸三味为阴。进而又据气味的厚薄划分阴阳属性。药物气味在人体升降出入的运动与作用为：“阳为气，阴为味……阴味出下窍，阳气出上窍。味厚者为阴，薄为阴之阳；气厚者为阳，薄为阳之阴。味厚则泄，薄则通，气薄则发泄，厚则发热。”马莳注云：“味之厚者为纯阴，所以用之则泄泻其物于下，如大黄气大寒，味极厚，为阴中之阴，主于泄泻……味之薄者，为阴中之阳，所以用之则流通，不至于泄泻也，如木通、泽泻，为阴中之阳，主于流通……气之薄者，为阳中之阴，所以用之则发其汗于上，如麻黄为气之薄者，阳者升也，故能发表出汗……气之厚者为纯阳，所以用之发热，不止于发汗也，如用附子则大热之类。”

《素问·六微旨大论》所说：“升降出入，无器不有”，“出入废则神机化灭，升降息则气立孤危。”高度概括了生命活动的生化动态。中医学正是应用药物的四气五味来调节人体气机，使之升降出入有序，恢复健康。

4. 毒药攻邪，五谷为养

《素问·脏气法时论》记述：“毒药攻邪，五谷为养，五果为助，五畜为益，五菜为充。”毒药是指比较峻猛而具有益与害双重作用的药物。毒药与五谷、五果、五畜、五菜各具寒热温凉之性与酸苦甘辛咸五味。寒凉胜温热，温热胜寒清；五味各有所喜、所归，分别具有辛散、酸收、甘缓、苦坚、咸软的不同作用。毒药与五谷在性、味、所归、所喜各方面具有共性，其差别在于有毒、无毒、毒性的大小和对疾病治疗的作用的强弱、缓急。古人治病，用毒药以攻邪，用谷食补益精气以扶正。王冰注：“药谓金玉土石草木菜果虫鱼鸟兽之类，皆可袪邪养正者也。然辟邪安正，惟毒乃能，以其能然，故通谓之毒药也。”又注：“气为阳化，味曰阴施，气味合和，则补益精气矣。”

二、制方法度

制方法度，即制定药方的法规。包括方的建制、方制的制型以及方制各型药味的多少、药量的大小等。

1. 方的建制

《素问·至真要大论》说：“方制君臣何谓也？岐伯曰：主病之谓君，佐君之谓臣，应臣之谓使。”清楚地阐发了方的建制、各建制之间的关系及在方中的作用。以建制而言，方制为君、臣、使；以其作用与相互关系而言，又称为主、佐、应。君（主）是针对疾病而起主要治疗作用的药物；臣（佐）是辅助君药治疗的药物；使（应）是与臣药互应的药物。三者的作用与关系是协同一致，相辅相成的，这就是规范处方的方制。

在方的建制中，尚有“反佐”的运用。王冰对《素问·至真要大论》自注词“所谓寒热温凉反从其病也”后注云：“偶方病在，则反一（疑衍）佐，以同病之气而取之。”又据该篇“逆者正治，从者反治，从少从多，观其事也”之论，可知，《内经》所说“反佐”只能属于佐制（臣药）之中，而且仅是部分（一定数量）地应用。用“反佐”顺从病气，这正是反佐法在方制用药中的关键所在。

2. 方制制型

方制既定，《内经》又据方制中所使用药物性味的厚薄、有毒无毒、作用的缓急、强弱及药味的多少，分为不同的制型。

（1）大方与小方

大方、小方是以方制中药味的多少而区别的制型。药味多的称之为大方；药味少的称之为小方。《素问·至真要大论》指出“君一臣二，制之小也；君一臣三佐五，制之中也；君一臣三佐九，制之大也。”其临床应用，小方多用于病程短，病位浅表者；大方多用于病程长，病位深远者。即“近而奇偶，制小其服也；远而奇偶，制大其服也。”

（2）缓方与急方

方的缓急是以药力的强弱加以区别的方制制型。药力和缓的方称之为缓方；药力峻猛的方称之为急方。《内经》认为药力的强弱、方的缓急，取决于组方中药物气味的薄厚。《素问·至真要大论》说：“急则气味厚；缓则气味薄。”临床应用，缓方多用于上部疾病，急方多治疗下部疾病，即所谓“补上治上制以缓，补下治下制以急。”

（3）奇方与偶方

对于奇方、偶方，《素问·至真要大论》引古医经《大要》曰：“君一臣二，奇之制也；君二臣四，偶之制也；君二臣三奇之制也；君二臣六，偶之制也。”但并未指出奇方、偶方组成的其它特征。注家对奇方、偶方似有不同看法。王冰认为奇方是单方，偶方是复方。注云：“奇，古之单方；偶，古之复方。单复一制皆有小大，故奇方云君一臣二，君二臣三；偶方云君二臣四，君二臣六也。病有小大，气有远近，治有轻重所宜，故云之制也。”王注虽然指出奇方、偶方是古之单方、复方，但是并未明指古之单方、复方如何界定。高世栻认为奇偶以方中药味数的总和是单数或偶数为依据，借此命名为奇方或偶方，注云：“君一臣二，合而为三，乃阳奇之制；君二臣四，合而为六，乃阴偶之制也。奇数之大，则君二臣三，亦奇之制也；偶数之大，则君二臣六，亦偶之制也。”奇方、偶方的临床应用，《素问·至真要大论》指出：“近者奇之，远者偶之。汗者不以奇，下者不以偶。”又说“近而奇偶，制小其服；远而奇偶，制大其服也。”

(4) 重方

《素问·至真要大论》仅言“奇之不去则偶之，是谓重方。”后世注家均认为重方即是复方。张介宾注：“奇偶迭用，是曰重方，即后世所谓复方也。”（《类经·论治类》）张志聪注：“所谓重方者，谓奇偶之并用也。”重方的临床应用，据经文应是用于奇方治疗而病不除的，改换重方治疗。

3. 方制药味的多少

方制由君、臣、使药构成，君臣使每品中又需要一定数量的药味。药味的多少主要取决于方制君臣使各药的治疗作用，也与方制的制型有关。

从《素问·至真要大论》方制的大、中、小可以看出，大方的药味数总和多于中、小之制，而小方的药味数总和少于大、中之制。方制的奇偶亦有大小方制之分，奇偶之大方药味数多于奇偶之小方。

就方制君臣使而言，无论是大方，还是小方，君药的药味数少于臣佐药，臣药佐药明显多于君药。至于使药，在《内经》中没有说明药味的多少。方制中君臣使药味的多少，张介宾归纳总结谓“主病者，对证之要药也，故谓之君。君，味数少而分两重，赖之以为主也；佐君者谓之臣，味数稍多而分量稍轻，所以匡君之不迨也；应臣者谓之使，数可出入而分量更轻，所以备通行向导之使也。此则君臣佐使之义。”（《类经·论治类》）

4. 方制药量大小

方制药量的大小，《素问·至真要大论》仅在方制奇偶的大小方中，提出“大则数少，小则数多，多则九之，少则二之”。也就是说药味多的方剂，相对用药量要小；药味少的方剂，相对用药量要大。此外，方制用药量尚需在方制君臣使中予以注意，虽然《内经》中未作规定，但若从上述张介宾对君臣使药味多少、分量之轻重、及其治病作用和关系等来看，一般地说，君药相对用量大，臣、使药相对用量小。不过毒药及气味厚重者不论其是君是臣，用量均不宜过大。

三、用药的理论与规范

使用药物的理论与规范，主要包括以下几方面。

1. 药选精专，司岁备物

古人认为气运影响药物的气味与质量，进而影响治疗效果。故《素问·至真要大论》提出“司岁备物”的理论。当司岁之时气而生的药物，则天地之精专聚之，其质地优良气味充足，故当采集备用。王冰注：“谨候司天地所化生者，则其味正当其岁也，故彼药工，专司岁气，所收药物，则（用）一岁两岁。其所主则无遗略也。”又说：“专精之气，药物肥浓，又于使用，当其正气味也。”非司岁之时而生者，则药物专精之气散失或不足，其质量与功效均欠缺而药物等级低下，所以该篇又说：“非司岁物何谓也？岐伯曰：散也，故质同而异等也。”

2. 用药法天则地

天有四时五行，以生寒暑燥湿风，岁运有太过不及；地势有高下之理，其病各异，药物治病则各有所宜。

地势有高低，气候有寒热，用药有同其气、异其气之分。《素问·五常政大论》指出："地有高下，气有温凉，高者气寒，下者气热……西北之气散而寒之，东南之气收而温之，所谓同病异治也。故曰：气寒气凉，治以寒凉，行水渍之；气温气热，治以温热，强其内守，必同其气，可使平也。假者反之。"王冰注："西方北方人皮肤腠理密，人皆食热，故宜散宜寒；东方南方人皮肤疏，腠理开，人皆食冷，故宜收宜温。散，谓温浴，使中外条达；收，谓温中，不解表也……寒方以寒，热方以热，温方以温，凉方以凉，是正法也，是同气也……若西方北方有冷病，假热方温方以除之；东方南方有热疾，须凉方寒方以疗者，则反上正法以取之。"

治疗疾病还要考虑岁运岁气的变化而选择气味适宜的药物。《素问·六元正纪大论》记述了六气政令司天，气候变化各异，用药不同，如阳明司天之政"炎暑大行，物燥以坚"用药"宜以咸以苦以辛，汗之清之散之。"此外，无论药物与食物，因其皆有寒温之性，故宜根据四时而有所避。《素问·六元正纪大论》提出："用凉远凉，用热远热，用寒远寒，用温远温，食宜同法。"不过，气候反常，四季的药食选择也随之而变，故又提出"有假者反之"。

3. 五味所走、所入、所归与五脏病所宜、所禁

《灵枢·五味》提出"五味各走其所喜：谷味酸，先走肝……"。《素问·至真要大论》提出："五味入胃，各归所喜攻。"《素问·宣明五气》亦有"五味所入"等。又《灵枢·九针论》记载："五走：酸走筋，辛走气，苦走血，咸走骨，甘走肉，是谓五走也。"说明药物与食物的五味不同，各味对人体脏腑组织具有特殊的选择优势和亲合性，而言"先走"则暗示每一味也有"后"归、走、入其它脏腑组织。五味对脏腑组织的亲合性及选择优势为临床引经入脏药研究提供理论依据。

《素问·至真要大论》说："五味入胃，各归所喜攻……久而增气，物化之常也；气增而久，夭之由也。"说明五味对五脏各具亲和力和补益作用；同时也指出用量过大，或用之过久，又有致害之弊。《素问·生气通天论》亦指出："阴之所生，本在五味，阴之五宫，伤在五味。"并列举了五味太过对其所入的本脏及他脏的损伤。《内经》针对五脏病的虚实及五脏病的相互影响，提出"五宜"、"五禁"。《灵枢·五味》五味所宜："脾病者，宜食秔米饭牛肉枣葵"。"肺病者，宜食黄黍鸡肉桃葱。"是对五脏气虚选择入本脏之味而补养该脏；五脏所禁："肝病禁辛……肺病禁苦。"则是某一脏气虚，禁食入克本脏之味。此外该篇又有"肝色青，宜食甘……心色赤，宜食酸……脾色黄，宜食咸……肺色白，宜食苦……肾色黑，宜食辛。"则是针对某一脏病气实，选择适宜之味，借以保护可能受损之脏。尽管对五脏病提出五味的"五宜"、"五禁"，某一脏病选择的药味不同，但任何一种气味的选择都离不开"五味各走其所喜"这一用药法理。

4. 五脏病所苦、所欲与五味之治

《素问·脏气法时论》记述了五脏病所苦、所欲，应用五味的辛散、酸收、甘缓、苦坚、咸软的功效予以治疗。

(1) 五脏所苦的五味之治

《素问·脏气法时论》说："肝苦急，急食甘以缓之。""心苦缓，急食酸以收之。""脾苦湿，急食苦以燥之。""肺苦气上逆，急食苦以泄之。""肾苦燥，急食辛以润之。"苦，厌恶之义。肝性调柔，主疏泄，而恶拘急、收缩，甘能缓其急；心在志为喜，大喜则神气涣散，用酸收之功治其缓（涣散）；脾喜燥恶湿，苦能燥而能祛湿；肺主宣发肃降，其病则气上逆，苦能降泄，而除气逆；肾者水脏，喜润恶燥，病燥而用辛味治之，取辛通气布津液之功，即经文所说："肾苦燥，急食辛以润之，开腠理，致津液，通气也。"

(2) *五脏所欲的五味之治*

《素问·脏气法时论》说："肝欲散，急食辛以散之，用辛补之，酸泻之。""心欲耎，急食咸以耎之，用咸补之，甘泻之。""脾欲缓，急食甘以缓之，用苦泻之，甘补之。""肺欲收，急食酸以收之，用酸补之，辛泻之。""肾欲坚，急食苦以坚之，用苦补之，咸泻之。"规范了五脏病所欲的治疗理论与模式。欲，需要、需求之义。其原理，是借助五味的辛散、咸软、甘缓、酸收、苦坚的作用，以从五脏之所欲；其模式，则是以作用相反的药味一补一泻相配合。张介宾《类经·疾病类》注云："顺其性者为补，逆其性者为泻。"本段调治五脏所欲，其五味搭配使用，体现了君、臣、使的制方原则。以"肝欲散"药治为例，"急食辛以散之"即用辛味疏肝散气，是治病的主要部分（君）；"用辛补之"亦是从肝之所欲，增加散气之功，可视为辅佐药（臣）；而"酸泻之"，酸味主收敛，与辛味作用相反，有碍辛散之功，且与"肝欲散"相逆。用酸之意，主要是病肝气抑郁，辛味散邪的同时，以酸味防辛散太过，起反佐的作用。

5. 有毒无毒，服之有约

药物除具有四气五味之外，尚有有毒、无毒之分。毒药的毒性有大小强弱之殊。因此在治疗中在合理利用药物四气五味治疗作用的同时，还必须注意药物毒性的大小，应用时间的长短，治疗的强度，以防因用药而对机体造成新的损伤。《素问·五常政大论》提出"大毒治病，十去其六；常毒治病，十去其七；小毒治病，十去其八；无毒治病，十去其九。"强调"无使过之"，其目的即是防止药物伤人正气。其余未尽之病则借助食疗以祛之，如食疗达不到治愈目的，则仍可根据用药原则重复治疗。足见在治疗疾病中，应用药物应持谨慎的态度。所以，不论是药物的有毒无毒，毒性的大小，在临床应用中均必须注意药物的用量，治疗时间长短等方面的问题。

四、十三方

《内经》中治疗疾病的方法，多以针刺为主，而略于方药。治病药方仅载十三首，后人称之为《内经》十三方。

1. 汤液醪醴(《素问·汤液醪醴论》)

【组成】 五谷。《内经》制汤液醪醴多以稻米为原料。

【用法】 五谷加水煮熟，其汁液为汤液。五谷煎煮，再经酿制，有酒味即为醪醴。渣汁混合称为醪，其汁称为醴。其使用根据病情而定，有单用，有与药物配合组方用，有作药引用，亦可外用。如《素问·汤液醪醴》记载："中古之世……邪气时至，服之万全。"说明早期汤液醪醴可以作为治疗药单独使用，以治疗轻浅偶发的疾病。"当今之世必齐毒药攻其中，镵石针艾治其外"，体现汤液醪醴与其它治疗方法的结合运用。

【功用】 综合《内经》记载，汤液醪醴具有益精扶正、发表祛邪、疏通经络、调理肠胃的功能。

【主治】 《内经》成书之前，汤液醪醴，最初仅作为备用药，渐至发展为治疗药，而只能局限于治疗外邪引起的早期轻浅疾病。至《内经》时期，汤液醪醴与其它药物或其它治疗方法配合，扩大了其应用范围。

2. 鸡矢醴(《素问·腹中论》)

矢，同屎。鸡矢，即鸡屎。药用其外层白霜，称之为鸡矢白。

【组成】 鸡矢白 醪酒

【用法】 《素问·腹中论》未提供药量与制法、服法。借鉴《本草纲目》引何大英的方法。即“用腊月干鸡屎白半斤，袋盛，以酒醅一斗，渍七日。温服三杯，日三。或为末，服二钱亦可。”

【功用】 鸡屎白，《名医别录》：“利小便。”《本草纲目》：“下气通利大小便，治心腹鼓胀，消癥瘕。”

【主治】 由饮食不节，水谷之气积聚于肠胃所致的鼓胀。证见心腹满，旦食则不能暮食。

3. 乌鲗藘茹丸(《素问·腹中论》)

【组成】 乌鲗骨（海螵蛸）藘茹（茜草） 雀卵 鲍鱼（石决明肉）

【用法】 乌鲗骨4份，藘茹1份，为末，和以雀卵，加工为丸，每丸如小豆大。鲍鱼加水煎煮，取其汁。饭后服5丸，鲍鱼汁送服。

【功用】 乌鲗骨，收敛止血、固精止带；茜草，凉血止血，又能活血；雀卵，李时珍说：“今人知雀卵能益男子阳虚，不知能治女子血枯，盖雀卵益精血耳。”鲍鱼为著名海珍品，在食疗上有养血柔肝的作用。

【主治】 治疗因各种出血或肝肾精气亏虚引起的血枯。

4. 生铁洛饮(《素问·病能论》)

生铁洛，即炉冶间锤落的铁屑。洛，同落。

【组成】 生铁洛

【用法】 《景岳全书·古方八阵》记载“生铁四十斤，入火烧赤沸，砧上锻之有花出，如兰如蛾，纷纷落地者是名铁洛。用水二斗，煮取一斗，用以煎汤。”饭后服。并减少饮食。（按，原文中“为饮”《甲乙经》作“为后饭”。）

【功用】 清热除烦、降逆消食。《名医别录》：“除胸中热气，食不下，止烦。”《本草纲目》：“平肝去怯，治善怒发狂。”

【主治】 阳气郁结的怒狂（阳厥）。

5. 泽泻饮(《素问·病能论》)

【组成】 泽泻 术各十分 麋衔五分

【用法】 三药共为细末，每服三指撮，饭后服。

【功用】 本方有益气、止汗，祛风湿的作用。王冰注：“术，味苦温平，主治大风、止汗。麋衔，味苦寒平，主治风湿筋痿。泽泻味甘寒平，主治风湿、益气。由此功用，方故先之。”

【主治】 酒风。饮酒中风，证见身热解堕，汗出如浴，恶风少气。亦即《素问·风论》所载的漏风。

6. **兰草汤(《素问·奇病论》)**

兰草，即佩兰。

【组成】 兰草

【用法】 骆龙吉《内经拾遗方论》："兰草一两，用水三盏，煎一盏半，温服无时。"

【功用】 《内经》曰："治之以兰，除陈气也。"王冰注："兰，谓兰草也……言兰除陈久甘肥不化之气者，以辛能发散故也。"

【主治】 治疗由于饮食甘美引起的脾瘅，证见口甘。

7. **左角之发酒(《素问·缪刺论》)**

左角之发，即左额角的头发。发，后世称之为血余。

【组成】 病者左额角的头发一方寸，酒一杯

【用法】 将剔取尸厥病者左额角头发烧治（炭化）成血余炭，研末，用酒灌服。

【功用】 血余炭既能止血，又能散瘀血；酒性温热，功擅温经散寒，活血通络。据尸厥发生的病因、病机，本病是邪气阻遏经络，气血不能上荣于头，而致昏厥。两药相配，调畅气机，五络通利，则神自清。因而本方具有通经活络、消瘀开窍、和畅气血的作用。

【主治】 尸厥。

8. **小金丹(《素问遗篇·刺法论》)**

【组成】 辰砂二两　水磨雄黄一两　叶子雌黄一两　紫金半两

【用法】将上药同入药盒中，固封。埋地下一尺，盖土筑实。地表用柴薪火烧七日（每日用柴薪20斤），停火七日。取出药盒，移另一处，埋地中七日，取出。将药研磨三日，炼白沙蜜为丸，每丸如梧桐子大小。服法：每日日出时，面向东方吸日华气一口，用冰水服小金丹1丸。连用十天。

【功用】 上四味药，特别是辰砂、雄黄是古代辟瘟防疫常用丹石药。

【主治】 预防疫疠，即篇中所说："无疫干也。"

9. **寒痹热熨方(《灵枢·寿夭刚柔》)**

【组成】 蜀椒一升　干姜一升　桂心一升　醇酒二十升　棉絮一斤　细白布四丈二尺（以上药量及布长参《太素》《甲乙》改）

【用法】 蜀椒、干姜、桂心　㕮咀，与酒共入容器中。后将细白布与棉絮装入器中，涂封容器，置于燃马粪中五日五夜，取出棉絮及布巾晒干，再浸于药酒中一日一夜，取出晒干。如此反复浸渍、晾晒，直至器中药酒吸尽为止。用棉絮包裹药渣即为药包。将药浸的细白布断成六七块作复巾（覆盖身体用）。治疗时先将复巾用桑炭火炙热备用。针刺出针后用炙巾覆盖所针之处，用药包在炙巾上推熨，炙巾变凉，另换炙巾，反复熨烫，使药热纳入病所。如汗出则用炙巾擦干，避风寒。

【功用】 椒、姜、桂、酒辛热能温经祛寒，炙巾覆身以助药热纳入，又能防风寒。

【主治】 风寒痹痛，肌肤不仁。

10. **马膏膏法(《灵枢·经筋》)**

马膏，又称髻膏，《本草纲目》："髻膏，髻，马项上髻也，白马者良。"

【组成】 白马项部脂肪白　酒桂　桑钩　桑炭　另备白酒、炙肉

【用法】 白马项部脂肪熬制成膏；桂为末，以白酒马膏调制成膏药。用膏药贴敷于口僻

弛缓侧；口僻拘急侧单涂马膏，并以桑钩钩其口角。坎中置桑炭火，熨烤拘急侧，使移口牵正。

【功用】 马膏，柔润肌肤。张介宾注：“马膏，马脂也。其性味甘平柔润。”《本草纲目》：“治面皴粗，入脂泽。”白酒、桂温热之性借马膏柔润，纳热于肌肤而祛寒；又借桑炭火热，强其纳热之功。饮美酒，啖炙肉，强其内而散风寒。

【主治】 风寒引起的口僻。

11. 半夏汤(《灵枢·邪客》)

【组成】 治半夏五合　秫米一升　流水八升。(秫米，粘高粱、黄米或粘稻米。)

【用法】 将江河流水置器中，反复扬之，静止，取上清液五升，煮沸。纳两药，文火煎煮，余汤液一升半，去渣。每次饮一小杯，日三次。

【功用】 半夏，《名医别录》云：“消心腹胸膈痰热满结咳嗽上气，心下急痛坚痞，时气呕逆。”《本草纲目》：“除腹胀，目不得瞑，白浊梦遗带下。”秫米，《名医别录》：“寒热，利大肠。”《本草纲目》：“治肺疟及阳盛阴虚，夜不得眠及食鹅鸭成瘕。”半夏秫米同用，共奏调阴阳、利大肠之功。李时珍：“秫者，肺之谷也，肺病宜食之……大肠者，肺之合……《灵枢经》岐伯治阳盛阴虚，夜不得眠，半夏汤中用之，取其益阴气而利大肠也。大肠利则阳不盛矣。”

【主治】 卫气运行失常导致的不寐。

12. 豕膏(《灵枢·痈疽》)

豕，即猪。膏，《本草纲目》：“凡凝者为肪为脂；释者为膏为油。”豕膏，即炼制成的猪油。

【组成】 豕膏

【用法】 《内经》中应用豕膏，一是口含。《灵枢·痈疽》记载“痈发于嗌中……其化为脓者，泻则合豕膏，冷食，三日而已”（泻字后《甲已经》、《太素》有一“已”字；“合”，《太素》、《外台》为“含”；“冷食”，《千金翼》作“无食”。）一是创面涂覆，《灵枢·痈疽》记载米疽治以砭石，涂以豕膏

【功用】 《本草纲目》：“利血脉，散风热、润肺。入膏药，主诸疮……杀虫，治皮肤风；涂恶疮，治痈疽。”

【主治】 猛疽、米疽等痈疽术后。

13. 陵翘饮(《灵枢·痈疽》)

陵，即菱，俗称菱角；翘，为连翘。

【组成】 菱角根　连翘根

【用法】 将上两药斩碎，各取一升。用水一斗六升煎煮，余汤液三升。服药时需厚衣保温，使汗出。

【功用】 《本草纲目》陵“甘平无毒，解暑，解伤寒积热”；连翘“苦平无毒，主治寒热、鼠瘘、瘰疬、痈肿、恶疮、瘿瘤、结热蛊毒。”二药共奏清热解毒之功。

【主治】 败疵。

《内经》所载十三方，方药虽少，但它代表了当时药物、方剂在临床应用的概况。其所用药物种类包括动物、植物和矿物类；其剂型包括汤剂及丸、散、膏、丹、酒剂；其方制包括

大小缓急奇偶重；临床应用既有内治，又有外治；既有治疗又有预防。这些方剂不仅发挥了它的历史作用，而且对后世方剂学的发展产生深远的影响。十三方中的某些药物及方剂、治疗方法，至今仍有实用价值和现实意义。

经文辑要

阳为气，阴为味……阴味出下窍，阳气出上窍。味厚者为阴，薄为阴之阳；气厚者为阳，薄为阳之阴。味厚则泄，薄则通。气薄则发泄，厚则发热。

气味辛甘发散为阳，酸苦涌泄为阴。（《素问·阴阳应象大论》）

西方者……其病生于内，其治宜毒药，故毒药者，亦从西方来。

（《素问·异法方宜论》）

中古之治病，至而治之，汤液十日，以去八风五痹之病，十日不已，治以草苏草荄之枝，本末为助，标本已得，邪气乃服。（《素问·移精变气论》）

帝曰：上古圣人作汤液醪醴，为而不用何也？岐伯曰：自古圣人之作汤液醪醴者，以为备耳。夫上古作汤液，故为而弗服也。中古之世，道德稍衰，邪气时至，服之万全。帝曰：今之世不必已何也？岐伯曰：当今之世，必齐毒药攻其中，镵石针艾治其外也。

（《素问·汤液醪醴论》）

肝苦急，急食甘以缓之……心苦缓，急食酸以收之……脾苦湿，急食苦以燥之……肺苦气上逆，急食苦以泄之……肾苦燥，急食辛以润之，开腠理，致津液，通气也。

肝欲散，急食辛以散之，用辛补之，酸泻之……心欲软，急食咸以软之，用咸补之，甘泻之……脾欲缓，急食甘以缓之，用苦泻之，甘补之……肺欲收，急食酸以收之，用酸补之，辛泻之……肾欲坚，急食苦以坚之，用苦补之，咸泻之。

肝色青，宜食甘，粳米牛肉枣葵皆甘。心色赤，宜食酸，小豆犬肉李韭皆酸。肺色白，宜食苦，麦羊肉杏薤皆苦。脾色黄，宜食咸，大豆豕肉栗藿皆咸。肾色黑，宜食辛，黄黍鸡肉桃葱皆辛。辛散、酸收、甘缓、苦坚、咸软。

毒药攻邪，五谷为养，五果为助，五畜为益，五菜为充，气味合而服之，以补精益气。此五者，有辛酸甘苦咸，各有所利，或散或收或缓或急或坚或软，四时五脏，病随五味所宜也。（《素问·脏气法时论》）

形苦志苦，病生于咽嗌，治之以百药。（《素问·血气形志》）

地有高下，气有温凉，高者气寒，下者气热。

气寒气凉，治以寒凉，行水渍之；气温气热，治以温热，强其内守。必同其气，可使平也，假者反之。

能毒者以厚药，不能毒者以薄药。

帝曰：有毒无毒，服有约乎？岐伯曰：病有久新，方有大小，有毒无毒，固宜常制矣。大毒治病，十去其六；常毒治病，十去其七；小毒治病，十去其八；无毒治病，十去其九。谷肉果菜，食养尽之，无使过之，伤其正也。不尽，行復如法。（《素问·五常政大论》）

用温远温，用热远热，用凉远凉，用寒远寒，食宜同法。有假反常，此之道也。

（《素问·六元正纪大论》）

司岁备物，则（用）无遗主矣。帝曰：先（司）岁物何也？岐伯：天地之专精也……帝曰：非司岁物何谓也？岐伯曰：散也。故质同而异等也。气味有薄厚，性用有躁静，治保有多少，力化有浅深，此之谓也。

诸气在泉，风淫于内，治以辛凉，佐以苦，以甘缓之，以辛散之；热淫于内，治以咸寒，佐以甘苦，以酸收之，以苦发之；湿淫于内，治以苦热，佐以酸淡，以苦燥之，以淡泄之；火淫于内，治以咸冷，佐以苦辛，以酸收之，以苦发之；燥淫于内，治以苦温，佐以甘辛，以苦下之；寒淫于内，治以甘热，佐以苦辛，以咸泻之，以辛润之，以苦坚之。

司天之气，风淫所胜，平以辛凉，佐以苦甘，以甘缓之，以酸泻之。热淫所胜，平以咸寒，佐以苦甘，以酸收之。湿淫所胜，平以苦热，佐以酸辛，以苦燥之，以淡泄之；湿上甚而热，治以苦温，佐以甘辛，以汗为故而止。火淫所胜，平以酸冷，佐以苦甘，以酸收之，以苦发之，以酸复之。热淫同。燥淫所胜，平以苦湿，佐以酸辛，以苦下之。寒淫所胜，平以辛热，佐以甘苦，以咸泻之。

帝曰：气有多少，病有盛衰，治有缓急，方有大小，愿闻其约奈何？岐伯曰：气有高下，病有远近，证有中外，治有轻重，适其至所为故也。大要曰：君一臣二，奇之制也；君二臣四，偶之制也；君二臣三，奇之制也；君二臣六，偶之制也。故曰：近者奇之，远者偶之，汗者不以奇，下者不以偶，补上治上制以缓，补下治下制以急，急则气味厚，缓则气味薄，适其至所，此之谓也。

病所远而中道气味之者，食而过之，无越其制度也。是故平气之道，近而奇偶，制小其服也；远而奇偶，制大其服也。大则数少，小则数多，多则九之，少则二之。奇之不去则偶之，是谓重方。偶之不去，则反佐以取之，所谓寒热温凉，反从其病也。

五味阴阳之用何如？岐伯曰：辛甘发散为阳，酸苦涌泄为阴，咸味涌泄为阴，淡味渗泄为阳。六者或收或散，或缓或急，或燥或润，或软或坚，以所利而行之，调其气使其平也。

君一臣二，制之小也；君一臣三佐五，制之中也；君一臣三佐九，制之大也。

夫五味入胃，各归所喜攻，酸先入肝，苦先入心，甘先入脾，辛先入肺，咸先入肾。久而增气，物化之常也。气增而久，夭之由也。

方制君臣何谓也？岐伯曰：主病之谓君，佐君之谓臣，应臣之谓使。

（《素问·至真要大论》）

五味各走其所喜，谷味酸，先走肝；谷味苦，先走心；谷味甘，先走脾；谷味辛，先走肺；谷味咸，先走肾。（《灵枢·五味》）

黄帝问曰：为五谷汤液及醪醴奈何？岐伯对曰：必以稻米，炊之稻薪。稻米者完，稻薪者坚。（《素问·汤液醪醴论》）

黄帝问曰：有病心腹满，旦食则不能暮食，此为何病？岐伯对曰：名为鼓胀。帝曰：治之奈何？岐伯曰：治之以鸡矢醴。一剂知，二剂已。帝曰：其时有复发者何也？岐伯曰：此饮食不节，故时有病也，虽然其病且已，时故当病气聚于腹也。

帝曰：有病胸胁支满者，妨于食，病至则先闻腥臊臭，出清液，先唾血，四肢清，目眩，时时前后血，病名为何？何以得之？岐伯曰：病名血枯。此得之年少时，有所大脱血，若醉入房中，气竭肝伤，故月事衰少不来也。帝曰：治之奈何？复以何术？岐伯曰：以四乌鲗骨、一藘茹，二物并合之，丸以雀卵，大如小豆，以五丸为后饭，饮以鲍鱼汁，利肠中及伤肝也。

（《素问·腹中论》）

有病怒狂者……阳气者，因暴折而难决，故善怒也，病名曰阳厥……帝曰：治之奈何？岐伯曰：夺其食即已。夫食入于阴，长气于阳，故夺其食即已。使之服以生铁洛为饮。夫生铁洛者，下气疾也。

有病身热解堕，汗出如浴，恶风少气，此为何病？岐伯曰：病名曰酒风。帝曰：治之奈何？岐伯曰：以泽泻、术各十分，麋衔五分，合以三指撮为后饭。（《素问·病能论》）

帝曰：有病口甘者，病名为何？何以得之？岐伯曰：此五气之溢也，名曰脾瘅。夫五味入口，藏于胃，脾为之行其精气，津液在脾，故令人口甘也。此肥美之所发也，此人必数食甘美而多肥也。肥者令人内热，甘者令人中满，故其气上溢，转为消渴。治之以兰，除陈气也。（《素问·奇病论》）

邪客于手足少阴太阴、足阳明之络，此五络皆会于耳中，上络左角。五络俱竭，令人身脉皆动，而形无知也，其状若尸，或曰尸厥……剃其左角之发，方一寸，燔治，饮以美酒一杯，不能饮者灌之，立已。（《素问·缪刺论》）

小金丹方：辰砂二两，水磨雄黄一两，叶子雌黄一两，紫金半两，同入盒中，外固，了地一尺，筑地实，不用炉，不须药制。用火二十斤煅之也，七日终。候冷七日取，次日出盒子，埋药地中七日，取出，顺日研之三日，炼白沙蜜为丸，如梧桐子大。每日望东吸日华气一口，冰水下一丸，和气咽之，服十粒，无疫干也。（《素问遗篇·刺法论》）

寒痹之为病也，留而不去，时痛而皮不仁。黄帝曰：刺寒痹内热奈何？伯高答曰：刺布衣者，以火焠之；刺大人者，以药熨之。黄帝曰：药熨奈何？伯高答曰：用淳酒二十升，蜀椒一升，干姜一斤，桂心一斤，凡四种，皆㕮咀，渍酒中。用绵絮一斤，细白布四丈，并内酒中。置酒马矢煴中，盖封涂，勿使泄。五日五夜，出布绵絮，曝干之，干，复渍，以尽其汁。每渍必晬其日，乃出干，干，并用滓与棉絮。複布为複巾，长六七尺，为六七巾，则用之生桑炭炙巾，以熨寒痹所刺之处，令热入至于病所。寒，复炙巾，以熨之，三十遍而止。汗出以巾拭身，亦三十遍而止。起步内中，无见风。每刺必熨。如此，病已矣，此所谓内热也。（《灵枢·寿夭刚柔》）

足阳明之筋，起于中三指……上颈，上挟口，合于頄，下结于鼻，上合于太阳。太阳为目上纲，阳明为目下纲。其支者，从颊结于耳前。其病……引缺盆及颊，卒口僻。急者目不合；热则筋纵，目不开。颊筋有寒则急，引颊移口；有热则筋弛，纵缓不胜收，故僻。治之以马膏，膏其急者；以白酒和桂，以涂其缓者，以桑钩钩之。即以生桑灰，置之坎中，高下以坐等。以膏熨急颊，且饮美酒，噉美炙肉。不饮酒者，自强也，为之三拊而已。（《灵枢·经筋》）

黄帝问于伯高曰：夫邪气之客人也，或令人目不瞑不卧出者，何气使然？伯高曰：……卫气者……昼日行于阳，夜行于阴，常从足少阴之分，间行于五脏六腑。今厥气客于五脏六腑，则卫气独卫其外，行于阳，不得入于阴。行于阳则阳气盛，阳气盛则阳跻陷（陷，《太素》作满），不得入于阴，阴虚，故目不瞑。黄帝曰：善。治之奈何？伯高曰：……饮以半夏汤一剂，阴阳已通，其卧立至……其汤方以流水千里以外者八升，扬之万遍，取其清五升煮之，炊以苇薪火，沸，置秫米一升、治半夏五合，徐炊。令竭为一升半，去其渣。饮汁一小杯，日三，稍益，以知为度。故其病新发者，覆杯则卧，汗出则已矣；久者，三饮而已也。（《灵枢·邪客》）

痈发于嗌中，名曰猛疽……其化为脓者，泻则合（合，《太素》作“含”）豕膏，冷(《千金翼》作“无”）食，三日而已。

发于胁，名曰败疵。败疵者，女子之病也。灸之，其病大痈脓；治之，其中乃有生肉，大如赤小豆。剉陵翘草根各一升，以水一斗六升煮之，竭为取三升，则强饮，厚衣，坐于釜上，令汗出至足已。（《灵枢·痈疽》）

第五节 针灸疗法

针灸疗法，即以针刺与艾灸治疗疾病的方法，它以经络学说为理论基础，通过刺激腧穴、调理经气而达到治病效果。在《内经》记载的医疗实践中，针灸疗法的应用最为广泛，无论是治疗理论与原则，还是具体方法及工具的使用，其论述均详于其他疗法。《素问·八正神明论》指出：“法往古者，先知《针经》也。”足见针灸疗法在我国早期医疗活动中，有不同寻常的地位。

一、针灸调经原理

经络是运行气血阴阳、沟通表里内外、联系脏腑肢节的通道，能够感应和传导针灸或其他刺激的各种信息，产生自主性调节作用，以维持人体协调正常的生理功能。腧穴依附于经络，是经气游行流注之处，也是邪气入侵的门户。针灸调经治病的基本原理，是通过刺激相关腧穴，诱导经络的感应传导功能，调动和利用经络系统的自我调节与整合作用，达到和气血、调阴阳、扶正气、祛邪气的治疗效应。《灵枢·经脉》、《灵枢·经别》中明确指出经脉在疾病诊治中的重要作用。

针灸取效的机理与经络的自我调节过程密切相关，而经络的调节作用依赖于“经气”的运动。经气，即经络的机能活动，是感应和传导针灸刺激、产生调节作用的中心环节，是针灸取效的基础，因此，针灸治疗获效的关键在于调理经气，只有经气调和，才能使气血畅行，“营覆阴阳”（《灵枢·本脏》），达到调整阴阳，邪去正安的治病目的。

针灸调理经气的过程，一般要经过“得气”与“气至”两个阶段。得气，是经气感受和传导针灸刺激的反应，临床上有自觉和他觉两方面表现。自觉表现，即针灸时病人有酸、麻、重、胀及触电感，部分病人尚有不同程度的感应扩散及传导；他觉表现，指医生运针后手指体察到针下有沉紧或其他的异样感觉。“得气”是“气至”的基础，说明经气的“自我调节”功能已被诱导或调动起来。因此，“得气”是针灸取效的前提条件，也是针灸施术过程欲达到的效应。《素问·离合真邪论》说：“吸则内针，无令气忤，静以久留，无令邪布，吸则转针，以得气为故。”说明呼吸补泻等灸刺手法均应以“得气”为基本要求。

针灸“得气”后，通过适当的灸刺手法促使经气进行“自我调节”，直至“气至”。施术过程中，注意“针以得气，密意守气勿失也。”（《灵枢·小针解》）由于经气（脉气）来源于脾胃化生的水谷精微，所以，“气至”又称“谷气至”。“气至”是针灸获效的标志，即《灵枢·九针十二原》所说：“刺之要，气至而有效，效之信，若风之吹云，明乎若见苍天。”张介宾注：“刺以气为要，以效为信，得其要则效，故如风之吹云。邪气去则正气见，故明乎若见苍天也。”“气至”说明正盛邪去，疾病转愈。此时，治疗目的已经达到，可去针，此即《灵枢·九针十二原》所谓：“气至而去之。”《灵枢·小针解》释曰：“‘气至而去之’者，言补泻气调而去之。”

临床所见，“得气”与“气至”关系密切。通常，“得气”迅速，容易“气至”，疗效较好；“得气”缓慢，“气至”亦迟，疗效较差；如无“得气”（除隐性“得气”之外），“气至”亦难，可能无效。所以，“得气”的迟速有无，直接影响治疗效果。为此《内经》提出“候气”之法，如《灵枢·九针十二原》说：“刺之而气不至，无问其数。”《素问·离合真邪论》又说：“静以久留，以气至为故，如待所贵，不知日暮，其气以至，适而自护。”即对“得气”迟缓的病人，医生当态度镇静，继续实施适宜的灸刺手法，以候“气至”，待经气平调后，尚须保护，以巩固疗效。

综上所述，针灸治病是利用和激发经气的“自我调节”作用而获效的。临床研究表明，针灸所诱发的经气调节具有双向性和整体性的特点，如针刺内关穴可治疗心率失常，当心率增快时，它可使心率减慢；而当心率变慢时，又可提高心率。说明针灸的疗效，一方面与灸刺手法有关，另方面取决于病人自身的机能状态。当机体出现某种功能偏差时，可以通过针灸启动经络系统的自我调控机制，通过经气的自主调节，抑制亢者，强壮虚者，使机体功能恢复正常。这就是针灸治疗能够产生双向、整体调节作用的内在根据。

附：虚不当刺论

由于针灸疗法依赖于经气的自我调节作用获取疗效，因此，经气的状态便成为治疗奏效的关键。一般情况下，无论证属虚实，只要经气及其物质基础尚存，其自主调节能力能够激发或调动起来，针灸治疗就有了获效的内在根据。倘若经气及其物质基础不足，其自主调节能力丧失或发生障碍，机体便失去了通过经气进行调节和整合的可能，针灸治疗自然难以奏效。鉴于此，《内经》提出对于某些疾病禁针灸而用药的观点，如《灵枢·邪气脏腑病形》说：“诸小者，阴阳形气俱不足，勿取以针，而调以甘药也。”《灵枢·终始》亦云：“少气者，脉口人迎俱少而不称尺寸也。如是者则阴阳俱不足，补阳则阴竭，泻阴则阳脱。如是者，可将以甘药，不可饮以至剂，如此者弗灸。”马莳注曰：“其正气衰少，故脉口少气而尺亦然，乃阴经不足也。人迎少气而寸亦然，乃阳经不足也。欲补阳经则阴经愈竭，欲泻阴经而阳经愈脱，此针之所以不可施也。仅可将理以甘和之药，不可饮以至补至泻之剂，且灸亦不可妄用。”可见，以上所论之禁针灸而改以甘药者，属虚证中阴阳气血皆不足之例。由于正气大虚，阴阳经脉失去了互为根本的关系，化源匮乏，致使残存之经气不堪扰动，若误用针灸，不但激发不了经气的调节能力，反使残存之经气消耗殆尽，故《灵枢·根结》曰：“形气不足，病气不足，此阴阳气俱不足也，不可刺之，刺之则重不足，重不足则阴阳俱竭，气血皆尽，五脏空虚，筋骨髓枯，老者绝灭，壮者不复矣。”此时，当舍针灸而用甘药，从脾胃化源入手治疗，脾胃健运则阴阳气血皆可源源不断得以补充，经络之气亦渐渐充盛而发挥其自主性调节作用，如此，方为从“本”之治。可见，所谓“虚不当刺”之“虚”，是指阴阳气血皆不足而不宜刺灸者。

二、针灸调经原则

（一）必先治神

《内经》视“治神”为刺灸原则之首务。《素问·宝命全形论》、《灵枢·本神》、《灵枢·官能》均有详论。

神是生命活动的主宰及外在征象，由精、血、气化生，又统驭着精、血、气及脏腑经络的功能活动。针灸通过调动经气的调节作用获取治病疗效，而促使经气发挥调节效应者，为人之神，故《灵枢·九针十二原》曰：“粗守形，上守神。”马莳注云：“下工泥于形迹，徒守刺法，上工则守人之神，凡人之血气虚实，可补可泻，亦以其神为主，不但用此针法而已也。”可见，神在针灸治疗中的重要作用。所以，张介宾指出：“医必以神，乃见无形；病必以神，血气乃行，故针以治神为首务。《汤液醪醴论》曰：形弊血尽而功不立者，神不使也。正此之谓……神者，正气也。得神者昌，失神者亡。”（《类经·针刺类》）根据《内经》的论述，治神的内容有两方面。

1. 治病人之神

（1）安神定志，标本相得　《内经》强调患者的精神状态直接影响治疗效果。如《素问·汤液醪醴论》说：“病为本，工为标，标本不得，邪气不服。”又说：“精神不进，志意不治，故病不可愈。”为此，治疗疾病要首先了解病人的思想动态和心理活动，“问所便”、“顺其志”、“告之以其败，语之以其善，导之以其所便，开之以其所苦。”（《灵枢·师传》）使病人解除顾虑，稳定情绪，树立信心，积极配合，如此心神安，血气和，经气易至，见效快捷。对于个别精神高度紧张、情绪波动不定的病人，应暂时避免刺灸，以防神气散亡，造成不良后果，当待其神志安宁时，方可施治，如《灵枢·终始》曰：“大惊大恐，必定其气，乃刺之。”

（2）制神导气，令气易至　由于气生神，神驭气，所以《灵枢·行针》有“其神易动，其气易往”之说。施术过程中医生应当密切观察病人的神态及其对针灸的反应，通过控制病人精神的方法，使病人排除杂念，入静守神，引导经气直达病所。目为心神之使，通过医患眼神的交流，可达调整和控制病人神气，促进经气运行的目的。如《素问·针解》所说：“必正其神者，欲瞻病人目制其神，令气易行也。”

2. 治医者之神

医者是实施刺灸的主体，医生之神也是影响疗效的重要因素。作为医生，首先要态度和蔼、镇定，医术高明、熟练，能够赢得患者的信任，这是针灸取效的先决条件，故《灵枢·官能》强调：“语徐而安静，手巧而心审谛者，可使行针艾。”其次，医生施术时要排除干扰，严肃认真，精神集中，专心致志，如《灵枢·终始》云：“深居静处，占神往来，闭户塞牖，魂魄不散，专意一神，精气之分，毋闻人声，以收其精，必一其神，令志在针，浅而留之，微而浮之，以移其神，气至乃休。”张志聪注云：“此言医者当自守其神，令志在针也。深居静处，养其气也。闭户塞牖，无外其志也。魂魄不散，精神内守也。夫肾主藏精，开窍于耳，精气之分，惑于听闻，是以毋闻人声以收其精，必一其神，令志在针，神志之专一也，浅而留之，微而浮之，以移其病者之神，候针下之气至而休，盖以已之精神，合病者之脉气也。”

再次，医生行针时，要全神贯注，时刻把握经气的变化，细心捕捉行针出针的时机，做到“经气已至，慎守勿失。深浅在志，远近若一，如临深渊，手如握虎，神无营于众物。”（《素问·宝命全形论》）即经气应针后，当不失机宜。无论针刺深浅、穴位远近，皆应小心谨慎如临深渊，运针不释如手握虎，精神专一，贯注针下。进而取得“和之者若响，随之者若影”的治疗效果。

治神为先的原则，是中医针灸疗法的特色之一，反映了中医学重视精神、以人为本的治疗思想。

（二）疏通经隧

经隧，即经脉，经脉贯通脏腑，是气血运行的道路，若气血不和，经脉失畅，脏腑功能必受影响，引发疾病。针刺与灸法均能通过刺激穴位而疏通经脉气血，因此，疏通经隧、调和气血是针灸治疗的重要原则。所以《素问·至真要大论》提出：“疏其血气，令其调达，而至和平。”

（三）调阴与阳

《素问·宝命全形论》说：“人生有形，不离阴阳。”疾病发生的基本病机是阴阳失调，尽管阴阳失调的具体表现千差万别，但总体而言，针与灸皆以恢复机体的阴阳协调为治疗目的，故《灵枢·根结》提出：“用针之要，在于知调阴与阳。”阴阳协调则人体精、气、形、神自能外荣而内藏。因此，《内经》将“调阴与阳”作为针灸治疗原则之一。

《内经》在运用“调阴与阳”的针灸原则时，灵活地针对具体病情及阴阳之间的相互影响，又确立了许多具体用法，如《素问·阴阳应象大论》有：“善用针者，从阴引阳，从阳引阴，以右治左，以左治右。”《灵枢·终始》有：“病在上者下取之，病在下者高取之，病在头者取之足，病在足者取之腘。”主张利用阴阳互根关系以达阴阳互调互治的效果；《灵枢·寿夭刚柔》说：“阴中有阴，阳中有阳，审知阴阳，刺之有方。”将阴阳互藏原理运用于临床治疗；《灵枢·终始》还根据阴阳虚实决定补泻先后，体现了以扶正为先的调经思想。

（四）补虚泻实

疾病是邪正相争，邪胜正负的结果。因此，邪正盛衰变化贯穿于疾病发生、发展的全过程。针灸治疗亦当以补虚泻实为基本原则。

针灸的补虚泻实效应，由多方面因素综合决定。首先取决于针灸的具体补泻手法，如徐疾补泻、迎随补泻、呼吸补泻、开阖补泻等。其次，与病人所处的机能状态有关，因为针灸补泻并非直接补入正气或泻除邪气，而是通过经气的调节，间接地产生补虚泻实之效，所以病人的体质及疾病特点成为补泻效应产生的重要因素，如：同样的补泻手法，新病或阳性体质的人较为敏感，轻刺激便可奏效；而久病或阴性体质的人则须较强的手法方可产生疗效。再次，穴位的选择及配伍对针灸补泻也有一定的影响，如背部的俞穴多治虚证、寒证而偏补，腹部的募穴多治实证、热证而偏泻。

（五）因人刺灸

《内经》非常重视“因人刺灸”的治疗思想，主要体现在两个方面。第一，根据人的生活条件、精神状态的差异，选择不同的刺灸方法。如《灵枢·根结》云：“刺布衣者深以留之，刺大人者微以徐之。”第二，对病人进行体质分类，按不同类型制定相宜的治疗原则。如《灵枢·逆顺肥瘦》将人群分为肥人、瘦人、常人、壮士及婴儿五型，指出：肥人气血充盈，肤革坚固，故宜深刺留针；瘦人皮薄色少，肌肉消瘦，故宜浅刺不留针；常人血气和调，不涩不滑，可按一般正常方法行针；骨肉坚实的壮年人需区别对待，若动作重缓，属气涩血浊，宜深刺留针，并增加针数，若行动轻捷，属气滑血清，宜浅刺不留针；婴儿肌肤脆薄，气弱血少，发育未全，宜浅刺不留针，操作要快，可一日两刺。《灵枢·阴阳二十五人》、《通天》、《行针》等篇章，则根据人阴阳多少，五行偏颇对体质进行分类，并针对每类体质提出了适宜的针刺方法。总之，人的年龄、形质、精神、生活条件等有较大差异，对针灸的反应及耐受程度亦有区别，施治时必须因人而异，灵活运用，方能收到满意疗效。

（六）因时刺灸

《内经》强调人与自然界是统一的，对于自然界四时、日月的周期性变化，“人亦应之”，刺灸时必须根据天时的变化规律，予以相应的处理。《素问·八正神明论》有：“凡刺之法，必候日月星辰，四时八正之气……是以因天时而调血气也。”《内经》因时刺灸原则的内容包括下列几方面：

1. 因时取穴

即根据时令或时辰选取穴位的灸刺原则。《内经》认为，井、荥、输、经、合五输穴的经气变化与四时生、长、化、收、藏的规律相应，针灸时利用四时之气对人体的影响，选取适宜的五输穴，能有效地提高疗效。如《灵枢·顺气一日分为四时》说：“冬刺井……春刺荥……夏刺输……长夏刺经……秋刺合。”井穴乃经气发生之处，冬取井穴能引发阳气，且其气深，与冬藏之气相应；荥穴经气微小，与春时始生之气相应；输穴经气渐旺，通于夏气；经穴经气旺盛，与长夏相通；合穴乃经气内合于脏腑之处，与秋季之收敛之气相应。顺四时而取穴的原则体现了“天人相应”的整体思想。

2. 择时刺灸

即根据经气盛衰及疾病规律适时刺灸的原则。《灵枢·卫气行》根据十二经脉的流注规律，在经气来时行泻法，经气去时行补法，并在经气到达病居之处时进行针刺，以避免虚虚实实之患。

3. 据时补泻

即根据天时决定针灸补泻的方法。《素问·八正神明论》提出依月盈亏而补泻的观点：“月始生，则血气始精，卫气始行；月郭满，则血气实，肌肉坚……月生无泻，月满无补……是谓得时而调之。”否则，可导致“月生而泻，是谓脏虚；月满而补，血气扬溢，络有留血”的恶果。

4. 依时刺深浅

即根据天时决定针刺深度的原则。四时有阴阳寒温之异，人体气血有浮沉之别，病邪所在亦有深浅之分，因此，针刺深度当随四时变化为宜。《素问·四时刺逆从论》较为详尽地论述了不同季节，经气所居及病邪所犯的部位深浅不一，治疗当有区别，指出：“刺不知四时之经，病之所生”，不但不能治病，反致“正气内乱”而加剧病情。

三、针灸调经方法

针灸调经方法，即利用不同的刺灸操作手法或施术方式等，产生不同调经效果的具体治疗方法。

（一）针刺调经方法

1. 补泻法

《内经》记载的补泻手法，主要有如下几种：

（1）徐疾补泻　即以针在体内进出提插的快慢控制补泻效果的针刺方法。据《灵枢·九针十二原》："徐而疾则实，疾而徐则虚。"《灵枢·小针解》释曰："徐而疾则实者，言徐内而疾出也；疾而徐则虚者，言疾内而徐出也。"其操作法是：针体刺入穴内后，由浅部徐缓微捻进入深部，再由深部疾速捻退至浅部，上下往来，气调为度，引导阳气由浅入深，由表及里者，为补法；反之，由浅部疾速刺入深部，再由深部徐缓微捻退至浅部，上下往来，气调为度，促进邪气随针由深出浅，由里达表者，为泻法。《素问·针解》对徐疾的含义作了另一种解释：慢出针，出针后速按针孔为补法；快出针，出针后慢按针孔为泻法。此属徐疾、开阖补泻的复式手法。

徐疾补泻是《内经》补泻手法的核心，完整的补泻手法是在徐疾补泻基础上结合其他手法完成的，故《灵枢·官能》说："明于调气，补泻所在，徐疾之意，所取之处。"

（2）迎随补泻　以针刺方向与经脉走向的逆顺控制补泻效果的针刺方法。据《灵枢·九针十二原》和《灵枢·终始》所论：针尖迎着经脉走向而刺者，可牵制气血运行以祛除病气，故称泻法；反之，针尖随着经脉走向而刺者，可推动气血运行以扶助正气，故为补法。如刺膻中穴，欲补其气，针尖向上斜刺；欲泻其气，针尖向下斜刺。

《难经》曰："所谓迎随着，知营卫之流行，经脉之往来也。随其逆顺而取之，故曰迎随。"赞同《内经》的观点，另一方面，又将迎随补泻法演变为子母补泻法，曰："迎而夺之者，泻其子也；随而济之者，补其母也。"即按五输穴的五行关系，取子穴施泻法，取母穴行补法，此说实为迎随补泻法与补母泻子配穴法综合应用的针刺方法。

（3）呼吸补泻　随病人呼吸而进出针的补泻方法。据《素问·离合真邪论》、《素问·调经论》，呼吸补泻的具体操作方法是：补法，呼气时进针，乘病人呼气时，徐缓捻转针体由浅入深，静置留针候气，再乘病人吸气时疾速捻退至浅部，最后待病人吸气时较快出针；泻法，吸气时进针，乘病人吸气时，将针快速捻入深部，留针候气，气至后，于病人呼气时徐缓捻退到浅部，最后待病人呼气时，摇大针孔，缓慢出针。《内经》呼吸补泻法的实质，是借助于呼吸促使针刺引导阴阳，调和气机。

（4）开阖补泻　以出针的疾徐、出针后按压针孔的快慢及揉按针孔与否控制补泻效果的针刺方法。见于《素问·刺志论》、《灵枢·官能》、《素问·离合真邪论》等篇。开阖补泻以气的留泄为依据，具体手法为：疾速出针，急按针孔并加揉按，使针孔闭塞，不令经气外泄为补；缓慢出针，摇大针孔，不加揉按，使邪气外泄为泻。开阖补泻是针刺过程的最后阶段，常常与徐疾、呼吸等补泻手法结合应用。

《内经》中的开阖补泻尚有另一含义：按经气流注盛衰之时进行针刺，盛时而刺为开泻，衰时而刺为阖补。该说是后世子午流注针法的依据之一。《素问·针解》说："补泻之时者，与气开阖相合也。"王冰注："气当时刻谓之开，已过未至谓之合。"

(5) 寒热补泻 以针刺部位的寒、热感觉判断补泻效果的针刺方法。《素问·针解》指出，针刺后针下热者，乃正气充实之象；针下寒者，是邪气祛除之征。因此可根据针下的寒热感觉判断补泻效果，决定留针、去针。后世的烧山火、透天凉针法即导源于此。

2. 刺血络法

刺血络法，又称刺络放血法。是用针具刺破人体特定部位的浅表血络，放出适量血液以治疗疾病的方法，《内经》对其原则、施术特征、作用、工具及操作、出血量等均作了详细论述。

(1) 刺络原则及指征 《素问·阴阳应象大论》、《素问·调经论》指出血实有余的病证可用刺血络法治疗。《素问·针解》进一步明确：经络瘀滞或邪入血分郁结不解者，刺络以去瘀血。《灵枢·血络论》还论述了刺血络法的施术指征：见坚硬怒张的赤色血络，无论上下、大小均可刺之。《灵枢·经脉》亦有所论。

(2) 刺血络的作用

①祛邪解表：当外邪在表未定之时，刺络放血可起祛邪解表之效，如《素问·离合真邪论》说："此邪新客，溶溶未有定处也……刺出其血，其病立已。"张从正《儒门事亲·目疾头风出血最急说》亦认为："出血之与发汗，名虽异而实同。"

②泄热开窍：治疟疾发热，可取足阳明胃经之冲阳穴放血以泄热。如《素问·刺疟》曰："疟发身方热，刺跗上动脉，开其空，出其血，立寒。"《灵枢·热病》还有用"取之脉"放血泄热治热病惊狂瘛疭的记载，说明刺血络法在危重急症抢救中有重要作用。

③祛瘀通络：《素问·缪刺论》"人有所堕坠，恶血留内"及《灵枢·寿夭刚柔》"久痹不去身者"，皆为经络受损、气滞血瘀之证，均采用放血法治疗，说明该法能够活血化瘀、通络止痛。

刺血络法旨在攻逐邪气，邪去则正安，临床多用于实证、热证，故《素问·离合真邪论》指出："此攻邪也，疾出以去盛血，而复其真气。"

(3) 工具及操作 《内经》提及的刺络工具有砭石、锋针、镵针、铍针、毫针等，根据《灵枢·官针》所论，其操作方法主要有三：

①点刺法：在表浅络脉瘀血处迅速点刺，让其出血，血尽而止。若不出血，可于放血处挤压放血。

②散刺法：在病灶周围进行多点的散刺。

③挑刺法：在施术处用针挑破浅层皮肤，继而再向深层挑破血络。

(4) 出血量 出血量依放血部位、体质强弱及病证特点等而定。如《素问·刺腰痛》取委中时"刺之血射以黑，见赤色而已。"《素问·刺疟》曰："适肥瘦出其血。"王冰注："瘦者浅刺少出血，肥者深刺多出血。"《素问·刺热》云："刺手太阴阳明，出血如豆大，立已。"《灵枢·寿夭刚柔》有："久痹……尽出其血。"说明病浅则放血量宜小，病深则放血量宜大，刺络放血量以祛邪而不伤正为度。

3. 缪刺法与巨刺法

缪刺与巨刺，皆为左病刺右，右病刺左的针刺方法。但缪刺者，刺其络；巨刺者，刺其经。《灵枢·官针》曰："巨刺者，左取右，右刺左。"《素问·缪刺论》又曰："缪刺，以左取右，以右取左。"由于人体左右两侧的经脉通过脏腑、奇经及其交叉循行等，直接或间接地相互联结，使左右两侧经气相互贯通，在病理及治疗上也会相互影响。缪刺与巨刺就是在这种经络关系上创立的取穴方法。

缪刺与巨刺皆以痛证为主要适应证，但两者所治病变的病位及表现不尽相同，所取的施术部位亦各有规律。《素问·缪刺论》指出，巨刺用于治疗经病，病位较深；缪刺用于治疗络病，病位较浅。又说："凡刺之数，先视其经脉……不调者经刺之，有痛而经不病者缪刺之，因视其皮部有血络者尽取之，此缪刺之数也。"指出凡病在经脉，深刺其经穴，是谓巨刺；凡病在络脉，浅刺其四末和浮络，是谓缪刺。关于络病和经病的诊断依据，《素问·调经论》说："身形有痛，九候莫病，则缪刺之；痛在于左而右脉病者，巨刺之。"身形有病痛，但三部九候脉象尚未见异常者，说明邪在络脉，用缪刺法；若病痛在左而右侧脉象呈现病理变化者，说明邪已侵及经脉，须用巨刺法。

4. 燔针刺法

燔针刺法，又称焠刺，是以烧红的针身快速进出施术部位的针刺方法。《灵枢·经筋》记载，燔针劫刺主要治疗寒性筋病，不适用于热性筋病。该法取痛处为俞，以针刺和热力的双重作用疏通经脉、经筋，促使气血和调，祛除风寒湿邪，是治疗痹痛的有效方法，故《灵枢·官针》云："焠刺者，刺燔针则取痹也。"

5. 三刺针法

三刺针法，即进针时分浅、中、深三层依次刺入皮、肉、分肉之间的针刺方法，见于《灵枢·官针》。马莳曰："此言一刺之中，而有三刺之法也……先浅刺其按绝之皮，以出其卫气之邪……又再刺之以出其营气之邪……又最后刺之……而谷气乃出。"可见，三刺针法实为逐步祛邪以候正气来复的方法。

6. 五脏刺法

五脏刺法，是半刺、豹文刺、关刺、合谷刺、输刺五种治疗五脏病变的针刺方法。即《灵枢·官针》曰："凡刺有五，以应五脏。"皮、脉、肉、筋、骨既是人体由表及里的结构层次，也是与五脏相合的外部组织。根据五脏的不同病证，选择相应的针刺深度和部位，分别采用五种刺法进行治疗，可获得更好的临床疗效。

(1) 半刺　浅刺皮肤，快速出针的针刺方法。因其刺浅，仅及半分，故称半刺。《灵枢·官针》说："半刺者，浅内而疾发针，无针伤肉，如拔毛状，以取皮气，此肺之应也。"肺主皮毛，故半刺法的主要作用是宣散皮毛浅表部位的邪气，适应于外感发热、咳嗽等与肺有关的疾病。

(2) 豹文刺　以某一特定穴位为中心进行散刺出血的针刺方法。因其针刺位点较多，分布有序，如豹之斑纹，故名豹文刺。《灵枢·官针》说："豹文刺者，左右前后针之，中脉为故，以取经络之血者，此心之应也。"心主血脉，故刺络出血的豹文刺主要作用是宣泄经络中的邪气，适用于局部红肿热痛或久病络脉郁滞等与心脉有关的疾患。

(3) 关刺　在关节附近的肌腱上进行针刺的方法。因针刺部位多在关节部位的筋膜上，故称关刺。《灵枢·官针》说："关刺者，直刺左右，尽筋上，以取筋痹，慎无出血，此肝之应也。"肝主筋膜，其作用是宣泄筋膜之处的邪气，适用于筋膜拘急痹痛等与肝有关的病证。

(4) 合谷刺 在丰厚肌肉处，左右用针如鸡爪分叉样的针刺方法。因肉之大会曰谷，刺于分肉之间，故曰合谷刺。《灵枢·官针》说："合谷刺者，左右鸡足，针于分肉之间，以取肌痹，此脾之应也。"该法为一针三向刺入，即深刺针直达分肉，然后提至皮下，再左右各斜刺一针，形如鸡足。脾主肌肉，合谷刺的作用是宣泄肌肉中的邪气，治疗肌肉痹痛无力等与脾有关的病证。

(5) 输刺 直进针，直出针，深刺至骨的针刺方法。因能输泻邪气，故称输刺。《灵枢·官针》说："输刺者，直入直出，深内之至骨，以取骨痹，此肾之应也。"肾主骨，输刺的作用是输泻在骨之邪气，适用于骨骼痹痛等与肾有关的病证。

7. 九变刺法

九变刺法是输刺、远道刺、经刺、络刺、分刺、大泻刺、毛刺、巨刺、焠刺九种针刺方法的总称。《灵枢·官针》说："凡刺有九，以应九变。"九刺法根据九针的不同式样和效用，分别应用于九种不同的病证。

(1) 输刺 取五俞穴或背俞穴以治疗五脏疾病的针刺方法。《灵枢·官针》说："输刺者，刺诸经荥输脏输也。"诸经荥输，即十二经脉位于肘膝关节以下的井荥输经合五输穴；脏输，即五脏的背俞穴。《灵枢·寿夭刚柔》说："在内者，五脏为阴……故曰病在阴之阴者，刺阴之荥输。"《素问·咳论》亦说："治脏者，治其俞。"可见，五脏有病可取本经五输穴或相应的背俞进行治疗。

(2) 远道刺 上病取下，循经远道取穴的一种针刺方法。《灵枢·官针》说："远道刺者，病在上，取之下，刺府腧也。"张志聪注："远道刺者，病在上而取下之合穴，所谓合治六腑也。"可知，腑腧即六腑在足三阳经的下合穴。病在六腑，取远在膝下之合穴，故称远道刺。

(3) 经刺 直接针刺有结络之经脉的针刺方法。《灵枢·官针》曰："经刺者，刺大经之结络经分也。"经刺主要治疗经脉本身的病变，因其直刺本经，故曰经刺。

(4) 络刺 参见刺血络法。

(5) 分刺 深刺肌肉的针刺方法。《灵枢·官针》说："分刺者，刺分肉之间也。"《素问·调经论》说："病在肉，调之分肉。"说明分刺主治分肉的病变。

(6) 大泻刺 切开引流、排脓放血的针刺方法。《灵枢·官针》说："大泻刺者，刺大脓以铍针也。"因其作用是泻除脓血，故称大泻刺，适用于治疗痈疽成脓者。

(7) 毛刺 浅刺皮肤的针刺方法。《灵枢·官针》说："毛刺者，刺浮痹皮肤也。"因其浅刺皮毛，故称毛刺，主要用于邪在皮毛浮络而见皮肤不仁的病证。

(8) 巨刺 参见缪刺与巨刺法。

(9) 焠刺 参见燔针刺法。

8. 十二节刺法

十二节刺法，指偶刺、报刺、恢刺、齐刺、扬刺、直针刺、输刺、短刺、浮刺、阴刺、傍针刺、赞刺十二种针刺方法。《灵枢·官针》曰："凡刺有十二节，以应十二经。"说明十二种刺法主要用于十二经的不同病变。

(1) 偶刺 在胸背相对部位进行针刺的方法。《灵枢·官针》说："偶刺者，以手直心若背，直痛所，一刺前，一刺后，以治心痹，刺此者傍针之也。"因其前后相对配穴，故称偶刺，主要适应于心痹证的治疗。为免伤内脏，偶刺须斜刺或掌握进针深度。

（2）报刺　针刺痛点或异常部位的方法。《灵枢·官针》曰："报刺者，刺痛无常处也，上下行者，直内无拔针，以左手随病所按之，乃出针复刺之也。"因刺而复刺，故称报刺。其用法是，根据病人所报痛处下针，施以手法，痛止出针，再另择痛处下针，如此反复，适用于游走不定的痹痛。

（3）恢刺　在针处上下提插捻转，逐渐扩大针刺范围进行施治的方法。《灵枢·官针》曰："恢刺者，直刺傍之，举之前后，恢筋急，以治筋痹也。"恢，扩大之意。因刺治范围随着反复提插而向周围扩大，故曰恢刺，主要适用于筋膜拘急疼痛的筋痹证。

（4）齐刺　在穴位正中先刺一针，然后在两旁各刺一针的针刺方法。《灵枢·官针》曰："齐刺者，直入一，傍入二，以治寒气小深者。或曰三刺，三刺者，治痹气小深者也。"因三针齐刺，故称齐刺。主要适用于范围小而深的寒痹证。

（5）扬刺　在穴位正中先刺一针，然后在其前后左右各刺一针的方法。《灵枢·官针》曰："扬刺者，正内一，傍内四，而浮之，以治寒气之博大者也。"因其刺治范围大而浅，故名扬刺，主要适用于范围大而表浅的寒痹症。

（6）直针刺　将穴位皮肤提起，然后将针沿皮刺入的方法。《灵枢·官针》曰："直针刺者，引皮乃刺之，以治寒气之浅者也。"直刺实为横刺法，因其直达病所，故称直针刺。主要适用于治疗寒邪侵袭浅表的病证。

（7）输刺　垂直深刺，快进快出的针刺方法。《灵枢·官针》曰："输刺者，直入直出，稀发针而深之，以治气盛而热者也。"因其可将深部热邪输泻而出，故称输刺，适用于气盛有热的病证。

（8）短刺　慢进针，微摇针，深入至骨，上下提插如按摩状的针刺方法。《灵枢·官针》曰："短刺者，刺骨痹，稍摇而深之，致针骨所，以上下摩骨也。"因渐渐深入，故名短刺。主要适用于治疗骨痹。

（9）浮刺　斜针浅刺的方法。《灵枢·官针》曰："浮刺者，傍入而浮之，以治肌急而寒者也。"因针刺浮浅，故称浮刺。主要适用于治疗肌肉拘急之寒证。

（10）阴刺　左右两侧同名穴同刺的方法。《灵枢·官针》曰："阴刺者，左右率刺之，以治寒厥，中寒厥，足踝后少阴也。"寒厥，乃"阳气衰于下"（《素问·厥论》），少阴肾经虚寒故也；足踝后少阴，指太溪穴。因于阴经取穴，故称阴刺。刺双侧太溪可用于治疗寒厥证。

（11）傍针刺　先直刺一针，再于附近斜刺一针的方法。《灵枢·官针》曰："傍针刺者，直刺傍刺各一，以治留痹久居者也。"因其正傍配合而刺，故名傍针刺。主治久痹不愈之证。

（12）赞刺　在患处快而浅地直刺以使出血的方法。《灵枢·官针》曰："赞刺者，直入直出，数发针而浅之出血，是谓治痈肿也。"赞，助也。数发针而浅之，以后助前，故名赞刺。主要适用于痈肿、丹毒等。

9. 深浅刺法

深浅刺法，利用针刺深度控制治疗效果的方法。针刺的深度以有针感而又不伤及重要脏器为标准。由于人的体质、病位、病性、施针部位或季节时令的不同，针刺的深浅不尽相同，若掌握不当，不但不能产生治疗效果，反而会造成机体的损伤。因此，《内经》对针刺深浅问题非常重视，并有较详尽的论述。

（1）依体质定深浅　人的体质有强弱、肥瘦、老少之分，对不同人群针刺深度的要求不一。根据《灵枢·逆顺肥瘦》、《灵枢·终始》等篇章的记载，体质强壮，气血旺盛者，宜深刺；体质虚弱，气血衰少者，宜浅刺；肥人肉厚者宜深刺，瘦人肉薄者宜浅刺；年质壮大宜深刺，婴儿肉脆气弱宜浅刺。

(2) 依病位病性定深浅 《素问·刺要论》云："病有浮沉，刺有浅深，各至其理，无过其道。"指出病位是确定针刺深浅的依据之一。病位的表里浅深与疾病的轻重间甚有密切关系，一般而言，病在表则轻浅，施针宜浅；病在里则深重，施针宜深。其次，病位的阴阳属性也是决定针刺深度的依据，如《灵枢·阴阳清浊》说："刺阴者，深而留之；刺阳者，浅而疾之。"《灵枢·终始》也提出痹痛，病在内，属阴；痒，为风，病在皮肤之表阳。病在上为阳，在下为阴。故痛症等在里在下之属阴位者，当深刺之；痒症等在表在上之位者，宜浅刺。《素问·刺齐论》还举例说明了针刺深度的具体要求，指出："刺皮者无伤肉"、"刺肉者无伤筋"、"刺筋者无伤骨"，说明针刺深度以达病所为宜，不可伤及其他部位。

疾病的性质有寒热虚实之别，用针时须根据扶正祛邪的需要决定针刺深浅。《灵枢·邪气脏腑病形》说："诸急者多寒，缓者多热……滑者阳气盛，微有热；涩者多血少气，微有寒。是故刺急者，深内而久留之；刺缓者，浅内而疾发针，以去其热……刺滑者，疾发针而浅内之，以泻其阳气而去其热。"说明寒证要深刺久留针，热证要浅刺而疾出针。《灵枢·终始》对虚实证的针刺深浅提出的要求是："一方实，深取之，稀按其痏，以极出其邪气；一方虚，浅刺之，以养其脉，疾按其痏，无使邪气得入。"即实证宜深刺，出针时不按针孔或少按针孔，使邪有出路；虚证宜浅刺，出针时速按针孔，使正气不外泄而邪不内入。

(3) 依季节时令定深浅 人与自然息息相关，人的经气可随季节时令的变化呈现出一定的规律，针刺深浅当随之而调整。《灵枢·终始》说："春气在毛，夏气在皮肤，秋气在分肉，冬气在筋骨，刺此病者，各以其时为齐。"即春夏宜浅刺，秋冬宜深刺。

总之，针刺深浅是影响疗效的重要因素，施治时必须恰到好处。《内经》对用之不当者所造成的危害也作了论述，如《灵枢·官针》说："疾浅针深，内伤良肉，皮肤为痈；病深针浅，病气不泻，支为大脓。"《素问·刺要论》亦云："过之则内伤，不及则生外壅，壅则邪从之。浅深不得，反为大贼，内动五脏，后生大病。"值得后人借鉴。

（二）灸焫调经方法

《灵枢·四时气》说："灸刺之道，得气穴为定。"说明灸法与针刺一样都是通过刺激穴位、调理经气而产生治疗作用。但灸法治病是取其火热之性，以疏通气血，协调阴阳，主要适用于虚证及寒证。《内经》施灸的主要形式是直接在穴位皮肤上置艾进行烧灼，不同的施灸方法可产生或补或泻的不同疗效，《灵枢·背腧》说："气盛则泻之，虚则补之。以火补者，毋吹其火，须自灭也。以火泻者，疾吹其火，传其艾，须其火灭也。"即灸之补法是任火慢慢燃烧，自行熄灭；泻法须使火迅速燃烧，助其熄灭。

经文辑要

静以久留，以气至为故，如待所贵，不知日暮，其气以至，适而自护。

（《素问·离合真邪论》）

刺之而气不至，无问其数。刺之而气至，乃去之，勿复针……为刺之要，气至而有效，效之信，若风之吹云，明乎若见苍天。（《灵枢·九针十二原》）

诸小者，阴阳形气俱不足，勿取以针，而调以甘药也。（《灵枢·邪气脏腑病形》）

形气不足，病气不足，此阴阳气俱不足也，不可刺之，刺之则重不足，重不足则阴阳俱竭，气血皆尽，五脏空虚，筋骨髓枯，老者绝灭，壮者不复矣。（《灵枢·根结》）

少气者，脉口人迎俱少而不称尺寸也。如是者则阴阳俱不足，补阳则阴竭，泻阴则阳脱。如是者，可将以甘药，不可饮以至剂，如此者弗灸。（《灵枢·终始》）

用针之类，在于调气。（《灵枢·刺节真邪》）

凡刺之真，必先治神，五脏已定，九候已备，后乃存针，众脉不见，众凶弗闻，外内相得，无以形先，可玩往来，乃施于人。人有虚实，五虚勿近，五实勿远，至其当发，间不容瞚，手动若务，针耀而匀，静意视义，观适之变，是谓冥冥，莫知其形，见其乌乌，见其稷稷，从见其飞，不知其谁，伏如横弩，起如发机……经气已至，慎守勿失。深浅在志，远近若一。如临深渊，手如握虎，神无营于众物。（《素问·宝命全形论》）

经气已至，慎守勿失者，勿变更也。深浅在志者，知病之内外也。近远如一者，深浅其候等也。如临深渊者，不敢堕也。手如握虎者，欲其壮也。神无营于众物者，静志观病人，无左右视也。义无邪下者，欲端以正也。必正其神者，欲瞻病人目制其神，令气易行也。

（《素问·针解》）

小针之要，易陈而难入。粗守形，上守神，神乎神，客在门。未睹其疾，恶知其原？刺之微，在速迟。粗守关，上守机，机之动，不离其空。空中之机，清静而微，其来不可逢，其往不可追。知机之道者，不可挂以发，不知机道，叩之不发。知其往来，要与之期，粗之暗乎，妙哉！工独有之。往者为逆，来者为顺，明知逆顺，正行无问。逆而夺之，恶得无虚，追而济之，恶得无实。迎之随之，以意和之，针道毕矣……持针之道，坚者为宝，正指直刺，无针左右。神在秋毫，属意病者，审视血脉者，刺之无殆。方刺之时，必在悬阳，及与两卫，神属勿去，知病存亡。血脉者，在腧横居，视之独澄，切之独坚。（《灵枢·九针十二原》）

所谓易陈者，易言也。难入者，难著于人也。粗守形者，守刺法也。上守神者，守人之血气有余不足，可补泻也。神客者，正邪共会也。神者，正气也。客者，邪气也。在门者，邪循正气之所出入也。未睹其疾者，先知邪正何经之疾也。恶知其原者，先知何经之病所取之处也。刺之微在数迟者，徐疾之意也。粗守关者，守四肢而不知血气正邪之往来也。上守机者，知守气也。机之动不离其空中者，知气之虚实，用针之徐疾也。空中之机清净以微者，针以得气，密意守气勿失也。其来不可逢者，气盛不可补也。其往不可追者，气虚不可泻也。不可挂以发者，言气易失也。扣之不发者，言不知补泻之意也，血气已尽而气不下也。知其往来者，知气之逆顺盛虚也。要与之期者，知气之可取之时也。粗之暗者，冥冥不知气之微密也。妙哉！工独有之者，尽知针意也。往者为逆者，言气之虚而小，小者逆也。来者为顺者，言形气之平，平者顺也。明知逆顺，正行无问者，言知所取之处也。

（《灵枢·小针解》）

凡刺之法，先必本于神。（《灵枢·本神》）

深居静处，占神往来，闭户塞牖，魂魄不散，专意一神，精气之分，勿闻人声，以收其精，必一其神，令志在针，浅而留之，微而浮之，以移其神，气至乃休。

大惊大恐，必定其气，乃刺之。 (《灵枢·终始》)

用针之要，无忘其神。

语徐而安静，手巧而心审谛者，可使行针艾，理血气而调诸逆顺，察阴阳而兼诸方。 (《灵枢·官能》)

五脏之道，皆出于经隧，以行血气，血气不和，百病乃变化而生，是故守经隧焉。 (《素问·调经论》)

欲以微针通其经脉，调其血气，营其逆顺出入之会。 (《灵枢·九针十二原》)

刺之道，得气穴为定。 (《灵枢·四时气》)

故善用针者，从阴引阳，从阳引阴，以右治左，以左治右，以我知彼，以表知里，以观过与不及之理，见微得过，用之不殆。 (《素问·阴阳应象大论》)

气反者，病在上，取之下；病在下，取之上；病在中，傍取之。 (《素问·五常政大论》)

用针之要，在于知调阴与阳，调阴与阳，精气乃光，；合形与气，使神内藏。 (《灵枢·根结》)

阴盛而阳虚，先补其阳，后泻其阴而和之。阴虚而阳盛，先补其阴，后泻其阳而和之。病在上者下取之，病在下者高取之，病在头者取之足，病在足者取之腘。 (《灵枢·终始》)

凡用针者，虚则实之，满则泄之，宛陈则除之，邪胜则虚之。《大要》曰：徐而疾则实，疾而徐则虚，言实与虚，若有若无，察后与先，若存若亡，为虚与实，若得若失。虚实之要，九针最妙，补泻之时，以针为之。 (《灵枢·九针十二原》)

盛则泻之，虚则补之，热则疾之，寒则留之。陷下则灸之，不盛不虚，以经取之。 (《灵枢·经脉》)

黄帝曰：逆顺五体者，言人骨节之小大，肉之坚脆，皮之厚薄，血之清浊，气之滑涩，脉之长短，血之多少，经络之数，余已知之矣，此皆布衣匹夫之士也。夫王公大人，血食之君，身体柔脆，肌肉软弱，血气慓悍滑利，其刺之徐疾浅深多少，可得同之乎？岐伯答曰：膏粱菽藿之味，何可同也。气滑即出疾，其气涩则出迟，气悍则针小而入浅，气涩则针大而入深，深则欲留，浅则欲疾。以此观之，刺布衣者深以留之，刺大人者微以徐之，此皆因气慓悍滑利也。黄帝曰：形气之逆顺奈何？岐伯曰：形气不足，病气有余，是邪胜也，急泻之。形气有余，病气不足，急补之。形气不足，病气不足，此阴阳气俱不足也，不可刺之，刺之则重不足，重不足则阴阳俱竭，血气皆尽，五脏空虚，筋骨髓枯，老者绝灭，壮者不复矣。形气有余，病气有余，此谓阴阳俱有余也，急泻其邪，调其虚实，故曰有余者泻之，不足者补之，此之谓也。故曰刺不知逆顺，真邪相搏，满而补之，则阴阳四溢，肠胃充郭，肝肺内䐜，阴阳相错。虚而泻之，则经脉空虚，血气竭枯，肠胃㑊辟，皮肤薄著，毛腠夭膲，予之死期。 (《灵枢·根结》)

黄帝曰：愿闻人之白黑肥瘦小长，各有数乎？岐伯曰：年质壮大，血气充盈，肤革坚固，因加以邪，刺此者，深而留之，此肥人也。广肩腋项，肉薄厚皮而黑色，唇临临然，其血黑以浊，其气涩以迟，其为人也，贪于取与，刺此者，深而留之，多益其数也。黄帝曰：刺瘦人奈何？岐伯曰：瘦人者，皮薄色少，肉廉廉然，薄唇轻言，其血清气滑，易脱于气，易损于血，刺此者，浅而疾之。黄帝曰：刺常人奈何？岐伯曰：视其白黑，各为调之，其端正敦厚者，其血气和调，刺此者，无失常数也。黄帝曰：刺壮士真骨者奈何？岐伯曰：刺壮士真骨，坚肉缓节监监然，此人重则气涩血浊，刺此者，深而留之，多益其数；劲则气滑血清，刺此者，浅而疾之。黄帝曰：刺婴儿奈何？岐伯曰：婴儿者，其肉脆，血少气弱，刺此者，以豪针，浅刺而疾发针，日再可也。 （《灵枢·逆顺肥瘦》）

古之善用针艾者，视人五态乃治之，盛者泻之，虚者补之。 （《灵枢·通天》）

黄帝问曰：用针之服，必有法则焉，今何法何则？岐伯对曰：法天则地，合以天光。帝曰：愿卒闻之。岐伯曰：凡刺之法，必候日月星辰，四时八正之气，气定乃刺之。是故天温日明，则人血淖液而卫气浮，故血易泻，气易行；天寒日阴，则人血凝泣而卫气沉。月始生，则血气始精，卫气始行；月郭满，则血气实，肌肉坚；月郭空，则肌肉减，经络虚，卫气去，形独居。是以因天时而调血气也。是以天寒无刺，天温无疑。月生无泻，月满无补，月郭空无治，是谓得时而调之。因天之序，盛虚之时，移托定位，正立而待之。故曰月生而泻，是谓脏虚；月满而补，血气扬溢，络有留血，命曰重实；月郭空而治，是谓乱经。阴阳相错，真邪不别，沉以留止，外虚内乱，淫邪乃起。 （《素问·八正神明论》）

黄帝问于岐伯曰：夫四时之气，各不同形，百病之起，皆有所生，灸刺之道，何者为定？岐伯答曰：四时之气，各有所在，灸刺之道，得气穴为定。故春取经血脉分肉之间，甚者深刺之，间者浅刺之。夏取盛经孙络，取分间绝皮肤。秋取经腧，邪在府，取之合。冬取井荥，必深以留之。 （《灵枢·四时气》）

刺实者，刺其来也；刺虚者，刺其去也。此言气存亡之时，以候虚实而刺之。是故谨候气之所在而刺之，是谓逢时。在于三阳，必候其气在于阳而刺之；病在于三阴，必候其气在阴分而刺之。 （《灵枢·卫气行》）

泻必用方，方者，以气方盛也，以月方满也，以日方温也，以身方定也，以息方吸而内针，乃复候其方吸而转针，乃复候其方呼而徐引针，故曰泻必用方，其气乃行焉。补必用员，员者行也，行者移也，刺必中其荣，复以吸排针也。故员与方，非针也。

（《素问·八正神明论》）

吸则内针，无令气忤，静以久留，无令邪布，吸则转针，以得气为故，候呼引针，呼尽乃去，大气皆出，故命曰泻。帝曰：不足者补之奈何？岐伯曰：必先扪而循之，切而散之，推而按之，弹而怒之，抓而下之，通而取之，外引其门，以闭其神，呼尽内针，静以久留，以气至为故，如待所贵，不知日暮，其气以至，适而自护，候吸引针，气不得出，各在其处，推阖其门，令神气存，大气留止，故命曰补。 （《素问·离合真邪论》）

入实者，左手开针空也。入虚者，左手闭针空也。 （《素问·刺志论》）

刺虚则实之者，针下热也，气实乃热也。满而泄之者，针下寒也，气虚乃寒也。菀陈则除之者，出恶血也。邪胜则虚之者，出针勿按。徐而疾则实者，徐出针而疾按之。疾而徐则虚者，疾出针而徐按之。言实与虚者，寒温气多少也。若无若有者，疾不可知也。察后与先者，知病先后也。为虚与实者，工勿失其法。若得若失者，离其法也。虚实之要，九针最妙者，为其各有所宜也。补泻之时者，与气开阖相合也。九针之名，各不同形者，针穷其所当补泻也。刺实须其虚者，留针阴气隆至，乃去针也。刺虚须其实者，阳气隆至，针下热乃去针也。 （《素问·针解》）

帝曰：血气以并，病形以成，阴阳相倾，补泻奈何？岐伯曰：泻实者，气盛乃内针，针与气俱内，以开其门，如利其户，针与气俱出，精气不伤，邪气乃下，外门不闭，以出其疾，摇大其道，如利其路，是谓大泻，必切而出，大气乃屈。帝曰：补虚奈何？岐伯曰：持针勿置，以定其意，候呼内针，气出针入，针空四塞，精无从去，方实而疾出针，气入针出，热不得还，闭塞其门，邪气布散，精气乃得存，动气候时，近气不失，远气乃来，是谓追之。

（《素问·调经论》）

往者为逆，来者为顺，明知逆顺，正行无问。逆而夺之，恶得无虚，追而济之，恶得无实，迎之随之，以意和之，针道毕矣。凡用针者，虚则实之，满则泄之，宛陈则除之，邪胜则虚之。《大要》曰：徐而疾则实，疾而徐则虚。言实与虚，若有若无，察后与先，若存若亡。为虚与实，若得若失。虚实之要，九针最妙，补泻之时，以针为之。泻曰：必持内之，放而出之，排阳得针，邪气得泄。按而引针，是谓内温，血不得散，气不得出也。补曰随之，随之意若妄之，若行若按，如蚊虻止，如留如还，去如弦绝，令左属右，其气故止，外门以闭，中气乃实，必无留血，急取诛之。

（《灵枢·九针十二原》）

是故工之用针也，知气之所在，而守其门户，明于调气，补泻所在，徐疾之意，所取之处。泻必用员，切而转之，其气乃行，疾而徐出，邪气乃出，伸而迎之，遥大其穴，气出乃疾。补必用方，外引其皮，令当其门，左引其枢，右推其肤，微旋而徐推之，必端以正，安以静，坚心无解，欲微以留，气下而疾出之，推其皮，盖其外门，真气乃存。

（《灵枢·官能》）

帝曰：补泻奈何？岐伯曰：此攻邪也，疾出以去盛血，而复其真气。此邪新客，溶溶未有定处也，推之则前，引之则止，逆而刺之，温血也。刺出其血，其病立已。

（《素问·离合真邪论》）

诸络脉皆不能经大节之间，必行绝道而出入，复合于皮中，其会皆见于外。故诸刺络脉者，必刺其结上甚血者，虽无结，急取之，以泻其邪而出其血，留之发为痹也。

（《灵枢·经脉》）

黄帝曰：愿闻其奇邪而不在经者。岐伯曰：血络是也。黄帝曰：刺血络而仆者，何也？血出而射者，何也？血少黑而浊者，何也？血出清而半为汁者，何也？发针而肿者，何也？血出若多若少而面色苍苍者，何也？发针而面色不变而烦悗者何也？多出血而不动摇者，何也？愿闻其故。岐伯曰：脉气盛而血虚者，刺之则脱气，脱气则仆。血气俱盛而阴气多者，其血滑，刺之则射；阳气蓄积，久留而不泻者，其血黑以浊，故不能射。新饮而液渗于络，而未合和于血也，故血出而汁别焉；其不新饮者，身中有水，久则为肿。阴气积于阳，其气因于络，故刺之血未出而气先行，故肿。阴阳之气，其新相得而未和合，因而泻之，则阴阳俱脱，表里相离，故脱色而苍苍然。刺之血出多，色不变而烦悗者，刺络而虚经，虚经之属于阴者，阴脱，故烦悗。阴阳相得而合为痹者，此为内溢于经，外注于络，如是者，阴阳俱有余，虽多出血而弗能虚也。黄帝曰：相之奈何？岐伯曰：血脉者，盛坚横以赤，上下无常处，小者如针，大者如筋，则而泻之万全也，故无失数矣。失数而反，各如其度。

（《灵枢·血络论》）

黄帝问曰：余闻缪刺，未得其意，何谓缪刺？岐伯对曰：夫邪之客于形也，必先舍于皮毛，留而不去，入舍于孙脉，留而不去，入舍于络脉，留而不去，入舍于经脉，内连五藏，散于肠胃，阴阳俱感，五藏乃伤。此邪之从皮毛而入，极于五藏之次也，如此则治其经焉。令邪客于皮毛，入舍于孙络，留而不去，闭塞不通，不得入于经，流溢于大络，而生奇病也。夫邪客大络者，左注右，右注左，上下左右与经相干，而布于四末，其气无常处，不入于经俞，命曰缪刺。帝曰：愿闻缪刺，以左取右以右取左奈何？其与巨刺何以别之？岐伯曰：邪客于经，左盛则右病，右盛则左病，亦有移易者，左痛未已而右脉先病，如此者，必巨刺之，必中其经，非络脉也。故络病者，其痛与经脉缪处，故命曰缪刺。

凡刺之数，先视其经脉，切而从之，审其虚实而调之。不调者，经刺之。有痛而经不病者，缪刺之，因视其皮部有血络者尽取之。此缪刺之数也。（《素问·缪刺论》）

足太阳之筋……其病小指支，跟肿痛，腘挛，脊反折，项筋急，肩不举，腋支，缺盆中纽痛，不可左右摇。治在燔针劫刺，以知为数，以痛为输，名曰仲春痹也。

（《灵枢·经筋》）

脉之所居深不见者刺之，微内针而久留之，以致其空脉气也。脉浅者勿刺，按绝其脉乃刺之，无令精出，独出其邪气耳。所谓三刺则谷气出者，先浅刺绝皮，以出阳邪；再刺则阴邪出者，少益深，绝皮致肌肉，未入分肉间也；已入分肉之间，则谷气出。故《刺法》曰：始刺浅之，以逐邪气而来血气；后刺深之，以致阴气之邪；最后刺极深之，以下谷气。此之谓也。

凡刺有五，以应五脏。一曰半刺，半刺者，浅内而疾发针，无针伤肉，如拔毛状，以取皮气，此肺之应也。二曰豹文刺，豹文刺者，左右前后针之，中脉为故，以取经络之血者，此心之应也。三曰关刺，关刺者，直刺左右，尽筋上，以取筋痹，慎无出血，此肝之应也，或曰渊刺，一曰岂刺。四曰合谷刺，合谷刺者，左右鸡足，针于分肉之间，以取肌痹，此脾之应也。五曰输刺，输刺者，直入直出，深内之至骨，以取骨痹，此肾之应也。

凡刺有九，以应九变。一曰输刺，输刺者，刺诸经荥输脏腧也。二曰远道刺，远道刺者，病在上，取之下，刺腑腧也。三曰经刺，经刺者，刺大经之结络经分也。四曰络刺，络刺者，刺小络之血脉也。五曰分刺，分刺者，刺分肉之间也。六曰大泻刺，大泻刺者，刺大脓以铍针也。七曰毛刺，毛刺者，刺浮痹皮肤也。八曰巨刺，巨刺者，左取右，右取左。九曰焠刺，焠刺者，刺燔针则取痹也。

凡刺有十二节，以应十二经。一曰偶刺，偶刺者，以手直心若背，直痛所，一刺前，一刺后，以治心痹，刺此者傍针之也。二曰报刺，报刺者，刺痛无常处也，上下行者，直内无拔针，以左手随病所按之，乃出针复刺之也。三曰恢刺，恢刺者，直刺傍之，举之前后，恢筋急，以治筋痹也。四曰齐刺，齐刺者，直入一，傍入二，以治寒气小深者；或曰三刺，三刺者，治痹气小深者也。五曰扬刺，扬刺者，正内一，傍内四，而浮之，以治寒气之博大者也。六曰直针刺，直针刺者，引皮乃刺之，以治寒气之浅者也。七曰输刺，输刺者，直入直出，稀发针而深之，以治气盛而热者也。八曰短刺，短刺者，刺骨痹，稍摇而深之，致针骨所，以上下摩骨也。九曰浮刺，浮刺者，傍入而浮之，以治肌急而寒者也。十曰阴刺，阴刺者，左右率刺之，以治寒厥，中寒厥，足踝后少阴也。十一曰傍针刺，傍针刺者，直刺傍刺各一，以治留痹久居者也。十二曰赞刺，赞刺者，直入直出，数发针而浅之出血，是谓治痈肿也。（《灵枢·官针》）

病有浮沉，刺有浅深，各至其理，无过其道。过之则内伤，不及则生外壅，壅则邪从之。

浅深不得，反为大贼，内动五脏，后生大病。（《素问·刺要论》）

黄帝问曰：愿闻刺浅深之分。岐伯对曰：刺骨者无伤筋，刺筋者勿伤肉，刺肉者无伤脉，刺脉者无伤皮，刺皮者无伤肉，刺肉者无伤筋，刺筋者无伤骨。帝曰：余未知其所谓，愿闻其解。岐伯曰：刺骨无伤筋者，针至筋而去，不及骨也。刺筋无伤肉者，至肉而去，不及筋也。刺肉无伤脉者，至脉而去，不及肉也。刺脉无伤皮者，至皮而去，不及脉也。所谓刺皮无伤肉者，病在皮中，针入皮中无伤肉也。刺肉无伤筋者，过肉中筋也。刺筋无伤骨者，过筋中骨也。此之谓反也。（《素问·刺齐论》）

黄帝曰：病之六变者，刺之奈何？岐伯答曰：诸急者多寒；缓者多热；大者多气少血；小者血气皆少；滑者阳气盛，微有热；涩者多血少气，微有寒。是故刺急者，深内而久留之。刺缓者，浅内而疾发针，以去其热。刺大者，微泻其气，无出其血。刺滑者，疾发针而浅内之，以泻其阳气而去其热。刺涩者，必中其脉，随其逆顺而久留之，必先按而循之，已发针，疾按其痏，无令其血出，以和其脉。（《灵枢·邪气脏腑病形》）

九针之宜，各有所为，长短大小，各有所施也。不得其用，病弗能移。疾浅针深，内伤良肉，皮肤为痈；病深针浅，病气不泻，支为大脓。病小针大，气泻太甚，疾必为害；病大针小，气不泄泻，亦复为败。失针之宜。大者泻，小者不移。（《灵枢·官针》）

故刺阴者，深而留之；刺阳者，浅而疾之。（《灵枢·阴阳清浊》）

灸寒热之法，先灸项大椎，以年为壮数；次灸橛骨，以年为壮数；视背俞陷者灸之，举臂肩上陷者之，两季胁之间灸之，外踝上绝骨之端灸之，足小指次指间灸之，腨下陷脉灸之，外踝后灸之，缺盆骨上切之坚痛如筋者灸之，膺中陷骨间灸之，掌束骨下灸之，脐下关元三寸灸之，毛际动脉灸之，膝下三寸分间灸之，足阳明跗上动脉灸之，巅上一灸之；犬所啮之处灸之三壮，即以犬伤病法灸之。凡当灸二十九处。伤食灸之。不已者，必视其经之过于阳者，数刺其俞而药之。（《素问·骨空论》）

气盛则泻之，虚则补之。以火补者，毋吹其火，须自灭也。以火泻者，疾吹其火，传其艾，须其火灭也。（《灵枢·背腧》）

针所不为，灸之所宜……阴阳皆虚，火自当之……经陷下者，火则当之；结络坚紧，火所治之。（《灵枢·官能》）

第六节 其他疗法

除针灸及药物疗法之外，《内经》还论及许多其他疗法，为后世确定各种非药物疗法的治疗原则、手段、措施和方法，奠定了基础。

一、砭石疗法

砭石，又称镵石，是一种经磨制而成的尖石或石片。砭石疗法，即以砭石治病的方法。《内经》主要用其排脓放血，祛腐消瘀，适用于治疗痈疡疔疮、肌肉疼痛等症。如《灵枢·玉版》说："故其已成脓血者，其唯砭石铍锋之所取也。"《素问·血气形志》曰："形乐志乐，病生于肉，治之以针石。"运用砭石疗法应当选择适当的时机，若时机不当，易造成变证，如

《灵枢·痈疽》说："发于膝，名曰疵痈，其状大痈，色不变，寒热，如坚石，勿石，石之者死，须其柔，乃石之者生。"指出砭石治痈疡，须待其柔软成脓。

砭石疗法，因其适于治疗痈疡而产生，故《素问·异法方宜论》说："东方之域……其病皆为痈疡，其治宜砭石，故砭石者，亦从东方来。"《圣济总录·治法》对砭石疗法的作用进行了总结，曰："良由邪气暴戾，则微针不能及，况又病有气血盛实，逆于肉理，蓄结痈肿之类，非砭石则不能射之。"可见，砭石疗法在后世仍可为针刺疗法的补充。

二、情志疗法

情志疗法，即利用人的情志变化调整阴阳气血，以达愈病目的的治疗方法。《内经》非常重视人的精神因素在疾病发生发展变化过程中的重要作用，同时也善于利用人的神志变化调治疾病，主要内容有以下方面：

1. 以情胜情法

即利用情志活动形式，纠正过激情志变化引发的脏腑气血紊乱，使病向愈的治疗手段。在形神整体观指导下，《内经》将情志活动分属五脏，归属五行，认为：当情志过激导致脏腑气血津液失常而发生疾病时，可以利用情志活动的五行相克关系，人为诱导出其"所不胜"的情志变化，以制约和纠正原致病情志变化造成的偏差。如《素问·阴阳应象大论》："怒伤肝，悲胜怒"、"喜伤心，恐胜喜"、"思伤脾，怒胜思"、"忧伤肺，喜胜忧"、"恐伤肾，思胜恐"，就是以情胜情疗法的理论基础。

《素问·至真要大论》"惊者平之"，也是以情胜情法的运用特例。《素问·举痛论》云："惊则气乱"。惊是突然遭受意外事故，超越了机体的适应限度，出现气机紊乱的情感反应。平之，多理解为镇静、平抑，也有认为惊乃非常猝发刺激，平则是使平常之，即提高患者对刺激源的适应和了解，使之习以为常，遂不为惊。

2. 移精变气法

通过语言行为等转移患者对疾病的注意力，解除或减缓病人的心理压力，借以调整气机，使病转愈的治疗方法。《素问·移精变气论》曰："余闻古之治病，惟其移精变气，可祝由而已。"王冰注谓："移为移易，变为变改，皆使邪不伤正，精神复强而内守也。"移精变气，即转移精神，调整气机，祝由为其主要手段。祝，同咒；由，病由。祝由，即祝说病由。《灵枢·贼风》说："先巫者，因知百病之胜，先知其病之所从生者，可祝而已也。"《内经》认为，祝由取效的奥秘在于掌握疾病发生发展的一般规律及临床表现，事先了解患病的缘由，利用祝说病由的方式，调畅精神、安定情绪，进而改变气血失调的状态。

祝由，除却其巫祝神密的外在形式，取其合理的内核，《内经》已变通为心理疗法或暗示疗法和行为疗法。《灵枢·师传》云："人之情，莫不恶死而乐生，告之以其败，语之以其善，导之以其所便，开之以其所苦，虽有无道之人，恶有不听者乎？"要求医生通过说服开导或暗示劝解，消除病人的思想顾虑，使之保持良好心态，正确对待疾病，积极配合治疗，同时改变病人的精神情绪，激发人体自我调控能力，促使疾病自愈。该法既可用于精神疾患，也可用于某些躯体疾病。

另外，《灵枢·杂病》载有"哕……大惊之，亦可已"的方法，亦属于移精变气的疗法，为日常所习用。

三、按摩导引

按摩，又称按蹻，是在人体一定部位运用手法或特定的肢体活动防治疾病的方法。《素问·异法方宜论》云："中央者……其病多痿厥寒热，其治宜导引按蹻。"经文不仅指出按摩疗法发源于中原一带，还说明当时按摩疗法已成为一种独立的治疗手段。王冰注："按，谓按抑皮肉。蹻，谓捷举手足。"言按蹻即按摩肌肉，活动筋骨的方法。根据《内经》的记载，按摩具有多方面的功效及主治疾病，主要有：

1. 疏通经络，开通闭塞

《素问·血气形志》云："经络不通，病生于不仁，治之以按摩醪药。"

2. 宣通气血，活络止痛

《素问·举痛论》云："血不得散，小络急引故痛，按之则血气散，故按之则痛止。"

3. 温经通络，散寒止痛

《素问·举痛论》云："寒气客于背俞之脉则脉泣，脉泣则血虚，血虚则痛，其俞注于心，故相引而痛，按之则热气至，热气至则痛止矣。"

4. 清泄阳热，镇静安神

《灵枢·刺节真邪》云："大热遍身，狂而妄见、妄闻、妄言……以两手四指挟按颈动脉，久持之，卷而切推，下至缺盆中，而复止如前，热去乃止。"

5. 补气温阳，调和气血

《素问·调经论》曰："按摩不释……移气于不足，神气乃得复"、"虚者聂辟气不足，按之气足以温之，故快然而不痛。"

此外，按摩还可治疗肝痹、脾风、疝瘕等病证。《内经》记载的按摩手法约之有八、九种之多。如《素问·离合真邪论》说："必先扪而循之，切而散之，推而按之，弹而怒之，抓而下之，通而取之。"《素问·病能论》亦云："所谓深之细者，其中手如针也，摩之切之。"《灵枢·刺节真邪》亦谓："有所结……以手按之柔。"这些手法，至今仍被沿用。

导引，是通过调整呼吸、运动肢体和自我按摩相结合，以防治疾病的方法。王冰注《素问·异法方宜论》云："导引谓摇筋骨、动肢节。"张志聪注："导引者，擎手而引欠也。"谓高举双手而深呼吸。唐·慧林《一切经音义》云："凡人自摩自捏，伸缩手足，除去烦劳，名为导引。"（转引自王洪图《黄帝内经研究大成》，北京出版社，1997）《庄子·刻意》注云："导气令和，引体令柔。"说明导引法是通过调整呼吸以导引气机，柔韧肢体，自我按摩以调畅气血，从而达到调整阴阳、扶正祛邪的目的。《素问遗篇·刺法论》载有治疗肾虚久病之导引法，曰："肾有久病者，可以寅时面向南，净神不乱思，闭气不息七遍，以引颈咽气顺之，如咽甚硬物。如此七遍后，饵舌下津令无数。"《灵枢·官能》还对导引法的指导者和练习者提出要求，谓："缓节柔筋而心和调者，可使导引行气。"反映了导引术以柔为本，形神兼备的特点。

四、饮食疗法

所谓饮食疗法，即合理利用饮食五味防治疾病的方法。《内经》认为饮食五味使用得当，可起到补益脏腑，扶正祛邪，调整阴阳的作用。《素问·脏气法时论》曰："毒药攻邪，五谷为养，五果为助，五畜为益，五菜为充，气味合而服之，以补精益气。"《素问·五常政大论》亦有：

"谷肉果菜，食养尽之"的论述，强调药以攻邪，食以养正，特别是在疾病后期或慢性病的调理中更应如此。由于谷食能助长阳气，因此，对阳盛之疾，适当控制饮食，如《素问·病能论》所论之"阳厥"，由情志刺激致阳气逆乱，故以"生铁洛"重镇降逆的同时，采取"夺其食"的饥饿疗法，以断亢阳之源。饮食与药物一样，也有寒热温凉四气与酸苦甘辛咸五味，五味对五脏又有特殊的亲和性，即《素问·宣明五气》所言："酸入肝，辛入肺，苦入心，咸入肾，甘入脾。"饮食五味用之适当则补益脏气，用之不当则损伤脏气。故食疗时，必须根据主病的脏腑属性，结合食物的不同性味，合理选择，为此《灵枢·五味》将谷、果、畜、菜等分属五行，论述了五脏病的五味"宜"与"禁"，提示患者正确选择适宜的食物，以扶正却病。

五、醪药疗法

醪药疗法，即以药酒防治疾病的方法。王冰注《素问·血气形志》曰："醪药者，所以养正祛邪，调中理气。故方之为用，宜以此焉。醪药，谓药酒也。"指出醪酒具有养正祛邪，调中理气之效。根据《素问·汤液醪醴论》及《灵枢·营卫生会》的记载，酒由五谷酿制而成，其性慓悍滑利，上古圣人"为而弗服"，中古之世"邪气时至，服之万全"，说明酒的最初作用是预防疾病。使药纳酒中，便成醪酒，可用于治疗肢体、皮肤，或内脏疾患如《素问·血气形志》曰："病生于不仁，治之以按摩醪药。"指出醪酒可治肢体麻木不仁的病证。《素问·玉版论要》亦云："容色……其见大深者，醪酒主治，百日已。"面色大深者，谓病势深重，说明醪酒还能治疗较为严重的内脏疾病。后世在《内经》论述的基础上对醪酒的用法及主治病证进行了拓展，广泛运用于临床各科。

六、手术疗法

《内经》中记载的手术疗法包括痈疽切开、截肢、穿刺等多种术式，所采用的手术器械多为砭石、铍针及筩针等。《灵枢·玉版》云："故其已成脓血者，其唯砭石铍锋之所取也。"外科切开排脓术盖本于此。《内经》还记载有我国最早的截肢术，《灵枢·痈疽》曰："发于足指，名脱痈……急斩之，不则死矣。"脱痈即脱疽，相当于今之血栓闭塞性脉管炎、动脉硬化性坏疽等病，至今截肢术仍为该病常用疗法。《灵枢·四时气》还记录了用筩针穿刺放出腹水的方法，曰："徒㽷，先取环谷下三寸，以铍针针之，已刺而筩之，而内之，入而复之，以尽其㽷，必坚束之，束缓则烦悗，束急则安静，间日一刺之，㽷尽乃止。饮闭药，方刺之时徒饮之，方饮无食，方食无饮，无食他食，百三十五日。"杨上善注："环谷，当是脐中也，脐下三寸，关元之穴也。"张志聪亦注："筩，筒也，以如筒之针而内之，入而复出，以尽其水。"可见，该法相当于今之腹腔穿刺放水术。并强调隔日刺放一次，不可一次放尽，免伤正气。术后束扎腹部，另服利水通闭之药，以防复发。《内经》的手术疗法简便而实用，早在两千多年前有如此认识已属可贵。

七、束指与牵引

束指疗法，即用绳带紧束患者的手指、足趾，以控制气血运行或邪气流传的方法。如《素问·疟论》云："疟之且发也，阴阳之且移也，必从四末始也，阳已伤，阴从之，故先其时坚束其处，令邪气不得入，阴气不得出。"张介宾注："故凡疟之将发，则四肢先有寒意，此即其候。故治之者，当于先时未发之顷，坚束其处，谓四关之上，使邪气不得流行。”说明该法治疟机制在于限制邪气的肆虐。又《灵枢·杂病》载：“痿厥为四末束悗，乃疾解之，日二。”张志聪注云：“为四末束悗者，束缚其手足，使满闷而疾解之，导其气之通达也。”提示束指疗法治痿厥的原理是通导气机。

牵引疗法，载于《灵枢·经筋》，曰：“卒口僻……其缓者，以桑钩钩之。”并以药疏通经络，畅达气血。

八、吹耳与刺鼻

吹耳疗法，是以竹管向两耳内吹气以治疗疾病的方法。《内经》用以治疗“尸厥”。《素问·缪刺论》：“邪客于手足少阴太阴足阳明之络……其状若尸，或曰尸厥……不已，以竹管吹其两耳。”王冰注：“言使气入耳中，内助五络，令气复通也。”尸厥，是气机骤然闭塞而致昏厥的病证，吹耳疗法可促使经络之气流通宣泄，故可治疗此病。

刺鼻疗法，是用某种工具或药物刺激鼻腔引起喷嚏，以达治疗疾病的方法。《灵枢·杂病》云：“哕，以草刺鼻，嚏，嚏而已。”张志聪注：“哕，呃逆也……此阳明所受之谷气，欲从肺而转达于肤表，肺气逆，还于胃，气并相逆，复出于胃，故为哕。故以草刺鼻，取嚏以通肺气，肺气疏通，则谷气得以转输而呃逆止矣。”可见，刺鼻疗法的关键在于取嚏，而取嚏的目的在于疏通气机。后世在此基础上发明出许多取嚏法，如以药 嗃 鼻取嚏用于气闭证的治疗。

九、其他疗法

《内经》还记载了寒冷疗法、渍浴疗法等。《素问·刺热》曰：“诸治热病，以饮之寒水乃刺之，必寒衣之，居止寒处，身寒而止也。”这种通过寒冷之物或环境治疗发热的方法，与今之物理降温法颇为相似。渍浴，即用热水或药液浸渍洗浴以治疗疾病的方法，《素问·至真要大论》有“摩之浴之”之说，《素问·阴阳应象大论》则指出：“其有邪者，渍形以为汗。”王冰注：“邪，谓风邪之气。风中于表，则汗而发之。”张志聪注：“渍，浸也，古者用汤液浸渍取汗，以去其邪。”说明浸浴法的主要作用是发汗解表，主治邪在肌表之证。

总之，《内经》记载的治疗方法及手段可谓丰富多彩，这些方法应用广泛，既可疗疾，又可防病，有的还可用于急救，值得深入研究。

经文辑要

怒伤肝，悲胜怒……喜伤心，恐胜喜……思伤脾，怒胜思……忧伤肺，喜胜忧……恐伤肾，思胜恐。

其有邪者，渍形以为汗。（《素问·阴阳应象大论》）

故东方之域……其病皆为痈疡，其治宜砭石……中央者……其病多痿厥寒热，其治宜导引按跻。（《素问，异法方宜论》）

余闻古之治病，惟其移精变气，可祝由而已。（《素问·移精变气论》）

自古圣人作汤液醪醴者，以为备耳，夫上古作汤液，故为而弗服也。中古之世，道德稍衰，邪气时至，服之万全。帝曰：今之世不必已何也。岐伯曰：当今之世，必齐毒药攻其中，

镵石针艾治其外也。（《素问·汤液醪醴论》）

容色见上下左右，各在其要。其色见浅者，汤液主治，十日已。其见深者，必齐主治，二十一日已。其见大深者，醪酒主治，百日已。（《素问·玉版论要》）

毒药攻邪，五谷为养，五果为助，五畜为益，五菜为充，气味合而服之，以补精益气。（《素问·脏气法时论》）

形乐志乐，病生于肉，治之以针石。形苦志乐，病生于筋，治之以熨引……形数惊恐，经络不通，病生于不仁，治之以按摩醪药。（《素问·血气形志》）

必先扪而循之，切而散之，推而按之，弹而怒之，抓而下之，通而取之，外引其门，以闭其神。（《素问·离合真邪论》）

疟之且发也，阴阳之且移也，必从四末始也，阳已伤，阴从之，故先其时坚束其处，令邪气不得入，阴气不得出。（《素问·疟论》）

夫痈气之息者，宜以针开除去之，夫气盛血聚者，宜石而泻之，此所谓同病异治也。

帝曰：有病怒狂者，此病安生？……夺其食即已，夫食入于阴，长气于阳，故夺其食即已。使之服以生铁洛为饮，夫生铁洛者，下气疾也。（《素问·病能论》）

诸治热病，以饮之寒水乃刺之，必寒衣之，居止寒处，身寒而止也。（《素问·刺热》）

病在骨，焠针药熨。（《素问·调经论》）

邪客于手足少阴太阴足阳明之络，此五络皆会于耳中，上络左角，五络俱竭，令人身脉皆动，而形无知也，其状若尸，或曰尸厥。刺其足大指内侧爪甲上，去端如韭叶，后刺足心，后刺足中指爪甲上各一痏，后刺手大指内侧，去端如韭叶，后刺手心主，少阴锐骨之端各一痏，立已。不已，以竹管吹其两耳。鬄其左角之发，方一寸，燔治，饮以美酒一杯，不能饮者，灌之，立已。（《素问·缪刺论》）

卒口僻，急者目不合，热则筋纵，目不开。颊筋有寒则急，引颊移口；有热则筋弛纵缓，不胜收故僻。治之以马膏，膏其急者，以白酒和桂，以涂其缓者。以桑钩钩之，即以生桑灰置之坎中，高下以坐等，以膏熨急颊，且饮美酒，噉美炙肉，不饮酒者，自强也，为之三拊而已。（《灵枢·经筋》）

徒㽷，先取环谷下三寸，以铍针针之，已刺而筩之，而内之，入而复之，以尽其㽷。必坚束之，束缓则烦悗，束急则安静。间日一刺之，㽷尽乃止。饮闭药，方刺之时徒饮之，方饮无食，方食无饮，无食他食，百三十五日。（《灵枢·四时气》）

痿厥为四末束悗，乃疾解之，日二。不仁者，十日而知。无休，病已止。哕，以草刺鼻，嚏，嚏而已；无息而疾迎引之，立已；大惊之，亦可已。（《灵枢·杂病》）

人之情，莫不恶死而乐生，告之以其败，语之以其善，导之以其所便，开之以其所苦，虽有无道之人，恶有不听者乎？（《灵枢·师传》）

五色：黄色宜甘，青色宜酸，黑色宜咸，赤色宜苦，白色宜辛。凡此五者，各有所宜。五宜：所言五色者，脾病者，宜食秔米饭牛肉枣葵；心病者，宜食麦羊肉杏薤；肾病者，宜食大豆黄卷猪肉栗藿；肝病者，宜食麻犬肉李韭；肺病者，宜食黄黍鸡肉桃葱。五禁：肝病禁辛，心病禁咸，脾病禁酸，肾病禁甘，肺病禁苦。肝色青，宜食甘，秔米饭牛肉枣葵皆甘。心色赤，宜食酸，犬肉麻李韭皆酸。脾黄色，宜食咸，大豆豕肉栗藿皆咸。肺白色，宜食苦，麦羊肉杏薤皆苦。肾色黑，宜食辛，黄黍鸡肉桃葱皆辛。（《灵枢·五味》）

以小治小者，其功小，以大治大者，多害，故其已成脓血者，其唯砭石铍锋之所取也。（《灵枢·玉版》）

先巫者，因知百病之胜，先知其病之所从生者，可祝而已也。（《灵枢·贼风》）

理血气而调诸逆顺，察阴阳而兼诸方，缓节柔筋而心和调者，可使导引行气。疾毒言语轻人者，可使唾痈呪病。爪苦手毒，为事善伤者，可使按积抑痹。（《灵枢·官能》）

肾有久病者，可以寅时面向南，静神不乱思，闭气不息七遍，以引颈咽气顺之，如咽甚硬物，如此七遍后，饵舌下津令无数。（《素问遗篇·刺法论》）

第十章 摄生与康复

摄生与康复都是养生内容，即颐养生命。摄生，即无病之摄养，目的是预防疾病与延缓衰老。康复，则是大病将愈，残邪未尽，或因病致残的恢复健康活动。

第一节 摄　　生

摄生是《内经》“治未病”的内涵之一。在有关衰老理论的基础上，《内经》确立了顺应自然、摄神为先、贵为中和、综合调养等摄生原则，形成了顺时调养、和谐社会以及从精神、饮食、起居、运动等方面调养的摄生方法，发明了调神、导引、吐纳、服饵等多种摄生技术，初步建立了中医学摄生体系，经过后世发展，中华民族的保健之学，洋洋大观，在世界保健学大系中独树一帜。

一、摄生学说基础

（一）天年论

《内经》将天赋的年寿称作天年，也就是自然寿命。《灵枢》有“天年”之篇，《素问·上古天真论》亦有“尽终其天年”之语，天年是《内经》有关生命规律的重要术语。

1. 物种天年

古人早就认识到万物（指有生之物）皆有生死“天数”，《庄子·逍遥游》说：“小年不及大年”，并提出朝菌以月为期、蟪蛄以年为期，而冥灵、大椿以千年为期，是说物种固有的自然寿命。《内经》接受了这种思想，《素问·六微旨大论》说：“化有小大，期有远近”，高世栻注之曰：“生化有小大，死期有远近，如朝菌晦朔，蝼蛄春秋，此化之小、期之近者也；冥灵大椿，千百岁为春，千百岁为秋，此化之大、期之远者也。”

人类作为自然物种之一，也自有其物种寿限。《内经》约其数为百岁。如《素问·上古天真论》说：“上古之人，春秋皆度百岁。”《灵枢·天年》也说：“百岁，五脏皆虚，神气皆去，形骸独居而终矣。”王冰注《上古天真论》引《尚书·洪范》一百二十岁。王充《论衡·气寿篇》谓：“百岁之数，盖人年之正数也。犹物至秋而死，物命之正期也。”现代研究，从人类成熟期、细胞分裂次数等不同方法计算，约为120～150岁，与古人认识大致相合。

2. 个体寿数

作为物种固有其天年概数，但并不是说人类个体皆可享此寿数，人类个体的预享寿数在出生之时即定，张介宾谓之“天定”，徐大椿谓之“定分”。主要决定于遗传因素，与个体祖辈寿数有关，有家族倾向；同时与父母生殖精气的强弱、和谐与否，胎儿孕养有关。以上两个方面，共同构成个体的先天禀赋，是人生所享寿数的基础。《灵枢·天年》从男女媾精、胚胎生成，母体养胎、形立神具而成人的过程，表述了对人类个体生命来源的认识，提出“失神者死，得神者生”的神气盛衰存亡的生命决定论，并通过考察面部发育情况和基本生理机能强弱，预测个体寿数，体现了《内经》对个体寿数已经有了较为科学而系统的认识。如《灵枢·天年》说：“使道隧以长，基墙高以方，通调营卫，三部三里起，骨高肉满，百岁乃得终。”鼻孔深长，头面部骨肉丰满，面部血脉充盛，则禀赋强壮，先天发育良好，长寿有基。又说：“五脏坚固，血脉和调，肌肉解利，皮肤致密，营卫之行，不失其常，呼吸微徐，气以度行，六腑化谷，津液布扬，各如其常，故能长久。”五脏六腑发育良好、机能健全，则气血得以化生，津液润养全身，精神魂魄旺盛；特别是呼吸微徐，则脏气安定，神气内守而不外泄，是肺主治节良好之征；荣卫气血运行通利和调，循常不乱，则脏腑肢节得养；腠理致密，则不受邪侵扰。“如是则内外调和，邪不能害，耳目聪明，气立如故”（《素问·生气通天论》）乃长寿之征。

3. 生命过程

《内经》认为，人的生命运动是一个生、长、壮、老、死的客观过程。如《素问·阴阳应象大论》论阴阳为“天地之道，万物之纲纪，变化之父母，生杀之本始”，这里“生杀”“变化”，就是对有生之物生命过程的简要概括。又如《素问·六微旨大论》：“出入废则神机化灭，升降息则气立孤危。故非出入则无以生长壮老已，非升降则无以生长化收藏。”将生长壮老已与生长化收藏并提，认为有生有死、少壮衰老是有生之物的普遍规律。《内经》有两篇论述这个过程：一是《灵枢·天年》，描述从出生到死亡的人生全过程，其中的主线是精气自然盛衰制约的身心变化，以十岁为一个阶段；二是《素问·上古天真论》，描述女子以七岁为阶段，由一七而至七七，男子以八岁为阶段，由一八而至八八，生殖机能盛衰的过程。它截取生命过程中的一段，以生殖能力变化为主线，同时伴随机体生理变化，两者具有同步盛衰的特点。具体内容已见本篇第一章第二节。这两段虽侧重点不同，但皆论生命过程，其规律是由少而壮、盛极必衰、最终消亡，它似乎是一种哲理，更有着坚实的实践观察基础。《内经》的论述，不仅为中医摄生学说奠定了理论基础，对于确立人生各阶段的摄生原则也有直接指导意义。

（二）衰老论

衰老是生命体在正常环境下发生的机能减退、逐渐趋向死亡的现象。它是生命过程的必然阶段，不可避免，也不可抗拒。人类的任务是，认真研究其规律与机制，延缓其进程，预防早衰，尽终天年。

1. 衰老进程

《内经》认为，衰老从四十岁开始。《灵枢·天年》说：“四十岁，五脏六腑，十二经脉，皆大盛以平定，腠理始疏，荣华颓落，发颇斑白，平盛不摇，故好坐。”平盛不摇，是指发育盛极，不再生长，而肌腠松懈，容颜失润等现象则是始衰的表现。《素问·阴阳应象大论》也说：“年四十，而阴气自半，起居衰矣。”阴气，这里指的是肾气，代表先天精气，此时已经消损过半，譬如“日中则昃，月盈则亏”，衰退即开始。

此后，衰老变化进一步发展，其进程如《阴阳应象大论》所说：“年五十，体重，耳目不聪明矣；年六十，阴痿，气大衰，九窍不利，下虚上实，涕泣俱出矣。”《天年》则说：“五十岁，肝气始衰，肝叶始薄，胆汁始减（原作滅），目始不明。六十岁，心气始衰，苦忧悲，血气懈惰，故好卧。七十岁，脾气虚，皮肤枯。八十岁，肺气衰，魄离，故言善误。九十岁，肾气焦，四脏经脉空虚。百岁，五脏皆虚，神气皆去，形骸獨独居而终矣。”前者论衰老的部分过程，重在警示不知养生则致早衰，其衰老之序如此；后者则论衰老的全部过程，生命力由虚而衰、由衰而竭，最后不免死亡。

2. 衰老征象

《内经》论衰老过程，主要从以下几个方面述其征象：①头面部征象：如颜面憔悴，荣华颓落等。②躯体形态征象：如发白发落，皮枯齿槁等。③生理机能变化征象：如耳失聪，目不明，感觉迟钝，身重懒动，好坐好卧等。④生殖机能变化征象：女子月经紊乱闭止，男子阳痿精薄，丧失生育能力。⑤情绪变化征象：如苦悲忧等。综合《上古天真论》《阴阳应象大论》《天年》等篇内容，将随年龄增长而依次出现的衰老征象列表如下：

表 10－1　衰老征象

年龄变化	头面部征象	躯体形态变化征象	生理机能变化征象	生殖机能变化征象	情绪变化征象
四十岁（五七—六七）	面始焦，荣华颓落	腠理疏，发始白，发堕，齿槁	起居衰，好坐		
五十岁（六八，七七）	颜面憔悴	发鬓斑白，形体衰坏	耳目不聪明，身体重，行步不正	地道不通，女子“无子”	
六十岁（七八—八八）		齿发去，筋骨懈堕，形体皆极	气大衰，好卧，九窍不利，涕泣俱出	阴痿，精少，男子“无子”	苦悲忧
七十岁		皮肤枯			
八十岁			魄离，言善误		

3. 衰老机理

衰老有两种，一是自然衰老，即生理性衰老；二是因病致衰，即病理性衰老。临床多因病致衰，需要预防，而生理性衰老则力求延缓，两者均是摄生的内容。这里主要讨论《内经》对生理性衰老发生及进展机理的认识。

（1）先天精气自然衰竭论　《灵枢·天年》在论述人生百年历程时，首先提出“其气之盛衰以至其死”的论题，以“气”作为生命过程的主导因素。此气即由父母生殖之精阴阳和合而生成，藏舍于后代个体胚胎之中，概称先天精气。精作为先天的生命物质，发育成脏腑经络、组织器官，生成营卫气血；精化为气，这种气化活动激发与维持生命运动，显示出各种生命现象。由于精气源于先天遗传，有自然盛衰的规律，它又制约脏腑经络、营卫气血的生理活动，从而使人的生命过程整体呈现生、长、壮、老、死的有序运动，那么中年之后就是衰老阶段的开始，以后随着年龄增长，由衰至竭而生命结束。此为衰老机理之大体。

衰老的具体过程及其机制，《天年》说：“五十岁，肝气始衰，肝叶始薄，胆汁始减（原文作'滅')""六十岁，心气始衰……血气懈惰""七十岁，脾气虚""八十岁，肺气衰，魄离""九十岁，肾气焦，四脏经脉空虚""百岁，五脏皆虚，神气皆去，形骸独居而终矣"。这里的五脏之气，就是对先天精气制约下人体生理机能的概括，它们随着先天精气的衰竭而依次虚衰，最后"神气皆去"，标志着在生命主体五脏皆已衰竭之后，生命之本原先天精气也即败亡，生命即告终结。这里五脏气衰的次序，以五行相生次序展开，正如杨上善所说："肝为木，心为火，脾为土，肺为金，肾为水，此为五行相生次第，故先肝衰次第至肾也。"(《黄帝内经太素·摄生之二寿限》)这样的次序，与自然界季节递迁的五行相生顺序相合，符合"人与天地相参"的观念，至于其生理意义，有待于进一步研究。

(2) 脏腑衰竭论 《内经》以脏腑为生命活动的主体，认为一切生命现象都是脏腑机能活动的体现，因而是脏腑衰竭导致了衰老的发生与进展。主要体现在两个方面：一是脏腑先天禀赋强弱能影响寿命。《灵枢·本脏》论五脏"小大高下坚脆端正偏倾"，六腑"小大长短厚薄结直缓急"，并特别指出"五脏坚固"者多长寿，"五脏皆不坚"者易夭折。禀赋强者，脏腑机能旺盛、协调，耐劳而持久；禀赋弱者，脏腑机能易于衰疲，不能耐久。二是衰老征象是脏腑机能普遍衰退的表现。如《素问·上古天真论》等篇所述，齿发脱落、筋骨懈惰、健忘、耳目失聪属于肝肾；气血运行迟缓、皮肤松弛、感觉迟钝、情绪不稳属于心肺；肌萎无力、身体沉重属于脾胃。说明衰老是体内生理机能普遍的、系统的退行性变化，不是单一脏器的衰竭，故称为"五脏皆衰"。在五脏衰竭中，《内经》特别强调脾肾。

①肾气衰竭：《素问·上古天真论》以问答形式，讨论人的生殖能力盛衰与相伴随的生长衰老过程及其主导因素是肾气衰竭："人年老而无子者，材力尽邪？将天数然也？""五八，肾气衰，发堕齿槁。……八八，天癸竭，精少，肾脏衰，形体皆极。"并云："肾者主水，受五脏六腑之精而藏之，故五脏盛，乃能泻。"姚止庵《素问经注节解》注云："男女之壮也，并始于肾气之壮实，其后（当为"弱"字）也，亦由肾气之衰微，人之盛衰，皆本原于肾，此故总以肾结之。"

肾气衰竭主导衰老发生与进程的机制有二：一是肾气代表的先天精气自然盛衰规律。这是由于肾在五行属水，万物生于水，而人之先天精气藏舍于肾，即后世所称肾为"先天之本"。在衰老过程中，肾气衰竭表现在肾藏精、主骨、生发、齿为骨之余绪，因而出现老人骨脆易折、行动迟缓乏力、发白发脱、齿摇枯落、耳聋、健忘以及性生殖机能衰退等衰老征象。二是肾气衰竭影响其它脏腑，间接促进衰老。一方面，肾气衰竭导致五脏机能减退，生化力薄弱；另一方面，五脏机能减退，后天生化能力薄弱亦不能输精于肾，滋养、补充肾气，促使肾气进一步衰变，故五脏不强则肾气不壮，体质虚弱，加速衰老进程。

②脾胃衰竭：脾胃在五行中属土，万物无土不生，五行无土不成，而脾胃之与人体，纳饮食以生化气血，主升降为阴阳枢机，对生命力的衰旺关系颇重，被称为"后天之本"，并说"人无胃气（合脾胃而言）曰逆，逆者死。"(《素问·平人气象论》)脾胃之气关系到人体衰老过程主要表现在两个方面：

一是脾胃衰落直接影响生理性衰老过程。脾胃化生后天精气滋养先天精气，脾胃机机能不旺则肾气无从补益，加速其衰老进程，故《素问·上古天真论》论述人体衰老过程，先说"阳明脉衰，面始焦。"同时肌肉无力、四肢懈惰而好卧。张志聪《黄帝内经素问集注》注《上古天真论》说："老年之人能饮食而脾胃健者，尚能筋骨坚强，气血犹盛"，能延年益寿。

临床众多益寿方从脾胃立论即是明证。

二是脾胃衰、百病生，加速病理性衰老。李杲《脾胃论·脾胃虚实传变论》说："元气之充足，皆由脾胃之气无所伤，而后能滋养元气""脾胃之气既伤，而元气亦不能充，而诸病之所由生也。"各种疾病，特别是慢性病，久必及肾，加速衰老，而"补后天以生先天"则是其治疗大法。

(3) 阴阳盛衰论　阴阳盛衰变化是自然界万物和人体发生、发展变化及至衰败的基本规律，因而《内经》称阴阳为"天地之道""生杀之本始"。以阴阳之理探索衰老机制，概括而言，则生长阶段属于阳，盛极必衰，衰老阶段属于阴。有如自然界时序的变迁，春夏温热为阳，热极转寒，则秋冬为阴，即如《素问·阴阳应象大论》所说："阳生阴长，阳杀阴藏。"具体而言，在衰老阶段，以阳气衰竭为主导，无形的脏腑之气衰损，不能气化阴精，反致痰饮瘀血等秽浊有形之物储留，是为阳衰阴盛。于是，一方面真元阴精匮乏，皮肤失润而枯皱，肌肉失养而萎缩，骨髓不充而乏力，脑髓空虚而健忘、耳聋；另一方面阴浊之物有余，涕泣涎唾多而不摄，痰浊瘀血多而淤积。积于目中为目障云翳，积于脉络为麻木疼痛，积于皮下为浮肿痰核，积于内脏为眩晕、胸闷、咳喘、心悸、冥瘕等。因此历代医家强身缓老方多以温阳化浊，养气通脉，滋阴壮阳为法。

除上述以外，还有从气血理论探讨衰老机制，如气虚血瘀学说等。

(三) 寿夭论

《灵枢·天年》设问："人之寿夭各不同，或夭（或）寿，或卒死，或病久，愿闻其道。"寿者百岁，尽终天年；夭者"中寿而尽"、"半百而衰"。寿夭是医学探讨的根本问题之一。就《内经》的基本论点而言，寿夭的原因涉及先天禀赋、后天调养、生存环境三个方面。

1. 先天禀赋

先天即胚胎时期，个体出生之前的受孕胎养情况是形成先天禀赋的基础，《天年》列出"人之寿百岁而死"的先天禀赋内容与特点。它影响衰老过程，主要体现在两个方面：

(1) 亲代遗传　《天年》：人之始生"以母为基，以父为楯。"个体生命由父母生殖之精阴阳交感结合而成，父母之精是遗传的基础，对于后代衰老过程影响极大。一是父母亲代寿夭影响后代寿夭，亲代高寿者后代多寿长，反之则寿短，主要通过遗传决定后代先天之精的强弱。二是血缘远近影响后代寿夭，古人早就知道"同姓不婚，恶不殖也。"（《国语·晋语四》）、"男女同姓，其生不蕃。"（《左传·僖公二十三年》）即因近亲婚配，阴阳之精不相和谐，使后代体弱夭折。三是健康状况与嗜好影响后代寿夭。如张介宾说："凡寡欲而得之男女贵而寿，多欲而得之男女浊而夭。"（《类经·藏象类》）"多饮者子多不育，盖以酒乱精，则精半非真而湿热胜也。"（《类经·疾病类》）

(2) 孕期护养　妊娠阶段是胎儿脏腑组织发育的时期，母体的饮食营养、情志状况、起居劳逸以及外感邪气等均通过气血影响胎儿，对后代先天禀赋强弱关系很大，从而影响其衰老过程，特别是嗜好烟酒、惊恐、过劳及身患热病，均能伤胎，影响后代个体的先天禀赋。

先天禀赋强弱主要是通过脏腑，特别是肾气自然盛衰规律，从两个方面影响衰老过程。一是衰老的起始年龄，二是衰老速度。强者衰老晚至，速度缓慢；弱者衰老早至，速度较快。古今各地有所谓长寿家族，说明先天遗传是寿夭的重要因素；同时，自古以来的严禁近亲婚配、注重胎孕期保健等优生措施，可以提高人群平均寿命，则说明先天禀赋影响寿命的另一方面。

2. 后天调养

《天年》回答“其不能终寿而死”的原因说：“其五脏皆不坚，使道不长，空外以张，喘息暴疾，又卑基墙，薄脉少血，其肉不石（实），数中风寒，血气虚，脉不通，真邪相攻，乱而相引，故中寿而尽也。”也就是说，先天禀赋既已薄弱，后天又失于调养，则正虚不能御邪，邪盛更致精衰，必然减寿。反之，先天禀赋强壮，后天又着意调养，则强者更强，必然寿尽天年，或者增寿。那么，虽然先天禀赋弱，但后天加意调养，即所谓能“后天补先天”者，则早衰可以避免之目标亦可期。正如张介宾所说：“夫人生器局，既禀于有生之初，则其一定之数，似不可以人力强者，第禀得其全而养能合道，必将更寿；禀失其全而养复违和，能无更夭？故知之者，下可以希中，中可以希上；不知者，上仅得其次，次仅得其下矣。所谓天定则能胜人，人定亦能胜天也。”（《类经·藏象类》）后天调养，主要是情志、环境、劳逸、饮食、房事、嗜好及起居等因素的影响。

3. 生存环境

生存环境包括自然环境和社会环境。社会环境主要指社会的、经济的、科学技术的，特别是医学科学发展的阶段、状态和水平，是社会学研究的课题。自然环境主要指气候、地域等。

（1）气候　《内经》将基本的气候因素称作“六气”，是人生存的基础；过于剧烈的气候变化能致人以病，称作“六淫”，系外来邪气。气候灾变对人群及个体的直接伤害，气候剧烈变化引发的外感病、尤其是疫病，都是影响寿夭的基本因素。《素问·四气调神大论》说：“贼风数至，暴雨数起，天地四时不相保，与道相失，则未央绝灭，唯圣人从之，故身无奇病，万物不失，生气不竭。”

（2）地域　《素问·五常政大论》说：“东南方阳也，阳者其精降于下，故右热而左温；西北方阴也，阴者其精奉于上，故左寒而右凉。”“阴精所奉其人寿，阳精所降其人夭。”我国的地域特点是西北高，气候寒冷；东南低，气候温热。《内经》认为，寒冷的气候环境使人寿长，温热的气候环境使人寿短。其原因，原文继续分析说：“高下之理，地势使然也。崇高则阴气治之，污下则阳气治之。阳胜者先天，阴胜者后天，此地理之常，生化之道也。”“高者其气寿，下者其气夭，地之小大异也。小者小异，大者大异。”地势高气候寒冷者，阴寒之气用事，生化缓慢而晚成晚衰；地势低气候温热者，阳热之气用事，生化迅疾而早成早衰。这涉及环境温度、同纬度垂直高度对生命过程影响的课题，有其实践基础，也值得进一步探索。

二、摄生原则

在天年论、衰老论、寿夭论的基础上，《内经》重视摄生，摄养于未病之先，即所谓“治未病”。其作用有二：一是防病，预防病理性衰老；二是健身，延缓生理性衰老，以达“尽终其天年”的目的。

摄生原则是指贯穿于各种摄生方法之中，具有普遍指导作用的准则。《内经》的摄生原则可以概括为顺应自然、摄神为先、贵为中和、综合调养等。

1. 顺应自然

人是自然界的产物，只有依靠大自然提供适宜的环境和必要的物质才能生存。与此相应，在漫长的进化过程中，人类个体也形成了适应自然的生命机制，以保证人类生存、延续和发展。摄生就是要使自己的活动主动顺应自然，“与天地如一”（《素问·脉要精微论》），以保持“生气不竭”（《素问·四气调神大论》）而健康长寿。正如《素问·宝命全形论》所说：“人能应四时者，天地为之父母；知万物者，谓之天子。”

顺应自然的摄生原则，主要是掌握大自然的时空变化规律，并适应性地调节人的摄生活动，诸凡生活起居、形体劳逸、饮食、情志、导引等方面，均应作到时顺、地宜，故《素问·阴阳应象大论》说：“治不法天之纪，不用地之理，则灾害至矣。”治，这里作治身养生解。一是顺应四时昼夜阴阳消长特点，如《素问·上古天真论》以养生“法于阴阳”为原则。在四季，有《素问·四气调神大论》的“春夏养阳，秋冬养阴”；在一日，有《素问·生气通天论》“暮而收拒，无扰筋骨，无见雾露。”二是因地制宜，不同地域有不同的摄养方法，如《素问·五常政大论》说：“西北之气散而寒之，东南之气收而温之。”虽讲治则，亦用于指导摄生。

2. 摄神为先

“形与神俱”为健康的标准，也是摄生追求的目标。形虽为神之舍，但形静而神动，神又是形之主宰，生命活力在于神，因此强调摄生以摄神为先。如《灵枢·本脏》也说：“志意者，所以御精神，收魂魄，适寒温，和喜怒者也。”“志意和则精神专直，魂魄不散，悔怒不起，五脏不受邪矣。”认为精神活动能够影响脏腑生理。《素问·灵兰秘典论》以心为君主之官，而“主明则下安，以此养生则寿”“主不明则十二官危，使道闭塞不通，形乃大伤，以此养生则殃。”心主宰精神活动，通过神气来协调脏腑。主明，就是心神清明，从调摄而来。诚如张介宾所说：“欲得其门（圣人养生之道），当自养心保身始。”（《类经·阴阳类二》）李中梓亦云：“不根于清静者，即是邪道。”（《内经知要·摄生》）

摄神在摄生学说中应用广泛，它不仅指导一般精神活动的颐养调节，而且在各种摄生活动中，如饮食、劳作、导引等都有摄神要求，同时还在历代养生实践中创编了多种专门摄神功法和技术，成为中国养生文化的重要内容。

3. 贵为中和

《内经》认为，世界的本然秩序是和谐，无太过不及。亦称中和。在自然界，天地之气中和，则风调雨顺，四时递迁，万物化生；在人，脏腑经络气血中和，则健康长寿，尽终天年。凡有太过不及，即是不和谐之反常，在自然界为灾害，在人则表现为疾病。其机理可用阴阳相反相成来说明和演绎，如《周易·系辞》“一阴一阳之谓道”，后世又补充“偏阴偏阳之谓疾”（元·李鹏飞《三元延寿参赞书有欲不可绝篇》）。用以分析人的健康，《素问·生气通天论》说：“阴平阳秘，精神乃治。”这里的“平”“秘”就是中和。反之，“两者不和，若春无秋，若冬无夏”即成疾病。正如《素问·经脉别论》所说：“春秋冬夏，四时阴阳，生病起于过用，此为常也。”即六气失其和则成六淫为邪；饮食、劳作、情志太过，亦能为害而成病因。“因而和之，是为圣度”，则是运用中和思想摄生防病的依据。这种思想贯穿在《内经》整个养生方法中，《灵枢·本神》说：养生要“节阴阳而调刚柔”，《素问·生气通天论》则说：“是以圣人陈阴阳，筋脉和同，骨髓坚固，气血皆从。如是则内外调和，邪不能害，耳目聪明，气立如故。”陈阴阳，即调节阴阳使之平和，亦中和之义，如饮食调养要“谨和五味”（《素问·生气通天论》）等。正如滑寿《难经本义》注四十九难云：“夫忧思恚怒、饮食动作，人之所不能无者，发而中节，乌能为害？过则伤人必矣。故善养生者，去泰去甚，适其中而已。昧者拘焉，乃欲一切拒绝之，岂理也哉！”

4. 综合调养

影响寿夭的因素是十分复杂的，除先天禀赋外，还涉及环境、气候、精神、饮食、起居等多方面，因此，必须综合调养，才能臻于寿域，故《素问·上古天真论》有顺四时、适起居、避虚邪、节饮食、调情志、忌妄劳、和术数等综合调养的记载。《灵枢·本神》也说：“故智者之养生也，必顺四时而适寒暑，和喜怒而安居处，节阴阳而调刚柔。如是则僻邪不至，长生久视。”论证的还是综合调养思想。

综合调养是传统摄生学说的重要原则，如《庄子·达生》说：“善养生者，若牧羊然，视其后者而鞭之。”形象表述了综合调养的内涵和意义。盖健康长寿是生命活动多方面的综合效应，因其一劣，则如木桶有缺，贮水必失。故传统摄生学说讲究先后天并重，重优生以壮先天，贵调养以强后天；内外兼顾，外以避暴力伤伐、邪气侵袭，内以节饮食情志调养脏腑气血；形神共养，静以养神，动以养形，动静结合，形与神俱。此外，在综合调养的基础上，《内经》更强调摄养生活化，提倡健康科学的生活方式，将各种摄生方法的实施，成为自觉的行动。

三、摄生方法

1. 虚邪贼风，避之有时

《灵枢·九宫八风》将四时不正之气称作“虚邪贼风”，其本义已甚古朴，但实质与后世所称的六淫之邪是相通的。由于它的产生与季节有密切关系，所以《素问·上古天真论》提出对于虚邪要“避之有时”，是一种预防外感病，乃至于疫病的方法。如春避风温，夏避酷暑，长夏避湿浊，秋避燥邪，冬避严寒。而当久旱酷热或湿热秽浊的季节，又极易滋生疫疠之邪，故《素问遗篇·刺法论》提出，在疫病流行季节，要“避其毒气”，即后世实施的远离传染源的措施。

2. 和调情志，摄养精神

（1）调和七情

《灵枢·天年》提出，智者养生“和喜怒”，即运用人类意志所具有的主观能动作用，在过激之七情发作之前，自觉化解。其方法多种多样，如节制激情法、转移情绪法、以情胜情法等。

（2）愉悦自得

《素问·上古天真论》说：“以恬愉为务，以自得为功。”充分利用喜乐这种良性情绪对气血的和调畅达作用，保健身心。其方法主要是自我愉悦，如自我安慰，知足常乐；主动发现和寻找生活情趣，自得其乐等。

（3）四时调神

按照四季气象特点，调节神志活动。据《素问·四气调神大论》，其主要方法是：春季，畅达愉悦情志和好生之德，禁忌忧郁恚怒和杀伐之意；夏季，振奋精神，积极进取，成就事业；秋季，情志要安定宁静，适当收敛精神；冬季，精神活动宜相应内向保守，避免烦扰外向。

（4）恬惔虚无

心态安闲清静，了无杂念，以虚静养神，维护体内气化活动的良好环境。《素问·上古天真论》说："恬惔虚无，真气从之。"具体方法是，达观为怀，于事于物顺其自然，不强求得失；控制嗜欲，无贪求、无烦扰；培养优雅情趣，寄虚静于"有为"之间，如琴、棋、书、画等。正如《素问·阴阳应象大论》所说："是以圣人为无为之事，乐恬惔之能，从志快欲于虚无之守，故寿命无穷，与天地终，此圣人之治身也。"

(5) 精神内守

《素问·上古天真论》"精神内守，病安从来"，又"独立守神"，《素问·生气通天论》"传(抟)精神"均是。其方法主要是通过入静、意守等专门技法，使精神收敛于内而不外驰，从而达到充养精气、和畅气血的目的。如众多静功和各门派气功中的调心法。

3. 食饮有节，谨和五味

(1) 谨和五味

这是有关饮食品质的摄生方法。《素问·生气通天论》说："阴之所生，本在五味；阴之五宫，伤在五味。"因而提出"谨和五味"的摄生方法，正如《素问·脏气法时论》所说："毒药攻邪，五谷为养，五果为助，五畜为益，五菜为充。气味合而服之，以补精益气。"虽指毒药攻邪后的食养法，但用以说明"谨和五味"的具体方法却也很贴切，即合理调配各种谷肉果菜，无令有偏，以使其气味匀平和谐，满足人体精气化生的需要。此外《内经》提出，反对偏嗜，特别是嗜食肥甘厚味和酗酒，应当成为摄生的基本要求。

(2) 饥饱中适

这是有关进食量的摄生方法。《素问·痹论》说："饮食自倍，肠胃乃伤。"饥饿使人精气不足，而饱食伤肠胃，亦致人以病。其实，饱食岂止是伤肠胃，还能酿痰、生火、滞气、瘀血，加速衰老。因此应当控制食量，基本要求是饥饱适中，反对暴食，尤忌过饱。此外，饮食之量亦与进食时间有关，晚餐过量为害尤甚，因而更应注意节制食量。

(3) 讲究食法

注重进食方法，《素问·上古天真论》有"美其食"之说，本义是控制嗜欲，以粗淡饮食为甘美，但用于表述进食时的心态，欲其和平愉悦、精神专注，忌其郁怒忧恐、心不在焉，符合摄神为先的原则。此外，进食方法还重视食物寒温中适，食后忌寝卧或剧烈运动而宜漫步等。

(4) 饮食以时

《灵枢·五味》说："谷不入，半日则气衰，一日则气少矣。"指出食物化为精气的生理节律。摄生要养成一日三餐定时进食的习惯，以适应消化机能的生理节律。此外，饮食以时还包括顺应四季特点选择食物的方法，如冬气寒凉，宜食具有温热性质的食物。

4. 起居有常，不妄作劳

(1) 起居有常

主要是顺应四时、昼夜规律起居作息。《素问·四气调神大论》提出春三月"夜卧早起"、夏三月"夜(《太素》作'晚')卧早起"、秋三月"早卧早起，与鸡俱兴"、冬三月"早卧晚起，必待日光"四季作息时间表。《素问·生气通天论》《灵枢·营卫生会》提出一日之中天人阴阳消长规律及其起居方法："气至阳而起，至阴而止""与天地同纪"，即"日出而作，日入而息"之意，以当地真太阳时为准。

(2) 居住环境

《内经》有“居处”不良致病之说，如《素问·阴阳应象大论》“地之湿气，感则害人皮肉筋脉。”《素问·痿论》则有“有渐于湿，以水为事”“居处相(《太素》‘相’作‘伤’）湿”而成痿病的记载。因而，居住环境自然与人文环境，如气候、水土、风俗等条件，也是摄生讲究的内容。理想的环境应是气候寒温、干湿相宜，水土软硬适中，风俗朴实和善为佳。此外，《素问·五常政大论》还有地势高低影响寿命之说，“高者其气寿，下者其气夭”，故古之僧道养生家多选深山古刹作修养选址，除了气候、水土条件外，还有地势因素。

(3) 不妄作劳

此言劳作是必要的，但不宜过劳，正如孙思邈《千金要方·养性》所说：“养性之道，常欲小劳，但莫大疲及强所不能堪耳。”其中包括掌握劳作强度和实施劳逸结合等，还与个体的体质和耐受强度、精神状态和环境条件等有关。

5. 房事和合，节宣得宜

《素问·阴阳应象大论》有“能知七损八益则二者（阴阳）可调”之论，“七损八益”被认为是房中术，并列为保健法之一；此外，王冰在注解《素问·生气通天论》“两者不和，若春无秋，若冬无夏，因而和之，是为圣度”时说：“圣人不绝（男女）和合之道”，说明《内经》主张欲不可绝。饮食男女，人之大欲所在，乃正常生理需求；鳏寡独居，男女无合，多生郁疾，夫妻恩爱多臻寿域。但欲又不宜纵，纵欲伤肝肾、耗精血，又为摄生之大忌，故男女情欲，不可绝亦不宜纵，贵在节宣得宜。至于如何“节宣得宜”，要视年龄、季节、心身状况而定，总以心身欢愉而不疲为度。

6. 和于术数，适当补养

术数，这里指专门的摄生技术或技巧，其范围很广，诸凡炼形、导引、吐纳、针灸、药饵等均是。

(1) 锻炼形体

《素问》的《宝命全形论》说：“知养身(《太素》‘身’作‘形’)”，即形体锻炼。《移精变气论》有“动作以避寒”。《后汉书·方术列传》“华佗传”引华佗语：“人体欲得劳动，但不当使极耳。动摇则谷气得销，血脉流通，病不得生，譬犹户枢，终不朽也。是以古之仙者为导引之事，熊经鸱顾，引挽腰体，动诸关节，以求难老。”并创“五禽之戏”，成为健身术的代表。其后，以运动健身的专门功法和套路，如易筋经、太极拳等，深为群众所爱。此外，养形还有四时、晨昏之宜。如《素问·四气调神大论》春三月“广步于庭，被发缓形”是散步，夏三月“无厌于日”是勤于劳作，冬三月“无泄皮肤，使气亟夺”是适当减少形体活动；《素问·生气通天论》“暮而收拒，无扰筋骨，无见雾露，反此三时，形乃困薄。”平旦、日中、日西三时当随人体阳气的盛衰而调节形体活动的量。

(2) 导引吐纳

《素问·异法方宜论》说中原人创制了导引，王冰注导引“摇筋骨，动支节”，按跻“抑按皮肤”“捷举手足”，是一种宣通阳气、疏通经络、强筋健骨的形体运动。又，《素问·上古天真论》真人“呼吸精气”、《素问遗篇·刺法论》闭气吞津治肾病，即后世所说的吐纳功法。导引吐纳等，作为健身功法，在传统保健学史上占有重要地位。

(3) 针灸药饵

针法疏通经络，灸法温运补虚，加之取穴配合，具有防病保健作用。如《灵枢·经脉》肾足少阴之脉“灸则强食生肉”，临床上常选取脾胃肾与任督经脉穴位，增强体质，预防疾病。此外，还可以服药防病、保健，如《素问遗篇·刺法论》服小金丹预防疫毒传染，后世还根据《内经》的调补保健思想，创制了众多的调补先天后天、脾肾五脏、气血阴阳的延年益寿的方药，可根据年龄、性别、体质等情况服用。

经文辑要

上古之人，其知道者，法于阴阳，和于术数，食饮有节，起居有常，不妄作劳，故能形与神俱，而尽终其天年，度百岁乃去。今时之人不然也，以酒为浆，以妄为常，醉以入房。以欲竭其精，以耗散其真，不知持满，不时御神，务快其心，逆于生乐，起居无节，故半百而衰也。夫上古圣人之教下也，皆谓之：虚邪贼风，避之有时；恬惔虚无，真气从之，精神内守，病安从来？是以志闲而少欲，心安而不惧，形劳而不倦，气从以顺，各从其欲，皆得其愿。故美其食，任其服，乐其俗，高下不相慕，其民故曰朴。是以嗜欲不能劳其目，淫邪不能惑其心，愚智贤不肖，不惧于物，故合于道，所以能年皆度百岁而动作不衰者，以其德全不危也。

上古有真人者，提挈天地，把握阴阳，呼吸精气，独立守神，肌肉若一，故能寿敝天地，无有终时。此其道生。中古之时有至人者，淳德全道，和于阴阳，调于四时，去世离俗，积精全神。游行天地之间，视听八达之外，此盖益其寿命而强者也，亦归于真人。其次有圣人者，处天地之和，从八风之理，适嗜欲于世俗之间，无恚嗔之心，行不欲离于世，（被服章）举不欲观于俗，外不劳形于事，内无思想之患，以恬愉为务，以自得为功，形体不敝，精神不散，亦可以百数。其次有贤人者，法则天地，象似日月，辨列星辰，逆从阴阳，分别四时，将从上古，合同于道，亦可使益寿而有极时。（《素问·上古天真论》）

春三月，此谓发陈。天地俱生，万物以荣。夜卧早起，广步于庭，被发缓形，以使志生；生而勿杀，予而勿夺，赏而勿罚。此春气之应，养生之道也。逆之则伤肝，夏为寒变，奉长者少。夏三月，此为蕃秀。天地气交，万物华实。夜卧早起，无厌于日。使志无怒，使华英成秀。使气得泄，若所爱在外。此夏气之应，养长之道也。逆之则伤心，秋为痎疟，奉收者少，冬至重病。秋三月，此谓容平。天气以急，地气以明。早卧早起，与鸡俱兴。使志安宁，以缓秋刑，收敛神气，使秋气平，无外其志，使肺气清。此秋气之应，养收之道也。逆之则伤肺，冬为飧泄，奉藏者少。冬三月，此谓闭藏。水冰地坼，无扰乎阳。早卧晚起，必待日光。使志若伏若匿，若有私意，若已有得，去寒就温，无泄皮肤，使气亟夺。此冬气之应，养藏之道也。逆之则伤肾，春为痿厥，奉生者少。

逆春气则少阳不生，肝气内变；逆夏气则太阳不长，心气内洞；逆秋气则太阴不收，肺气焦满；逆冬气则少阴不藏，肾气独沉。夫四时阴阳者，万物之根本也。所以圣人春夏养阳，秋冬养阴，以从其根，故与万物沉浮于生长之门。逆其根，则伐其本，坏其真矣。故阴阳四时者，万物之终始也，死生之本也。逆之则灾害生，从之则苛疾不起，是谓得道。道者圣人行之，愚者佩之。从阴阳则生，逆之则死，从之则治，逆之则乱，反顺为逆，是谓内格。是故圣人不治已病治未病，不治已乱治未乱，此之谓也。夫病已成而后药之，乱已成而后治之，譬犹渴而穿井，斗而铸锥，不亦晚乎？（《素问·四气调神大论》）

苍天之气，清净则志意治，顺之则阳气固，虽有贼邪，弗能害也。此因时之序。故圣人传精神，服天气而通神明。

阳气者，一日而主外，平旦人气生，日中而阳气隆，日西而阳气已虚，气门乃闭。是故暮而收拒，无扰筋骨，无见雾露，反此三时，形乃困薄。

是以圣人陈阴阳，筋脉和同，骨髓坚固，气血皆从。如是则内外调和，邪不能害，耳目聪明，气立如故。

是故谨和五味，骨正筋柔，气血以流，腠理以密。如是则骨气以精，谨道如法，长有天命。（《素问·生气通天论》）

夫精者，身之本也，故藏于精者，春不病温。（《素问·金匮真言论》）

能知七损八益，则二者可调，不知用此，则早衰之节也。

知之则强，不知则老，故同出而名异耳。智者察同，愚者察异，愚者不足，智者有余。有余则耳目聪明，身体轻强，老者复壮，壮者益治。是以圣人为无为之事，乐恬惔之能，从欲快志于虚无之守，故寿命无穷，与天地终，此圣人之治身也。

故治不法天之纪，不用地之理，则灾害至矣。（《素问·阴阳应象大论》）

人能应四时者，天地为之父母；知万物者，谓之天子。

一曰治神，二曰知养身，三曰知毒药为真，四曰制砭石大小，五曰知脏腑血气之诊。（《素问·宝命全形论》）

形与气相任则寿，不相任则夭；皮与肉相果则寿，不相果则夭；血气经络胜形则寿，不胜形则夭。

形充而皮肤缓者则寿，形充而皮肤急者则夭；形充而脉坚大者顺也，形充而脉小以弱者气衰，衰则危矣。若形充而颧不起者骨小，骨小则夭矣。形充而大肉䐃坚而有分者肉坚，肉坚则寿矣。形充而大肉无分理不坚者肉脆，肉脆则夭矣。此天之生命，所以立形定气而视寿夭者，必明乎此立形定气，而后以临病人，决死生。

墙基卑，高不及其地者，不满三十而死；其有因加疾者，不及二十而死也。

平人而气胜形者寿；病而形肉脱，气胜形者死，形胜气者危矣。（《灵枢·寿夭刚柔》）

故智者之养生也，必顺四时而适寒暑，和喜怒而安居处，节阴阳而调刚柔。如是则僻邪不至，长生久视。（《灵枢·本神》）

食饮衣服，亦欲适寒温。

食饮者，热无灼灼，寒无沧沧，寒温中适，故气将持，乃不致邪僻也。（《灵枢·师传》）

帝曰：人之寿夭各不同，或夭寿，或卒死，或病久，愿闻其道。岐伯曰：五脏坚固，血脉和调，肌肉解利，皮肤致密，荣卫之行，不失其常，呼吸微徐，气以度行，六腑化谷，津液布扬，各如其常，故能长久。

黄帝曰：人之寿百岁而死何以致之？岐伯曰：使道隧以长，基墙高以方，通调营卫，三部三里起，骨高肉满，百岁乃得终。

帝曰：其不能终寿而死者，何如？岐伯曰：其五脏皆不坚，使道不长，空外以张，喘息暴疾，又卑基墙，薄脉少血，其肉不石，数中风寒，血气虚，脉不通，真邪相攻，乱而相引，故中寿而尽也。（《灵枢·天年》）

第二节 康 复

疾病的康复行为是治疗的延续。《内经》在疾病观、疾病防治观的基础上，深入观察和研究疾病过程后期病损与病残的特点，确立了康复治疗原则和方法。在康复的指导思想方面，主要是整体康复观、辨证康复观、功能康复观和自然康复观，并以功能恢复为目标；在康复过程中，注重各种疗法的综合运用，辨证施术，强调医生与患者的合作、治疗与锻炼配合，心身并进，尤其是精神心理在康复中的重要作用。在康复方法方面，除使用药物外，重视针灸推拿、气功导引、饮食调养、精神调摄以及充分利用自然条件、创建各种自我锻炼的方法，为中医学康复医疗体系的形成奠定了基础。

一、康复学说基础

《内经》康复学说，是建立在它独特的疾病观、疾病防治观的基础之上的。

1.《内经》的疾病观与康复期病证

健康的人体及其生命活动，其自身的各种机能活动以及与其生存环境之间，在关系上是和谐有序、整体统一的。疾病就是这种和谐统一的破坏。因此，在病因学上，诸凡能扰动脏腑气血而为病者，如气候变化、起居饮食、情绪思维等，均属于病因范围。而对于疾病的发生，《内经》以“邪正相争”阐明其机理。“两虚相得，乃客其形”，疾病是各种致病因素与机体抗病能力相互作用的结果。这里所说的病因，是从审察病症所得，称为“审症求因”。它不以寻找理、化、生物等物质性致病因素作为确定病因的依据，而是从机体对致病因素的反应里求得，其实质是一种综合因素；在疾病的成因里，更强调机体状况，即正气盛衰对于疾病形成的基础性和主导性作用。关于疾病变化的机制，《内经》提出以脏腑、经络、气血津液病变为基础的表里出入、寒热进退、邪正虚实、气血运行紊乱和疾病传变等理论，着眼于动态分析整体机能失调的方式、状态和过程，并非从机体的组织形态和物量异常论病。

疾病过程进入后期或终末期，倘若邪气猖獗、正气衰败，其后果即死亡。但若邪气已衰，正气亦伤，则其结果有二，一是大邪已去，正气未复，或余邪未尽而残留，正气受伤而无力驱邪，是为病损不康状态，如《素问·五常政大论》所说“其久病者，有气从不康，病去而瘠。”这种情况多是疾病恢复期，或疾病进入迁延状态、慢性期、缓解期等，如急性热病瘥后诸证，《素问·热论》有“热遗”。二是疾病过程中已经造成身心严重损伤而致残，是为伤残不复状态，有形体功能残缺和神情伤残两类。康复期的病损不康和伤残不复，降低了生活与工作能力、影响生活质量，不仅病患者个人痛苦，也造成众多社会问题。康复期病证的特点，就疾病过程而言，大多为经久不愈的顽疾宿病；在疾病性质方面，多为虚实夹杂，以虚为主，而气血衰弱，津液亏虚，痰阻血瘀是其具有共性的病理基础。

2.《内经》的疾病防治观与康复期论治

在疾病观的基础上，《内经》提出“审机论治”的诊治原则，后世演化为辨证论治。其中的病机，是对疾病过程各阶段致病因素与机体相互作用所产生的整体机能失调状态非特异病理本质的概括，而“证”则成为诊断概念、治疗的对象，可因时、因地而异，又能因人而别，因而中医治疗学的基本特点是整体机能的宏观、动态之综合调节，并形成系统的治疗原则和方法，且有丰富的疗法进行临床实施。它的逆从求本、标本缓急、病治异同以及虚实补泻、寒热温清、因势利导等治则治法；它将治疗个体化，强调治患病之人；提倡各种方法配合应用，强调综合疗法等，其诊治观念和思路，具有注重生理机能的整体、动态地综合调节，在人与病之间更重视人、重个性的特点。对于疾病的预防，《内经》提出增强体质为核心的健身防病思想，制定了外以适应自然变化、内以促进机体抗病能力和机体协调能力的养生原则，并有效地指导各种自我健身方法的实施，在世界保健医学上独树一帜。

康复期的诊治，以上述理论为基础，突出以下思想：一是整体康复观。根据《内经》关于人与自然环境、与社会环境相统一，形神心身相统一的理论，认识康复对象的病理变化，确定相应的康复医疗原则和方法，如顺应自然、利用自然，因四时气候制宜，五方水土制宜，避免外邪的侵袭，“冬病夏治”“夏病冬治”，利用泥土、香花、泉水、阳光、空气等促进人体康复；又如重视社会环境对患者病理变化的影响，帮助其主动适应社会；再如形体康复与精神康复并重，注意养神康复。二是功能康复观。分两层含义，其一是秉承中医诊治学说的学术内涵，发挥其调节与恢复脏腑组织生理功能的优势；其二是注重功能训练，促使患者最大限度地恢复生活及工作能力。三是辨证康复观。主要是根据疾病康复期不同的病机，分别治疗，如疾病同而病机异，则康复之法异；疾病异而病机同，则康复之法同；同时也要辨证、辨病相结合，将疾病的特异性作为康复治疗的重要参考。四是自然康复观。《素问·五常政大论》说：“无代化，无违时，必养必和，待其来复。”强调康复是生命活动的自然过程，在康复过程中，人体自身的抗御疾病能力与病损恢复能力是基础与主导，而外来的各种治疗方法只能发挥协助、促进的作用，不可越俎代庖；同时，在康复方法上，也应尽力合于生命活动之自然，如使用天然药物、无创伤疗法等。

二、康复基本原则

1. 功能恢复原则

《内经》论病证注重从机能失调把握其本质，并进而运用各种方法进行综合调节，以促进健康恢复。对于康复期的病损和伤残，《内经》也充分利用和发挥这种特色与优势，确立了以功能恢复为主的康复原则。

从理论上讲，人的生命在于脏腑经络组织精气的有序运动，正如《素问·六微旨大论》所说：“是以升降出入，无器不有。故器者生化之宇，器散则分之，生化息矣。”“故非出入，则无以生、长、壮、老、已；非升降，则无以生、长、化、收、藏。”人体的运动、感知、言语交流、生活和职业等方面的功能，就是这种精气运动的表现。“出入废则神机化灭，升降息则气立孤危。”精气运动的逆乱或废止，即是疾病、死亡和伤残的机理所在。因此，在康复期既要通过针药等方法的被动治疗，促进和协调脏腑组织精气的气化活动，又要通过各种局部的或整体的主动训练，例五禽戏、洗髓易筋经、八段锦、太极拳等，最大限度地调动机体的生理潜力，促使生理功能的代偿或恢复，以使患者恢复日常生活、社会生活和工作能力。

2. 综合治疗原则

《素问·异法方宜论》提出“杂合以治”，可引申为对于病证采取多种方法和措施相结合的综合性治疗原则，如《素问·汤液醪醴论》治水肿涉及药物、针刺、运动、护理等多种治法，而这种原则同样适用于康复期病证的治疗。其应用，一是治养结合。如《素问·五常政大论》说："大毒治病，十去其六；常毒治病，十去其七；小毒治病，十去其八；无毒治病，十去其九。谷肉果菜，食养尽之，无使过之，伤其正也。不尽，行复如法。"《素问·脏气法时论》则概括为"毒药攻邪，五谷为养，五果为助，五畜为益，五菜为充。气味合而服之，以补精益气。"说的是饮食调养配合药物治疗。又如《素问·奇病论》论"息积"治法时，提出"不可灸刺，积为导引服药，药不能独治也。"说的是导引配合药物疗法。除饮食调理、导引外，其它如医疗气功、推拿按摩、体育锻炼以及各种自然疗法等，均属于广义的"养"，应当有机配合使用。二是各种治疗方法和措施相配合。其中主要是整体治疗与局部治疗相配合，如补泻脏腑经络气血以发挥整体调节的作用，同时也要注意伤残形体和功能的局部治疗；内治与外治相配合，如药物内服与外用药、手术同时进行等。

3. **心身并进，重视精神因素的原则**

谈到精神因素在疾病治疗中的作用，《素问·汤液醪醴论》有"精神不进，志意不治，故病不可愈"（全元起本为"精神进，志意治，故病可愈。"）之论，说明中医学已经认识到，精神心理是发挥疗效的综合因素之一，在疾病治疗中发挥着重要作用。在病证的康复期，由于患者久为病痛所苦、为伤残所困，往往情绪低落，乃至于精神崩溃，对于康复极为不利。这就要求患者在康复期保持良好的心态，振奋精神，以顽强的意志，实施治养等治疗方法，促进心身健康的恢复。

4. **因时、因地制宜的原则**

因时、因地制宜是中医治疗的基本原则，正如《素问·阴阳应象大论》所说："治不法天之纪，不用地之理，则灾害至矣。"对于康复期病证的治疗，同样也必须遵循这些原则。如《素问·五常政大论》说："其久病者，有气从不康，病去而瘠，奈何？……化不可代，时不可违。"要顺从四时气候的变化规律，指导用药、施针施灸等，调理脏腑，调畅气血，调节精神，以适应自然界的生、长、收、藏的变化，促进人体内外阴阳协调，达到康复目的。举例说，春季精神病的复发率较高，在临床康复医疗中就应特别注意春季的精神调摄，"以使志生"。又如《素问·异法方宜论》论述中国五方地域不同，地势高下差异，其自然气候、水土人情、饮食起居、生活习惯等也各有别，对人体生理体质、病理变化乃至于寿命均有一定影响，当然也影响着康复期病证，因此康复医疗还应因地制宜，施以针药，同时也要充分利用当地自然条件开展康复活动。例如对于痹证后期肢体功能轻度障碍的康复，西北方地高气寒，可用温泉浴和舞蹈疗法；而东南方低湿温暖，则可开展游泳运动。

5. **建立良好社会环境的原则**

社会环境包括个人的职业、经济状况、文化程度、语言行为及在社会的地位、与亲友或同事等的人际关系，还有整个社会能为康复医疗提供的条件和帮助等。个人的情况及与社会、人际之间的关系，都直接影响着人体精神活动，进而影响脏腑气血的生理功能及病理变化，也影响着康复活动的进行，因而康复期的医疗，一方面要求患者自觉淡泊名利，知足常乐，理解个人的社会角色，搞好人际关系，使患者主动适应社会环境的变化；另一方面也要尽力营造有利于康复的良好社会环境，包括生活和医疗两个方面。在医疗环境方面，《素问·疏五过论》指出："圣人之治病也，……从容人事，以明经道，贵贱贫富，各异品理。"《素问·方盛衰论》还提出"不失人情"，特别要求为医者不仅要有精湛的医术，而且应以良好的医德，给予康复期患者以人文关怀。

三、康复方法举隅

1. 针灸疗法

《内经》治病以针灸为主，对于康复期病证的治疗亦然。如用于痹证，《灵枢·周痹》说："刺此者，痛虽已止，必刺其处，勿令复起。……故刺痹者，必先切循其下之六经，视其虚实及大络之血结而不通及虚而脉陷空者而调之，熨而通之。"这是痹痛已止，仍需继续刺其处，预防复发；又如用于痿证，《素问·痿论》说："各补其荥而通其俞，调其虚实，和其逆顺，筋脉骨肉，各以其时受月，则病已矣。"又说"治痿者独取阳明"。这些针刺方法不仅用于痿证治疗期，其中"各以其时受月"所反映的因时施治原则，对于指导康复期治疗的选经选穴有一定意义。针灸疗法以其疏通经脉、调畅气血的治疗机理和优势，成为形体感觉、运动功能障碍康复医疗的主要方法之一。

2. 药物疗法

《内经》记载药方13首，其治疗对象多属于康复期病证，如用四乌贼骨一藘茹丸治疗血枯病。血枯闭经是妇科病康复治疗的主要病证之一，《素问·腹中论》说："此得之年少时有所大脱血，若醉入房中，气竭伤肝，故月事衰少不来也。"由于有形之精血不能速生，故用补益精血、调养肝肾、活血通络的雀卵、鲍鱼、乌贼骨与芦茹等药物，制为丸剂，缓收其功。康复期病证多虚实夹杂或久虚不复，以药物攻邪补虚，治疗复杂的病证，特别是滋阴壮阳、补气养血，为其所长，正如《灵枢·邪气脏腑病形》所说"诸小者，阴阳形气俱不足，勿取以针，而调以甘药也。"

在药物的剂型方面，除了丸散膏外，药酒也是常用的，如《素问·血气形志篇》说："形数惊恐，经络不通，病生于不仁，治之以按摩醪药。"王冰注："醪药谓酒药也。"即现今之药酒。将药物置于酒中浸泡，内服外敷，慢慢用之，最宜于筋骨皮肉之病证。

此外，药物外用在康复期病证的治疗中占重要地位，如《灵枢·经筋》马膏膏法治疗口眼㖞斜症，《灵枢·寿夭刚柔》热药熨法治疗寒痹。外用的药物多施于局部，可以直接作用于病灶，配合内服整体调理，更能增强疗效。

3. 导引按跻

《素问·异法方宜论》讨论不同地域易发不同病证，治法也不同，云：中央之地，"其病多痿厥寒热，其治宜导引按跻。"王冰注云："导引，谓摇筋骨、动肢节。按谓抑按皮肉，跻谓捷举手足。"导引是一种运动肢体，使之血脉畅通、轻柔灵活的身体锻炼方法，后世发展为医疗导引法和保健导引功，前者如《诸病源候论》所载多种病证的导引疗法，后者如五禽戏、易筋经、太极拳之类；而按跻则是一种抑按皮肉与运动肢体相结合的自我保健方法，其中专将抑按皮肉称为按摩，可自行实施，亦可施于他人，其作用亦在于通经活络、疏达气血。导引按跻治疗的多是痿厥一类肢体皮肉筋骨病证，这在康复期病证中占重要地位。

关于导引，前述主要是肢体导引，有的学者认为还应包括呼吸导引。如《素问·阴阳应象大论》"气虚宜掣引之"，王冰注云："掣，读为导，导引则气行条畅。"《素问·上古天真论》有"呼吸精气"的养生之法，即调整呼吸，引导气机，使之和调通畅的功法，可独行，亦多配合其它方法，如后世的气功。《素问遗篇·刺法论》就有："肾有久病者，可以寅时面向南，净神不乱思，闭气不息七遍，以引颈咽气顺之，如咽甚硬物，如此七遍后，饵舌下津令无数。”

4. 饮食调理

在康复医疗中，饮食可以发挥能养能治的作用，促进疾病的康复。

1. 以食养正

《素问·脏气法时论》说：“毒药攻邪，五谷为养，五果为助，五畜为益，五菜为充。气味合而服之，以补精益气。”即毒药攻邪，食以养正的原则。在康复医疗中，配合药物治疗，调配容易消化、富于营养、品种多样的饮食，能使因病、因药受损亏乏的正气，得以培育补充，恢复正常的生理活动，既防止正气虚馁散亡，也防止邪气散而复聚。如《金匮要略》十枣汤治悬饮，服药“得快下后，糜粥自养。”

(2) 以食疗病

《素问·五常政大论》说：“大毒治病，十去其六；常毒治病，十去其七；小毒治病，十去其八；无毒治病，十去其九。谷肉果菜，食养尽之，无使过之，伤其正也。不尽，行复如法。”药物以其气味阴阳之偏而纠疗疾病性质阴阳之偏，故当“无使过之，伤其正也”，其余邪未尽者，需“谷肉果菜，食养尽之”，即发挥食物的治疗作用，以尽余邪。其法，一是以食性之寒热，清扫寒热余邪之未尽；二是以五味之相宜益脏祛邪，如《灵枢·五味》载有五脏病人的“五宜”饮食方案，举例说，“脾病者，宜食杭米饭、牛肉、枣、葵”补脾退邪，“肝色青，宜食甘，杭米饭、牛肉、枣、葵皆甘”以缓肝之急。余脏类此。

(3) 饮食禁忌

对于康复期病证的治疗护理，《内经》开饮食禁忌之先河，如在《素问·热论》说：“帝曰：病热当何禁之？岐伯曰：病热少愈，食肉则复，多食则遗，此其禁也。”

5. 精神疗法

良佳的精神状态对于患者的康复至关重要，精神疗法能配合其它疗法促进康复，在某些情况下还可以发挥其独特的作用。《内经》中用于康复的精神疗法主要有三种：

(1) 祝由疗法

《素问·移精变气论》、《灵枢·贼风》均提到祝由治病。这种治疗方法，以对患者祝说的形式，分析其疾病缘由，影响其精神情绪，改变其精气失调状态，施之于疾病康复期，对于心身疾病，效果显著；对于一般形体疾病，配合治疗，也能解除病人的异常心态，稳定其精神情绪，有利于康复。其祝说的形式，据对历代祝由的考校，有着浓厚的神秘色彩，现已少有应用。

(2) 以情胜情

运用情志之间的阴阳五行制约规律，辅助治疗康复期病证，亦能起到移情调气促进康复的作用，如《素问·阴阳应象大论》“怒伤肝，悲胜怒”等。

(3) 开导说服

《灵枢·师传》说：“人之情，莫不恶死而乐生。告之以其败，语之以其善，导之以其所便，开之以其所苦，虽有无道之人，恶有不听者乎？”康复期治疗时间较长，争取患者的心身配合，必须予以开导说服，才能达到良好效果。其方法是利用一般人普遍具有的“恶死而乐生”的心态，分析何败、何善的道理，指出“所苦”“所便”，配合康复期医疗活动。

经文辑要

圣人杂合以治，各得其所宜。故治所以异而病皆愈者，得病之情，知治之大体也。

（《素问·异法方宜论》）

形弊血尽而功不立者何？岐伯曰：神不使也。帝曰：何谓神不使？岐伯曰：针石，道也。精神不进，志意不治，故病不可愈。今精坏神去，荣卫不可复收，何者？嗜欲无穷而忧患不止，精气弛坏，荣泣卫除，故神去之而病不愈也。

病为本，工为标，标本不得，邪气不服。（《素问·汤液醪醴论》）

毒药攻邪，五谷为养，五果为助，五畜为益，五菜为充。气味合而服之，以补精益气。

（《素问·脏气法时论》）

一曰治神，二曰知养身，三曰知毒药为真，四曰制砭石大小，五曰知脏腑血气之诊。

（《素问·宝命全形论》）

热病已愈，时有所遗者，何也？……诸遗者，热甚而强食之，故有所遗也。若此者，皆病已衰，而热有所藏，因其谷气相薄，两热相合，故有所遗也。

病热少愈，食肉则复，多食则遗，此其禁也。（《素问·热论》）

大毒治病，十去其六；常毒治病，十去其七；小毒治病，十去其八；无毒治病，十去其九；谷肉果菜，食养尽之，无使过之，伤其正也。不尽，行复如法。必先岁气，无伐天和，无盛盛、无虚虚，而遗人夭殃；无致邪，无失正，绝人长命。

其久病者，有气从不康，病去而瘠，奈何？……化不可代，时不可违。夫经络已通，血气已从，复其不足，与众齐同；养之和之，静以待时；谨守其气，无使倾移。其形乃彰，生气以长，命曰圣王。故大要曰：无代化，无违时，必养必和，待其来复，此之谓也。

（《素问·五常政大论》）

大积大聚，其可犯也，衰其大半而止，过者死。（《素问·六元正纪大论》）

人之情，莫不恶死而乐生。告之以其败，语之以其善，导之以其所便，开之以其所苦，虽有无道之人，恶有不听者乎？（《灵枢·师传》）

（五宜）脾病者，宜食秫米饭、牛肉、枣、葵；心病者，宜食麦、羊肉、杏、薤；肾病者，宜食大豆黄卷、猪肉、栗、藿；肝病者，宜食麻、犬肉、李、韭；肺病者，宜食黄黍、鸡肉、桃、葱。

肝色青，宜食甘，秫米饭、牛肉、枣、葵皆甘；心色赤，宜食酸，犬肉、麻、李、韭皆酸；脾色黄，宜食咸，大豆、豕肉、栗、藿皆咸；肺色白，宜食苦，麦、羊肉、杏、薤皆苦；肾色黑，宜食辛，黄黍、鸡肉、桃、葱皆辛。（《灵枢·五味》）

下 篇

《黄帝内经》的多学科思想

第十一章 《黄帝内经》的医学哲学

第一节 气－阴阳－五行

气、阴阳、五行是《内经》哲学的重要范畴，也是《内经》最基本的思维模型。受先秦以气、阴阳、五行说明宇宙本原、事物构成及变化规律这一哲学思想的影响，《内经》也采用气、阴阳、五行的范畴和"气－阴阳－五行"模型说明人体生命的本质动力、生理功能、病理变化及诊断治疗。气、阴阳、五行是中医学理论形成的哲学基础。

一、气、阴阳、五行的内涵

（一）气的内涵

1. 气的来源

"气"字在甲骨文中已经出现，原指气体状态的存在物，如云气、蒸气、烟气以及风等。气的概念在古籍文献中最早见于《国语·周语》。周幽王二年（公元前780年），伯阳父解释地震说："夫天地之气，不失其序，若过其序，民乱之也。阳伏而不能出，阴迫而不能蒸，于是有地震。"这里的"气"指天地之气，已演变为一个具有哲学意味的抽象概念。春秋时代，老子、孔子都讲过"气"。《老子》说："万物负阴而抱阳，冲气以为和。"（《四十二章》）这里的"气"已是一个哲学概念，"冲气"就是阴气与阳气的调和、和合。战国时期，《孟子》、《管子》、《庄子》、《荀子》都讲"气"，而且大都是从哲学上讲的。集先秦诸子之大成的《易传》，提出"精气为物，游魂为变。""天地絪缊，万物化醇；男女构精，万物化生。"（《系辞传》）气化生万物；"二气感应以相与……观其所感而天下万物之情可见矣。"（《咸·彖传》）认为天下万物皆由阴阳二气相感交合而生成。在汉代，"气"已是一个重要的哲学范畴。

2. 气的字义

(1) 气为云气 《说文解字》说："气，云气也，象形。"气为风、云、雾等自然界的气体存在物。

(2) 气为"氣" 《说文解字》："氣，馈客之刍米也。从米，气声。"指精良的粟米，引申为物之精华，即"精气"。

(3) 气为"炁" 指人在平心静气、无思无虑状态下氤氲和合的真气境界。这是古代炼养家所造之"气"。

3. 气的哲学意义

先秦哲学典籍和《内经》哲学中的"气"主要有以下意义：

(1) 气是天地万物的本原，是生命的基本条件 《素问·阴阳应象大论》说："清阳为天，浊阴为地。""天有精，地有形，天有八纪，地有五里，故能为万物之父母。"清阳和浊阴是气的两种形式，阴阳二气不仅产生天地，而且产生万物，包括人，《素问·宝命全形论》说："人以天地之气生。"

(2) 气是无形的客观存在 气无形但气聚则有形，故《素问·六节藏象论》说："气合而有形。"

(3) 万物以气为中介，相互感应，相互融和 物体与物体之间、每一物体之内都充满了气，气不仅是联系天地万物的中介，也是联系物体之内各部分的中介。因为有了气，所以天地万物、每个事物的各部分之间才成为一个互相关联的整体。

(二) 阴阳的内涵

1. 阴阳的来源

"阴阳"观念起源很早，大约在上古农耕时代。上古时代人们观察日月之象，昼夜、阴晴、寒暑变化，发现大量相反相对现象。殷、周时期，人们总结出"相其阴阳"的生产经验。最早记载阴阳观念的，是约成书于西周前期的《易经》。《易经》的基本符号是两"爻（yao）"即"—"和"- -"，《易经》卦爻辞中有大量的表示阴阳对立的词语，如乾坤、泰否、剥复、损益、既济未济等卦名，还有吉凶、上下、大小、往来等卦爻辞词语。可见至迟在殷、周之际，阴阳观念已相当成熟。从《尚书》、《诗经》等古籍看，也反映了阴阳的观念。

具有哲学意义的阴阳概念出现在《国语》、《左传》。据《国语·周语》的记载，阴阳概念的出现至迟是在西周末年。周宣王（公元前827年）时，卿士虢文公以阴阳二气解释春雷震动的原因说："阳瘅愤盈，土气震发……阳气俱蒸，土膏其动……阴阳分布，震雷出滞。"(《国语·周语上》)周幽王二年，太史伯阳父也以气和阴阳解释地震。可见，西周末年的阴阳已抽象为具有普遍意义的"二气"。到了春秋战国时期，阴阳观念不仅相当成熟，而且运用十分普遍。其时儒家、道家、墨家、法家、兵家、杂家都普遍使用"阴阳"概念。道家的创始人老子第一个真正将"阴阳"提升为哲学范畴。战国时期更出现了专论阴阳的"阴阳家"，以邹衍为代表的阴阳家不仅融合了阴阳学说与五行学说，而且以阴阳五行解释季节变化和农作物生长，解释王朝的更替、政治的兴衰。

将阴阳思想更加系统化、理论化，并达到空前水平的是战国时期成书的《易传》。它将阴阳提升到哲学本体论层面，并提出"一阴一阳之谓道"的命题。它不仅把阴阳看成是宇宙万物的本体，而且把阴阳当成描述、解释宇宙生命一切现象的模型方法。阴阳被提升为表示两种对立统一事物或同一事物中对立统一两个方面的符号。

2. 阴阳的含义

(1) 阴阳指阳光照射不到的地方与阳光照射到的地方 《说文解字》："阴，闇也。水之南、山之北也。""阳，高明也。"段注："山南曰阳。"从《尚书》、《诗经》中阴、阳的意义看，大部分取此义。这是阴、阳的原始含义。

(2) 阴阳指相互对待的两个实体 如日月、天地、水火、血气、魂魄、男女等。

(3) 阴阳指无形的二气 这种意义的"阴阳"已初步具有哲学意味，是抽象的，无形的。这是先秦多数学派的观点。阴阳往往与气连用。

(4) 阴阳是事物对待统一的属性 老子第一次将万物看成"负阴而抱阳"，认为万物具有阴阳合抱的属性。《管子》、《庄子》进一步将阴阳与动静相联系，发挥阴阳的属性含义。而真正完成并普遍使用阴阳属性含义的是《易传》。《易传》阴阳虽也指日月、天地、乾坤等有形实体，但更多的是指刚柔、进退、往来、动静、阖辟、寒暑、伸屈、尊卑、吉凶、贵贱、险易、大小、得失、远近、健顺等相对属性。

3. 阴阳的关系

阴与阳之间的关系主要有阴阳互根、阴阳互动、阴阳消息、阴阳交感、阴阳互制、阴阳争扰、阴阳转化、阴阳胜复等。

（三）五行的内涵

1. 五行的来源

"五行"萌芽于殷商时代的"四方"观念，从中央看四方乃是殷人的方位观，殷商大墓和明堂中有大量的表示五方图案的构造。五行概念大约出现在周代。春秋时代出现五行相胜学说。战国时代出现五行相生学说、五行与阴阳配合学说，此时五行已成为一种宇宙模型被广泛运用。从现存文献看，最早记载五行概念的是《尚书》，其中《虞书·大禹谟》提到"水火金木土"五字，《夏书·甘誓》提到"五行"一词；《周书·洪范》两者皆有，且论及五行之性。先秦古籍《逸周书》也提到了"五行"，并有五行相胜的记载。《左传》、《国语》中记载了大量的有关五行的言论或事件。先秦诸子如《孙子》、《墨子》、《管子》等均有关于五行的记载。邹衍（约公元前305~前240）第一次把阴阳说和五行说结合起来，用阴阳消长的道理来说明五行的运动变化，构成阴阳五行说，并提出"五德终始"（又称"五德转移"）说，用五行相胜的过程解释社会历史的发展。到了汉代，阴阳五行学说被泛化和神学化。汉武帝时，董仲舒（公元前179~前104）将阴阳五行由对自然现象的认识模型，一跃变成社会政治的说理工具。其后阴阳五行作为神圣不可更改的世界观、方法论被一直沿用到清末。

2. 五行的含义

对五行的含义，《尚书·洪范》、《春秋元命苞》、《白虎通义》、《说文解字》、《释名》、《广雅》、《五行大义》以及近现代学者都作了解释，可归纳为以下4种：(1)"五材"，即木、火、土、金、水五种基本物质、材料。(2)"五性"，即水润下、火炎上、木曲直、金从革、土稼穑五种基本功能属性。(3)"五伦"，即仁义礼智信（圣）五种道德伦常。(4)"五类"，即木火土金水五种分类原则。

3. 五行之间的关系 五行之间的关系主要有：五行生克、五行乘侮、五行胜复、五行制化等。

二、“气－阴阳－五行”模型在《内经》中的应用

气、阴阳、五行在《内经》中有的是哲学概念，有的是医学概念，更多的则是医学哲学相混合的概念，这些概念范畴在建构中医学体系中起到重要作用；“气－阴阳－五行”还是《内经》最基本的思维模型，广泛用于说明人体的生成、人体生命的功能结构、病理变化、疾病的诊断与治疗。

（一）人体生命的生成与活动

《内经》用气说明人体生命的本原和生成。如《素问·宝命全形论》：“人生于地，悬命于天。天地合气，命之曰人。”从本体论层面说明气是人的总体来源。《灵枢·天年》：“人之始生……以母为基，以父为楯。”说明生命来源于父母的阴阳精气结合。《素问·六节藏象论》：“天食人以五气，地食人以五味。”说明人既生之后，其发育、成长、生存需要水谷精微及大气的补养；是精气推动了人的五脏、六腑、形体、官窍、血、津液等生理功能活动。此外，《内经》还用气说明人体生命的功能结构，将功能结构看成是各种气的作用：脏腑之气，经络之气，俞穴之气，各种形体之气，特定聚散分布之气如元气、宗气、营气、卫气等。

用阴阳说明人的生命活动，如《素问·六微旨大论》提出气化有升降出入四种形式，是两对阴阳，出与入、升与降是相对的，相反而相成，是一种动态的有序的过程，从而保持了生命的正常、旺盛的活动。否则，“出入废则神机化灭，升降息则气立孤危。故非出入，则无以生长壮老已；非升降，则无以生长化收藏。”此外，《内经》还用阴阳说明人的组织结构、人体整体和局部的生理功能及其物质属性。就功能与物质而言，则功能为阳，物质为阴；就精与气而言，则精为阴，气为阳；就营气与卫气而言，则营气为阴，卫气为阳。《内经》反复强调“生之本，本于阴阳”，并把机体的生理状态称为“阴平阳秘”、“阴阳匀平”，强调人的生命运动是一个阴阳制约、阴阳消长的过程，阴阳双方要达到动态的和谐。

用五行说明人体五脏的生理功能。五行与五脏的配属经过了一个从哲学到医学、从物质实体到功能实在的过程。《黄帝内经》采用五行—五脏的模式，将五行与五脏的功能属性作了规范和确定，以五行功能说明五脏的生理功能，从而打破了解剖学五脏的功能界线，上升为五大功能系统，即以五脏为中心，按五行分类将人体各种组织器官对应联系，将自然界的时间、空间、气味、色彩等因素有机地联系起来，构成了一个天人相应、内外相通的功能网络。五脏的生理功能是依据五行的生克制化原理联系在一起的，其间的相生相克是双向的，正因为有这种双向联系，才使人体生理活动得以协调进行。

（二）人体病理变化

用气机失调说明人体病理变化，如气虚（精气不足）、“气滞”（气的运动淤滞不畅）、“气逆”（升多降少）、“气陷”（升少降多）、“气脱”（气的外出运动太过）、“气结”（气的出入运动不及而结聚于内）、“气闭”（气机闭塞）等。表现在脏腑，如肺失宣降，胃气上逆，脾气下陷，肝气郁结，肾不纳气等。

用阴阳盛衰说明人体病理变化，如邪正之中，正气分阴阳，邪亦分阴阳；六淫中，寒、燥、湿为阴邪，风、暑、火（热）为阳邪；以阴阳偏盛（胜）、阴阳偏衰概括疾病机理。

用五行生克乘侮说明五脏病理变化。从相生关系而言，如“水不涵木”证、“心脾两虚”证；从相克关系而言，如“木旺乘土”证、“土虚水侮”证。此外，还以五行理论说明五脏发病与季节的关系等。

（三）疾病的诊断与治疗

用气、阴阳说明疾病的诊断治疗。如以气的虚实命名证候名称，有脾气虚弱、胃气上逆等证；以“阴阳”概括病变部位、性质，作为辨证的纲领。治疗疾病，就是补虚泻实，调整失调的阴阳，使之恢复到和谐状态；阴阳学说还可用于分析归纳药物的性味，而保护、调节阴阳又是养生健体、预防疾病的重要原则。

用五行说明疾病的诊断治疗。如根据五脏与时令关系，推断病情的轻重及疾病的预后。用于治疗，主要依五行生克乘侮规律控制其传变；根据五行相生原理确定滋水涵木、益火补土等治法，根据五行相克原理确定抑木扶土、培土制水、佐金平木、泻南补北等治法。

三、对“气－阴阳－五行”模型的认识

（一）“气－阴阳－五行”模型的特征

1.“气－阴阳－五行”模型是超形态的功能模型

“气－阴阳－五行”不仅是中医学重要的概念范畴，而且是中医学最基本的思维模式。中医采用这一模型建构了自己的生理－病理－诊断－治疗的理论体系。从本质上说，“气－阴阳－五行”模型是一种非实体的、虚性思维模型。如“气”字原指气体状态的存在物，有两种状态：一种是凝聚的、有形的状态，分散细小的气凝聚为看得见摸得着的实体；一种是弥散的、无形的状态，细小分散的气由于不停地运动弥散而看不见摸不着。到西周时期“气”已从表示有形可感的实物转变为无形的抽象概念。有形的气习惯上称为“形”，无形的气习惯上称“气”。“气”具有超形态性，气非形体但却是形体之本。“阴阳”原本是指阳光照射不到与照射得到的地方，后指相互对待的两个实体。到西周时期“阴阳”指无形的二“气”，初步具有了哲学意味，是抽象的，无形的。“五行”早期指木、火、土、金、水五种基本物质、材料，后指与这五种质料有关的五种属性，已超越了实体形态。按照这一模型，中医藏象的五脏并不是人体解剖形态上的五个脏器，而是五种相关功能的组合，这样的五脏模型显然是超形态的。

2.“气－阴阳－五行”模型是关系性模型

“气－阴阳－五行”表示的是关系实在，是关系性思维的产物。其注重事物与事物之间的关系、注重事物内部部分与部分的关系超过了注重事物的形体及内在构造。如气表示联系万事万物、联系每一物体内部各部分的中介。在气的作用下，事物与事物之间相互感应，相互融和，成为一个合一的大整体；每一个事物也成为一个内部互有关联的整体。“阴阳”也是一种关系，表示万事万物可以分为互对、互根、互动、互制、互为转化的两个方面。“五行”更是一种关系模型，五行之间的关系主要有生克、乘侮、胜复、制化等。

3.“气－阴阳－五行”模型是相对性模型

阴阳是相对的，一是阴阳随着比较标准的改变而改变。阴阳是通过比较而确定的，单一方面无法定阴阳，没有比较标准也不能定阴阳，比较的标准不同，作出的阴阳判断也不同。二是阴阳随着关系的改变而改变。阴阳并不是实体，也不是事物所固有的本质，阴阳表示的是事物之间的关系。三是阴阳中复有阴阳，层层可分。五行同样要随标准、关系的改变而改变，每行都兼含有“五行”的现象。气的相对性则表现在其动态性上，气具有运动不息、变化不止、连续不断的特性，气的运动产生各种变化。气无形质而可以渗透、贯穿到一切有形质的事物之中，无处不入，无时不有；同时气又可以吸收其他事物的成分而组成各种各样的气，如阳气、阴气、天气、地气、风气、云气等。

4.“气－阴阳－五行”模型是互换性模型

气与阴阳、五行三者之间具有互换性。从气的角度看，阴阳是二气，五行是五气；从阴阳角度看，气是阴阳的未分状态，五行是阴阳的分化状态。气－阴阳－五行是一个逐渐生成和分化的过程，具有三个不同的层次。气生阴阳，阴阳生五行。《周易·系辞传》说：“易有太极，是生两仪，两仪生四象，四象生八卦。”太极（气）生两仪（阴阳）为第一级划分，阴阳生四象（太阳、太阴、少阳、少阴）为第二级划分，四象生八卦为第三级划分。《内经》根据人体的实际情况对阴阳作了有限的划分，其中“三阴三阳”是中医的发明。从某种意义上说，五行也是阴阳所化生。

（二）“气－阴阳－五行”模型的不足

1.“气－阴阳－五行”模型不是定量模型

现代科学的“模型”（包括数学模型）是定量化的，能从一定的基本概念和数量关系出发进行推理和演算，对有关问题和现象作出定量的回答和解释。“气－阴阳－五行”模型采用的虽然不是还原论的方法，而是定性方法，但毕竟并不能定量，不能作为数量的依据，而只能提供定性的参考性推论。

2.“气－阴阳－五行”模型各层次之间关系不足

“气－阴阳－五行”模型只有三个基本系统。虽然“五行”子系统还可以分为五五二十五个子系统，但毕竟是有限的。难以反映人体生命复杂系统中成千上万的子系统。就阴阳五行关系而言，中医学也只提出互对、互根、互动、互制、互化和相生、相克、相乘、相侮等有限的几种，难以反映人体生命复杂系统中繁多子系统之间的交互作用。

3.“气－阴阳－五行”模型带有主观臆测的色彩

中医学的“气”、“阴阳”、“五行”等概念不是纯粹的自然科学概念，还包含有特定的人文科学内涵，具有自然科学和人文科学双重属性。“气－阴阳－五行”模型一方面来源于古人对生命现象的观察实践，另一方面又受到中国传统思维模式的制约，是古人采用实测、经验和主观、体悟的方法建构起来的。中医有一个著名的命题“医者，意也”，说明中医理论和实践带有主观色彩，它来源于客观又高于客观，它是对客观的整合与提高。当时人们还不可能认识到几千年后才探明的生物学“物质结构”，因而不可能从细胞、分子、基因层面建构中医学概念和模型。

第二节 天人合一

一、对“天”“人”的认识

“天”与“人”是中国哲学的一对重要范畴，天人问题是中国哲学的基本问题。《内经》有关“天”的论述集中反映了天道观、宇宙论思想，而天道观又是其医学哲学的重要组成部分。

（一）“天”是独立于人的意志之外的客观自然存在

“天”字在《内经》中的含义较为复杂，主要指天空、自然界、天气、天时，如《素问·阴阳应象大论》说：“天不足西北，故西北方阴也。”又引申为自然的状态、本来的面貌，如天真、天年、天寿、天数中的“天”。从哲学上看，《内经》的天道观与殷周时期的天道观是不同的。殷周时期的“天”主要是指意志之天、主宰之天、神灵之天。到了周末，天的权威性开始减弱。春秋战国时代的诸子百家，改变了殷周天人关系的理论。《内经》的“天”主要是指独立于人的意志之外的、不以人的意志为转移的客观存在，是不断运动变化的物质世界。天不仅是无意志、无目的的，而且是无限的。如《素问·天元纪大论》说：“在天为气，在地成形，形气相感而化生万物矣。”《灵枢·经水》说：“天至高，不可度；地至广，不可量。”

《内经》认为天地的生成与结构是与阴阳之气分不开的，天地是阴阳二气不断分化积累的结果，是一个生成的过程。《素问·阴阳应象大论》说：“积阳为天，积阴为地。”阴阳产生天地，而无限的天地宇宙又化生出无穷的事物和现实世界，故《素问·天元纪大论》说：“太虚寥廓，肇基化元，万物资始，五运终天，布气真灵，揔统坤元，九星悬朗，七曜周旋，曰阴曰阳，曰柔曰刚，幽显既位，寒暑弛张，生生化化，品物咸章。”太虚就是广阔无限的“大”，太虚与真元之气是整个宇宙产生的基础，万物产生的本原。

（二）“人”是秉受天地之气、形神统一、有善有恶的生命体

作为以人为研究对象的医学著作，《内经》必然要回答人道——人学的基本问题，从而构成了《内经》颇具特色的人道观和人学思想。

《内经》在关于人的本原和生成问题上，吸收了《周易》、《庄子》有关人的生成的思想，认为人是由于天地之气的相互作用而产生的。《素问·宝命全形论》说：“人以天地之气生，四时之法成。”“夫人生于地，悬命于天，天地合气，命之曰人。”这里已涉及到生命起源的问题，认识到生命是天地阴阳两气相感的产物，是自然界物质变化的结果。《灵枢·本神》说：“天之在我者德也，地之在我者气也，德流气薄而生者也。”说明天德和地气的交互作用产生了人类。按《庄子·天地》所说“未形之分，物得之以生，谓之德也。”这里的“德”，是生成万物的一种内在能动力量。

在形体与精神关系，即形神问题上，《内经》继承了庄子“精神生于道，形体生于精”、后期墨家“刑（形）与知处”、荀子“形具而神生”的形神观，结合当时的医学科学成就，丰

富和发展了先秦以来的形神说。形，在《内经》中主要有两种涵义，一是指人的形体，二是指万事万物的形体（物质形态）。神，在《内经》中主要有三种涵义：一是指人体的精神意识；二是指生物体的生理功能和综合生命力；三是指宇宙自然世界的运动变化及其规律性。《内经》的形神关系主要表现为形体与精神的关系、形体与功能的关系。

《内经》认为人的精神包括思维、情志、感觉等的精神意识活动。人的形体生成精神，精神是形体的产物；精神意识又反作用于形体，并对形体起一定的主导作用。这些精神意识活动都是在五脏、特别是心的功能基础上产生出来的。《素问·宣明五气》说："五脏所藏：心藏神，肺藏魄，肝藏魂，脾藏意，肾藏志，是谓五脏所藏。"《素问·阴阳应象大论》又说："人有五脏化五气，以生喜、怒、悲、忧、恐。"喜怒悲忧恐五种情志是人对外界刺激的精神反应，分别由心、肝、肺、脾、肾五脏产生。说明五脏精气是情志活动的物质基础。此外，《内经》又运用阴阳对立统一关系来说明形体和机能的关系，如《素问·生气通天论》说："阴者，藏精而起亟也；阳者，卫外而为固也。"物质形体为阴，生命功能为阳。内在的形体物质是外在的生命功能的物质基础，外在的生命功能又是内在的生命物质的主导和护卫。健全的形体是机能旺盛的物质保证，机能旺盛又是形体强健的根本条件。为了说明"形"，《内经》提出了"精"的概念，认为"精"不仅是构成人的形体而且是构成人的生理功能的基本物质。《灵枢·本神》说："故生之来谓之精，两精相搏谓之神。"

《内经》作为一部天地人三位一体的综合性医学著作，对人性问题也有所涉及，提出了具有医学特色的人性论观点。《内经》对于人性善恶问题的探讨是与人的气质、人格等内容交织在一起的。《内经》的人性学说深受先秦诸子的影响，内容较复杂，既有儒家的善恶论思想，又有道家的自然论思想。从善恶角度说，《内经》主要受有善有恶说与董仲舒"性三品"说的影响。《灵枢·通天》根据人的气质性格将人分为太阴、太阳、少阴、少阳、阴阳和平五类，这同时是一种人性的分类法，因为其中包含有对人性善恶的价值评价，太阴、少阴之人属于性恶之列，阴阳和平之人属于性善之列，从《内经》的描述来看，阴阳和平之人具有道家理想人格的色彩，而与儒家圣人形象有所不同。至于太阳、少阳之人则既不属于善者之列，也不属于恶者之列。可见《内经》人性说并不是简单的善恶二分，而是包含善恶的阴阳五分，如果再简单归纳一下就是阴、阳、阴阳和平三类。

《内经》不仅对人性作了分类描述，而且对不同人性的形成作了本体论的阐释。《灵枢·通天》认为：太阴之人"多阴而无阳"，少阴之人"多阴少阳"，太阳之人"多阳而少阴"，少阳之人"多阳少阴"，阴阳和平之人"阴阳之气和"，《灵枢·行针》认为重阳之人"颇有阴"。将先天阴阳之"气"作为人性的基础，这是先秦诸子人性论所未涉及的。作为医学著作，《内经》并不太关注人性的社会性以及人性是否可以改变问题，而是以气秉论人性，从先天生理因素寻找人性的根据，关注五态之人的发病及其治法。《内经》阴阳五分的人性论思想的目的不是解释道德现象以及提供治国方略的理论根据，而是为养生治疗提供理论指导。因此《内经》特别重视人性修养对于养生治疗的的作用。

二、天人相应

天人关系论是中国哲学包括《内经》哲学天人学说的核心。先秦哲学家提出了"天人合一"、"天人相分"和"天人相胜"等观点。在天人关系问题上，《内经》主张"天人合一"

论，具体表现为“天人相应”学说，如《灵枢·刺节真邪》：人“与天地相应，与四时相副，人参天地。”《素问·脉要精微论》：“与天地如一”。“天人相应”学说是《内经》的核心思想之一，主要体现在三个方面。

（一）天人相似

天人相似指人体与天地万物的形态结构相类似。《内经》认为人的身体结构体现了天地的结构。例如《灵枢·邪客》把人体形态结构与天地万物对应起来，一一作了类比，人体仿佛是天地的缩影。《灵枢·经水》在解释十二经脉与十二经水的对应关系时说：“凡此五脏六腑十二经水者，外有源泉而内有所禀。”认为外在的十二经水和内在的十二经脉都有一个共同的来源，即天地之气。天地之气在外形成十二经水，在内形成十二经脉。人体的十二经脉与自然界的十二经水是相应的。十二经水是行水的，而十二经脉是行血的，如同经水有远近深浅的差别，十二经脉中的气血也有远近深浅的不同，二者是相对应的。这种思想的形成，与汉代盛行的“人副天数”有密切关系。

（二）天人相动

天人相动是指人体生理功能节律随天地四时之气运动变化而改变。人与天之间存在着随应而动和制天而用的统一关系。《内经》认为人体生理功能变化的节律与天地自然四时变化的节律一致，人体生理功能随着自然界年、季、月、日、时的变化发生相应的变化。就一年四时而言，《灵枢·顺气一日分为四时》说：“春生、夏长、秋收、冬藏，是气之常也。人亦应之。”人的生理功能活动随春夏秋冬四季的变更而发生生长收藏的相应变化。就一年十二月而言，《素问·诊要经终论》说：“正月二月，天气始方，地气始发，人气在肝。三月四月，天气正方，地气定发，人气在脾。五月六月，天气盛，地气高，人气在头。七月八月，阴气始杀，人气在肺。九月十月，阴气始冰，地气始闭，人气在心。十一月十二月，冰复地气合，人气在肾。”随着月份的推移，人气在不同部位，发挥作用。就一日而言，《素问·生气通天论》说：“阳气者，一日而主外，平旦人气生，日中而阳气隆，日西而阳气已虚，气门乃闭。”随着自然界阳气的消长变化，人体的阳气也发生相应的改变。这一点在病理上表现较明显，如《灵枢·顺气一日分为四时》说：“以一日分为四时，朝则为春，日中为夏，日入为秋，夜半为冬。朝则人气始生，病气衰，故旦慧；日中人气长，长则胜邪，故安；夕则人气始衰，邪气始生，故加；夜半人气入脏，邪气独居于身，故甚也。”

（三）天人相通

天人相通指人的生命活动与天的运行规律相通应。《内经》认为，阴阳五行是宇宙事物的总规律，不管是对自然界，还是对人体，都具有普遍的指导意义。《灵枢·通天》说：“天地之间，六合之内，不离于五，人亦应之，非徒一阴一阳而已。”由于人体和自然界有着共同的规律，因而可以归为同“类”。《内经》利用这个“类”从已知的自然界的事物去推知人体脏腑的生理功能，提出了比类的方法，即《素问·示从容论》“及于比类，通合道理。”根据“天人相应”的原理，通过“外揣”即对外在自然现象的观察，以自然运动规律来类推人体生命运动规律。如《素问·阴阳应象大论》通过“清阳为天，浊阴为地。地气上为云，天气下为雨，雨出地气，云出天气”的自然现象及变化规律，推论出人体内存在着同样的生理变化机理：“故清阳出上窍，浊阴出下窍；清阳发腠理，浊阴走五脏；清阳实四肢，浊阴归六腑。”不仅如此，《内经》还进而认为人体五脏与自然界的四时五行遵从同一运动规律，如《素问·刺禁论》说：“肝生于左，肺藏于右，心部于表，肾治于里，脾为之使，胃为之市。”从解剖学看，这里所说的五脏方位是错误的，然而此处“左”、“右”、“表”、“里”等并非解剖学的定位概念，而是气机运动的功能概念，是从阴阳、四时、五行规律上类比推理而来的。

《内经》天人相应思想，强调自然界运动变化对人生理、病理机能的制约作用的观点，为科学发展所证实，与董仲舒的天人感应论是不同的。董仲舒认为天不仅能影响人，人亦能影响天，天人感应的中介气具有神秘的性质，将天人格化，最终陷入神学目的论之中。《内经》的天人相应论，不将天意志化，也不承认人能影响天，而是把天看成是客观存在的物质自然。其天人相应思想是建立在气论自然观基础上的。人类作为气所化生的万物中的一部分，其运动变化的规律节律与天地自然是一致的。因此天能够影响人，而人并不能影响天。

三、整体思维

“天人合一”是整体思维的根本特点。所谓整体思维，就是以普遍联系、相互制约的观点看待世界及一切事物的思维方式。这种思维方式不仅把整个世界视为一个大的有机整体，世界的一切事物都是连续的、不可割裂的，事物和事物之间具有相互联系、相互制约的关系，而且把每一个事物的各部分又各自视为一个小的有机整体，部分作为整体的构成要素，其本身也是一个连续、不可割裂的整体，部分与部分呈现出多种因素、多种部件的普遍联系。中国传统哲学，不论儒家还是道家，都强调整体思维，认为天与人之间、事物与事物之间同源、同构、同序、同律。在长期的医学实践中，《内经》又将传统哲学的整体性思维具体化、科学化。

在整体思维指导下，《内经》建构了一个三才合一的整体医学模式，如《素问·阴阳应象大论》说：“其在天为玄，在人为道，在地为化。化生五味，道生智，玄生神。”并以三才为经、五行为纬，论述天、地、人诸事物的类属及其相互关系。整体思维体现在《内经》藏象学说、病机学说、诊法学说、治疗学说、养生学说等各方面。归纳起来，主要有以下两点：

（一）人体本身是一个有机联系的整体

《内经》将人体本身看成一个有机联系的整体，并将这种联系归结为阴阳对立统一、五行生克制化、气机升降出入三种模式。用阴阳模式说明人体生命活动由相互联系、相互对立、相互制约、相互转化的两大类生理机能结构组成；用五行模式说明人体五脏功能活动是多级多路反馈联系的有机系统；用气机升降出入模式说明人不但与自然界交换物质、能量、信息，而且人体内部物质、能量与信息也是运动转化的。

《内经》还强调，在生命活动中，人的躯体、生理、心理三者是有机联系的，即生命能力与躯体形骸之间、精神心理与躯体生理之间有着密切关系，提出了“形神一体”和“心身一体”的观念。在形态结构上，人以五脏为中心，通过经络系统把六腑、五体、五官、九窍、四肢百骸等全身组织器官组合成一有机的整体，并通过精气血津液的作用，完成机体统一的机能活动。在生理功能上，人体的各个脏腑器官都是互相协调活动的，任何一个脏腑、器官、组织的活动都是整体机能活动不可分割的一部分，每个器官、组织在这个整体中既分工不同，又密切配合。在人体这个系统中，脏腑经络、形体官窍、精气神等要素之间具有相互作用的整体调控规律，在每一脏腑经络、形体官窍的子系统中又有更小的子系统，又各有阴阳、气血。在病理变化上，中医着眼于分析局部病变所反映的整体病理状态，局部病变对其他部分、对整体的影响，注重对人天系统、人体内五脏经络系统、五脏经络内各子系统等各级系统进行调控，以抑制其病理变化。在疾病诊断上，通过观察分析五官、形体、色脉等的外在病理表现，分析、揣测内在脏腑的病变情况，从而对患者作出正确的判断，并进行治疗。《内经》中有关脉诊、目诊、面诊等全息诊法记载，正是整体思维的反映。在疾病治疗上，既注意脏、腑、形、窍之间的联系，也注意五脏系统之间的联系。在养生保健上，也体现整体观念，如养生强调形神兼修、动静结合。

（二）人与外界环境构成一个有机的整体

《内经》有“生气通天”的论断，强调人与外界环境的密切联系，从人与自然环境、社会环境的整体联系中考察人体生理、心理、病理过程，研究人体开放系统与周围环境交换物质、信息、能量以及随宇宙节律进行新陈代谢活动的规律，并提出相应的治疗养生方法。

人生活于自然环境之中，当自然环境发生变化时，人体也会发生与之相应的变化。《内经》根据五行学说，把一年分为五季，认为春温、夏热、长夏湿、秋燥、冬寒。在四时气候的规律性变化影响下，人也表现出春生、夏长、长夏化、秋收、冬藏等相应的生理变化过程。一日昼夜晨昏自然界阴阳的消长也对人产生一定的作用，人体的机能活动产生与昼夜节律变化相似的变化以适应环境的改变，故《素问·生气通天论》说：“故阳气者，一日而主外，平旦人气生，日中而阳气隆，日西而阳气已虚，气门乃闭。”地理区域是自然环境中的一个重要因素。在不同地区，由于气候、土质和水质不同，也可在一定程度上影响人们的生理机能和心理活动。如江南地区地势低平，多湿热，故人体的腠理多疏松，体格多瘦削；西北地区地势高而多山，多燥寒，故人体的腠理多致密，体格偏壮实。生活在已经习惯的环境中，一旦易地而居，多数人感到不适，需要一定时间适应。

人是社会的人，社会环境同样会影响人的机能活动，关乎人体的健康与疾病。如《素问·疏五过论》指出：“故贵脱势，虽不中邪，精神内伤，身必败亡。始富后贫，虽不伤邪，皮焦筋屈，痿躄为挛。”说明社会环境的剧烈变动对人的心身机能的巨大影响。《内经》强调人因社会经济、政治地位不同，在体质方面存在一定的差异，因此在治疗疾病时要因人而异。

总之，《内经》整体思维是一种有机论思维，它与西方的整体思维有所不同。《内经》强调人体的功能，把现实事物看成是一个自组织的有机系统，整体不可以还原为部分。西方哲学的整体观是机械决定论的，它注重实体和元素，把现实事物看做是无数的细小部分组成的复合体，整体可以还原为部分。《内经》有机整体性思维具有西方精密的还原分析思维所不可及的视野，能够发现用分解方法所不能及的客体的一些属性和特点。但是，我们应当清醒地看到，中医学的整体思维虽然强调对人体、人与自然社会的整体性、统一性的认识，却缺乏对这一整体各个局部的细致、精确的认识，因而对整体性和统一性的认识也是不完备的。这种思维虽然避免了片面性，但它是建立在模糊直观的基础之上，因而其整体观带有原始的、朴素的、直觉的、想像的成分。这是我们在把握中医学整体思维时应当注意的。《内经》整体思维与现代系统思维有相同之处但不能等同。《内经》整体思维是系统思维的原始形态，具备了系统思维的基本特征，在这种意义上两者是一脉相承的。但我们应该看到两者之间存在较大的不同之处。现代系统论作为严格意义上的科学方法论是二十世纪以来人类科学研究的成果，是在科学技术高度发展的基础上产生的。因而《内经》整体论与现代系统论并不在同一层次上，我们应积极吸取现代系统论的新思路、新方法，使中医学整体论跃上新的层次。

第三节 取象比类

一、取象比类的内涵与特征

（一）取象比类的内涵

所谓取象比类，指运用带有感性、形象、直观的概念、符号表达对象世界的抽象意义，通过类比、象征方式把握对象世界联系的思维方法，又称为“意象”思维方法。具体地说，就是在思维过程中以“象”为工具，以认识、领悟、模拟客体为目的的方法。取“象”是为了归类或比类，即根据被研究对象与已知对象在某些方面的相似或相同，推导在其他方面也有可能相似或类同。取象的范围不是局限于具体事物的物象、事象，而是在功能关系、动态属性相同的前提下可以无限地类推、类比。

中华民族的意象思维在古代得到特别的发展而早熟，《周易·系辞传》说：“易者，象也。象也者，像也。”“夫象，圣人有以见天下之赜，而拟诸其形容，象其物宜，是故谓之象。”“见乃谓之象。”“象”字有三重涵义：一指事物可以感知的现象，包括肉眼可以看见的物象和虽肉眼无法看见但可以感知的物象；二指摹拟的象征性符号，如卦象、爻象；三指取象、象征，为动词意。“意”是“象”所象征的事物蕴涵的特性和规律。《易传·系辞传》说：“立象以尽意，设卦以尽情伪。”《庄子·天道》说：“意之所随者，不可以言传。”所谓“意象”就是经过人为抽象、体悟而提炼出来的带有感性形象的概念或意义符号。就“象”与“意”的关系而言，意为象之本，象为意之用；象从意，意主象。意象思维的含义在于：一方面它通过形象性的概念与符号去理解对象世界的抽象意义，另一方面它又通过带有直观性的类比推理形式去把握和认识对象世界的联系。传统哲学的意象思维渗透到《内经》中，进而成为中医学思维方式的主要内容之一。

（二）取象比类的特征

取象比类思维方式的特征主要表现在以下方面：

1. 注重整体、类比

《内经》不但将人本身各部分之间看成一个整体，而且将人与自然看成一个整体。在“人身小宇宙，宇宙大人身”的思维指导下，采用类比、类推的方法，将人体各部分与外界各事物融为一体。对人体各部分不作个体的、深入的分析，对人与外界事物为什么“合一”、怎样“合一”不进行具体的分析，只重视在“象”的模型范式上的归类“合一”。中医对疾病的认识也体现这一特点。

2. 注重动态、功能

《内经》类比之“象”是动态、功能之“象”。《内经》很多概念只代表功能，不一定有实体结构。如《灵枢·阴阳系日月》说：“阴阳者，有名而无形。”阴阳已从日月的实体意义抽象为动态范畴，泛指事物的共性，而不是具体事物的形体。《内经》“藏象”注重脏腑之“象”，不是指生理解剖意义上的实体结构，而是指功能相同、时空节律形态具有同步性、全息性的一组动态结构。

3. 注重直觉、体悟

《内经》取象比类体现了直觉体悟的认知方法。由取象比类所建立的藏象、经络学说主要是通过直觉体悟感知的。脏腑的生理结构与人体实际解剖部位并不相同，说明不是由实证方法而来的。经络也主要是体悟循经感传之“象”的产物。《内经》在诊断、辨证上更体现了这一特点。望闻问切四诊是一套由表知里的诊断方法，通过对脏腑经络的功能性变化之“象”的感知，把握疾病发生的病因、病变机理。

二、取象比类方法的运用

取象比类思维方法在《内经》中有广泛的运用。

1. 运用取象比类法建构藏象理论

藏象学说是《内经》理论的核心内容，对于藏象理论的形成，《素问·五脏生成》提出“五脏之象，可以类推”的原则，王冰注释：“象，谓气象也。言五脏虽隐而不见，然其气象性用，犹可以物类推之。”张介宾《类经·藏象类二》说：“象，形象也。藏居于内，形见于外，故曰藏象”。根据五行之象，《素问·金匮真言论》从直观经验入手，按照功能行为的相同或相似归为同类的原则，将自然界和人体分为五类，然后发掘出蕴涵于“象”中的深层的藏象理论。首先，以五行之象类推五脏的功能作用。如肝象木而曲直，心象火而炎上，脾象土而安静，肺象金而刚决，肾象水而润下。其次，以五行之象类推五脏外合体窍、通于天气的理论，将人体脏腑、器官、生理部位和情志活动与外界的声音、颜色、季节、气候、方位、气味等分门别类地归属在一起。如心脏，其基本功能是主神明，主血脉，宇宙万物中的赤色、徵音、火、夏、热、南方、苦味等均可归属于心。

2. 运用取象比类法认识疾病的状态和表现

中医重“证”。从取象比类法说，“证”就是疾病的“象”。如《素问·至真要大论》：“诸暴强直，皆属于风。”将手足抽搐、角弓反张、震颤等具有动摇特征的病症，与善动的风相类比，归为“风证”。又如，《素问·痿论》：“肺热者色白而毛败，心热者色赤而络脉溢，肝热者色苍而爪枯，脾热者色黄而肉蠕动，肾热者色黑而齿槁。”从体表五色和不同器官组织的病象所归属的五行，来诊断五脏疾病。

3. 运用取数比类法说明生理、病理现象

《内经》所取之“数”实际上就是一种特殊的“象”，它并不偏向于定量，而是偏向于定性。取数比类是以易数表示“象”的意义，并通过易数推演事物变化规律的方法。易数主要有卦爻数、干支数、五行生成数（即后世所谓的“河图数”）和九宫数（即后世所谓的“洛书数”）。《素问·金匮真言论》以五行生成数图中的成数五六七八九配五脏的肝心脾肺肾，肝木成数为八，心火成数为七，脾土成数为五（十），肺金成数为九，肾水成数为六，说明“五脏应四时，各有收受”的整体联系。《素问·六元正纪大论》以“太过者其数成，不及者其数生，土常以生也”及数的生克胜复之理，阐释五运六气的常变规律。《素问》“运气七篇”用的是干支之数，通过取数比类推测六十年气候的变化规律及其与人体疾病的关系。《素问·上古天真论》所述人体发育与生殖基数的女七男八，即阴阳进退之数。此外，《内经》中的五脏、六腑、十二经脉、奇经八脉、十二经别、三阴三阳、五运六气、六淫七情、三部九候、四气五味等以数称谓，均是运数思维的体现。

值得注意的是，取象比类作为人类把握对象世界的一种方式，历来就具有很重要的认识论价值和科学价值。通过类比，可以启迪人的思维，帮助人们打开想像的翅膀，由此推彼，触类旁通，去认识和发现新的事物。医家们在医疗实践中运用这一思维方法，也发明了不少新的诊疗方法。但是，取象比类这一思维方法的缺陷也很明显，那就是过于注重事物或现象的共性、共同点和相似点，忽视了不同事物的特性和不同点。如果所推导出的属性恰好是它们的不同点，那么得出的结论就必然是错误的。

第四节 变易求和

一、变易求和的涵义

变易求和是一种传统的思维方式，它不但以运动变化的观点考察一切事物，而且以统一和谐的观点考察事物的运动变化。变易求和思维从属于辩证思维。中国古代哲学的辩证思维包含相成思维、变易思维、求和思维。相成思维把任何事物都看成是相互对立、相互依存、相互转化、相互包含的两个方面的统一体；变易思维强调对立两面的相互作用推动事物的发生发展变化；求和思维注重在两极对立、运动变化中把握事物的和谐统一。相成思维是变易思维、求和思维的基础，变易思维、求和思维是相成思维的结果。在中国传统哲学中，变易求和思维一直居于重要地位，它对中医学理论的产生和发展以及中医临床实践起着重要的指导作用。

在中国哲学史上，变易求和思维的产生源远流长。首先，道家学说中含有丰富的辩证法思想。《老子》四十二章说：“道生一，一生二，二生三，三生万物，万物负阴而抱阳，冲气以为和。”以“道”作为宇宙的本源，其内部总是包含着阴阳对立的两种势力，正是这两种对立力量的推动，产生了万事万物，由一到二到三到万物的过程正是道化万物的过程。《老子》还提出“反者道之动”的著名命题，说明事物的发展是一个向其对立面转化的过程。《庄子》也强调事物的变化，将事物生杀盛衰之化视为一个具有连续性、整体性的变动不息的洪流。儒家也把宇宙看成是变动不居的过程，如《论语·阳货》：“四时行焉，百物生焉。”把自然界的变化看成是一个如江河之水流动的连续过程，如《论语·子罕》：“子在川上曰：逝者如斯乎，不舍昼夜”，并提出“叩其两端而竭焉”，强调要考察问题的两个方面。作为先秦哲学的集大成者，《易传》表现出更为明显的变易思维特征。如果说《易经》本身就是一部研究“变易”的著作，那么，作为《易经》解释之作的《易传》更是明确的把宇宙规定为一个运动变化的大过程。《周易·系辞传》说："易之为书也不可远，为道也屡迁，变动不居，周流六虚，上下无常，刚柔相易，不可为典要，唯变所适。"认为宇宙的本性就是变动不居的，天地万物均处于运动变化的状态。"一阴一阳之谓道"，相反相成，相反的双方、对立的两面（阴与阳，刚与柔）是事物变化的根本原因。这一思想直接影响了《内经》学术体系的形成。

二、变易求和方法的运用

1. 运用变易求和思维方法说明人体生命运动变化过程

《内经》认为人体生命是一个生长壮老已的运动变化过程，脏腑经络气血具有升降出入运动机制与规律。《素问·玉版论要》说："道之至数……神转不回，回则不转，乃失其机"，认为有序的运动变化是生命存在的基本形式。"神转不回"是说存在于生命体内的"神机"，永远循阴阳消长、五行休王方向有序运转，不可休止，亦不可逆转；"回则不转，乃失其机"，是说如果神机逆转则开始疾病过程，乃至于死亡。此外《内经》还强调，要维持人体生命的正常运转，关键是保持生理和谐，如《素问·上古天真论》以"形与神俱"，《素问·生气通天论》以"阴平阳秘"作为健康标准；《素问·五脏别论》强调脏腑藏泻之和；《素问·至真要大论》以"谨察阴阳所在而调之，以平为期"、"令其调达而致和平"作为治疗追求的目标等，都体现了这种精神。

2. 运用变易求和思维方法说明人体脏腑经络属性及其相互关系

《内经》运用阴阳对立统一、变化和谐的辩证思维方法说明人体的脏腑经络，反映人体的本质和生命规律。以当时流行的阴阳学说分析人体内各种关系，并把人体器官概括为五脏六腑，把人体生理功能归结为脏腑阴阳，认为五脏属阴，六腑属阳；五脏之中，心肺属阳，肝脾肾属阴；而心肺之中，心又为阳中之阳，肺又是阳中之阴。同样，经络之中经属阴，络属阳；经之中有阴经阳经，络之中有阴络阳络等，依此类推。《内经》的阴阳是多层次的，如天地阴阳，天之阴阳，地之阴阳；身形阴阳，形气阴阳，脏腑阴阳，五脏阴阳等。层次不同，各以对立面为前提，目的是将人的功能活动依性质不同分为不同的对立面，以便从相反功能相互作用的方式上，分析其相成机制和运动变化规律。

3. 运用变易求和思维方法说明病理现象及其变化和发展的规律

《内经》从致病因素与抗病能力双方的对立变化与胜负关系论述疾病发生的机理，认为导致疾病发生的双方又互为消长，具有相对的性质，提出"生病起于过用"（《素问·经脉别论》）的发病观。从人体各层次机能的紊乱失调以至于衰竭分离认识病理变化，认为阴阳失调、气机升降出入逆乱即人体阴阳的和谐平衡被破坏就会致病。《素问·阴阳应象大论》说："阴胜则阳病，阳胜则阴病。阳胜则热，阴胜则寒。""胜（盛）"字表述了阴阳双方和谐关系的打破。"阴阳胜（盛）衰"理论提纲挈领，有利于对病证的宏观调控。《素问·生气通天论》说："阴平阳秘，精神乃治；阴阳离决，精气乃绝。"这是从人体阴阳统一和谐角度说明人体的正常生理功能及病理机制。从气的角度看，血有形而气无形，气以行血，血以载气；血为生气之源，而血亦需气之化。因此，一个健康人必须保持气血的动态平衡，否则，"血气不和，百病乃变化而生"（《素问·调经论》）。从气的升降出入看，《素问·六微旨大论》说："出入废则神机化灭，升降息则气立孤危。故非出入，则无以生长壮老已；非升降，则无以生长化收藏。是以升降出入，无器不有。"没有气的升降出入，便没有生长壮老已的生命过程，也没有自然界生长化收藏的生化过程，升降出入的反常就会导致疾病的发生。

4. 运用变易求和思维方法指导临床诊断和治疗

《内经》以阴阳为医道之纲领。从诊法而言，必须先审阴阳。如《素问·阴阳应象大论》说："善诊者，察色按脉，先别阴阳。"在纷繁复杂的病理现象中，抽象出寒热、虚实、表里、气血、水火、标本等对立统一关系，归纳为阴证、阳证，认识它们的不同性质及其在一定条件下相互转化的原则，从而确立不同病症的证治规律。就治疗而言，《内经》依据本质与现象的辩证关系，提出了治病求本、虚实补泻、因势利导等治疗法则和病治逆从、病治异同等具体治法，强调法随病变，多方调节，以达阴平阳秘、生理和谐为目标。

5. 运用变易求和思维方法指导疾病的预防与养生

《内经》有"治未病"之论，强调疾病以预防为主，人体如能阴阳协调，并与天地间阴阳变化相协调，就可以做到防患病于未然，达到延年益寿的目的，故《素问·生气通天论》曰："是以圣人陈阴阳，筋脉和同，骨髓坚固，气血皆从。如是则内外调和，邪不能害，耳目聪明，气立如故。"

综上所述，《内经》在研究人体生理、病理和疾病诊治过程中，大量运用了变易求和的思维原则，使主观认识符合生命运动的客观变易过程。从变易求和思维本身的性质来看，它与现代系统科学的某些原则较为接近，都强调从组成事物整体的各个要素间的相互联系、相互作用上理解事物的本质及其发展规律，都强调事物的变化是一个"反复"的转化过程，都注重事物运动变化的平衡、和谐状态。但是，《内经》变易求和思维对组成事物整体的各要素间的相互联系和相互作用缺乏明确的科学根据，它对事物整体的认识也是笼统的、模糊的，只能说它是朴素的系统变易观。由于将事物的变化看成是一个循环反复的封闭性过程，而不是不断向更高层次发展的开放性的变化过程，因而还不是系统科学变化观。变易求和思维既有崇尚变易、崇尚和谐的积极的一面，也有因循保守、安于现状的消极的一面。

第十二章 《黄帝内经》的天文医学

第一节 《内经》天文历法学

《内经》蕴涵有较为丰富的古天文学、历法学内容，并运用天文历法学知识说明医学原理、建构医学体系。

一、宇宙结构说

我国古代的宇宙结构学说，主要有盖天说、浑天说和宣夜说三种。第一，盖天说，始于西周前期，主要记载于《周髀算经》。该说认为宇宙天地的构形是天圆地方，天形如张盖，顶八万里而向四周下垂，日、月、五星在天穹上随天旋转；天如同一磨盘，被推着左转（从东向南向西），日、月、五星在“天”这个左转的磨盘上右转（从西向南向东）；天穹像一个斗笠，大地像一个倒扣着的盘子，北极是天的最高点，四周下垂；天穹上有日月星辰交替出没，在大地上产生昼夜的变化，昼夜变化是因为太阳早上从阳中出，而夜晚入于阴中。第二，浑天说，始于战国时期，主要记载于东汉张衡的《浑天仪注》。该说认为天是一个浑圆的球，像一个鸡蛋。其中一半贮有水，圆形的地球浮在水面上，天之包地，犹壳之裹黄。中空的圆球如车轱般旋转，日、月、星辰附着在圆球的内壳上运行。周旋无终，其形浑浑。第三，宣夜说，始于战国时代，主要记载于《晋书·天文志》，认为天既不是一个蛋壳，也不是一个苍穹或圆面，而是无边无涯的空间，空间充满了气，日月星辰飘浮在气中，它们的运动受到气的制约，气的作用和运动不是任意的，而是有一定规则的。

对于宇宙的结构，《内经》中有盖天说、浑天说和宣夜说的描述。《灵枢·邪客》说：“天圆地方，人头圆足方以应之。”含有盖天说思想。《素问·五运行大论》说：“帝曰：地之为下，否乎？岐伯曰：地为人之下，太虚之中者也。帝曰：冯乎？岐伯曰：大气举之也。”认为大地悬浮于宇宙之中，但不是凭借水的作用托浮，而是依靠大气的力量支撑。反映浑天说思想，又含有宣夜说的成分。《素问·宝命全形论》说：“天覆地载，万物悉备，莫贵于人。人以天地之气生，四时之法成。”有盖天说的成分，但主要是强调“气”的作用，因而含有宣夜说思想。可以说《内经》的宇宙结构观主要是浑天说与宣夜说。

二、天球宇宙观

《内经》的天球思想与浑天说、宣夜说的宇宙观思想有密切关系。

中国天文学家假想天球上存在一些点和圈，把地球轴线无限延长的线与天球的交点称天极，其中在北方上空与天球的交点称北天极；地球赤道无限延长的平面与天球相交的大圆圈称天赤道；地球公转轨道平面无限延长与天球相交的大圆圈称黄道；地平面与天球相交的大圆圈称地平圈。天赤道从东向西划分为十二个方位，以十二地支标记，称十二辰。十二辰以正北为子，向东、向南、向西依次是丑、寅、卯、辰、巳、午、未、申、酉、戌、亥。正北为子，正东为卯，正南为午，正西为酉。《灵枢·卫气行》所说的“子午为经，卯酉为纬”即指此而言。天球上有了这些基本的点和圈，天体的视位置和视运动才能够得到精确的表述。

《内经》认为天球是一个以地球为中心的球形天空，这个天球不是宇宙的界限，但是它的“存在”对于观察天体的视位置和视运动客观上提供了行之有效的天文背景。由于地球自西向东自转和公转，《内经》所涉及的天体在天球上呈现出两类运动：天球的周年视运动，其中二十八宿在赤黄道带、北斗七星在恒显圈内自东向西左旋，日月五星在黄道自西向东右旋；全部天体的周日视运动，自东向西左旋。

1. 日月

对于日、月和五星的运动，《素问·天元纪大论》表述为“七曜周旋”的形式。七曜，即日、月和五星。七曜周旋，是指古人站在地球上所见到日、月、五星等天体在黄道上的视运动。

太阳的视运动有周日视运动和周年视运动两种。太阳的周日视运动自东向南向西左旋，太阳的周年视运动自西向南向东右旋。《内经》对太阳视运动的描述是和昼夜四时相联系的，例如《灵枢·卫气行》所说“是故房至毕为阳，昴至心为阴，阳主昼，阴主夜”，即太阳的周日视运动；《素问·阴阳应象大论》所说的“天有八纪”，是指太阳的周年视运动中，太阳在黄道上的立春、春分、立夏、夏至、立秋、秋分、立冬、冬至八个不同的位置而言。

月亮在空中的周期运动有两种，一种是月相的朔弦望晦变化，称朔望月周期；另一种是月球在恒星背景中的位置变化，即月球绕地球公转一周的运动，称恒星月周期。对于朔望月，《素问·八正神明论》提到“月始生”、“月廓满”、“月廓空”的月相盈亏盛衰变化。《灵枢·岁露》说：“故月满则海水西盛”、“月廓空则海水东盛”，已经认识到月亮是引起潮汐的主要因素。《内经》没有明确论及朔望月周期，但《素问·六节藏象论》已有“大小月”的记载。对于恒星月周期，《素问·六节藏象论》仅仅提供了“日行一度，月行十三度而有奇焉”的数据。“月行十三度有奇”，即月亮每日在周天运行的度数。《内经》以周天为365又1/4度，每日行13又7/19度，则恒星月周期应该是365又1/4÷13又7/19=27.32天。

2. 五星

五星指金、木、水、火、土五星，《内经》又称太白星、岁星、辰星、荧惑星、镇星。五星的视运动指观察者从地球上观察行星在天球上的位置移动。《素问·气交变大论》论述了五星的视运动，认识到行星的视运动有徐、疾、逆、顺、留、守的运动变化规律，还记载了“以道留久，逆守而小”、“以道而去，去而速来，曲而过之”、“久留而环，或离或附”三种运动轨迹，提到五星的亮度与颜色的变化，认为五星在运动轨迹的各个位置上，亮度和大小有着不同的变化，尤其是地外行星在冲前后，也就是逆行时，往往显得最亮。

3. 北斗星

北斗星由北方天空恒显圈内天枢、天璇、天玑、天权、玉衡、开阳、摇光七颗较亮的恒星组成，古人用假想的线把它们连接起来，像酒斗的形状，所以称为北斗。其中天枢、天璇、天玑、天权四星组成斗身，叫斗魁，又称璇玑；玉衡、开阳、摇光三星组成斗柄，叫斗杓，又称玉衡。天枢、天璇两星之间划一条连线并延长五倍处，便是北极星，北极星又称“北辰”，是北方的标志。北极星居中，北斗星自东向西运转于外，旋指十二辰。北斗星主要用来指示方向，确定时节。

《内经》中多处提到北斗星和北极星的名称。《灵枢·九宫八风》有“太一”、“招摇”的记载，“太一”即指北极星，“招摇”指北斗星的斗柄。《素问·天元纪大论》还有“九星悬朗”的说法。公元前二千年前，北斗星靠近北极，北斗七星连同斗柄延伸下去的玄戈（牧夫座λ）、招摇（天龙座λ）都在恒显圈内，故称“九星悬朗”。《内经》还有北斗星围绕北极星回转不息的描述，如《灵枢·九宫八风》叙述了“太一”依次移居九宫，实际上说明北斗星围绕北极星回转不息，旋指十二辰的运动。

4. 二十八宿

古天文学为了观测日、月、五星的运行，确认了二十八群恒星标志，称为二十八宿，《内经》已有记载。二十八宿和四方、四象的结合是：东方苍龙，包括角、亢、氐、房、心、尾、箕七宿；南方朱雀，包括井、鬼、柳、星、张、翼、轸七宿；西方白虎，包括奎、娄、胃、昴、毕、觜、参七宿；北方玄武，包括斗、牛、女、虚、危、室、壁七宿。如《灵枢·卫气行》说：“天周二十八宿而一面七星，四七二十八星，房昴为纬，虚张为经。”二十八宿的划分，主要是以土星的视运动作为依据的。《素问·八正神明论》说：“星辰者，所以制日月之行也。”这个“制日月之行”的星辰就是分布在赤黄道上的恒星群。此外，又根据木星12年一周天，每年行经一次，在赤黄道上自西向东把二十八宿重新划归为十二次。十二次的名称是星纪、玄枵、娵訾、降娄、大梁、实沈、鹑首、鹑火、鹑尾、寿星、大火、折木。十二次是以牛宿所在的星纪作为首次。十二次与二十八宿具有对应的关系。此外，二十四节气与十二次的形成有着渊源的关系，二十四节气产生于十二次。

三、历法体系

把年、月、日、时等计时单位，按照一定的法则进行编排，以便记录和计算较长的时间序列，这种法则叫历法。年、月、日等时间需要借助天体的运动测定，而天体的运动只有在恒星的背景上才能被显现出来。制定历法也必须以恒星背景作为时间标尺。为了提供太阳运行的准确标尺，古天文学又把十二次与二十八宿的具体星象分开，按照木星实际运行的度数将天球赤黄道带自西向东划分为十二次。从按具体星象区划天空上升到按无形的标志点均匀区划天空，于是抽象的天度和十二次开始具有时间标尺的作用，并使年、月、日的计算进入量化的阶段。至此，观象授时退出历史舞台，历法的时代真正到来。

古人以昼夜交替的周期为一“日”，以月相变化的周期为一“月”（现代叫做朔望月），以寒来暑往的周期亦即地球绕太阳一周的时间为一“年”（现代叫做太阳年）。以朔望月为单位的历法是“阴历”，以太阳年为单位的历法是“阳历”。我国古代的历法不是纯阴历，而是阴阳合历。我国夏代已产生天干十进制记日法，殷商已使用干支记日法、朔望记月法，战国有古六历（古四分历），西汉有太初历、三统历，东汉有四分历（后汉四分历）。

四分历以一回归年等于365又1/4日，因岁余四分之一日而得名。四分历又用朔望月来定月，用闰月的办法使年的平均长度接近回归年，兼有阴历月和回归年双重性质，属于阴阳合历。以岁实（也叫岁周，相当于回归年）为365又1/4日，朔策（也叫朔实，相当于朔望月）为29又499/940日，岁余1/4日，通过置闰月调整岁实与朔策的长度，是一种既重视月相盈亏，又照顾二十四节气，年、月、日均依据天象的历法。《内经》实行的也是四分历，实际采用岁实为365又1/4日的数据。其中的太阳历又有二十四节气与气候、物候变化相符，以表示一年之中生物的生化节律。《内经》的历法不仅具有岁实1/4这个斗分，而且是以建寅为正，与《历术甲子篇》的四分法一脉相承。

值得重视的是，《内经》采用四分历，并独创发明了“五运六气历”。“五运六气历”也属于阴阳合历，以天干地支作为运算符号进行推演，阐明六十甲子年中天度、气数、气候、物候、疾病变化与防治规律，从时空角度反映天地人的统一。《内经》运气历采用十天干与十二地支相配以记年、月、日、时的方法，以十天干配合五运推算每年的岁运，以十二地支配合六气推算每年的岁气，并根据年干支推算六十年天时气候变化及其对人体生命活动的影响。

五运六气历划分的原则是“分则气分，至则气至”，表示气数与天度相对应。五运六气历将一年分为六步，也称六气。每一步气占二十四节气中的四个节气。每年的六步气是：第一步气始于大寒，历经立春、雨水、惊蛰；第二步气始于春分，历经清明、谷雨、立夏；第三步气始于小满，历经芒种、夏至、小暑；第四步气始于大暑，历经立秋、处暑、白露；第五步气始于秋分，历经寒露、霜降、立冬；第六步气始于小雪，历经大雪、冬至、小寒。然后又进入次年第一步气大寒。由上述六步气中二十四节气的分布可以看出，各步气的起始点均为中气，第二和第五步气正是春分和秋分。春分是第一步气与第二步气的分界，秋分是第四步气与第五步气的分界。如果将第一步气至第三步气看作上半年，第四步气至第六步气看作下半年，则第二步气和第五步气分别为上半年和下半年的中间，春分和秋分二分点就分别是上半年和下半年的分界线，这叫做“分则气分”。二十四节在六步气的分布中上半年阳气当令时，阳气鼎盛的极点是夏至；下半年阴气当令时，阴气鼎盛的极点是冬至。夏至和冬至分别为阴气生长和阳气生长的起点，说明“至”是阴阳气到了极点。这叫做“至则气至”。至点不在第三步气和第六步气的最后，而居于中间，这表示了这两步气是阴阳二气由小至极而又返还的标志点。

五运六气历的每一步气占四个节气的长度，大约是60天，其所以取大率六十天的理由是与六十干支有一种对应关系。《素问·六节藏象论》中说：“天以六六为节，地以九九制会。天有十日，日六竟而周甲，甲六复而终岁，三百六十日法也。”实际上是将太阳在天球上的视运行转化为气的运行，气的运行按《周易·系辞传》所说“变动不居，周流六虚”分为六步。

第二节 《内经》的天文历法医学思想

一、宇宙结构说的医学意义

《内经》认为太虚大气托举大地是由于太虚大气形成了天地，按不同性质将太虚大气分为两大类，即阴气和阳气，并由阴阳二气形成了天地，即《素问·阴阳应象大论》所谓“积阳为天，积阴为地”，“阳化气，阴成形”，“清阳上天，浊阴归地”，说明天是清阳的聚积，由于阳气轻清，升散飞扬，不停地运动，因而没有形体；地是浊阴的堆积，由于阴气重浊，沉降凝结，静而固守，因而累积的阴气成了具有形体的大地。

由于《内经》强调大气贯穿于宇宙各处，包括人体内之脏腑经络，因而在它推步气的周日运行即推步太阳周日运行时，自然地将人体与宇宙结构联系起来，将人体气血运行与日行二十八宿直接联系起来。其太虚大气的运行规则不仅用以描述昼夜进程、四季进程，而且用以描述对人的影响。《内经》认为：“人以天地之气生”，太虚大气形成了天地和人，太虚大气不仅作用于大地，而且作用于人。作用于大地的寒暑燥湿风火六种阴阳程度不同的气也作用于人。以此推测人体得病的情况。

《内经》对天文现象的描述，往往带有占星术色彩。如《灵枢·九宫八风》的九宫图与西汉太乙九宫占盘格局大体一致。古代占星术用于医学，它不是从原始的前兆迷信中产生的，而是由具有丰富天文、气象知识的医学家创造出来的。其中有一部分古天文、历法、气象知识，也有一部分具有必然因果联系的征兆观，因而反映了人与自然密切相应的观点，这些都是我们应当继承的。

二、天球宇宙观的医学意义

1. 日月的医学意义

《灵枢·岁露》说：“人与天地相参也，与日月相应也。”说明日月与人有密切关系。日的医学意义，首先表现在太阳的能量对人体阳气的影响上。《素问·生气通天论》说：“阳气者，若天与日，失其所则折寿而不彰。故天运当以日光明。是故阳因而上，卫外者也。”人体的阳气，就像天空中的太阳一样，具有维持生命机能，保卫机体和抗御外邪的作用。其次是周日视运动促使人体形成相应的生理节律。该篇又说：“故阳气者，一日而主外，平旦人气生，日中而阳气隆，日西而阳气已虚，气门乃闭。是故暮而收拒，无扰筋骨，无见雾露，反此三时，形乃困薄。”平旦、日中、日西、日暮，是太阳周日视运动的不同位置所确立的昼夜时间。当人体处在太阳周日视运动确立的不同时间时，人体中的阳气也随太阳所布阳气的变化而变化，白天阳气活跃于外，晚上阳气收敛于内。当阳气拒守于内时，不要扰动筋骨，不要接近雾露，避免邪气的侵袭，这是养生所必须注意的基本法则。

月的医学意义，主要体现在月人相关的思想上。首先，月相盈亏的变化对人体血气、肌肉、经络的生理活动产生周期性的影响。《素问·八正神明论》说：“月始生则血气始精，卫气始行。月廓满则血气实，肌肉坚。月廓空则肌肉减，经络虚，卫气去，形独居。”《灵枢·岁露论》进一步提出："月满则海水西盛，人血气积……至其月廓空则海水东盛，人气血虚"，从月相盈亏、月亮对地球的引潮现象考察了月对人的生理作用。其次，月相盈亏对人的发病有影响。《灵枢·岁露论》的认识是：月满之时，"肌肉充，皮肤致，毛发坚，腠理郄，烟垢著。当是之时，虽遇贼风，其入浅不深"；至其月廓空之时，"其卫气去，形独居，肌肉减，皮肤纵，腠理开，毛发残，膲理薄，烟垢落。当是之时，遇贼风则其入深，其病人也卒暴。"临床诊治疾病或判断预后时，应该结合天时月相。为此，《灵枢·岁露论》提出了"乘年之衰，逢月之空，失时之和"的"三虚"原则，逢三虚，则发病急暴，"其死暴疾"。《素问·至真要大论》也指出"遇月之空，亦邪甚也"。再次，月相盈亏影响治疗效果。《素问·八正神明论》指出：针刺的治疗原则是"月生勿泻，月满无补，月郭空无治。"因为"月生而泻，是谓脏虚；月满而补，血气扬溢，络有留血，命曰重实；月郭空而治，是谓乱经。"针刺的具体手法中"以气方盛也，以月方满也，以日方温也"，故要"泻必用方"。对于针刺的用穴数也有明确的规定。《素问·刺腰痛》说："以月生死为痏数。"王冰注曰："月初向圆为月生，月半向空为月死，死月刺少，生月刺多。《素问·缪刺论》曰：'月生一日一痏，二日二痏。渐多之，十五日十五痏。十六日十四痏，渐少之。'"

2. 五星的医学意义

《内经》认为，天上的五大行星是金、木、水、火、土五行应天之气的表征，直接影响到人的五脏，《素问·金匮真言论》说："东方青色……其应四时，上为岁星"；"南方赤色……其应四时，上为荧惑星"；"中央黄色……其应四时，上为镇星"；"西方白色……其应四时，上为太白星"；"北方黑色……其应四时，上为辰星"。意为五大行星是由五行之气化成的。《内经》还认为，岁运和五大行星视运动有关。《素问·气交变大论》说："岁运太过，则运星北越；运气相得，则各行以道。"岁运太过，则主岁的运星向北偏行；如果没有太过与不及，就在正常轨道上顺行。不仅如此，岁运还与五大行星颜色的变化有关。该篇还说："故岁运太过，畏星失色而兼其母；不及，则色兼其所不胜。"五大行星的颜色有正常、兼其母和兼其所不胜三种颜色。所谓兼其母的颜色，如岁星为木行的青色，兼有水行的青黑色；所谓兼其所不胜的颜色，则兼有金行的白色。显然，这三种颜色都与岁运有关系，体现了五星对医学的影响。

3. 北斗星的医学意义

首先，以北斗指向推知四时阴阳变化来解释六经证候的病理机转。例如《素问·脉解》说："太阳所谓肿腰脽痛者，正月太阳寅，寅太阳也，正月阳气出在上而阴气盛，阳未得自次也，故肿腰脽痛也。"正月为一年之首，太阳为诸阳之首，故正月属于太阳，而月建在寅，是阳气升发的季节，但是阴寒之气尚盛，阳气当旺不旺，病及于经，所以腰肿、臀部疼痛。其次，以北斗指向推知四时气候变迁、八方气象变化对人体的影响。例如《灵枢·九宫八风》说："太一移日，天必应之以风雨，以其日风雨则吉，岁美民安少病矣。先之则多雨，后之则多汗（旱）"。太一从一宫转向下一宫的第一天，也就是交换节气的日子，如果风调雨顺，则年景必然谷物丰收，民众安居，很少疾病。假若交节之前有风雨，是气候有余，就会多雨；假若交节之后多风雨，是气候不足，就会多旱，雨、旱天气人就多病。

4. 二十八宿的医学意义

首先，依据二十八宿确立人身经脉长度、营卫行度，《灵枢·五十营》说："气行十六丈二尺，气行交通于中，一周于身，下水二刻，日行二十五分。”根据日行二十八宿，经过十二时辰，水漏下100刻，卫气行身50周，呼吸13500息以及一息脉行0.6尺的基本数据，推算人身28脉的总长度为16丈2尺，日行一宿卫气行度为1.8周、水下一刻卫气行度为0.5周。其次，根据二十八宿确立十干统运原则。十干统运，又称中运、岁运，通主一年的气运，是推算客运的基础。十干统运的规律，按《素问·天元纪大论》是：“甲己之岁，土运统之；乙庚之岁，金运统之；丙辛之岁，水运统之；丁壬之岁，木运统之；戊癸之岁，火运统之。”古人仰观天象，发现丹天、黅天、苍天、素天、玄天五色之气横贯周天二十八宿，而二十八宿又与天干地支方位对应，根据五色之气所在的宿位便可以确定十干统运的原则。

《内经》是以虚宿为冬至，反映的是夏代的天象。《素问·脉解》说：“太阴子也，十一月万物气皆藏于中。”张介宾《类经·疾病类》注：“阴极于子，万物皆藏，故曰太阴子也。”“一阳下动，冬至候也。”根据“子午为经”和“虚张为纬”的说法，《内经》的冬至点是在虚宿。根据《内经》的天象，二十八宿、十二次、二十四节气具有反旋的对应关系。

三、五运六气历法的医学意义

五运六气历认为，作用于大地的寒暑燥湿风火六种气，不是完全“迟疾任情”的，而是分为有规则的六步。六步气与五行相配应：厥阴配风木，少阴配君火，太阴配湿土，少阳配相火，阳明配燥金，太阳配寒水。这样六步配上五行，就形成了一个五行相生的节令推移规则，这就完成了一年太虚大气对大地作用的运转，也是太阳周年视运动的过程。五运和六气相配合，按照其属性关系可分为相生、相克、同化等。就同化而言，又有太过、不及、同天化、同地化等差别。《内经》运气历的主要目的是根据气候变化规律推知对人体的影响。如由客主加临可推测该年四时气候变化是否正常、人体是否得病。其奥秘在于观察客主加临的五行生克情况。如客主之气五行彼此相生或相同，称为“气相得”，则气候和平，人不病；如客主之气五行相克，称为“不相得”，则气候反常，人体致病。依据司天、在泉之气，亦可预测生物得胎孕或不孕、人体发病或不病。如岁厥阴司天之年，人们多病胃脘心部疼痛，上撑胀两胁，咽膈不通利，饮食不下，其病的根本在于脾藏，如果冲阳脉绝，则是死证，不能救治。又如《灵枢·九宫八风》的八方之风，其中“虚风”成为中医病因学说的内容之一。以黄道标度日月运行节律，将黄道划分为不同的节点系统，这些节点是太阳在黄道上的特征位置，用以司天地之气的分、至、启、闭，由此定出四时、八正、二十四节气历法，反映天地阴阳之气消长气数和生命活动的节律，推测人体脏腑气血盛衰变化规律。

《内经》历法包含着对日、月、年时间节律的认识，为人体生命节律的研究奠定了坚实的科学基础。人体的生命活动存在于时空之中，与时间节律有着密切的联系，表现出生命活动的日节律、月节律和年节律。对此，《内经》有精辟的论述。例如，人体生命活动的日节律，《素问·生气通天论》有“故阳气者，一日而主外，平旦人气生，日中而阳气隆，日西而阳气已虚”的描述；人体生命活动的月节律，《素问·八正神明论》有“月始生，则血气始精，卫气始行；月廓满，则血气实，肌肉坚；月廓空，则肌肉减，经络虚，卫气去，形独居”的描述；人体生命的年节律，《素问·四气调神大论》有“夫四时阴阳者，万物之根本也。所以圣人春夏养阳，秋冬养阴，以从其根”的描述。“以从其根”道出了历法对医学理论的重要意义。

第十三章 《黄帝内经》的地理医学

地理学，以地理为研究对象的学科。地理科学是研究地球表面，即人类生活在其中的地理环境的科学，主要研究地球表面自然和经济地理要素的分布规律和空间关系。始见于《易经·系辞》和古希腊埃拉托色尼的《地理学》。我国最早的地理书籍有《贡》、《山海经》。地理，是全世界或一个地区的山川、气候等自然环境及物产、交通、居民点等社会经济因素的总情况。地理医学（医学地理学）是地理学与医学之间的边缘学科。研究地域自然条件和社会经济条件对人体及其生理活动、人类疾病的发生与地理分布的综合影响，查明疾病的空间分布、病理过程与气候、水、土壤、岩石矿物以及生物等环境要素之间的关系，并制定有科学依据的保护人体健康的措施。尽管中医古籍中没有“地理医学”的概念和名称，然中医学的奠基之作《黄帝内经》中确有丰富的相关内容。

地理环境，指环绕人类社会的自然界（有时也有把人口包括在内），因此亦称“自然环境”，包含社会环境。它是由地球化学元素、气象、水文、土质、地形、地貌、生物等成分有机结合而构成的地域综合体，是人类赖以生存的基地与活动场所，对人类的健康与疾病产生重要影响。

第一节 《内经》的地理学内容与成就

中华民族最早定居于亚洲大陆的北温带地区，东濒大海，西傍高原，具有漫长的海岸线。既有辽阔的平原，也有高山、丘陵、湖泊等多种多样的地形地貌，各地域自然条件迥异，富有形形色色的气候、土壤、水质和生物等特异性结构。《内经》作者从医学角度记载了与人类生存有关的地理状况，以探讨地理形势、社会经济以及生物学因素对人体生理病理的影响。《素问·五常政大论》中明确指出：“地之小大异也，小者小异，大者大异。”

一、《内经》的地理学内容

《内经》作者首先继承了先人关于方域的划分，主要有五方说和九州说。

（一）关于方域划分

1. 五方说

五方，是东、西、南、北、中五个方位的合称。是先民在长期的生活实践中，通过不断观察建立的区位概念，据甲骨文卜辞所载，殷人已把商朝的领域称为“中商”，且与“东土”、“南土”、“西土”、“北土”并列。以五方总括整个空间方位，还把风雨寒暑和空间方位联系起来，观察其对农业生产的影响。春秋战国时期的《山海经》记述了当时黄河、长江流域及其以外广大地区的自然环境，其中“山经”根据山的分布，把神州大地划分为东、西、南、北、中五大区域，以山为基干，介绍了五大区的河水走向，所产金玉、禽兽、草木的性态功用。《内经》成功的将五方说应用于医学领域，阐述了自然、人文地理环境与疾病的关系。中原地区是华夏文明的核心，也是《内经》学术的发源地，故《内经》以黄河流域的中部地区为“中”，再向东、南、西、北四个方向进行辐射式划分，从而确定了五方的地理位置。

2. **九州说**

九州，传说中的我国中原上古行政区划，冀州、兖州、青州、徐州、扬州、荆州、豫州、梁州、雍州的总称。亦称“九野”。起于春秋战国时代，说法不一。现在多采用《尚书·禹贡》之说，以“冀、兖、青、徐、扬、荆、豫、梁、雍”作解。据《尚书·禹贡》记载，禹划分九州土地的边界，是以山脉、河川、大海等自然条件为依据，其中豫州居中，兖、青、徐三州居东，梁雍二州居西，扬荆二州居南，冀州居北。《内经》承袭了《尚书·禹贡》的九州观念，多次提到“九州”或“九野”。《素问·生气通天论》有：“天地之间，六合之内，其气九州九窍、五脏、十二节，皆通乎天气。”《素问·六节藏象论》亦有此说。《素问·三部九候论》又有：“九分为九野，九野为九脏。”《灵枢·九针论》则谓：“愿闻身形应九野奈何？岐伯曰：请言身形之应九野也。”

（二）各方域的特点

1. **五方的特点**

《素问·异法方宜论》已经认识到五方地理环境的特点：东方是天地之始，鱼盐之地，滨海傍水；西方是天地收引之处，多金玉、沙石，地高、多风，水土刚强；北方为天地封藏之所，地高而风寒；南方之天地长养，阳气胜而气候炎热，地势低下，水土弱，多雾露；中央之地，平坦而潮湿，物产丰富。

《素问·天元纪大论》则认识到五方在气象、物候等方面各有自己的特点，它们之间又有平面和垂直的不同。指出：“天有五行，御五位，以生寒暑燥湿风。”鉴于神州大地广袤，五方概念明确，又地处北温带，春夏秋冬四季分明，气候多变，于是《内经》作者又借助于阴阳五行学说，将五方与相应的气候等联系考察，得出《素问·阴阳应象大论》描述的：“东方生风”、“南方生热”、“西方生燥”、“北方生寒”、“中央生湿”的结论，说明不同的地理环境具有不同的气候特点。虽然，因为历史的变迁，《内经》时代的五方自然环境与现在的五方有一定区别，但从总体而言，基本符合我国东南纬度低，气候温暖多湿，西北纬度高，气候寒凉多燥的地理环境特点。《素问·五运行大论》指出：“东方……其性为暄，其德为和，其用为动，其色为苍，其化为荣，其虫毛，其政为散，其令宣发，其变摧拉，其眚为陨，其味为酸……南方……其性为暑，其德为显，其用为躁，其色为赤，其化为茂，其虫羽，其政为明，其令郁蒸，其变炎烁，其眚燔焫，其味为苦……中央……其性静兼，其德为濡，其用为化，其色为黄，其化为盈，其虫倮，其政为谧，其令云雨，其变动注，其眚淫溃，其味为甘……西方……其性为凉，其德为清，其用为固，其色为白，其化为敛，其虫介，其政为劲，其令雾露，其变肃杀，其眚苍落，其味为辛……北方……其性为凛，其德为寒，其用为藏（“藏”字本阙，据明抄本补），其色为黑，其化为肃，其虫鳞，其政为静，其令霰雪（“霰雪”二字本阙，据明抄本补），其变凝冽，其眚冰雹，其味为咸……五气更立，各有所先，非其位则邪，当其位则正。”《素问·五常政大论》则对大气温度垂直分布规律的认识作出了与现代气象学气温随高度增加而降低一致的结论。另外，“《物候学》中指出，秋冬之交的物候有一点值得说明：这时期天气晴朗，空中常出现逆温层，即在一定高度，气温不但不比低处低，反而更高。这一现象在山地冬季，尤其清晨极为显著。我国华北和西北一带，不但秋冬逆温层极为普遍，而且常可高达1000米，这一现象，《素问·五常政大论》指出系‘天气制之，气有所从也。’说明先哲在研究气候的垂直差异上是有成就的。”（李应钧，《黄帝内经》中的人天观，中国医药科技出版社，北京，1998，10）

2. 九州的特点

关于九州的地势、气象、物候、水土风貌等《内经》作者未作具体描绘。或者因为《尚书·禹贡》中已有详述；抑或由于九州位居五方之中，其地势、气象、物候、水土风貌等不言而喻。

《尚书·禹贡》记载：冀州的土质是灰白土壤，田赋属上上的第一等，夹有第二等，这里的田地是第五等。东方海岛的居民用皮服来进贡。兖州的土质是黑色沃土，这里青草茂盛，树木修长。田地是第六等，田赋是第九等。贡物是生漆和蚕丝，还有竹器装着的彩绸。青州的土质是白色沃土，海边是广阔的盐碱地。这里的田地是第三等，田赋是第四等。其贡品是盐和细葛布，海产贡品多种多样。还有泰山谷的丝、大麻、锡、松、奇异的石头。莱夷一带耕作兼放牧。贡品是用竹筐装的柞蚕丝。徐州的土质是红色的，又黏又肥，草木滋生而丰茂。田是第二等，田赋是第五等。贡品是五色土、羽山产的大山鸡、峄山特产桐木、泗水边上可做磬的石头、淮夷之地的蚌珠和鱼，还有竹筐装的黑白条纹的细绸和白绢。扬州的土质是黏性湿土，田是第九等，田赋是第七等，夹有第六等。大竹、小竹遍布各地，青草茂盛，树木高大。贡品是金、银、铜、美玉、美石，小竹、大竹及其制品，象牙、犀牛皮、鸟羽毛、旄牛尾和木材。荆州土质是黏性湿土，田是第八等，田赋是第三等。贡品是羽毛、旄牛尾、象牙、犀牛皮，以及金、银、铜、椿树、柘树、桧树、柏树，粗磨刀石、细磨刀石、造箭头的石头、丹砂、竹笋、竹子、楛木。豫州是柔松的土壤，低洼地带是肥沃的硬土。田是第四等，田赋是第二等，杂夹第一等。贡品是生漆、麻、细葛、儡麻，用竹筐装的绸和丝棉絮，又进贡制玉磬的石头。梁州有疏松的黑土，田是第七等，田赋杂有第七、八、九三等。贡品是美玉、银、铁、镂、作箭头的石头，磬、熊、罴、狐狸、野猫。雍州有黄色的疏松土壤，田是第一等，田赋是第六等。贡品是美玉、美石、珠宝石。

二、《内经》的地理学成就

《内经》在地理学方面的成就很多，主要表现在以下方面：

（一）提出“地理”的概念

《内经》作者对人类赖以生存的地理环境已有初步认识，虽然尚不知它有多大（“至大不可量”），但已知其“为人之下，太虚之中”，“所以载生成之形类”，由“大气举之”（《素问·

五运行大论》)。会因燥而干，因暑而热，有风则动，湿胜则泥泞，寒胜导致其龟裂，火胜令其坚固。并明确提出地理的概念："位地者，地理也。"(《素问·气交变大论》)即研究地域方位，高下寒暑与物化（各种生物生、长、化、收、藏）现象关系的理论。

（二）总结地理与气候、物候的关系

《内经》作者在长期实践、观察与体验中，借鉴了前人的经验，总结出五方气候、物候的基本规律和特点。认为：不同的地理环境，形成不同的气候特点、物候特征。

1. 五方气候的基本特点

在《素问·阴阳应象大论》、《素问·五运行大论》、《素问·五常政大论》等篇中分别作了精辟地论述："东方生风"、"南方生热"、"中央生湿"、"西方生燥"、"北方生寒"；"燥以干之，暑以蒸之，风以动之，湿以润之，寒以坚之，火以温之……燥胜则地干，暑胜则地热，风胜则地动，湿胜则地泥，寒胜则地裂，火胜则地固矣。"《内经》作者还发现天地之气的关系对气候变化的影响。《素问·六微旨大论》曰："天气下降，气流于地；地气上升，气腾于天。""地气上为云，天气下为雨，雨出地气，云出天气。"(《素问·阴阳应象大论》)这些理论虽粗浅，其结论却有重要的实际意义。《素问·五常政大论》又正确地运用阴阳、五行理论，发明了地域不同、高下有别，所以气候有温凉的科学内涵。文中明确："阴阳之气，高下之理，太少之异也"。更具体阐释道："东南方，阳也，阳者其精降于下，故右热而左温；西北方，阴也，阴者其精奉于上，故左寒而右凉。是以地有高下，气有温凉，高者气寒，下者气热。"

2. 五方气候与地理有关

《素问·异法方宜论》有比较准确地论述："东方之域，天地之所始生也……海滨傍水……西方者，金玉之域，沙石之处，天地之所收引也……陵居而多风，水土刚强……北方者，天地所闭藏之域也，其地高陵居，风寒冰冽……南方者，天地所长养，阳之所盛处也，其地下，水土弱，雾露之所聚也……中央者，其地平以湿，天地所以生万物也众。"

3. 地理与物候

《素问·天元纪大论》以："太虚寥廓，肇基化元，万物资始，五运终天，布气真灵，揔统坤元，九星悬朗，七曜周旋，曰阴曰阳，曰柔曰刚，幽显既位，寒暑弛张，生生化化，品物咸章。"清楚地阐明了地理与物候的关系。《素问·阴阳应象大论》、《素问·五运行大论》、《素问·气交变大论》等篇记载了方域不同，地势高下有别，因而有不同的水土性质、气候类型，生长不同的动、植物，形成特有的矿藏："东方生风，风生木，……其性为暄，其德为和，其用为动，其色为苍，其化为荣，其虫毛，其政为散，其令宣发……南方生热，热生火，……北方生寒，寒生水，……其性为凛，其德为寒，其用为□（本阙），其色为黑，其化为肃，其虫鳞，其政为静，其令□（本阙）。"《素问·金匮真言论》有："东方……其类草木，其畜鸡，其谷麦……南方……其类火，其畜羊，其谷黍……中央……其类土，其畜牛，其谷稷……西方……其类金，其畜马，其谷稻……北方……其类水，其畜彘，其谷豆"的记载。

（三）参与中医学理论体系的形成

从学科理论体系的规范化结构言，应当包括本体论、认识论、方法论三方面。它们都属于哲学范畴，《内经》理论体系的形成具有不可替代的指导作用。所谓本体论，即哲学中研究世界本原或本性问题的部分。认识论是关于人类认识世界的能力以及认识的来源、认识的内容、认识的发生发展过程及其规律的哲学学说。方法论是关于认识世界和改造世界的根本方法的学说。《内经》对地理的认识、对地理知识的运用可以说是《内经》理论体系规范化结构表现的重要方面，也是《内经》理论体系内容的重要组成部分，为地理医学的创建奠定了基础，中医学理论体系的学术特点中的整体观念即是有力的证据。

1. 应用地理知识，阐述医学理论

《内经》作者应用地理知识，远取诸物，近比之身，阐述中医理论。认为人体是宇宙的缩影，自然界是大天地，人体则是小天地，自然界所具有的事物和规律在人体上同样可以体现出来，故经常采用取象比类的方法说明人体生理与自然地理环境的密切关系。如《素问·阴阳应象大论》取法不同地域阴阳之气偏颇不全的规律，阐释人体耳目手足左右机能不等的现象，认为："天不足西北，故西北方阴也，而人右耳目不如左明也。地不满东南，故东南方阳也，而人左手足不如右强也。"以天地阴阳类比人体阴阳，提出人身左右阴阳不对等的辩证生理观。《内经》中提及的许多生理结构，也是与某些地理因素取象类比的产物，如《灵枢·邪客》云："地有九州，人有九窍……地有高山，人有肩膝，地有深谷，人有腋腘，地有十二经水，人有十二经脉。"其中十二经水即我国汉代以前所说的清、渭、海、湖、汝、渑、淮、漯、江、河、漳十二条河流。因为十二经水"受水而行之"，则十二经脉"受血而营之"，两者其象相应，故《灵枢·经水》又说："经脉十二者，外合于十二经水，而内属于五脏六腑。"并详述了十二经脉与十二经水的一一对应关系，指出："十二经水者，外有源泉而内有所禀，此皆内外相贯，如环无端，人经亦然。"以此说明人身经脉内联外达，相互沟通环周不休的生理特征。再如《灵枢·海论》以自然界的东西南北四海类比人身之髓海、血海、气海、水谷之海，强调人身四海与十二经脉的关系，及其生理病理意义。《内经》借助于取象类比的思维方法，建构了人与地理环境的关系框架，体现了"天人相应"的整体观。

2. 地理与医学流派

中医学是实践性很强的自然科学和社会科学，由于历代医学家本身所处的时代不同，地区环境有别，医疗实践各异，所以产生了各种学说和不同的医学流派，各医学家和医学流派上承汉、唐、宋的医学成就，深入发挥《内经》等理论精义，阐明《伤寒杂病论》等辨证论治法度，为临床治疗开辟了门径，增添了许多治疗方法，取得了卓著的疗效。下启明清医学，毋论经学、时方、杂家，都异彩纷呈，在各个历史时期，从不同角度和层面为中医学理论体系的丰富和发展起到了促进和完善的作用，成为中医学理论体系的重要组成部分。《内经》中的"异法方宜"就是各流派起源和发展的地理学基础。如：朱丹溪和张介宾的阴阳之争，引起后人聚讼纷纭，褒贬不一。义乌是朱丹溪居住和行医之地，是南方地域的代表，朱氏倡言江南地土卑弱，湿热相火为病最多，故提出："阴常不足，阳常有余"之说。而张介宾虽诞生在浙江山阴，却自少年起直至暮年，一直生活和悬壶于北方，其主要学术观点和成就是在北方形成或取得的，那里阳虚质者和见寒象者较多，因此，张介宾提出："阴常不足，阳本无余"之辩，便是顺理成章之事。可见，任何医家的学术思想都是在一定的地理环境背景中形成和发展的，所以，分析研究古代医家学术思想时不能忽视地理因素。

综上所述，《内经》作者非常重视地理环境与人类健康和疾病的关系，强调"因地制宜"的诊疗思想。深入研究《内经》的地理学思想，有助于进一步探索生命和疾病的规律，提高临床诊疗水平。

第二节 《内经》地理学与医学

地理医学的思想萌芽渊源已久。但科学的“地理医学”是在十八世纪末、十九世纪初创建并逐步完善的新兴边缘医学。它介于自然地理学与医学之间，名称不一，或称“疾病地理学”，或称“医学地理学”，或称“环境医学”。“医学地理学”是十九世纪末德国黑尔希（Hirsch）开始使用的。虽然它近些年才受到科学界的重视，但我国古代的医学家早在数千年前就已经对它有了较为深刻地认识。

《素问·五运行大论》说：“地者，所以载生成之形类也。”大地是人类赖以生存的家园，实践令人们发现：地理环境与人体生理、病理以及疾病的诊断与治疗都有密切关系，为此，《内经》作者进行了多角度、多层面的观察研究和论述。

一、地理与生理

人赖自然生存，人与自然息息相关，人体能逐渐同周围环境产生适应性变化。因此，生活于不同地理环境中的人群，其体质、情志、寿命诸方面呈现出不同的生理特点。

1. 地理与体质

《内经》作者注意到，由于地势高低、岩石、矿藏贫富、气候冷暖、物种分布等的差异，长期生活在不同地区的居民，在起居劳作、饮食结构、衣着服饰各方面，形成不同的风俗习惯，其体质状况具有明显区别。《素问·异法方宜论》记载了五方之人的生活习惯及相应的体质特点，指出东方之人“食鱼而嗜咸”、“皆黑色疏理”；西方之人，“华食而脂肥”，“不衣而褐荐”；北方之人，“乐野处而乳食，”故多“脏寒”；南方之人，“嗜酸而食胕”，“皆致理而赤色”；中央之人，“食杂而不劳”，生活安逸，环境舒适，缺乏运动。《内经》对我国人群体质状况的地域性差异所作的评估，迄今仍有现实意义。现代流行病学调查表明，不同区域的人群，确实存在着体质差异，陕西延安地处黄土高原，海拔较高而干旱少雨，基本可代表西北地区特点；浙江义乌等地处华南平原，海拔较低而潮湿多雨，大致可代表东南地区特点，调查两地 2269 人的体质状况，发现：2269 人中属病理性体质者共 1537 人，占总数的 67.7%。其中阴虚质者，西北延安最少，仅占 18.2%，而东南义乌达 42.7%，较延安高出 2.35 倍；阳虚质的分布则相反，西北延安比例高达 53.6%，东南义乌只有 10.7%，延安的阳虚质为义乌的 5 倍。（何裕民等．从体质调研结果探讨因时因地制宜治则．中医杂志，1986，5）。可见，不同地区的人群阴虚质与阳虚质有极其显著的地域性分布差异。此调查结果有力地证明了《内经》异域异质理论的科学性。

2. 地理与寿命

《内经》作者认为，人的寿限是大自然赋予的，生活在不同地理环境中，人群的平均寿命亦有差异。《素问·五常政大论》说：“东南方，阳也，阳者其精降于下……西北方，阴也，阴者其精奉于上……阴精所奉其人寿，阳精所降其人夭。”指出东南地区，天气温热长寿者少；西北地区，天气寒凉，长寿者众。《内经》作者还认识到，不仅地区不同寿夭有别，即使同一区域，地势的高低也是影响寿命的因素之一。因此，《素问·五常政大论》又说："一州之气，生化寿夭不同，其故何也？岐伯曰：高下之理，地势使然也……高者其气寿，下者其气夭，地之小大异也，小者小异，大者大异。"可见，无论区域范围大小，人群的寿命都依地势高低、气候寒温而存在着一定的差异。产生这种现象的原因，《内经》中也有所提示，《素问·六元正纪大论》说："至高之地，冬气常在，至下之地，春气常在。"《素问·四气调神大论》云："冬三月，此为闭藏。"《素问·金匮真言论》进一步阐明："夫精者，身之本也。故藏于精者，春不病温。"春生、夏长、秋收、冬藏乃自然万物运动变化的固有规律。冬气的闭藏，即是为春气生发藏精蓄锐的过程，因此，冬之寒气，是自然万物精气秘藏必不可少的条件，也是人体健康长寿的重要保证。由此可知，西北方或地势高峻地区，气候寒冷，人们犹如处于冬季，精气的闭藏多于疏泄，寿命相对较长；东南方或地势低洼地区，气候温热，人们犹如处于春季，精气的疏泄多于闭藏，故寿命相对较短。《内经》作者的这一认识与客观实际大致相同。如我国西北的新疆和境外的高加索一带，素有"世界长寿区"的美誉。有人观察过动物寿命与温度的关系，发现法国棘鱼寿命不过14～18个月，但在较北纬度的棘鱼，仅仅为了达到性成熟，就需要花数年时间；生活在菲尔特湖中的茴鱼，只有6年左右的寿命，然而，它在北极的变种，寿命超过12年；大西洋的龙虾，在寒冷海水中从生长到成熟，需要5～8年时间，如果将它在室内恒温中精心饲养，仅在两年半的时间内就能达到成熟期。可能是低温使代谢过程变得十分缓慢，因而衰老过程也同样变慢，生命因之延长；高温情况则相反，它加速新陈代谢，加快生长发育，提早成熟和衰老，因而缩短了寿命。[肖德祯．温度与衰老．长寿，1981，(2)：11～20]

3．地理与情志

《内经》作者还将地区方域和人的情志活动联系起来，说明五方地域、自然条件不同，人们的情志活动亦各有特点。情志活动产生于五脏，而五脏又与五方相通应，因此，五方之人，脏气盛衰有异，其情志变化也有偏颇，故《素问·阴阳应象大论》又说："东方生风……在脏为肝……在志为怒"；"南方生热……在脏为心……在志为喜"；"中央生湿……在脏为脾……在志为思"；"西方生燥……在脏为肺……在志为忧"；"北方生寒……在脏为肾……在志为恐"。近代地理、环境、气象学家通过研究发现，地理环境对人的情志确有影响，山区居民，因地广人稀，开门见山，长久适应这种环境，所以，心胸开阔，议事直爽，待人诚恳；暖湿宜人的河湖滨海地区，因气候湿润，景色秀丽，万物生机勃勃，易使人触景生情，故那里的居民多情善感，机智敏捷［吴颢昕．《内经》论地理环境对人体的影响．南京中医药大学学报，1998，(5)：262]。薛氏调查了中医气质学说阴阳分型在我国分布情况后，认为太阳气质类型（傲慢、自用、主观、冲动、有野心、不顾是非、暴躁易怒、不怕打击、勇敢激昂、有进取心、坚持自己观点、敢顶撞等）的人得分在上海、浙江、江苏、安徽、广西、湖南及云南等地，无论男女都较低，而在北方诸省和西南之四川、贵州的男性明显增高，上海与黑龙江、甘肃比较有显著差异［薛学成．中医气质学说阴阳分型在我国人群分布情况的初步分析中医杂志，1986，(1)：20]。这些研究结果证实《内经》有关理论的客观性与实用性。

二、地理与病理

人类生存环境、生存条件和生活方式偏离常规，会导致人体阴阳失调，因而地理因素成为病因学及发病学关注的对象之一。

1. 病因的地域性

气候、饮食、情志、劳逸等因素既是生命活动必备的条件和行为，又可成为致病因素，《内经》运用五行学说，将主要致病因素进行归类，并与五方联系起来，说明致病因素的地域性特点。《素问·金匮真言论》、《素问·阴阳应象大论》及《素问·五运行大论》对此均有相似的论述，指出：东方应春，风邪居多，酸味易过，怒志易生；南方应夏，火热较盛，苦味易过，喜志易生；中央应长夏，湿邪偏重，甘味易过，思志易生；西方应秋，多见燥邪，辛味易过，悲志易生；北方应冬，寒邪明显，咸味易过，恐志易生。这些论述虽然比较笼统和粗糙，但作为地域性致病因素的分析，有一定的道理。

2. 发病的地域性

不同的地域气候、饮食习惯、人文因素以及体质特点等，决定了机体对某些致病因素的易患性及所患疾病的倾向性，使许多疾病的发生呈现地域性的特点。如《素问·异法方宜论》指出：东方地处海滨，故当地居民习惯于进食鱼类，且嗜咸味。鱼类性热，多食则使体内积热；咸味走血，嗜咸易使血弱脉涩，则积热发于肌表，血败肉腐，故易患痈疡；西方气候较凉，饮食多为鲜美多脂的酥酪膏肉之类，故形体肥胖，肌腠致密，抗御外邪的能力较强，虽不易感受六淫邪气，而唯饮食失宜，房事不节，七情过极等内伤致病，使脏腑功能失调；北方地势较高，气候寒冷，居民多以游牧为生，常年以牛、羊乳类为食。地气阴寒，乳性亦寒，故令脏腑受寒，易发生脘腹胀满之类的疾病。南方气候炎热，地势低洼、潮湿，人们喜食酸味及发酵、腐熟的食物，嗜酸气收，嗜腐生湿，则湿热交阻，内着筋脉，故易发筋脉拘挛、肢体麻木或痹痛之证；中央地区气候温和地势平坦湿润，土地肥沃，物产丰富，当地居民劳动强度较小，生活安逸舒适，过逸则气血不畅，脾胃呆滞。气血不畅则筋骨失养，脾胃呆滞则湿停四肢，故易发生肢体痿弱及寒热厥证。《素问·五常政大论》也根据我国东南地势低下，气候温热；西北地势高峻，气候寒凉的特点，提出："温热者疮"、"寒凉者胀"的地域多发病。高原病学证实：久居平地的人一旦进入高山地区（尤其2000米以上高山），就会出现高山反应，其中就有腹胀、腹痛、腹泻等症状。气候温热，是许多外科疾患的致病菌生长繁殖的良好环境，故疮疡多。

即便同一病邪，因其所在地域不同，致病亦各有特点。《灵枢·九宫八风》说："风从南方来，名曰大弱风，其伤人也，内舍于心，外在于脉，气主热。风从西南方来，名曰谋风，其伤人也，内舍于脾，外在于肌，其气主为弱。风从西方来，名曰刚风，其伤人也，内舍于肺，外在于皮肤，其气主为燥。风从西北方来，名曰折风，其伤人也，内舍于小肠，外在于手太阳脉……风从北方来，名曰大刚风，其伤人也，内舍于肾……其气主为寒也。风从东北方来，名曰凶风，其伤人也，内舍于大肠，外在于两胁腋骨下及肢节。风从东方来，名曰婴儿风，其伤人也，内舍于肝，外在于筋纽，其气主为身湿。风从东南方来，名曰弱风，其伤人也，内舍于胃，外在肌肉，其气主体重。此八风皆从其虚之乡来，乃能病人。"风为百病之长，致病广泛，但不同方位之风，可导致人体不同脏腑的病变。据国外报道：风向与风力对人体的健康和情绪有很大的影响，南风可改善血液循环，北部刮来的暴风，能使血压升高［曹忠贞.《内经》医学地理学探讨.齐鲁中医情报，1989，(3)：8］。其研究结果与《内经》的认识有异曲同工之妙。某些疾病的发生具有明显的地理环境背景，这已是古今不争的事实，如宋鹭冰《中医病因病机学》(北京：人民卫生出版社，1987）总结道：“我国东南沿海及长江流域，即多血吸虫病和钩端螺旋体病流行，而东北、西北则很少或没有。鼻咽癌以广东为高发，食道癌则以华北一些地方及习食酸菜的地区为多发，瘿病（地方性甲状腺肿）则以水土作物缺碘之地易发。又如东南之地多沙虱、水毒为患，岭南及滇南又多瘴疟为病；近海、近水、近湿者多湿气、湿痹；近山傍水者，多受山岚瘴气为病。”他如克山病、氟骨病等也有明显的地区性。

三、地理与诊断

由于地理环境与疾病有密切关系，所以在诊断中必须重视地理因素的影响，将有关的地域、气候、水土及病人的体质等因素纳入诊断体系，以预测其地域多发病、常见病，为治疗奠定基础。《素问·疏五过论》强调：“凡欲诊病者，必问饮食居处。”王冰注明确指出，此“居处”即《素问·异法方宜论》中的不同地域。如前所述，不同地域有特殊的致病因素，以及各具特点的人群体质，因此，因地诊断的意义主要有二：一是根据地域特点判断病因。如明·王纶《明医杂著·或问东垣丹溪治病之法》所论：“北方多寒，南方多热，江湖多湿，岭南多瘴，谓其得此气多，故亦多生此病。”二是根据各地域人群的体质特点分析临床特点、病证性质及病势趋向等。如江氏对南北两地的疾病特点进行了考察，发现：十二指肠壶腹部溃疡，北方几乎无例外地有较明显的胃脘部冷痛感，喜温得热则舒，并常以此作为拟诊十二指肠壶腹部溃疡的重要依据，而南方则有相当一部分患者，没有这类自觉症状，有痛而无冷感。南方热痹较北方多见，江南多雨多湿，故痹证每见腰腿下肢关节疼痛较重，天阴下雨加重；北方痹证以痛痹、风痹为主，阴雨天加重不太突出，冬季寒风四起时往往加重［江扬清．南北地域差对辨证施治的影响．中医杂志，1991，（1）：49］。再如“水土不服”的病证，乃易地而居，不能适应新地环境所致。正像巢元方《诸病源候论·不伏水土候》所说：“不伏水土者，言人越在他境，乍离封邑，气候既殊，水土亦别，因而生病。”

四、地理与治疗

《素问·五常政大论》说：“治病者，必明天道地理。”《素问·宝命全形论》又说：“若夫法天则地，随应而动，和之者若响，随之者若影。”指出治疗疾病必须掌握相关的地理知识，只有遵循包括地理环境在内的自然规律，灵活变通地治疗疾病，才能取得如桴应鼓、如影随形的迅捷疗效。因此，《内经》将“因地制宜”作为重要的治疗原则之一。

1. 因地选择治疗手段

《素问·异法方宜论》分析了不同地域的地理环境及生活习惯对体质与疾病的影响，进一步论及不同的地域性多发病，可以分别采取不同的治疗手段进行处理。如东方之域，“其病皆为痈疡”，痈肿疮疡病在肌表，乃血脉不利、败血腐肉所致，故治宜取砭石排除脓血，泻邪于外；西方之域，“其病生于内”，病在脏腑而不在经络，宜取药物内服，调治内脏；北方之域，“脏寒生满病”，此乃寒邪凝滞，脾阳不运之故，所以治宜灸焫之法，以温阳散寒；南方之域，湿热交阻，浸淫筋脉，故“其病挛痹”，治宜微针刺之，以疏通经络气血，祛除湿热；中央地区，“其病多痿厥寒热”，治宜“导引按跻”，以活动肢体，舒畅气血，通利经气。以上论述并不意味着一种病证只能以一种手段治疗，而应根据具体情况具体分析，全面综合，随机应变，做到“杂合以治，各得其所宜。”

2. **因地确定治疗方法**

不同地域有“气寒”、“气热”之别，同一疾病发生于不同地域，应采用不同的治疗方法。如《素问·五常政大论》说：“西北之气散而寒之，东南之气收而温之，所谓同病异治也……气寒气凉，治以寒凉，行水渍之。气温气热，治以温热，强其内守。必同其气，可使平也。”意谓西北之地，气候寒凉，居民喜热食，且腠理致密，容易风寒束表而积热于里；东南之地，气候炎热，居民喜冷食，且腠理疏松，容易气泄于表，而寒滞于内。因此，虽患同样疾病，对西北之人，应注意散其外寒，清其内热；对东南之人则应收其外泄，温其内寒，此即“同病异治”。后世医家对此进行了发挥，如徐大椿《医学源流论·五方异治论》指出：“人禀天地之气以生，故其气体随地不同。西北之人，气深而厚，凡受风寒，难于透出，宜用疏通重剂；东南之人，气浮而薄，凡遇风寒，易于疏泄，宜用疏通轻剂。又西北地寒，当用温热之药，然或有邪蕴于中，而内反甚热，则用辛寒为宜；东南地温，当用清凉之品，然或有气随邪散，则易于亡阳，又当用辛温为宜。至交广之地，则汗出无度，亡阳尤易，附桂为常用之品。若中州之卑湿，山陕之高燥，皆当随地制宜。”由此可见，地理环境变化在确定治疗方法时，具有重要指导性。

五、因地养生

根据《内经》地理环境与生命过程中健康和疾病关系的论述，可知养生的原则和方法。《素问·上古天真论》记有：“圣人者，处天地之和，从八风之理……形体不弊……亦可以百数。”《灵枢·本神》要求：“和喜怒而安居处。”

大自然赐予人类丰富多样的食品，其营养成分各有差别。维持人类健康需要各种各样的营养素，所以饮食要合理搭配，提倡混合膳食，并要做到不挑食、不偏食，以求全面营养。《素问·生气通天论》、《素问·阴阳应象大论》、《素问·至真要大论》等对此皆有精辟论述，指出饮食气味偏嗜，将导致脏腑功能的偏胜偏衰，以致形成病理性体质，引发疾病。《素问·异法方宜论》中论述了五方之人的饮食、衣着特征，体质特点，易发疾病等，充分体现了特点即是局限。补其不足，制其偏嗜，令其适中，即所以养生。如东方滨海地区当食清淡；西方高原陵居，应适量增加蔬菜和素食；生活在北疆的人们，要进食温热性食品，或辛味副食；南方居民宜酌增辛寒类菜蔬与饮食；久居中央地区的人，有必要增加适量的体力劳动或运动。

《素问·阴阳应象大论》：“天不足西北，故西北方阴也，而人右耳目不如左明也。地不满东南，故东南方阳也，而人左手足不如右强也。”由此可见，久居西北方之人，当注意养阳，而久居东南方之人，要重视护阴。又根据《素问·五常政大论》所谓：“阳者其精降于下……阴者其精奉于上”，“阴精所奉其人寿，阳精所降其人夭”的实际，养生首先要做到：积精敛阳。具体到衣食住行，应力争阴精不过耗，阳气不过散。以上理论的正确性和可行性均已得到现代科学证实。

随着科学技术的发展，人们的衣食住行不再受地域限制。因此，可以预见：地理环境对人类体质的影响必将与日俱减。但毕竟由于宇宙中难改变的因素依然存在，而可改变因素对调节人类体质速度又极缓慢，所以，地理环境的作用和影响在相当时期内是不容忽视的。

第十四章 《黄帝内经》的气象医学思想

气象医学又称医学气象学，是医学和气象学互相交叉、渗透而形成的边缘学科，它以研究气象对人体和疾病的影响，指导防治疾病为学科内容。气象医学虽然于20世纪50年代才成为现代医学的一门新兴学科分支，但其基本思想早已蕴涵于中医学术之中，《内经》以其丰富的医学气象学思想而引起世人的瞩目。

第一节 《内经》的气象学内容与成就

气象是指某一地区大气的物理特征，包括气温、风力、干湿度、日照等要素，以及由此引起的云雨、霜雪、雾露、冰雹、雷电等物理现象。我国古代气象学的研究对象大致也包括上述气象要素，并称为风、寒暑（热）、燥湿、晦明等。关于古代气象学，《内经》有着丰富而精辟的论述。

一、《内经》的古气象学内容

《内经》中的古代气象理论和气象资料，不仅见于运气学说的七篇大论，其它篇章也多有论及，归纳起来大致包括如下几方面：

（一）气交

“气交”是《内经》所论及的重要古气象学概念。古代认为天地之气处于不停升降运动之中，天气下降，地气上升，天地之气交会处称“气交”。气交存在着各种气象因素的运动变化：“地为人之下，太虚之中者也……大气举之也。燥以干之，暑以蒸之，风以动之，湿以润之，寒以坚之，火以温之。故风寒在下，燥热在上，湿气在中，火游行其间，寒暑六入，故令虚而生化也。”（《素问·五运行大论》）因此它是人及生物必不可少的生存空间：“上下之位，气交之中，人之居也。”（《素问·六微旨大论》）由于大气的运动变化是产生各种气象现象的原因，故研究气象变化必须了解气交的运动情况。

（二）六气

气候是气象变化的征候，是对某一地区长期气象变化规律的总结。《内经》把以黄河流域为中心的中华大地的气候特征归纳为风寒暑湿燥火六种类型，称“六气”。

1. 风

由大气对流而产生，一年四季均有，但以春季及东部滨海地区为多见，故《内经》认为是春天及东方的显著气候特征。风主要包括风向和风力两个要素。古代对风力常以和风、大风、烈风、飘风等作定性描述，或以“折树木”、“发屋，扬沙石”、“飘荡振拉”等加以形容。对于风向，由于受五行学说的影响，《内经》尤为重视并加以详细划分，如《灵枢·九宫八风》即根据不同方向的风对人体的不同病理影响，而命名从南方来者为“大弱风”、从西南方来者为“谋风”、从西方来者为“刚风”、从西北方来者为“折风”、从北方来者为“大刚风”、从东北方来者为“凶风”、从东方来者为“婴儿风”、从东南方来者为“弱风”。

2. 寒暑（热）

寒暑气候由大气温度高低所决定，气温高低既取决于日照时间和太阳光照角度，又取决于地势高低和风力大小。对位于北半球的中华大地，寒暑分别是冬夏明显的气候特征。而地理环境对寒暑气候的影响，《内经》不仅指出北方多寒，南方多暑，而且也认识到“地有高下，气有温凉，高者气寒，下者气热。”（《素问·五常政大论》）西北方由于所处纬度高，且地势高陵多风而多寒冷气候；东南方由于所处纬度低，且地势低平，故多暑热气候。另外，《内经》把一年分为六个时间段节，除了盛夏五、六月的“三之气”为少阳相火主令，其气为暑外，还有春末夏初的“二之气”为少阴君火主令，其气候特征为温。故除了寒热（暑）两种极端气候外，尚有属热但程度较次的“温”。

3. 燥湿

潮湿是长夏季节（农历六、七月份）和中部地区的气候特征，而干燥则是秋季和西部地区的气候特征。长夏季节中原地区降水丰沛，加之地势低平，故气候多雨潮湿。西部地区高陵多风，加之水土流失，植被稀薄而多荒山大漠，故降水量少而气候干燥。从季节来讲，秋季由于大气层流受西北季候风控制，大气锋面东移入海，故中原地区气候干燥少雨。

风寒暑湿燥火六种气候类型，在正常情况下是自然万物赖以生存的气象条件，称“六气”；若太过则有害于自然界生物，称“六淫”。

（三）气候季节

由于气象运动具有一定的规律性，因此各地区的气候变化都有相对固定的周期节律，称为季节。《内经》除了论及古气象学的四季、二十四节气外，还根据医学需要，有五季、六节之说。

1. 四季

四季又称四时，是古代为适应农事活动需要，反映气候变化年节律的最常用划分方式。四季的气候特点是春暖、夏热、秋凉、冬寒，而自然界的生化规律是春生、夏长、秋收、冬藏。一年四季，从农历正月起，每季居三个农历月，分别以孟、仲、季命名之，如正月为孟春，二月为仲春，三月为季春。

2. 五季

五季是《内经》根据夏末秋初气候多雨潮湿，同时又为了适配“五脏应四时”的时脏观而提出的季节划分方法。其法是在夏秋之间插入“长夏”一季，主令时间为夏末秋初的农历六、七月份。“五季”的划分既与四季同样以寒热气候特征为主要根据，又考虑了燥湿等气象要素，更能反映一年的气候变化规律。另外运气学说也把一个运气年划分为五季（五运），每运从大寒日起各73.05天，称为木运、火运、土运、金运、水运。

3. 六节（六气）

《内经》又把一个运气年分为六个气候段节，分别以厥阴、少阴、少阳、太阴、阳明、太阳命名之，用以说明一年的气候变化情况，称为“六节”。因为该六节的气候特征为风、火（君火，温）、暑（相火）、湿、燥、寒，故又称“六气”。每个气候段节（运气学说称为“步”）同五运一样从大寒日开始，各主60.875日。

4. 二十四节气

二十四节气也是古代为适应农事需要而创立的气候时段划分法。每一节气主十五日有余。一般从农历正月立春节开始，每月大致分配两个节气，第一个节气仍称“节气”（简称“节”），第二个节气称“中气”（简称“中”）。每一节气又再分初、中、末三候，即《素问·六节藏象论》所言的“五日谓之候，三候谓之气，六气谓之时，四时谓之岁。”

（四）物候

物候指自然界动植物对气象变化的反映，也即通过观察动植物的规律性变化情况，以估测季节和气候的推移变化。古代十分重视物候观测，以之作为时令季节到来的标志，或者从物候失常了解气候的异常变化。《内经》对物候也有深入观察和详细记载，如《素问·四气调神大论》就以“发陈”、“蕃秀”、“容平”、“闭藏”等对春夏秋冬四时物候特征作概括描述，而《素问·六元正纪大论》、《五常政大论》等论述运气学说的七篇大论，对一年五运或六气的正常（平气）物候和异常（太过、不及）物候也都有详细的记载。

（五）气象节律

天地阴阳升降运动是自然界气象变化的原因。虽然自然界气象变化万千，但仍遵循着阴阳运动规律而呈现相应变化节律。《内经》对此有着深刻认识并记述了多种气象节律：

1. 年节律

日地的相对运动是影响气象的主要因素，而太阳的视运动周期为一年，因此年节律是气象变化最明显、最稳定的节律。《内经》对气象的年节律记述最多也最详细，主要包括了前述的四季节律、五运节律、六气节律、二十四节气节律等。

2. 月节律

气象受月相变化的影响较小，因此其月节律不甚明显，但《灵枢·岁露论》也有“月满则海水西盛，……月郭空则海水东盛”的记述。

3. 日节律

太阳视运动有日升夜沉的变化，其影响气交的阴阳变化类似于一年四季，故《灵枢·顺气一日分为四时》有“以一日分为四时，朝则为春，日中为夏，日入为秋，夜半为冬”之说，这种气象节律主要表现在寒温和晦明方面。

4. 超年节律

主要是运气学说根据五运推移和六气变迁而提出的五年、六年、三十年和六十年节律，即《素问·天元纪大论》所言的“天以六为节，地以五为制。周天气者，六期为一备；终地纪者，五岁为一周。……五六相合而七百二十气，为一纪，凡三十岁；千四百四十气，凡六十岁，而为一周，不及太过，斯皆见矣。”

(六) 气候的异常变化

事物有常必有变，天地阴阳运动失常则造成了气候的异常变化。异常气候每对包括人类在内的自然万物带来灾害，故《内经》对之更有详细论述，其所论的异常气候，主要有两种情况：一是五运或六气的太过、不及而产生的盛衰胜复，造成了不同于正常“平气”的气候，其异常往往表现为“非其时而有其气”。但从运气学说的角度来说，这种异常是相对于“平气”年份的正常气候而言，在六十年的大气候周期中，仍有其相对固定的规律可以预测。另一是气候的提早到来或推迟，以及各种气象因素太过或不及而出现的异常气候，即《素问·六节藏象论》所言的“未至而至，此谓太过，则薄所不胜而乘所胜也，命曰气淫；……至而不至，此谓不及，则所胜妄行而所生受病，所不胜薄之也，命曰气迫。”

二、《内经》在气象学上的成就与特色

(一)《内经》在气象学方面的成就

古气象学是我国劳动人民长期生产和生活实践经验的结晶，也是古代科学技术的辉煌成就。《内经》从医学实践出发，吸纳引用了当时的气象学成就，并根据医学发展的需要加以引申发挥。综观《内经》有关内容，其在气象学上的成就有如下几方面：

1. 对风寒暑湿燥火等气象要素的深刻阐发

《内经》把影响气候的气象要素归纳为风寒暑湿燥火，以该六种气象要素作为常见气候类型，并指出其时序性和地域性，这是对幅员广阔的中华大地的气象复杂性和气候多样性特点的深入观察和客观反映，特别是六种气候类型中暑（热）、火（温）各居其一，较之寒热温凉的气候划分更准确反映位于北回归线温带地区以温暖为主的气候特点。

2. 对物候的深入观察和详细记载

物候是气象变化的最直观反映，民间常以之作为了解气象变化的客观依据。《内经》基于“格物致知”的研究方法，重视物候观察和记载，其内容之丰富，足以与《管子》、《礼记》、《吕氏春秋》中专论物候的名篇相媲美，且其反映异常气象变化的物候内容，更是有过之而无不及。

3. 建立了古代气象预测的理论和方法

《内经》对古气象学最突出的贡献，是在运气学说中所建立的气象预测理论和方法。运气学说基于长期观察和资料积累，总结出气象变化的规律，并以干支甲子为工具推测气候变化趋势，实际上开了古代气象预测之先河，其理论和方法在今天仍有重要参考价值。

(二)《内经》气象学说的特色

1. 从医学研究和实践出发，带有浓厚的“以人为本”理念

《内经》引进古气象学内容，根本目的在于研究和解决医学问题，而中医学的研究对象就是人，因此其气象学说带有明显的“以人为本”思想观念。如对四时季节的认识，每与人体五脏

联系起来而形成独特的"时脏观"，并在这种时脏观的影响下，进而提出了"五季说"；又如对气交的精辟论述，明确指出气交为"人之居"，这些都是"以人为本"理念的具体体现。

2. 以当时先进的天文、历法、地理知识为基础

《内经》在研究复杂的气象变化时，重视吸收当时的天文、历法、地理等多学科的先进理论，例如《素问·五运行大论》有"地为人之下，太虚之中者也。帝曰：冯乎？岐伯曰：大气举之"之说，即是吸收了在当时颇为先进的"宣夜说"这一天体学说，故能对"气交"这一气象变化的基本层面作出深刻而精辟的论述。又如运气学说所采用的历法，是一种以考虑太阳视运动为主，不同于传统农历阴阳合历的独特历法，故更适合于气象研究和预报。

3. 充分利用阴阳五行的归纳、比类作用

《内经》在引进气象学说时运用阴阳五行学说进行加工整理，形成了以五行为代表的"五运"和以三阴三阳为代称的"六气"两种气象模式，既比较准确说明气象运动和气候变化，又通过阴阳五行的中介作用把气象变化与人体生理病理、疾病发展变化有机地联系起来。

4. 格物致知，取象比类

《内经》在当时科学技术条件的限制下，运用格物致知，取象比类方法研究复杂气象现象，掌握气候变化规律。这种研究方法比较客观地观察各种自然现象，并通过大量观察资料总结出气象变化规律。但亦无可讳言，直观和经验的方法往往只能得到事物的表象认识，可能带有一定的片面性，因此必须对其内在实质做进一步探讨和阐发。

总之，《内经》基于"人与天地相参"的整体观念，引进了大量古气象学理论和资料，并通过自己的观察和研究，对其作进一步发挥，奠定了中医医学气象学的基础，也丰富和发展了古气象学的内容，其成就不仅具有医学上的意义，在古气象学研究方面也有重要的研究和参考价值。

第二节 《内经》的气象医学思想及其临床运用

"人生于地，悬命于天，天地合气，命之曰人。人能应四时者，天地为之父母，知万物者，谓之天子。"(《素问·宝命全形论》)生活在气交中的人类，其生命活动及发生的疾病，受天地阴阳运动及其产生的气象变化深刻影响。基于这种认识，《内经》形成了具有鲜明特色的气象医学思想，并在临床中以之指导疾病防治，确立了"因时制宜"基本治疗原则。

一、《内经》的气象医学思想

《内经》的气象医学思想突出地表现为两个方面：其一是人体脏腑经络气血的生理活动与气象变化密切相关，形成了与四时气候相适应的变化规律；其二是疾病的发生、发展变化，以至其性质和预后转归也受气候变化的影响，且被其制约。

（一）气候与人体生命活动

1. 五脏与四时气候

气象变化影响五脏的生理活动，五脏生理活动必须与四时气候的规律性变化相适应。《素问·金匮真言论》指出："五脏应四时，各有收受。"《素问·六节藏象论》有肝、心、脾、肺、肾五脏分别通应春、夏、长夏、秋、冬五季之说。《素问·阴阳应象大论》则有"风气通于肝，雷气通于心，谷气通于脾，雨气通于肾"之说。《内经》的五脏应四时理论，突出反映中医认识人体生命活动的独特观点，后世称为"时脏观"。

2. 经络与四时气候

经气在经络中的运行也随四时气候变化而盛衰消长、升降浮沉。《素问·四时刺逆从论》谓："春者，天气始开，地气始泄，冻解冰释，水行经通，故人气在脉；夏者，经满气溢，入孙络受血，皮肤充实；长夏者，经络皆盛，内溢肌中……"而《灵枢·阴阳系日月》把一年十二月配属左右足三阴三阳经，也寓有经气随四时阴阳及气候寒热变化而消长升降之意。

3. 气候变化对气血津液的影响

《素问·八正神明论》认为："天温日明，则人血淖液而卫气浮，故血易泻，气易行；天寒日阴，则人血凝泣而卫气沉。"而《灵枢·五癃津液别》则指出："天暑衣厚则腠理开，故汗出……天寒则腠理闭，气湿不行，水下留（流）于膀胱，则为溺与气。"都说明了寒暑气候变化影响了气血津液的盛衰消长及其输布代谢方式。

（二）气象变化与疾病

正常气象环境是人类赖以生存的必要条件，人类在长期进化过程中，形成了相应的生理节律以适应气象运动所产生的规律性气候变化，一旦气候变化超出人体的调节能力，或者人体不能对气候变化作出适应性调节，疾病就发生，故《内经》把气候视为导致疾病的重要因素，高度强调其在疾病发生、发展变化过程中的作用。

1. 气象与病因

《内经》认为风寒暑湿燥火六种气象因素在正常情况下能够滋生、长养万物，称为"六气"。但六气太过或非时而至，则危害生命体的正常生长发育，成为致病因素而称"六淫"。从现代医学角度看，作为外感病因的六淫，既是导致外感病的六种异常气候，也包括在该气候条件下容易孳生、致病的病原微生物，以及该气候条件所引发的其它大气物理、化学变化。但无论作为直接病因（如中暑、冻伤），还是作为感染性疾病的致病条件，都与人体对气候变化的适应调节功能失常、体内阴阳平衡失调有关，这是中医认识病因的基本观念，也是了解六淫病因的实质意义的基本前提。

2. 气候与发病

《内经》不仅认为六淫是引起外感病的基本病因，而且认为气候与其它疾病的发生也密切相关，影响着疾病的发病倾向和病变类型。

（1）四时气候与发病　四时不同气候对脏腑经络、气血津液的生理活动具有不同影响，即《灵枢·四时气》所说的"四时之气，各不同形，百病之起，皆有所生。"四时气候与发病的关系，一是在该季节的气候环境下，人体某些方面或部位容易出现功能障碍而直接发病，成为某一季节的常见病或多发病，如《素问·金匮真言论》说："春气者病在头，夏气者病在脏，秋气者病在肩背，冬气者病在四支。故春善病鼽衄，仲夏善病胸胁，长夏善病洞泄寒中，秋善病风疟，冬善病痹厥。"另一种情况是人体受气候影响而发生功能障碍，但不立即发病而成为"伏气致病"，即《阴阳应象大论》所说的"冬伤于寒，春必温病；春伤于风，夏生飧泄；夏伤于暑，秋必痎疟；秋伤于湿，冬生咳嗽。”即使致病因素相同，也可由于季节气候的差异而导致病变类型和性质不同，故《素问·热论》有“凡病伤寒而成温者，先夏至日者为病温，后夏至日者为病暑”、《素问·痹论》有“以冬遇此（风寒湿邪）者为骨痹，以春遇此者为筋痹，以夏遇此者为脉痹，以至阴遇此者为肌痹，以秋遇此者为皮痹”之说。

(2) 异常气候与发病　如果说在四时正常气候下发生疾病的原因主要在于人体自身不能作出适应性调节，那么异常气候引发疾病则主要是由于气候的剧烈变化导致了人体生理功能的紊乱，因此其对发病的影响更为直接和明显。关于异常气候引发疾病的具体情况，《内经》在运气学说中分为六气的“未至而至”、“至而不至”和五运的“太过”、“不及”作详细论述，并从五行生克乘侮角度总结其一般规律为：“气有余，则制己所胜而侮所不胜；其不及，则己所不胜侮而乘之，己所胜轻而侮之。”（《素问·五运行大论》）

3. 气候对疾病发展变化的影响

疾病的发展变化以至转归预后，同样受各种气象因素的影响，与气候变化密切相关。《素问·阴阳应象大论》有阳热之病“能（耐）冬不能夏”，阴寒之病“能（耐）夏不能冬”之说；《灵枢·根结》也指出：病“发于春夏，阴气少，阳气多，……发于秋冬，阳气少，阴气多。”《素问·通评虚实论》则认为“经虚络满”之病“春夏死秋冬生”，“寒气暴上，脉满而实”之病“春秋则生，冬夏则死”。至于《素问·玉机真脏论》关于五脏病“愈、甚、持、起”时间的预测、《灵枢·顺气一日分为四时》的“夫百病者，多以旦慧、昼安、夕加、夜甚”之说，也是把疾病发展变化的动态过程置于四时气候变化的大环境中加以考虑，探讨其病变规律，估测其预后。

二、《内经》气象医学思想的临床运用

《内经》不仅从“人与天地相参”观念出发探讨自然气象对人体生理病理的影响，而且把这些理论运用于临床，研究疾病的诊断、治疗、预防与气象变化的关系，形成了具有气象医学特色的诊法学说和防治疾病法则。

（一）气候与疾病诊断

如何从疾病征象了解气象变化对人体及疾病的影响，这是《内经》诊法学说着重研究的问题，其中对脉象和五色随四时气候而变化的论述尤为详细深刻。

1. 脉合四时阴阳

《素问·脉要精微论》认为正常脉象随四时气候而有“春应中规，夏应中矩，秋应中衡，冬应中权”的相应变化，脉应四时说明人体功能正常，能够对气候变化作出适应性调节，若脉象不能随四时气候而相应变化，则说明人体已经失去适应气候变化的调节功能，故篇中指出：“阴阳有时，与脉为期，期而相失，知脉所分，分之有期，故知死时。”《素问·平人气象论》和《素问·玉机真脏论》也反复强调“脉从四时，谓之可治；……脉逆四时，为不可治。”这些都是对“脉合四时阴阳”诊病意义的高度强调。

2. 五色与四时气候

《素问·移精变气论》认为“夫色之变化，以应四时之脉”，也就是说，面部五色也与脉象一样随四时气候变化，其机理则如《素问·经络论》所说：“阳络之色变无常，随四时而行也，

寒多则凝泣，凝泣则青黑；热多则淖泽，淖泽则黄赤，此皆常色，谓之无病。”故望诊除了考虑五色主病外，尚应注意其随四时气候而变化的情况。

（二）气候与疾病治疗

《内经》强调治病必须根据时令气候特点采取相应措施，确立了“因时制宜”治疗原则，其关于“因时制宜”治则具体运用的论述甚多，主要如：

1. 必先岁气，无伐天和

气候既有其相对稳定的变化规律，又有“太过”、“不及”等异常变化，因此治病必须根据气候特点灵活施治，就是《素问·五常政大论》所说的“必先岁气，无伐天和”。如果“治不法天之纪，不用地之理，则灾害至矣”（《素问·阴阳应象大论》）。《素问·至真要大论》也针对六淫偏胜的气候特点，提出了“风淫所胜，平以辛凉，佐以苦甘，以甘缓之，以酸泻之；热淫所胜，平以咸寒，佐以苦甘，以酸收之……”等用药法度，这些因时制宜用药法度，为后世临床所重视和沿用。

2. 用寒远寒，用热远热

四时气候有寒暑燥湿之异，药物性能也有寒热温凉之别，治疗疾病必须按照四时气候特点用药，避免药性与气候寒热相同叠加而对人体产生不良影响。《素问·六元正纪大论》所说的“用寒远寒，用凉远凉，用温远温，用热远热”，就是强调用药必须因时制宜，如果“不远热则热至，不远寒则寒至”，将造成治疗的失误而伤害人体健康。

3. 针刺治病必须“因四时多少高下”

人体经络气血随四时气候变化而升降浮沉，故必须根据时令气候特点决定针刺剂量的多少、针刺部位的浅深高下。《灵枢·寒热病》有“春取络脉，夏取分腠，秋取气口，冬取经输，凡此四时，各以时为齐”的法则，而《灵枢·顺气一日分为四时》则有“冬刺井”、“春刺荥”、“夏刺输”、“长夏刺经”、“秋刺合”之说。《素问·四时刺逆从论》并指出：若用针施治逆四时，“则生乱气相淫病焉。故刺不知四时之经，病之所生，以从为逆，正气内乱，与精相薄”，不惟不能愈病，且更伤正气。

（三）指导养生防病

《内经》有关养生防病的内容十分丰富，其要点之一就是顺应四时阴阳，按时令气候特点采取相应的保健防病措施。《素问·四气调神大论》认为“阴阳四时者，万物之终始也，死生之本也，逆之则灾害生，从之则苛疾不起，是谓得道”，提出“春夏养阳，秋冬养阴”的养生法则，并对顺应四时气候的养生方法作了详细论述。而《灵枢·本神》也强调“智者之养生也，必顺四时而适寒温”。《内经》这种“顺时调摄”的思想成为后世养生学说的基本原则。

三、《内经》气象医学思想的学术意义

《内经》的气象医学思想贯穿于藏象经络、病因病机、诊法治则、养生防病诸学说，对其理论体系的形成发挥重要作用，对中医学术和临床也有巨大影响。

（1）《内经》把人体生命活动与自然界气象现象和气候变化联系起来，不仅以气象现象类比说明人体生理活动，而且强调生命活动与四时气候的相关统一，这种“生气通天”的生命

观奠定了中医独特生理学说的基础。恽树珏氏在《群经见智录》中强调指出：“《内经》的五脏，非血肉之五脏，乃四时之五脏，不明此理，则触处荆棘，《内经》无一语可通矣。”学习中医，必须牢牢把握这一基本观点。

(2)《内经》认为人体失去对自然界气候变化的适应性调节能力，是致生疾病的重要原因，气象因素既作为疾病的病因，又影响疾病的发病及病变过程。这种基于整体、联系的观点，从人与自然环境失调角度研究和认识疾病，不仅产生了“六淫”病因学说，也促进了中医独特疾病观的形成。

(3) 基于对气候与人体和疾病密切相关的深刻认识，《内经》在诊断和防治疾病上也充分考虑气象因素的影响，认为与自然界气候变化不相适应的表现，就是病态；治疗疾病必须促进和恢复人体对气候变化的适应能力。因此在诊法上有脉色应四时的理论，而在防治疾病上更是着重强调“因时制宜”这一基本原则。这些理论观点一直有效地指导中医临床，成为中医诊疗和预防疾病的特色所在。

(4)《内经》的五运六气学说，实际是运用古代气象学理论研究疾病发生、发展变化及其防治规律而建立的学说。尽管该学说带有一定的直观推测性，而且古今气候和疾病谱也有明显差异和改变，但其气象医学思想及预测疾病的原理，不仅具有学术史方面的重要意义，在现代也有进一步研究发扬的价值。

综上所述，可见《内经》在两千年前就打破学科界限，吸收当时的气象学成就，加以发挥并融会于医学理论之中，从而奠定了中医气象医学的深厚基础，对中医学术作出了卓越贡献。当然，由于科学技术条件的限制，其中一些内容尚停留在朴素、直观和天才猜测的水平上，但这并不掩盖其基本思想和原理的科学性及临床运用价值。我们必须以继承发扬的态度进一步整理发掘这些理论，使之成为现代中医学术的精华，为临床防治疾病作出更大贡献。

第十五章 《黄帝内经》的时间医学思想

时间医学是研究人体生命节律，用以指导临床诊断、治疗、预防、保健的一门新兴学科。《内经》包含了丰富的有关时间医学的思想，论述了许多有关时间医学的内容。

第一节 《内经》反映的生命节律

一、超年节律

超年节律指周期在一年以上的节律变化。《内经》反映超年节律变化的内容主要见于五运六气学说。该学说运用阴阳、五行、六气等理论，并以十天干、十二地支等作为演绎符号，来推论气候变化、生物生化和人体疾病流行之间的关系。它以"甲子"纪天度，认为甲子一周六十年为一个变化周期。《素问》的《六节藏象论》、《天元纪大论》、《至真要大论》、《五常政大论》、《六元正纪大论》等，详细记载了六十年为周期的气候变化、生物生化和人体疾病流行情况及其相应的治疗原则与方法。

二、周年节律

周年节律是指以一年的二至、或十二个月、或四时、或五时等为一个周期的变化节律。《内经》提出，人体某些节律是以年度为周期的，其中有二至节律，如《素问·脉要精微论》说："冬至四十五日，阳气微上，阴气微下；夏至四十五日，阴气微上，阳气微下。"有以两个月为一个阶段者，如《素问·诊要经终论》说："正月二月，天气始方，地气始发，人气在肝。三月四月，天气正方，地气定发，人气在脾。五月六月，天气盛，地气高，人气在头。七月八月，阴气始杀，人气在肺。九月十月，阴气始冰，地气始闭，人气在心。十一月十二月，冰复，地气合，人气在肾。"有以五时为标准者，如《素问·平人气象论》提出的春季脏真散于肝，夏季脏真通于心，长夏脏真濡于脾，秋季脏真高于肺，冬季脏真下于肾，同时还指出了五时五脏的平、病、死之脉。有以四时为标准者，如《灵枢·五乱》说："经脉十二者，以应十二月，……分为四时，四时者，春夏秋冬，其气各异。"并提出了脉象的四时周期变化，如《素问·脉要精微论》说："四变之动，脉与之上下。以春应中规，夏应中矩，秋应中衡，冬应中权"。

至于人体的疾病，《内经》认为也存在着年周期节律变化，如《素问·脏气法时论》指出：

“病在肝，愈于夏，夏不愈，甚于秋，秋不死，持于冬，起于春。”“病在心，愈在长夏，长夏不愈，甚于冬，冬不死，持于春，起于夏。”“病在脾，愈在秋，秋不愈，甚于春，春不死，持于夏，起于长夏。”“病在肺，愈在冬，冬不愈，甚于夏，夏不死，持于长夏，起于秋。”“病在肾，愈在春，春不愈，甚于长夏，长夏不死，持于秋，起于冬”。

三、周月节律

周月节律是指以一个恒星月或一个塑望月为一个周期的节律变化。《内经》指出，月满则人体气血旺盛充满，月空则人体气血虚弱、肌肉减、皮肤纵，并提出了相应的治则及违反该治则所引起的疾病，如《素问·八正神明论》云：“凡刺之法，必候日月星辰，四时八正之气，气定乃刺之……月始生，则血气始精，卫气始行；月郭满，则血气实，肌肉坚；月郭空，则肌肉减，经络虚，卫气去，形独居。是以因天时而调血气也。”“月生无泻，月满无补，月郭空无治，是谓得时而调之。”“故曰：月生而泻，是谓脏虚；月满而补，血气扬溢，络有留血，命曰重实；月郭空而治，是谓乱经。”将周月节律变化阐述得十分明确。

四、周日节律

周日节律是指以二十四小时或接近二十四小时为一个周期的节律变化，又称昼夜节律变化。地球上有昼夜交替，存在着阴阳之气的周日节律变化，人体尤其显著的是阳气，也随之发生相应的改变，而呈现出周日节律变化。如《素问·生气通天论》说：“阳气者，一日而主外，平旦人气生，日中而阳气隆，日西而阳气已虚，气门乃闭。”由于阳气的变化，导致人体疾病亦有周日节律变化，故《灵枢·顺气一日分为四时》云：“夫百病者，多以旦慧、昼安、夕加、夜甚，何也？岐伯曰：四时之气使然……春生、夏长、秋收、冬藏，是气之常也，人亦应之。以一日分为四时，朝则为春，日中为夏，日入为秋，夜半为冬。朝则人气始生，病气衰，故旦慧；日中人气长，长则胜邪，故安；夕则人气始衰，邪气始生，故加；夜半人气入脏，邪气独居于身，故甚也。”另外，人体营卫之气的运行也存在着周日节律变化，不仅五十周于身是谓昼夜，而且“夜半而大会”（《灵枢·营卫生会》），其中卫气“昼日常行于阳，夜行于阴，故阳气尽则卧，阴气尽则寤”（《灵枢·大惑论》），形成了人体寤寐的周日节律变化。

五、亚日节律

亚日节律是指一日内重复两次至数次的节律变化。《内经》多处提及这类节律，尤以营卫的运行为突出。如《灵枢·卫气》说：“阳主昼，阴主夜。故卫气之行，一日一夜五十周于身，昼日行于阳二十五周，夜行于阴二十五周。”提出卫气的运行存在亚日节律变化。而对于营气运行的论述更为详细，《灵枢·五十营》指出：“气行五十营于身，水下百刻……漏水皆尽，脉终矣。”古代百刻计时制，一昼夜分为百刻，而营行五十周，则每周需时两刻，即 28 分 48 秒。至于营气流注的次序，首先从手太阴肺经开始，依次循行到手阳明大肠经、足阳明胃经、足太阴脾经、手少阴心经、手太阳小肠经、足太阳膀胱经、足少阴肾经、手厥阴心包经、手少阳三焦经、足少阳胆经、足厥阴肝经，复行于手太阴肺经，循环无端，无有休止。当营气运行到某经时，某经经气便出现一次高潮，该经的机能随之旺盛，从而使人体生命活动产生周期变化，其实，这也正是中医针灸临床留针 30 分种左右的一个重要原因。就某一经而言，这个周期，即属于亚日节律。

第二节 《内经》对生命活动节律形成的认识

对生命时间特性形成的认识，目前尚未统一，但有两种主要观点可供参考。其一，认为节律的形成是受地球物理环境周期性变化为主的外界影响，是由几种外界力——如光、温度、电磁变化，可能还有某些未知的微细的地球物理学的力等与机体代谢相互作用而产生的，即所谓节律形成的外源性观点。其二，认为节律的形成与人体内自发引起的内因性节律相关，是先天性内源性的，是通过遗传获得的。日益增多的各种研究资料说明，生命的节律关系到细胞、器官以至整个生物系统的各个方面，它们相互影响、相互联系；同时，节律的调节还受到外界环境因素的影响。因此，从单一方面解释也许是片面的，生命节律的形成可能是一个多因素的整体效应。《内经》将生命活动节律变化的机理则主要归结为自然界规律的影响，并且认为自然界规律的影响导致了人体的阴阳消长、气血活动、脏腑经脉功能盛衰的节律变化，进而导致了人体生命活动表现出节律变化。

人生活在自然界之中，自然界存在着一些规律性的变化，如昼夜交替规律、四季寒暑规律等，这些变化影响着人，导致人产生了节律变化，这是《内经》整体观的一个具体反映。《素问·金匮真言论》说："平旦至日中，天之阳，阳中之阳也；日中至黄昏，天之阳，阳中之阴也。合夜至鸡鸣，天之阴，阴中之阴也；鸡鸣至平旦，天之阴，阴中之阳也。故人亦应之。"指出地球上有昼夜交替变化规律，故人亦有周日节律变化，有昼精夜眠现象的产生。四季阴阳变化使人体产生相应的节律，如《素问·脉要精微论》云："万物之外，六合之内，天地之变，阴阳之应，彼春之暖，为夏之暑，彼秋之忿，为冬之怒，四变之动，脉与之上下，以春应中规，夏应中矩，秋应中衡，冬应中权"。

现代研究证实，冬季温度低而气压高，故人的体表血管收缩而体内血管扩张，夏季温度高而气压低，故人的体表血管扩张而体内血管收缩，因而人体血液的分布随着不同的季节而有其侧重部位，说明人体气血的分布确实存在着周年节律。由于四时阴阳变化是万物生长收藏之本，只有顺应自然界这个规律，才能保持身体健康，因此，《素问·四气调神大论》提出了"春夏养阳，秋冬养阴"的四时养生法则，并制订了具体的方案。四季、昼夜的变化，《内经》归结于阴阳的消长，其中主要包括明暗、温度、湿度、气压、宇宙射线的变化。在节律研究中，其中内分泌变化的昼夜节律深受学者重视，肾上腺皮质激素、血浆生长激素、血清甲状旁腺激素、松果体激素等分泌均呈现昼夜节律变化，与明暗、温度等外界影响关系密切。周月节律是以自然界月相盈亏规律为基础的，至于其机理，《内经》认为与月球引力有关，如《灵枢·岁露论》说："人与天地相参也，与日月相应也。故月满则海水西盛，人血气积，肌肉充，皮肤致……至其月郭空，则海水东盛，人气血虚，其卫气去，形独居，肌肉减，皮肤纵"。明确指出海水受月球引力的影响而有涨有落，人体生命活动也受月球引力的影响而有周月节律变化。现代研究认为，月的引潮力对海潮、陆潮、气潮，甚至地磁潮均有影响，尤以海潮的变化最为显著。人体80%是液体，颇似地球上的海洋。望月时，月球对地球的引力最大，人体机能处于活跃状态，甚或亢进而失衡。另外，月球的磁场、月光的强弱也是影响人体生命活动节律的重要因素。

《内经》对遗传、人的先天禀赋问题有明确的论述，如《灵枢·天年》云：“以母为基，以父为楯”。认为父母决定了人的先天，但是就遗传因素在人体生命活动节律中的地位而言，《内经》论述较少。

第三节 《内经》对生命活动节律实质的认识

生命节律表现于外是人体生命活动现象的节律性变化，如白昼活动、夜晚睡眠；脉象的春弦夏钩秋毛冬石；疾病的旦慧、昼安、夕加、夜甚等。但究竟是什么导致生命活动现象的节律变化呢?《内经》主要是从阴阳消长、气血盛衰及脏腑经脉功能旺盛与否几方面进行认识的。

一、阴阳消长变化

由于自然界的规律，导致了人体阴阳消长的周期性变化，进而形成了人体生命活动的节律变化。《素问·脉要精微论》说：“冬至四十五日，阳气微上，阴气微下；夏至四十五日，阴气微上，阳气微下”。指出自然界存在着阴阳消长变化的“二至”节律。冬至是阴气盛极，盛极必衰，阳气开始生长的节气，此后阳气逐渐盛长而阴气逐渐衰减，经小寒、大寒、立春等节气到夏至；夏至则是阳气盛极的节气，此后阴气逐渐盛长而阳气渐减，经小暑、大暑、立秋等节气到冬至。即所谓“冬至一阳生，夏至一阴生”。自然界的阴阳消长，往复循环，人体的阴阳之气与其相应，也形成了人体阴阳变化的“二至”节律。一天之中的阴阳消长节律变化，其机理亦同。正如《素问·生气通天论》所说：“阳气者，一日而主外，平旦人气生，日中而阳气隆，日西而阳气已虚，气门乃闭。”受此影响，人的劳作活动、精神状态、某些易发病的产生、病情的轻重变化等出现了一定的周期性变化，如《素问·阴阳应象大论》就明确指出阳盛病“能冬不能夏”，阴盛病则“能夏不能冬”，而治疗此类病证也主要从调节阴阳入手。

二、气血盛衰变化

人体周月节律受月相的朔望影响明显，其中主要是指气血的盛衰变化，《素问·八正神明论》与《灵枢·岁露论》均强调了这一点。气血盛衰则使人体表现有肌肉充实、皮肤致密与肌肉消减、皮肤松弛等现象。

现今对月节律的研究很多，如女性月经周期、妇女免疫机能近月节律的变动、出血患者以圆月时容易发病等，故程士德主编《中医时间证治学纲要·生命节律的现代研究》总结云：“人们依据现有的研究资料，认为人的体液受月球引潮力的影响很大，生物体内月节律的形成可能与此相关。”这正是对《内经》提出的“气血盛衰”导致节律现象产生的进一步研究。

三、脏腑经脉功能盛衰变化

“五脏应四时，各有收受”（《素问·金匮真言论》），因此人体脏腑的这种节律亦称为“五脏主时”节律。《内经》“五脏主时”节律包括：周年节律中的五脏应六时、五脏应五时、五脏应四时节律；周日节律中的五脏应日四时段、五脏应日五时段、五脏应日十二辰节律。脏所主之时，则该脏系统功能的增强，该脏就在全身的作用处于主导地位，并且对外界作用的敏感性升高。以五脏疾病在不同季节的变化为例，《素问·脏气法时论》说："病在肝，愈于夏，甚于秋，秋不死，持于冬，起于春……。"《灵枢·顺气一日分为四时》也说："脏独主其病者，是必以脏气之所不胜时者甚，以其所胜时者起也。"从这里可以看到，五脏功能盛衰的节律表现为：旺于同本脏阴阳五行属性相一致的时令，即该脏所主之时；衰于该脏所不胜之时令；在生我之时令脏腑之气得到加强而生长，使功能增强；在我生之时令功能逐渐低下。古人为便于说明这个问题，就采用"休"、"王"、"相"、"死"、"囚"五个字予以表述。死，是功能活动最低值；相，是功能活动逐渐旺盛；王，是功能活动最高峰；休、囚，则功能活动依次下降。以五时为例，简列五脏休王的时间节律表15-1：

表15-1 五脏休王时间节律

五脏 五时	肝	心	脾	肺	肾
春	王	相	死	囚	休
夏	休	王	相	死	囚
长夏	囚	休	王	相	死
秋	死	囚	休	王	相
冬	相	死	囚	休	王

需要说明的是，这里的五脏，是指以五脏为中心的五个功能活动系统而言，且此仅以五时节律为例，其余的日节律五脏休王仿此。

另外，古代医家在长期的针灸医疗实践中，逐步观察到某经疾病在相应时辰施治较其他时辰疗效显著，并根据《灵枢·经脉》、《灵枢·营气》等篇记载的十二经脉流注的交接次序，制订出十二经脉应十二辰的配属关系。即：手太阴肺配寅、手阳明大肠配卯、足阳明胃配辰、足太阴脾配巳、手少阴心配午、手太阳小肠配未、足太阳膀胱配申、足少阴肾配酉、手厥阴心包配戌、手少阳三焦配亥、足少阳胆配子、足厥阴肝配丑。这一规律是以手太阴肺配寅时为起始的。由于手太阴为十二经之首，而"寅"是一天之中阳气初生之时，正如《灵枢·阴阳系日月》云："寅者，正月之生阳也"、《史记·律书》也云："寅，言万物始生"。既然寅应手太阴肺经，则其余各经应时便自然成序。这种配属是对古人临床观察到的经脉在不同时辰中疗效有别的总结，实则是指经脉功能盛衰，其实质是每值某经在其相应的时辰，其功能活动相对旺盛，自身敏感性增强，因而能对针灸等治疗效果产生影响。此外，《内经》所阐述的周年节律中，也有以经脉功能盛衰为主者，如《灵枢·五乱》、《素问·脉解》、《灵枢·阴阳系日月》、《灵枢·经筋》等。

第四节 《内经》时间医学思想的临床应用

一、依时辨证

根据人体生命活动的时间节律变化来判定疾病的发生及其病位、病情、邪正消长的趋势等，为时间辨证。《内经》时间辨证，主要有两种方法，一是按组成人体的各要素与时间的关系分析，如脏腑的时间周期辨证、经脉的时间周期辨证、气血的时间周期辨证、阴阳的时间周期辨证等；一是按照自然时间周期节律分析，如岁气六十年周期节律辨证、周年周期节律辨证、周月周期节律辨证、周日周期节律辨证等。上述两种方法，在临床辨证中并非截然分开，而是相互结合、相互补充的。

（一）脏腑经脉的时间周期辨证

由于《内经》的五脏功能活动系统亦包括经脉，所以经脉辨证不再单列。至于现在针灸临床应用的子午流注等法，其基本理论虽然也是本于《内经》，以时间与经脉对应规律为依据，但其运用已远超过《内经》所述，故此处亦不再详解。这里所述的脏腑经脉的时间周期辨证，是将五脏病机与时间周期的节律结合起来，从时间和生命的时间节律方面来推求病位、辨别证候，适用于五脏系统的各种时间周期节律，如岁气六十年周期节律、周年节律、周日节律等。这一辨证方法，是以五脏在主时之时段的病变发生发展规律为基础的。

1. 脏腑病变时间发展规律

关于某一脏腑病变在其相对应时段的轻重变化规律，《素问·脏气法时论》云："夫邪气之客于身也，以胜相加，至其所生而愈，至其所不胜而甚，至于所生而持，自得其位而起。"马莳注曰："肝病始于春，心病始于夏，脾病始于长夏，肺病始于秋，肾病始于冬者，皆由邪气感于吾身。"又曰："自得其位而起，肝病起于春，心病起于夏，脾病起于长夏，肺病起于秋，肾病起于冬者，皆得其所应之时而病复起也。"究马莳所注之意，其一，五脏在其所主之时令易感邪发病；其二，五脏之病，在其所主之时令易复发、加重。对于五脏在所主之时令易感邪发病之论，《内经》确有其说，如《素问·咳论》所云："五脏各以其时受病，非其时各传以与之"。"乘春则肝先受之"。又《素问·风论》亦有类似论述。究其因，一方面，与时令同步相应之脏，即值令之脏，在全身起着主导地位，正如《素问·平人气象论》之春令"脏真散于肝"、夏令"脏真通于心"、长夏"脏真濡于脾"、秋令"脏真高于肺"，冬令"脏真下于肾"，故当该时令邪气淫盛侵犯人体则首先影响该脏，其病变表现亦以该脏功能紊乱为主。另一方面，时令与同步相应之脏，二者阴阳五行特性相符，故该时令之邪气易同该脏结合而侵犯人体，正所谓"同气相求"、"以类相从"。其三，在所主时令，其生理功能相对旺盛，但若当旺不旺，则易于发病；然而旺气太过，超过了一定的限度，亦会导致机体内环境失衡而发病。除可表现为主时的脏腑病变外，也可表现为有生克相关脏腑病变，特别是其所克的脏腑。对于马莳注的另一观点，即五脏之病，在其所主之时令易复发或加重，则有不同的看法。《黄帝内经素问校释》云："自得其位而起，即至自旺之时病情好转。如肝病至属木之时而起。"实则，这两种情况临床均可见到，如张机《伤寒论》既云“阳明病，欲解时，从申至戌上”（193条），又云“日晡所发热者，属阳明也”（240条），就说明了这一点。

疾病发生的原因和机制虽有多种多样，但总不外乎正气与邪气两方面势力的对比，《灵枢·顺气一日分为四时》在讨论疾病昼夜轻重规律的机理时云：“朝则人气始生，病气衰，故旦慧；日中人气长，长则胜邪，故安；夕则人气始衰，邪气始生，故加；夜半人气入脏，邪气独居于身，故甚也。”以此理来分析五脏疾病在其所主之时令减轻、痊愈或复发、加重的变化，可做如下分析：在五脏所应之时令，其脏腑系统的精气含量及功能最旺盛，而在其他时段，根据五行的生克关系，则也有多少、盛衰的不同，五脏所应之时令称为“王”。五脏之病在“王”时容易减轻、痊愈，因该脏在此时正气最强、抗邪最有力，正所谓“人气长，长则胜邪”，此属于疾病的一般发展规律。其中包括虚实两类，属于虚者，遇“王”时则正气增强，虚损得到改善，病情缓解或痊愈；而属于实者，正邪相持，遇“王”时则正气旺盛，正胜邪衰，故也可见缓解或痊愈，如《伤寒论》所论的六经欲解时，即属此类。而五脏之病在“王”时加重或复发，其原因亦应从虚实两方面分析。属于虚者，脏腑之气当旺不旺，不足以值令而发病或加重。如《素问·三部九候论》曰：“其脉乍疏乍数，乍迟乍疾者，日乘四季死”。高世栻《素问直解》注云：“脾脏属土，土灌四旁，若其脉乍疏乍数，乍迟乍疾，乃中土内虚，不能四布，故以一日所乘之四季死。辰戌丑未，寄旺于平旦、日中、日夕、夜半也。”属于实者，则为邪气太盛，正气相对不足，遇“王”时，则正气得到补充，则始与邪气激烈抗争而导致症状突现，这样的病证一般责之为邪气较强盛、或邪著部位较深而不易祛除，如《内经》所述之某些疟证、《伤寒论》之阳明病的日晡所发潮热等即属于此。

2. 辨证方法

根据上述，我们可得出这样一种辨证方法。首先，判定所出现的病证是否属于始发、是否属于周期性的疾病。若是始发，而非周期性发病，则结合发病的时间与脏腑经脉的配属关系，而进行辨证，如春令咳嗽，应结合春应肝，而咳的主要病位在于肺，故辨证病位应在肝肺系统，正如《素问·咳论》所说：“乘春则肝先受之。”进一步则根据症状表现辨其虚实寒热。若属于周期性出现的疾病，则应根据其病情减轻或加重的时间段，推断其所属脏腑，进而根据症状表现判断该脏腑正邪斗争情况、判断其他相关脏腑的情况。一般而言，若症状减轻或消失，则说明该脏腑或为正气不足；或正邪相持，但邪气并非太甚；或该脏腑所胜之脏腑为实证。此时当或用祛邪之法，或用扶正之药，以利用该脏腑正气旺盛之机来抑制消除邪气。例如一中年女性患者，两年来心烦不乐，以清晨为重，与人言谈多为哭诉，然至下午三时以后则明显减轻。清晨应于肝胆，一诊辨证为肝胆不利，痰热内扰，处以柴芩温胆汤。然一周后再诊则诸症无明显变化，考虑前诊并无错误，但据其症状午后三时顿减的特点分析，是肝失疏泄，病受“金气”所制。因午后3至7时为申酉，是肺金配属之时辰，故于原方加浙贝、杏仁，以佐金平木，取得了较好疗效（王洪图．《黄帝医术临证切要》．北京．华夏出版社．1992年）。若症状加重或复发，则说明该脏腑邪气旺盛，病情较重；或正气大虚，当旺不旺；或该脏之所不胜脏正气不足。故此时或当急用祛邪之品，如《伤寒论》日晡所发潮热，属阳明病，急用大承气汤以下之；或用重剂扶正之品以救其虚衰。

（二）气血周期节律辨证

以气血为基础阐述时间节律，《内经》主要有周月节律和昼夜睡眠节律，其中昼夜睡眠节律变化又与阴阳消长节律密切相关，此不详述。周月节律以气血虚实变化为主，详见于《素问·八正神明论》与《灵枢·岁露论》。其辨证方法是：满月时，病情发作或加重者，常为气血壅实之证；若是病情减轻或消失者，常为气血不足之证。月始生或朔月之时，若病情加重或发作，则多属气血不足之虚证；若病情减轻或消失，常为气血壅实，可辨为实证。

（三）阴阳消长周期节律辨证

《内经》涉及该节律的内容主要是周年节律中的“二至”节律及昼夜阴阳消长节律。二至节律辨证方法，一般适用于一年中的二至或一日中的子午两时辰症状出现或加重、减轻或消失的疾病。其病机总属阴阳失调，不能适应自然界阴阳消长交替变化，故辨证应为阴阳失调，治疗应以协调阴阳为主。具体而言，冬至节或子时，是自然界阴气最旺之时，若出现症状或病情加重，可辨为阴盛或阳虚；若病情减轻或症状消失，可辨为阴虚或阳盛。夏至节或午时，是自然界阳气最盛之时，若出现症状或病情加重，可辨为阴虚或阳盛；若病情减轻或症状消失，可辨为阳虚或阴盛。正如《素问·阴阳应象大论》所云：阳盛病“能冬不耐夏”，阴盛病“能夏不耐冬”。亦有人从夏至冬至、子时午时是阴阳交替之时，故认为此时发病乃阴阳失调之象，故应调和阴阳为主，如岳美中先生用调和阴阳之方剂小柴胡汤治愈午时和子时四肢不自主地下垂软瘫，如无知觉之状的患儿（试谈辨证论治和时间空间．上海中医药杂志．1978，复刊号：14）。

此外，还有人从冬至、子时是阳气开始生发之时，即“冬至一阳生”，夏至、午时是阴气开始生发之时，即“夏至一阴生”入手，提出冬至、子时，若病情加重或症状出现，可辨为阴虚或阳盛，若病情减轻或症状消失，可辨为阴盛或阳虚；夏至或午时，若病情加重或症状出现，可辨为阳虚或阴盛，若病情减轻或症状消失，可辨为阴虚或阳盛［程士德．中医时间证治学纲要．人民卫生出版社，1994年］。两说不同，待进一步研究。

二、立法与用药

辨证已定，治法依证而立，药物也就因法而用，故根据前述辨证结果而采用相应治疗方法，是一方面；而对于那些并无时间周期性的疾病，其治疗亦应考虑时间问题，则是另一方面。这里仅介绍因运气、四时立法与用药问题。

（一）因运气立法与用药

1. 因运气立法、用药

运气主司各年的气候变化，及时令疾病的流行。由于运或气的太过、不及等各种情况，对疾病产生不同影响，因而立法与用药亦不相同。

(1) 五运太过　五运太过的一般致病规律是，本气偏胜，淫而为患；所胜受邪，郁发成疾。治疗应以泻本气之胜气为主，兼顾所胜受邪。

以木运太过为例，木运太过则风气流行，风淫肝胆，或见肝气郁结，或见肝火上炎，或见肝阳上亢，或见肝风内动。风木太过，易克伐脾土，故多见脾胃湿困及其郁极而发的脾胃病证。在治疗上主要考虑肝、脾系统的病理变化。用药主以酸泻肝木之胜，以甘缓脾胃之气，并以辛散内生之湿邪。火、土、金、水运太过，可参见表15-2：

表 15-2　五运太过之年治法简表

岁运太过	病　机	治　法
木运	风淫肝胆 湿困脾胃 肝木克脾土	酸泻肝木之胜 甘缓脾土之弱 辛散内生之湿邪
火运	火热犯心 燥热犯肺 心火刑肺金	酸敛心火及肺气 咸味润燥以抑阳 甘寒以泻火
土运	湿困脾胃 寒湿伤肾 脾土克肾水	苦燥脾土之湿 甘缓脾土之弱
金运	燥邪克肺 肝郁化火 肺金克肝木	酸以敛肺，辛以宣肺 苦以降肺除火 酸泻肝木之火
水运	寒伤肾阳 心火郁发 肾水克心火	辛润养肾 苦温强肾兼祛心火 咸泻水郁

(2) *五运不及*　五运不及的一般致病规律是，病因以本运之气不足，胜气和复气为主。病位主要表现在本气相应的脏腑及其所不胜和其相生之脏腑。所以在治疗上，以治本脏为主，兼顾其所不胜之脏，预防其所生之脏。

以木运不及为例，木运不及，与其运相应的肝胆系统功能衰减为病，或郁或结，甚则阴不制阳，化火动风。因其不及，则其胜气燥金之气流行，燥邪为患，则其相应之脏肺大肠系统为病，多见肺失宣降和大肠燥结之证。如其复气火气流行，可见火热犯心等证。在治疗上，当考虑肝、肺、心系统的病变。治法以补肝、柔肝，兼以润燥清火，故可酸、辛、苦合用。火、土、金、水运不及之年，可参阅表 15-3。

(3) *客气司天与在泉*　客气致病特点，以本气淫胜致病为主，也可影响其所胜之气而为患。故其病位主要在本气及其所胜之气相应的脏腑系统。

①厥阴司天、在泉：厥阴风木司天，上半年风气偏胜，淫伤肝胆，则可见肝胆系统的一些病证。伤其所胜之脾土，可致脾胃失职的湿困脾土、运化失司一类的病证。治法如《素问·至真要大论》所说："风淫所胜，平以辛凉，佐以苦甘，以甘缓之，以酸泄之。"厥阴在泉，则下半年风气偏胜，其病证与司天相似。治法："风淫于内，治以辛凉，佐以苦，以甘缓之，以辛散之"(同上)。

②少阴司天、在泉：少阴君火司天，上半年火气偏胜，气候炎热，淫伤心小肠，则可见心火上炎，及其下移小肠一类的病证。伤其所胜之肺金，可致咳喘、大肠燥结等一类的病证。治法宜"热淫所胜，平以咸寒，佐以苦甘，以酸收之"(同上)。如少阴在泉，则下半年火气偏胜，病证与少阴司天相似。治法："热淫于内，治以咸寒，佐以苦甘，以酸收之，以苦发之"(同上)。

表 15－3　五运不及之年治法简表

五运不及	病　机	治　法
木运	肝有不舒，疏泄失常 燥邪伤肺，肺失宣降 火热犯心，心火上炎	补肝柔肝为主 兼以润燥清火 酸合辛、苦兼用
火运	心气不足，瘀血阻滞 寒邪伤肾，水气凌心 湿困脾胃，运化失常	焦苦补心气之不足 兼用温运寒水之品 佐以香燥甘味以健运中焦
土运	脾运失司，内湿为患 风淫肝胆，肝郁火炎 燥邪袭肺，肺气失降	甘湿补脾健中 酸涩收敛亢逆之肝气 辛润以宣降壅逆之肺气
金运	肺气不足，外邪侵袭 火热犯心，心火上炎 寒邪伤肾，肾气不足	辛润以补肺 兼用苦寒以泻火 佐以咸味以滋肾
水运	肾气不足，寒水不化 湿困脾胃，肺失健运 风气横逆，淫害肝胆	以温化寒水为主 兼以培土运湿 佐以疏风舒肝

③太阴司天、在泉：太阴湿土司天，上半年湿气偏胜，淫伤脾胃，可见湿阻中焦，脾胃失职等病证。伤其所胜之肾水，可见肾阳受损，气化失司的肾与膀胱系统的一些病证。治法："湿淫所胜，平以苦热，佐以酸辛，以苦燥之，以淡泄之"（同上）。如太阴湿土之气在泉，则下半年湿气偏胜，病证与太阴司天相似。治法："湿淫于内，治以苦热，佐以酸淡，以苦燥之，以淡泄之"（同上）。

④少阳司天、在泉：少阳相火司天，上半年火热之气偏胜，淫伤心小肠系统，可见心小肠系统一类的病证。淫伤其所胜之肺金，则可见肺大肠系统一类的病证。治法："火淫所胜，平以酸冷，佐以苦甘，以酸收之，以苦发之，以酸复之。热淫同"（同上）。如少阳相火在泉，下半年热气偏胜，病证与少阳司天相似。治法："火淫于内，治以咸冷，佐以苦辛，以酸收之，以苦发之"（同上）。

⑤阳明司天、在泉：阳明燥金司天，上半年燥气偏胜，淫伤肺金，可见肺大肠系统病证。伤其所胜，故又可见肝胆系统的病证。治法："燥淫所胜，平以苦湿，佐以酸辛，以苦下之"（同上）。如阳明燥金在泉，则下半年燥气偏胜，病证与阳明司天相似。治法："燥淫于内，治以苦湿，佐以甘辛，以苦下之"（同上）。

⑥太阳司天、在泉：太阳寒水司天，上半年寒气偏胜，淫伤肾水，可见肾膀胱系统一些病证。伤其所胜，可见水气凌心等心小肠系统的一些病证。治法："寒淫所胜，平以辛热，佐以甘苦，以咸泻之"。如太阳寒水在泉，则下半年寒气偏胜，病证与太阳司天相似。治法："寒淫于内，治以甘热，佐以苦辛，以咸泻之，以辛润之，以苦坚之"（同上）。

(4) 六气胜复　这里的六气胜复，主要是指主气而言。主气六气，即主一年中六时段的主令之气，也就是主一年六时段正常气候的主令之气。但在一定的情况下，主气也有"至而不至，未至而至”的太过、不及之变，随之也就有产生胜气复气的可能。其病的特点是，病位除本气相应的脏腑外，波及到其所胜和所复的相应脏腑，故而在治疗上要考虑到本脏及其所胜脏和其所复脏三个方面。这里仅举厥阴胜复为例。

厥阴为初之气，故在初之气时，风气偏胜，在人体则表现为肝气偏胜，肝病居多；由于风气大盛，木胜乘土，脾土受邪，则脾失健运；有胜必有复，则阳明燥金来报复，燥气流行，既可侵及肺卫，又可燥结大肠。因此，在治疗上，当主治肝胆，辅调脾胃，兼顾肺大肠。具体治法有三：一是用辛散药，使风邪外解；二是用清凉或苦寒、甘寒之品，清肝润肺；三是用甘缓或酸收之药，使风邪自解，又可补脾胃之弱。这也就是《素问·至真要大论》所说的：“厥阴之复，治以酸寒，佐以甘辛，以酸泻之，以甘缓之”；“厥阴之胜，治以甘清，佐以苦辛，以酸泻之”。

现根据《素问·至真要大论》所提出的胜、复气治疗大法，列简表 15-4 于下。

表 15-4 六气胜复治法表

六气太过	治 疗 法 则
厥阴风木	治以辛散，使风邪外解 治以清凉或苦寒、甘寒，使风邪内清 治以甘缓或酸收，使风邪自解
少阴君火 少阳相火	治以苦寒泻热，使火邪内清 治以咸寒软坚，通便泻热 治以酸甘化阴，以养阴保津 治以辛散（外寒里热者），使火热外解
太阴湿土	治以温热化湿，使湿从内化 治以苦寒燥湿，使湿从内清 治以辛温发汗，使湿从外解 治以淡渗利湿，使湿从小便排出
阳明燥金	凉燥者，治以辛温散寒，使燥自除 热燥者，治以苦寒清热或酸甘养阴，使燥内解
太阳寒水	里寒者，治以甘热温中，使寒自内解 表寒者，治以辛温发散，使寒自外解 表寒里热者，辛苦同用、表里双解

（二）因四时立法与用药

在自然界四时阴阳消长节律的影响下，疾病在春夏季节因阳长而易于热化，于秋冬因阴长而易于寒化，为了防止其热寒之变，保证疗效，《素问·六元正纪大论》提出了“热无犯热，寒无犯寒”及“用寒远寒，用凉远凉，用温远温，用热远热，食宜同法”等用药原则。其大要有二：一是在春夏等阳气旺盛之时令应佐用寒凉，秋冬等阴气旺盛之时令佐用温热；二是若春夏等阳气旺盛之时令必须用热法时，则不可热之太过，而秋冬等阴气旺盛之时令必须用寒法时，亦不可寒之太过。至于其具体方法则有：在原有处方基础上随时令加减用药、选择寒热性缓之药而轻用药量、运用反佐药等。后世医家秉承经训者颇不乏人，如朱震亨认为若于夏日火令之时妄投温热，则有虚虚实实之弊；刘完素制方用药强调当顺时令而调阴阳；清代医家程钟龄则提出：用药而失四时寒热温凉之宜，乃医家之大误。

升降浮沉是自然界万物的运动形式，人体亦与之相应，因此，在治疗上《内经》也非常重视这一点。《素问·阴阳应象大论》说："形不足者，温之以气；精不足者，补之以味。"虚则补之之道，不外阴阳二途。阳虚者，于春夏等阳气旺盛之时令，宜用辛甘温热之剂，当升当浮，如李杲说："辛甘发散，以助春夏生长之用也"。并据此创制相应方剂——补中益气汤，以"辛甘温之剂，补其中，而升其阳"(《脾胃论·饮食劳倦所伤始为热中论》)。因此，补中益气汤不仅是补气升阳的基本方，而且还是春夏阳气旺盛之时令补虚的应时方剂。治阴虚者，秋冬可填养而春夏勿滋腻。如薛生白治下元亏损之虚劳，认为夏月天地之气大泄，质重之补宜缓，而易之清淡气薄、养胃生津、宁神敛液或安中之品，则无抑遏气机、壅滞中焦畅达之弊。待秋后天地之气收降，方可再进温养填补充形之品，以顺秋冬之收藏。秋冬填养，春夏调气，乃治阴损不足，因时用药的原则。

攻邪的方法，一般以汗、吐、下三法为代表，因方药之性能，常具有明显的上升、下降之趋势，故亦应考虑时令阴阳升降之宜忌而用之。如张机《伤寒论》就明确提出："春夏宜发汗"、"春宜吐"、"秋宜下"的原则，李杲《脾胃论·用药宜禁论》也说："时禁者，必本四时升降之理，汗、下、吐、利之宜。大法：春宜吐，象万物之发生，耕、耨、科、斫，使阳气之郁者易达也。夏宜汗，象万物之浮而有余也。秋宜下，象万物之收成，推陈致新，而阳气易收也。冬周密，象万物之闭藏，使阳气不动也"。当然，这里的吐、汗、下，其意义是取意于顺应春气的升达、夏气的浮畅、秋气的收降、冬气之闭藏而言，故凡具有春生、夏长、秋收、冬藏之义的各种治法皆可属之。

脏腑疾病的因时治疗，要点有三：其一，直治主时之脏。主要用于具有时间周期性的疾病。其二，在根据疾病证候立法用药基础上兼调主时之脏。如李杲治中风，用羌独愈风汤，并提出此药可常服之，但不可失四时之辅，故春加半夏、人参、柴胡等，应时枢转少阳；夏加石膏、知母、黄芩等，以防火助风势；长夏加防己、白术、茯苓等，健脾利湿，运中洲以达四旁；秋加厚朴、藿香、桂枝，宣肺气之通降，以利中风于秋时缓解；冬加附子、官桂、当归等，补命火、固根底，辅佐主方冬月之用。其三，顾护被克之脏。如李时珍从药之五味方面运用了这一原则，他说："春，省酸增甘，以养脾气；夏，省苦增辛，以养肺气；长夏，省甘增咸，以养肾气；秋，省辛增酸，以养肝气；冬，省咸增苦，以养心气"(《本草纲目·序例》)。

三、择时服药

择时服药亦属《内经》"因时而治"内容之一，无论用针用药，都必须随时间的不同而采取不同的措施，否则，将会引起不良的后果，如《灵枢·卫气行》说："谨候其时，病可与期，失时反候者，百病不治。"其具体择时服药方案，主要有以下几种。

1. 因脏腑经脉时间节律服药

这一方法主要分为服用补养剂和攻下剂两种，一般情况下，以祛邪为主的，如行气、活血、祛瘀、散结、导滞、清热、泻火、解毒等药，应在脏腑、经脉主时即其功能活动最旺盛的时令服用，这样可以利用正气祛邪之力，因势利导，充分发挥药物的泻实作用。如手太阴肺应寅时，则张机强调十枣汤应“平旦服”。以补益正气为主的，如补气、养血、滋阴、助阳等，应在脏腑功能相对低下的时令进药，这样既可以对虚证有明显的改善作用，又可以减小有病脏腑经脉昼夜间的虚损差别。如足少阴肾旺于酉时，衰于卯时，故叶天士提出早温肾阳、晨滋肾阴、晨补肾气等时间服药的方法。

2. 因气血阴阳盛衰气机升降节律服药

人体气血阴阳盛衰消长、气机升降出入，均与自然界昼夜时辰的阴阳消长、气机升降相同步，故服药亦应遵循这一规律。一般而言，补阳、行水利湿、催吐和益气药，宜清晨服用；升阳药、发汗解表药，宜于午前服用；清泻大肠通腑之剂，宜午后服用；滋养阴血、清营凉血、攻逐瘀血、化痰豁痰、安神定志等药，宜入夜服用。以符合机体阴阳气血的消长盛衰节律，利用机体营卫的运行、借助人体气机升降之势以提高疗效。

另外，择时服药，《内经》还有对病作有时者当其未发时服药之论，如治疗疟证所谓：“方其盛时必毁，因其衰也，事必大昌。”即属此类。

四、预测疾病

根据人体生命活动节律可以对病情变化进行预测，其超年节律的岁气60年周期节律、周年节律、周月节律、周日节律等，皆可用于预测病情。运气学说提出的超年节律，可以预测每一年、每一时段的气候变化，进而推测病情的发生与演变。而周年节律也可用于病情的推断，如《素问·脏气法时论》：“病在肝，愈于夏，夏不愈，甚于秋，秋不死，持于冬，起于春……。”对五脏病之愈、甚、持、死、起的推论，主要根据五脏功能盛衰的周期节律变化及五脏之间的五行生克制化关系而来，适用于以五脏为主的病变，这一推论不仅适合于五脏与季节配属的周年节律变化，也适用于五脏与十二辰配属的周日节律变化。周月节律也可用于推测病情，如《素问·八正神明论》所谓月满则气血多实，月亏则气血多虚，本身就属于预测病情范畴。至于昼夜节律，《灵枢·顺气一日分为四时》所云：“夫百病者，多以旦慧、昼安、夕加、夜甚。”指出了病情在一天中的变化规律，并以此可以推断病情，这一推断是以阳气昼夜盛衰节律为依据的，较适用于外感病及不以脏主其病者。当然，以时间节律推断预测病情变化，还当结合临床具体情况，不可一概而论。

五、养生保健

《内经》认为百病的发生无外乎两方面，即“或起于阴，或起于阳”，同时又认为，四时阴阳是万物生长化收藏之本，故只有顺应四时阴阳消长变化节律，才能健康无病。《素问·上古天真论》说：“虚邪贼风，避之有时”，即强调养生必须因时避邪，而要做到这一点，可按照《内经》运气学说所揭示的气候变化节律去预防。具体方法，《素问·四气调神大论》对春、夏、秋、冬四季养生法作了详细说明，其云：“春三月，此谓发陈。天地俱生，万物以荣，夜卧早起，广步于庭，被发缓形，以使志生，生而勿杀，予而勿夺，赏而勿罚，此春气之应，养生之道也。逆之则伤肝，夏为寒变，奉长者少……。”其中，涉及到形体锻炼、起居活动、行为活动、情志调节等诸多方面，其目的，就是按照自然界阴阳消长周期长期影响下所形成的人体生命活动节律，去规范人的活动，以达到防病抗衰、保持健康、延年益寿之目的。在因时养生的具体方法上，后世把饮食摄养、服用药饵、气功、针灸等亦纳其中，形成了一套完整的因时养生方法，在临床实践中有着重要的意义。

第五节 《内经》时间医学思想的意义及评价

《内经》对人体生命节律的论述，是其理论体系的一个重要学术内容。人体生命具有系统有序的节律性变化，这种变化是与宇宙整体的恒动变化互为通应的，其中“四时五脏阴阳”理论是贯穿于《内经》理论体系始终的基本学术思想之一，也是《内经》探索生命节律的主要理论。它把古代哲学中的阴阳五行学说成功地运用到医学领域，提出“五脏应四时，各有收受”(《素问·金匮真言论》)，“上应天光星辰历纪，下副四时五行，贵贱更立，冬阴夏阳，以人应之”(《素问·三部九候论》)的思想，从而把人体脏腑气血的活动变化，自然四时昼夜的交相更替和万物的生长化收藏规律，通过阴阳五行的基本原理有机地融为一体，形成了以天人一体的生命节律思想为指导的独特的理论体系。因此，中医学的理论，如对脏腑经脉气血津液的认识、对病因病机病证的理解、对诊断治疗养生的看法，均以“四时五脏阴阳”观点为指导，以生命节律现象为基础。所以说，《内经》时间医学思想是中医学理论体系的重要组成部分，也是这一理论体系形成的重要基础。深入研究《内经》时间医学思想，对中医学术的发展及临床实践有重要意义。

其一，它有利于促进医学模式的转变。仅把人作为生物去研究，这是医学的弊病。而《内经》从自然界影响人，把人与自然界看成整体，从多方面探讨人的生理、病理，促进医学向先进的医学模式转变。

其二，有利于揭示中医理论体系的学术特征。从《内经》时间医学思想看，它从整体角度、运动变化角度、功能角度去认识人体，把人的五脏与四时紧密结合起来，正如恽铁樵先生所说：“《内经》之五脏，非血肉之脏，乃四时之脏”。有利于揭示中医学理论的本质，为更好地发展中医学奠定基础。

其三，提高对疾病发展演变的认识，预测病情发展。有利于治疗疾病，阻断其恶化。

其四，利于养生防病。根据生命节律养生，人与自然界形成完美的统一，既保障生命健康，又能避免邪气侵犯，从而达到增强体质、延年益寿之目的。

第十六章 《黄帝内经》的体质医学

第一节 《内经》体质论及其特点

体质医学是以群体中个体的多种生理病理特征为研究对象，分析疾病的反应状态，病变性质和发展趋势，并用以指导疾病的预防和治疗的一门学科。中医体质医学理论早在《黄帝内经》就奠定了基础，对体质特征、体质形成、体质分类及其与疾病发生发展的关系、疾病的防治等问题，进行了深刻的阐述，并形成了“因人制宜”的治疗法则，指导着医疗实践，建立了中体质医学的雏形。

体质是人类个体在功能、形态、结构上相对稳定的特殊性态，在生理上表现为个体的生理反应的特性，在病理上则表现为个体的发病倾向性。因此体质强调的是个体的形体结构及生理功能的特性。

《内经》许多篇章专论体质，如《素问·异法方宜论》、《血气形志》、《灵枢·阴阳二十五人》、《通天》、《寿夭刚柔》、《经水》、《骨度》、《肠胃》、《论勇》、《卫气失常》、《逆顺肥瘦》和《五变》等。虽然没有“体质”一词，但记载了不少含义相近的词，如“素”、“质”、“身”、“形”等。《素问·逆调论》说：“是人者，素肾气胜。”《素问·厥论》说：“此人者质壮。”后世某些医籍也常常称体质为“禀质”、“资质”等。明代张介宾首先提出“体质”一词，他在《景岳全书·杂证谟》中说：“矧体质贵贱尤有不同，凡藜藿壮夫，及新暴之病，自宜消伐。”此后，叶桂、吴瑭等论著也相继出现“体质”词语，但均未阐明体质一词的含义。

《内经》论不同人群个体体质特征，内容甚广，如人的禀赋、形态肤色、生理特点、心理特点、性格气质以及人对社会活动、自然气候适应情况等，几乎涉及与人体生命活动相关的各个领域和各个环节。其中最为突出的是生理和心理特征，如《灵枢·通天》“太阴之人”，既有生理上的“多阴而无阳，其阴血浊，其卫气涩，阴阳不和”，又有外表形体的“缓筋而厚皮”，还有心理、性格、气质的“贪而不仁，下齐湛湛，好内而恶出，心和而不发，不务于时，动而后之”等。可见《内经》的体质概念，不仅有对体质的认识，还包括气质的含义，将体质与气质融合于一体。这种认识与其“形神合一”观相吻合。

现代体质医学中，“气质”与“体质”的概念不同。气质是人的心理特征之一，是指人在生长发育过程中所形成的思维、认识、情感等方面的个体特性；体质则是医学生理学的概念。《内经》的体质论实质上属于“体质气质说”。从哲学角度看体质与气质的关系，乃物质与精神的关系，两者不能截然分割。所以《内经》中的体质学说对研究体质与气质的关系具有启迪作用。

《内经》体质论的特点是整体观。它把人的个体体质的形成、变化、发展，置于地理、气候、饮食等自然环境中和社会环境中加以考察和研究，体现了“天人相应”的整体观。如《素问·异法方宜论》中论述的五个不同地理环境中，因地势不同，气候相异，风俗习惯、生活、饮食习惯亦异，所以五方人群体质各有特征，故五方的常见病、多发病亦不同。而《灵枢》的《阴阳二十五人》及《通天》两篇则是将形与神、身与心作为一个统一整体，综合分析各种体质的特异性。天人一体、形神一体和心身一体整体观赋予《内经》体质学说以鲜明的学术特色和临床优势，并显现出不凡的科学价值。

第二节 《内经》体质医学内容

一、体质形成的因素

体质的形成与人之生命发展过程相关，而生命的形成又是一个非常复杂的过程，《素问·宝命全形论》说：“人以天地之气生，四时之法成”，说明生命的发展是与自然界息息相关。《灵枢·天年》指出：“人之始生，何气筑为基，何立而为楯，何失而死？何得而生？岐伯曰：以母为基，以父为楯，失神者死，得神者生也。”说明生命之初乃由父精母血相合并聚而生，因此，影响体质形成的因素也不外乎先天和后天两个方面。

（一）先天禀赋

先天禀赋是建造人体体质的第一块基石，体质的强弱与先天因素有密切关系。先天因素一般是指胎儿出生前影响胎儿的各种因素，如胚胎秉承了父母的遗传基因，使后代个体形成了独特的体质特性。当婴儿出生时，其体质已能显示出个体的差异性，如《灵枢·寿夭刚柔》说：“人之生也，有刚有柔，有弱有强，有短有长，有阴有阳。”此外，《内经》还认识到胎儿期母体的药食、染病、精神状态等都可能影响子代的体质。如《素问·奇病论》记载：“人生而有病癫疾者，病名曰何？安所得之？岐伯曰：病名为胎病，此得之在母腹中时，其母有所大惊，气上而不下，精气并居，故令子发为癫疾也。”认为原发性癫疾缘由先天所致，从而启发后世医家从先天体质探索某些疾病的发生。如《诸病源候论·漆疮候》曾对漆的过敏做过研究，发现“漆有毒，人有秉性畏漆，但见漆便中其毒。”但“亦有性自耐者，终日浇煮，竟不为害。”故得出结论：“人无问男女大小，有禀不耐漆者，见漆及新漆器，便著漆毒。”说明先天体质因素为病之本。

现代遗传学研究认为：个体从其双亲处继承下来的全部物质及遗传信息均在受精卵的染色体中，染色体内含有的DNA分子可以呈现出无穷无尽的碱基排列方式。由某种结构的DNA便常带来相应的形态结构和生理特性，从而成为各型体质在遗传方面的物质基础。世界上没有两个人的DNA会有相同的碱基排列次序，因此也就没有体质完全相同的两个人。现代免疫学也认为，遗传因素是天然非特异免疫因素中作用最明显的因素，它决定个体来自遗传的免疫差异，遗传对于抗体的种类型别及血清中的含量都起决定性的作用，因而可以用来解释为什么个体对某些疾病反应形式具有体质上的特殊性。

（二）后天因素

后天因素包括地理环境、饮食营养、精神状态、年龄差别、劳逸状况、社会因素、疾病作用以及针药影响等。

1. 地理环境

《素问·六节藏象论》说：“天食人以五气，地食人以五味。”人不断地从其赖以生存的自然环境获得维持生命活动的物质，而自然环境时刻也没有忘记对人体进行“雕琢”，如《素问·异法方宜论》描述的古代五方人民因居处环境、饮食习惯等不同而造成的体质差异的论述即是。

地理环境对体质形成的影响，近年多有研究。生态学认为：生物体中所存在的全部化学物都来自土壤、空气和水。不同地区的地壳中所含的化学物质不同，其中水质与体质的关系最为密切，《吕氏春秋·季春纪》记载了五种不同水土与人群疾病的关系，如说：“轻水所，多秃与瘿人。”“重水所，多尰与躄人。”“甘水所，多好与美人。”“辛水所，多疽与痤人。”“苦水所，多尪与伛人。”将各地不同的水质与地方性多发病的关系展示出来。不同方域的地质差别、地势高低等因素，都会给人的体质施加影响。这种影响可能与地表元素分布的不均性有关，从而成为制约不同区域人体体质形成的重要地质因素。亦有人从地区性气候类型与长期生活在该地区的人群体质的关系分析，如我国南方多湿热，北方多寒燥，东部沿海为海洋性气候，西部内陆为大陆性气候，都会直接影响人们的体质。

2. 饮食习惯

《内经》认为：合理的饮食，充足而全面的营养，可增强人的体质，甚至可使某些病理性体质转变为生理性体质。反之，饥饱不适，五味偏嗜，营养不足，也会使体质受到损害。如《素问·生气通天论》说：“味过于酸，肝气乃津，脾气乃绝；味过于咸，大骨气劳，短肌，心气抑；味过于甘，心气喘满，色黑，肾气不衡；味过于苦，脾气不濡，胃气乃厚；味过于辛，筋脉沮弛，精神乃央。”就是五味偏嗜对体质影响的论述。在五味偏嗜中，《内经》反复论及恣食肥甘对人体质的影响，如《素问·奇病论》：“肥者令人内热，甘者令人中满。”形成湿浊蕴热滞气的体质特点，易发多种疾病，故《素问·生气通天论》有“高梁之变，足生大丁，受如持虚”之说，《素问·通评虚实论》也有“消瘅仆击偏枯痿厥，气满发逆，肥贵人则高梁之疾也”之论。现代研究认为，长期呈饥饿状态的人其体质易转变为倦㿠质，饮食偏嗜可使体质向不良方向转变。如过食生冷寒凉会伤脾损胃，产生脾虚体质；过食辛辣炙煿，会酿成火热之体，造成体内阴阳失调，从而使体质衰退。

3. 精神状态

精神舒畅，则气血调畅，脏腑功能协调，体质就会强健。如《灵枢·本脏》说：“意志和则精神专直，魂魄不散，悔怒不起，五脏不受邪矣。”若长期受到精神刺激，或突然遭到剧烈的精神创伤，就会影响脏腑经络功能和气血运行，并进一步引起体质改变，从而形成一定的体质类型，如《素问·阴阳应象大论》说，肝“在志为怒”，“暴怒伤阴，暴喜伤阳。”若经常忿怒，肝气横逆，不仅可能伤肝阴肝血，导致阴不制阳，肝阳上亢，形成阳亢的体质，而且横逆犯脾，损伤脾胃运化之用，使水谷精气生化乏源，可能形成脾虚体质。

现代研究亦证实，人类心理活动能够引起机体内部巨大的生理功能变化，如愉快、兴奋、激动可使肾上腺分泌激素增加，糖类代谢加速，血糖升高，肌肉活动力加强，机体抵抗力增强。反之，剧烈的精神创伤，悲观的情绪，消沉的意念，会引起大脑皮质的功能紊乱和抑制，从而引起一系列相关的脏器功能和器质的病变。这些心理活动与性格类型有关，如那些情绪波动，易躁易怒，永不知足型性格的人，易患心血管疾病（高血压、冠心病、心肌梗死等）、癌症、良性肿瘤等。

4. 年龄差异

机体的组织、脏腑功能、气血津液代谢常随人体的生、长、壮、老的变化过程而发生改变，体质从幼弱到壮盛、直至虚衰，各个阶段均有其各自的变化特征。如《素问·上古天真论》、《灵枢·天年》等精辟地阐述了人体生命过程中各阶段体质变化的不同特征。在生长发育期间，体质由弱转强，如《灵枢·逆顺肥瘦》说，婴儿“肉脆血少气弱”，易感受外邪，而到女二七、男二八时，肾气始盛，处于青春期的男女，各种生理机能发生着整体性的调整，体质也有明显改变，一些在儿童期体弱多病，患有哮喘、维生素D缺乏病或过敏性疾病的人，在青春期不仅病症消失，且身体健壮，体质明显好转。女三七、四七，男三八、四八时，肾气最盛，体质强甚，此时经过青春期的发育，性机能完全成熟，身高、体重的相对稳定标志着成年期的体形特点，五脏生理功能的旺盛、协调使这一时期人体精力充沛；女子五七至七七，男子五八至八八，肾气渐衰，体质也由强趋衰，最后“行步不正”、“筋骨解堕”，完全是一派衰老的体质状态。体质的年龄差异，其实质在于肾气由弱至强，由强至衰的自然变化。验之临床实际，老年人之所以容易患病，与体质衰弱有密切关系。大致而言，60～64岁老人中，患有重要内脏器质性疾病的约占一半，70岁则占三分之二，年事越高，体质越差，患病率越高。

5. 性别因素

男女性别不同，其体质亦各有特征。据《素问·上古天真论》，女子的发育较男子早1—2年左右，女子是以七为分阶段基数，男子是以八为分阶段基数，除了男女有生殖系统的生理差异外，《内经》还强调了两者的体质的差异。如《灵枢·五音五味》篇指出：“妇人之生，有余于气，不足于血。”说明女子因月事以时下，数脱于血，故其体质特征是气盛血虚，后世医家据此强调女子以血为本。而男子因生理功能原因，其精气易亏，故体质特征多见精气虚少，故有“男子以精为本”之说。

现代研究也认为，由于男女性别不同，一些易感疾病的发病率有两性的显著差异，如血液病、心血管病、呼吸系统病、神经系统病等，男性发病率要高于女性。说明男女体质不同，发病倾向也不同。

6. 社会因素

社会因素包括社会的经济、政治和社会风气等各种因素。社会制度、生产力水平、生活状况、思想道德、文化素质等对人的体质都会造成一定的影响。一般来说，社会动乱、战争连年、灾荒饥饿、人民流离失所、饥寒交迫、贫富急剧变化等都对人的体质有不利影响。如《素问·疏五过论》指出：“尝贵后贱”、“尝富后贫”、“暴乐暴苦”、“始乐后苦”的人群，体质多虚衰，“身体日减，气虚无精”，“精气竭绝、形体毁沮。”社会升平，过度追求安逸，体质反而下降，易感冒，疲困，纳食不香，失眠。此外，工业化带来的种种负面影响，如森林的减少、土地的沙漠化、臭氧层黑洞、二氧化碳增加等，已成为现代文明社会日益严重的社会问题，是影响人体体质不可忽视的因素，直接地威胁着人体健康。

二、体质的分类及其特点

《内经》对体质的类型已有所研究，因作者分类的角度不同，故有数种分类方法。虽然分类方法有异，但均是以阴阳五行、脏腑气血形志作为分类依据。故这些分类方法不仅有坚实的中医理论基础，而且对临床有重要指导价值。

1. 五行分类法

见于《灵枢·阴阳二十五人》。该篇将人体的肤色、形体、举止、性格及其对气候耐受力等特点按五行学说，划分为木形、火形、土形、金形、水形等五种基本体质类型。在此基础上，还根据五音太少、阴阳属性以及手足三阳经的左右上下、气血多少盛衰之差异，再将每一类基本型推演成五种亚型，而为二十五种体质类型。故曰：“先立五形金、木、水、火、土，别起五色，异其五形之人，而二十五人具矣。”由于这一分类方法包括了个体之形态、心理特征、性格特点等诸方面，故而成为《内经》中最全面的体质分类方法。（表 16－1）

表 16－1 体质五行分类表

基本型体质特点					亚型体质特点		
类型	肤色	形态特征	举止	心理特征	五音	阴阳上下属性	性格
木形	苍色	小头、长面、大肩背，直身，小手足（身材修长俊秀）	少力	有才，劳心，多忧，劳于事	上角	足厥阴	佗佗然（雍容自得貌）
					大角	左足少阳之上	遗遗然（退让貌）
					钛角	右足少阳之上	推推然（勇于进取貌）
					左角	右足少阳之下	随随然（柔顺随和貌）
					判角	左足少阳之下	栝栝然（方正端直貌）
火形	赤色	广䏚、锐面、小头、好肩背、髀腹，小手足（身材不高，面尖），肩背肉满	行安地、疾心、行摇	有气轻财，少信多虑，见事明，好颜急心	上徵	手少阴	核核然（真诚朴实貌）
					质徵	左手太阳之上	肌肌然（浮躁貌）
					右徵	右手太阳之上	鲛鲛然（活跃爽快貌）
					少徵	右手太阳之下	慆慆然（乐观喜悦貌）
					质判	左手太阳之下	支支颐颐然（怡然自得貌）
土形	黄色	圆面、大头、美肩背、大腹、美股胫、小手足、多肉、上下相称（肥胖丰满，上下匀称）	行安地、举足浮	安心，好利人、不喜权势、善附人也	上宫	足太阴	敦敦然（诚实忠厚貌）
					太宫	左足阳明之上	婉婉然（婉转和顺貌）
					少宫	右足阳明之上	枢枢然（灵活敏捷貌）
					左宫	右足阳明之下	兀兀然（勤奋自主貌）
					加宫	左足阳明之下	坎坎然（端庄持重貌）
金形	白色	方面、小头、小肩背、小腹、小手足，如骨发踵外	骨轻（动作轻）	身清廉，急心，静悍，善为吏	上商	手太阴	敦敦然（敏厚诚实貌）
					钛商	左手阳明之上	廉廉然（洁身自好貌）
					大商	右手阳明之上	监监然（善于辨察貌）
					少商	右手阳明之下	严严然（严肃庄重貌）
					右商	左手阳明之下	脱脱然（潇洒超脱貌）
水形	黑色	面不平、大头、廉颐、小肩、大腹、下尻长，背延延然（面背皆瘦，腹大而尻背修长）	动手足、发行摇身	不敬畏，善欺绐人，戮死	上羽	足少阴	汗汗然（行为不洁貌）
					桎之人	左足阳之上	安安然（心胸坦荡貌）
					大羽	右足太阳之上	颊颊然（得意貌）
					众之人	右足太阳之下	洁洁然（性情坦白貌）
					少羽	左足太阳之下	纡纡然（纡曲不爽貌）

2. 阴阳分类法

见于《灵枢·通天》。该篇按阴阳之气多少，将人的体质分为太阴之人、少阴之人、太阳之人、少阳之人、阴阳和平之人等五类，强调个体阴阳盛衰之差异可以导致个体在形态、秉性、行为、心理特点、生理特征方面的种种特异性。(表16－2)

表16－2 体质阴阳五态分类表

类型	阴阳含量	生理特征	心理特征	行为特征
太阴之人	多阴无阳	其阴血浊，其卫气涩，阴阳不和，缓筋而厚皮	贪而不仁，下齐湛湛，好内而恶出，心和而不发，不务于时，动而后之（阴险，深藏不露，贪婪）	黮黮然黑色，念然下意，临临然长大，䐐然未偻（皮肤黑个大而卑恭）
少阴之人	多阴少阳	小胃而大肠，六腑不调，其阳明脉小，而太阳脉大	小贪而贼心，见人有亡，常若有得，好伤好害，见人有荣，乃反愠怒，心疾而无恩（嫉妒，无同情心）	清然，窃然，固以阴贼，立而躁崄，行而似伏（行为鬼祟、阴险，贼头贼脑貌）
太阳之人	多阳少阴		居处于于，好言大事，无能而虚说，志发于四野，举措不顾是非，为事如常自用，事虽败而常无悔（随遇而安，说大话，自信，失败而不追悔）	轩轩储储，反身折䐐（形容趾高气扬，挺胸撅肚）
少阳之人	多阳少阴	经小而络大，血在中而气外，实阴而虚阳	諟好自责，有小小官，则高自宜，好为外交而不内附（精细，自己抬高自己，好外交而不能踏实做事）	立则好仰，行则好摇，其两臂两肘则常出于背
阴阳平和之人	阴阳气和	血脉调	居处安静，无为惧惧，无为欣欣，婉然从物，或与不争，与时变化，尊则谦谦，谭而不治，是谓至治（举止泰然，不慕名利，婉转谦逊）	委委然、随随然、颙颙然、愉愉然、然、豆豆然，众人皆曰君子

3. 体形分类法

将体质按外表体型肥瘦、年之壮幼不同区分为不同的类型。见《灵枢·逆顺肥瘦》和《灵枢·卫气失常》。体形的肥瘦等主要与气血的盛衰、多少，运行的滑利、涩滞情况密切相关。(表16－3、表16－4)

4. 气质分类法

《灵枢·通天》的阴阳五态人分类里已包含了气质的内容，而《灵枢·论勇》中的勇怯分类及《素问·血气形志》篇中的形志苦乐分类则表述此种分类的特点。

表 16－3 肥瘦、壮幼分类表

分型	形体特征	气血特征	性格特征
肥人	年质壮大，肤革坚固	血气充盈	
壮人	广肩、腋项肉薄，厚皮而黑色，唇临临然	血黑以浊，气涩以迟	贪于取与
瘦人	皮薄、色少、肉廉廉然，薄唇	血清气滑，易脱气、损血	轻言
肥瘦适中	端正	血气和调	敦厚
壮士	坚肉缓节，监监然	重则气涩血浊，劲则气滑血清	

表 16－4 肥胖体质分类表

类型	形态特征	生理特征	气血多少
膏型	肉不坚、皮缓纵腹垂腴	肉淖而粗理者身寒，细理者身热	多气
脂型	肌肉坚、皮满，其身收小	其肉坚、细理者热	血清气滑少
肉型	皮肉不相离、身体容大	粗理者寒	多血

三、体质与疾病

感受外邪后发病与否，同体质有重要关系。《灵枢·五变》以匠人伐木类比人之体质与发病的关系，提出："一时遇风，同时得病，其病各异"的根本原因在于体质不同。"匠人磨斧斤砺刀，削斲材木，木之阴阳，尚有坚脆，坚者不入，脆者皮弛。至其交节，而缺斤斧焉。夫一木之中，坚脆不同，坚者则刚，脆者易伤，况其材木之不同，皮之厚薄，汁之多少，而各异耶？夫木之早花先生叶者，遇春霜烈风，则花落而叶萎。久曝大旱，则脆木薄皮者，枝条汁少而叶萎；久阴淫雨，则薄皮多汁者，皮溃而漉；卒风暴起，则刚脆之本，枝折杌伤；秋霜疾风，则刚脆之木，根摇而叶落。凡此五者，各有所伤，况于人乎？"体质不同，常感受不同的邪气，发生不同性质的疾病。并举例说："肉不坚，腠理疏，则善病风"；"五脏皆柔弱者，善病消瘅"；"小骨弱肉者，善病寒热"；"粗理而肉不坚者，善病痹"；"皮肤薄而不泽，肉不坚而淖泽，如此则肠胃恶，恶则邪气留止，积聚乃伤，脾胃之间，寒温不次，邪气稍至；稸积留止，大聚乃起。"

对内伤病证而言，发病与体质的关系更为密切，如《素问·经脉别论》述及夜行劳倦、堕坠惊恐、渡水跌仆等情况时指出："勇者气行则已，怯者则着而为病。"明确认识到，当劳倦、情绪波动等因素干扰机体时，病与不病取决于人之体质强弱、性格勇怯。

另外，发病与体质还有同气相求，内外相互感应的关系，故个体体质的特殊性，往往决定着他对某些致病因素的易患性，如《灵枢·邪气脏腑病形》说："邪之中人脏，奈何？岐伯曰：……形寒寒饮则伤肺，以其两寒相感，中外皆伤，故气逆而上行。"这是寒邪与体内寒饮同气相求，两气相感的结果。

《内经》认为体质不仅与发病相关，发病之后，疾病的变化亦与体质关系密切。如《灵枢·百病始生》说，虚邪之中人"在肠胃之时，贲响腹胀，多寒则肠鸣飧泄，食不化；多热则溏出麋。"阳盛体质者，受邪后易热化，故出现大肠湿热下注之证；阴盛体质者病易寒化，故见脾肾虚寒之飧泄。再如《素问·痹论》述及同感风寒湿之邪，"阳气少，阴气多"的体质者，表现为肢体骨节寒冷、疼痛剧烈的痛痹；而"阳气多、阴气少"的体质者，则表现为骨节红肿热痛、发热、口干、舌红的热痹。

体质是影响疾病预后的关键，大凡体质壮实者，抗邪有力，病程短，预后良好；体质弱者，抗病能力弱，邪易乘虚内陷，病多难治愈，因此，《素问·评热病论》论劳风时说："精者三日，中年者五日，不精者七日；"《灵枢·论痛》也有"同时而伤，其身多热者易已，多寒者难已"的论述，提出阳气盛、体质强者易愈，阴气盛、体质弱者，病程迁延难愈。

四、体质与诊断

辨证论治是中医的特色之一，辨证首先要辨的就是病人的体质。同一种疾病，由于个体体质差异，对致病因素的反应性各不相同，其临床表现各异，于是形成了不同的"证"。体质是"证"形成的基础。《内经》已经认识到体质在诊断中的重要作用，故在诊法中突出了观察体质的内容。

《素问·经脉别论》说："诊病之道，观人勇怯骨肉皮肤，能知其情，以为诊法也。"《素问·疏五过论》也说："圣人之治病也……问年少长，勇怯之理，审于分部，知病本始。"《素问·征四失论》则批评那些在诊察中"不适贫富贵贱之居，坐之厚薄，形之寒温，不适饮食之宜，不别人之勇怯"的做法，是"足以自乱，不足以自明。"这些都说明在诊病时应参伍五脏有余不足、形之盛衰、年龄、勇怯、饮食、社会经历等影响体质的因素。不仅如此，《内经》还十分重视辨体质与生死、寿夭的关系，如《素问·三部九候论》说："形盛脉细，少气不足以息者危；形瘦脉大，胸中多气者死；形气相得者生。"

《内经》辨体质的思想对后世影响很大，如《临证指南医案·湿》说："治法总宜辨体质阴阳，斯可以知寒热虚实之治。若其人色苍赤而瘦，肌肉坚结者，其体属阳，此外感湿邪，必易于化热；若内生湿热，多因膏粱酒醴，必患湿热湿火之证。若其人色白而肥，肌肉柔软者，其体属阴，若外感湿邪不易化热；若内生之湿，多因茶汤生冷太过，必患寒湿之证。"这是叶桂临证从体质辨证的深刻体会。

五、体质与治疗

1. 因体质制宜，辨质论治

治则中的"因人制宜"，主要是"因体质制宜"。《素问·三部九候论》说："必先度其形之肥瘦，以调其气之虚实，实则泻之，虚则补之。"这种观点在《内经》中多处论及，如《灵枢·通天》指出，"古之善用针艾者，视人五态乃治之。"《灵枢·逆顺肥瘦》提出，对不同体质的人，针刺的深度、进针速度、留针的时间以及针刺的次数都有不同，如肥人血气充盈，肤革坚固，可深刺并留针；瘦人皮薄气少，血清气滑，宜浅刺之；婴儿肉脆血少气弱，以毫针浅刺而疾发针。此外，社会地位不同，其体质亦异，针刺治疗亦应选择不同方法，如《灵枢·根结》指出：人之饮食有"膏粱菽藿之味"之异，借喻社会地位有高下之别，体质亦有差异，因而针刺治疗时"刺布衣者，深而留之；刺大人者，微而徐之。"又如《素问·示从容论》说："夫年长则求之于腑，年少则求之于经，年壮则求之于脏。"强调年龄差异，体质不同，治疗亦各有所宜。年长者脾胃运化不及，水谷易停留，多患六腑不通之证，故以通六腑为宜；年少者不耐劳累，过劳则邪气易从经脉而入，故以祛邪通利经脉为宜；壮年者房劳太过，则易伤精气，故以补五脏为宜。

清代医家徐灵胎《医学源流论·病同人异论》说："天下有同此一病，而治此则效，治彼则不效，且不唯无效，而反有大害者，何也？则以病同而人异也。夫七情六淫之感不殊，而受感之人各殊，或气体有强弱，质性有阴阳，生长有南北，性情有刚柔，筋骨有坚脆，肢体有劳逸，年力有老少，奉养有膏粱藜藿之殊，心境有忧劳和乐之别，更天时有寒暖之不同，受病有深浅之各异，一概施治则病情虽中，而于人之气体迥乎相反，则利害亦相反矣。"这是对从体质论治的深刻表述。

2. 体质与治疗反应

体质不同，其对针石治疗或药物治疗的反应性亦不一。《灵枢·论痛》专论不同体质对针刺火灸、药物治疗的反应和耐受程度，说："黑色而美骨者，耐火焫"；"坚肉薄皮者，不耐针石之痛，于火焫亦然。""胃厚色黑大骨及肥者，皆胜毒；故其瘦而薄胃者，皆不胜毒也。"明确认识到，体质强者，耐痛程度亦高，对药物的耐受力亦大，故可忍受刺激强、作用迅速而明显的针石药物治疗；而体质弱者，其痛阈值低，不耐针石之痛，只能用针浅而刺之，不可强刺激；胃气又薄弱，不耐药物之攻伐，故对此类病人，只能缓以图之，不可为求速效而猛药治之。近年国内外有关针刺镇痛的研究已证明，镇痛过程中确实存在个体差异现象。不仅发现痛阈因人而异，个体耐痛阈的高低之差，可达数倍之多，而且还发现正常人脑内具有镇痛作用的脑啡肽物质，其含量亦因人而异。脑啡肽含量过少的人，其痛觉特别敏感，耐痛性弱；含量较多的人，其痛觉不很敏感，耐痛性强。这与《内经》关于疼痛耐受性存在体质差异的认识是一致的。

此外，针刺得气与否，得气的迟速，亦与体质有关。如《灵枢·行针》说："百姓之血气各不同形，或神动而气先针行，或气与针相逢，或针已出而气独行，或数刺乃知，或发针而气逆，或数刺病益剧，凡此六者，各不同形。""神动而气先针行"，为针刺后得气迅速；"气与针相逢"，说明得气与针刺同步；"针已出气独行"，言虽针已出，但得气之感应依然存在；"数刺乃知"，说明反应迟钝，屡刺方始得气；"发针而气逆"，指出针刺后有可能发生气逆等不良反应；"数刺病益剧"，提示这类体质的病人不适宜针刺，应及时禁用。故医者在治病时亦须观察病人体质而选择不同方法，不可一概律之。

六、体质与摄生

充实正气，增强体质是《内经》养生学说的重要思想，贯穿于各种养生活动之中。

1. 养神以强壮体质

《素问·上古天真论》说："恬惔虚无，真气从之，精神内守，病安从来？"清心寡欲，情志和畅，则心神内守，肝气条达，肺气宣畅，脾气升清，肾气旺盛，何虑体质不得强健？此外，《内经》还强调养神要"和于四时"。《素问·四气调神大论》专门论述顺四时调神的方法和意义，如：春三月"生而勿杀，予而勿夺，赏而勿罚。此春气之应，养生之道也，逆之则伤肝。"夏三月"使志无怒，使华英成秀，若所爱在外。此夏气之应，养长之道也，逆之则伤心。"秋三月"使志安宁，以缓秋刑，收敛神气，使秋气平，无外其志，使肺气清。此秋气之应，养收之道也，逆之则伤肺。"冬三月"使志若伏若匿，若有私意，若已有得……。此冬气之应，养藏之道也，逆之则伤肾。"将精神调摄与四时阴阳消长同步，调养五脏之气，充实正气，增强体质，达到防病目的。

2. **保精以强壮体质**

《内经》强调，增强体质应保持肾的精气旺盛。如《素问·金匮真言论》说："夫精者，身之本也，藏于精者，春不病温。"自古至今，有冬令进补的习俗。冬令肾气当旺，适当进补，使肾中精气得以及时补充；且冬令又是收藏季节，精气不易妄泄，开源又节流，则对增强体质意义重大。

此外，《内经》认为节欲保精亦是维护健康体质的一个主要内容。如《素问·上古天真论》说："今时之人不然也，以酒为浆，以妄为常，醉以入房，以欲竭其精，以耗散其真……故半百而衰也"；《灵枢·百病始生》也说："醉以入房，汗出当风，伤脾；用力过度，若入房汗出浴，则伤肾"；《素问·厥论》明确指出："前阴者，宗筋之所聚，太阴、阳明之所合也。春夏则阳气多而阴气少，秋冬则阴气盛而阳气衰。此人者质壮，以秋冬夺于所用，下气上争不能复，精气溢下，邪气因从之而上也。气因于中，阳气衰，不能渗营其经络，阳气日损，阴气独在，故手足为之寒也。"纵欲太过，"质壮"转变为阳气衰弱体质。对中年人而言，保养精气尤显重要，故《素问·阴阳应象大论》说："年四十，而阴气自半也，起居衰矣；年五十，体重，耳目不聪明矣。""阴气"即精气，中年时已过其半，倘若不知节欲，可直接导致体质虚弱，出现早衰，故该篇告诫人们："能知七损八益，则二者可调，不知用此，则早衰之节也。"

《内经》还有其它摄生方法，如"和于术数"、"导引按跻"、"吐纳精气"、"食饮有节"、"谨和五味"等，均有增强体质的作用。

第十七章　《黄帝内经》的心理医学思想

心理医学是医学与心理学相结合的一门学科，早在两千年前成书的中医学经典著作《内经》中就已经蕴藏了丰富的心理医学思想。

第一节　《内经》对心理活动的表述及其含义

《内经》对心理活动常用神、五神（神、魂、魄、意、志）和七情（喜、怒、忧、思、悲、恐、惊）来表述。神的含义很广，对人体而言，则又是精神心理活动的总称；五神，主要阐述人的认知及意志过程，而七情则是人情感活动的总结。

一、神

据统计，《内经》中论述神的地方达一百五十处之多，其含义有多种。

（一）指人的精神心理活动

以现代心理学来看，《内经》中的神既包括了感知觉、记忆、思维与想像等认知过程和意志过程，也包括情感过程，还包括个性心理特征等内容。

1. 感知觉、记忆、思维与想像

感觉、知觉、记忆、思维、想像属人的认知过程，也是人的最基本的心理活动。

《灵枢·本神》曰："所以任物者谓之心，心有所忆谓之意"。任物，即担任、反映客观事物；忆，则具有记忆之义。故属于感知过程，但亦归属记忆中的识记过程。又云："肺藏气，气舍魄"。其"魄"，张介宾《类经·藏象类》云："魄之为用，能动能作，痛痒由之而觉也"。指出神的重要含义是感知觉与记忆。在针刺中《素问·宝命全形论》提出："如临深渊，手如握虎，神无营于众物"，《灵枢·终始》认为："深居静处，占审往来，闭户塞牖，魂魄不散，专意一神，精气之（不）分，毋闻人声，以收其精，必一其神，令志在针，浅而留之，微而浮之，以移其神，气至乃休"。即神又具注意之义，之所以如此重视注意，只因为有了它才能清晰地反映周围世界中的某一特定事物，同时摆脱在当时不具有重要性的其余事物的干扰，而任何心理活动过程总是由于注意指向它所反映的事物才能产生。至于思维则是神的主要内容，《灵枢·本神》言："心有所忆谓之意，意之所存谓之志，因志而存变谓之思，因思而远慕谓之虑，因虑而处物谓之智"。意，属抽象思维，亦属思维过程的初期阶段。为确定、系统完善这些意念，并使之能符合具体事物，必然经历"所存"、"存变"、"远慕"、"因虑而处物"等过程，才能得以实现。而这些过程就是根据以往积累的经验、具体的实际事物、事物间的相互联系、事物的发展规律及其结果，来反复计度、深思远慕，进而掌握了事物的内在规律和特点，找到了解决问题的恰当方式与途径的过程。可见，其间是以分析与综合、分类与比较、抽象与概括、具体化与系统化等几方面的运用作为基础的。想像是对以往的知觉经验已形成了的那些暂时联系进行新的加工整理过程，属抽象思维活动的继续，它可以使人认识无法直接感知到的事物形象，使人的认识大大超出时间、空间和具体条件的限制。想像分有意与无意两种，无意想像如人之做梦、触景生情等，为无目的产生；有意想像则为有目的的再造、创造与幻想事物形象。《素问·脉要精微论》、《灵枢·淫邪发梦》等所载之梦象，即属无意想像。《灵枢·本神》云："随神往来谓之魂"，又云："肝藏血，血舍魂"。张介宾《类经·藏象类》云："魂之为言，如梦寐恍惚，变幻游行之境是也。神藏于心，故心静则神清；魂随乎神，故神昏则魂荡"。由此可知，魂不受神支配则游行外出，即所谓"魂不守舍"，是产生无意想像的根源。而有意想像，《内经》则有多处运用，如《素问·八正神明论》云："请言神，神乎神，耳不闻，目明心开而志先，慧然独语，口弗能言，俱视独见，适若昏，昭然独明，若风吹云，故曰神"。这是对创造性思维活动中所产生事物新形象即"灵感"过程的一种描述，它的要求是注意力高度集中于思考对象，思维处于极度敏捷状态，即"目明心开而志先"，当然它是以大量感知经验及所记忆的内容为基础的。

2. 意志过程

意志是自觉地确定目的并根据目的来支配和调节自己的行动，克服困难，从而实现预期目的的心理活动过程。以此定义而言，《灵枢·本神》所云："意之所存谓之志，因志而存变谓之思，因思而远慕谓之虑，因虑而处物谓之智"，则又可以认为是阐述了意志的过程。"意"与"志"联在一起者，《内经》未见，而"志"与"意"连读者，却屡见不鲜。《灵枢·本脏》曰："志意者，所以御精神，收魂魄，适寒温，和喜怒者也"。又云："志意和，则精神专直，魂魄不散，悔怒不起，五脏不受邪矣"。从其能够支配"精神"、"魂魄"、"寒温"、"喜怒"等来看，则正是所谓"意志"。可见，人的意志对内有调节情感、驾驭精神活动之功能，对外有促使人体适应外界环境变化之作用，属有目的的行为活动，是以随意动作为基础的，这些认识与现代心理学所述颇相吻合。

3. 情感

《内经》中神的含义之一指情感，情感是人对客观事物态度的体验，是人的需要和客观事物之间关系的反映，其中往往是以是否满足人的需要为中介。

《内经》较完整地提出了情感的具体内容，并认为情感的表现及其产生是以五脏精气活动为基础的。正如《素问·阴阳应象大论》所云："人有五脏化五气，以生喜怒悲忧恐"，情感的产生以五脏精气为基础，丰富了中医学形神一体观思想。至于情感的具体内容，《内经》将其确定为喜、怒、忧、思、悲、恐、惊而称为"七情"。其次，因情感具有两极性，故可以用阴阳分之，如《灵枢·行针》云："多阳者多喜，多阴者多怒"。《素问·阴阳应象大论》、《素问·疏五过论》等篇还多次提到"暴怒伤阴，暴喜伤阳"。《内经》按五行与脏腑的特性建立五行五脏系统，而由于情感源自于五脏的精气活动，故《内经》也将情感按其特性而分属五行五脏，并用以分析及治疗情志病证。

4. **睡眠**

睡眠本属于人的生理过程，不在心理活动范畴之列，故现代心理学并不单独讨论睡眠问题。但中医学则十分重视睡眠，把失眠、嗜睡、多梦等列入神志疾患范畴，认为睡眠也是人的神志活动表现之一，故这里亦加以讨论。

《内经》认为睡眠由神主宰。《灵枢·本神》云："随神往来者谓之魂"，神安则魂藏能寐；神不安则魂不安藏，会出现不寐、多梦、梦游、梦语等多种睡眠障碍，故张介宾《景岳全书·杂证谟》云："盖寐本乎阴，神其主也。神安则寐，神不安则不寐。"其次，认为卫气运行于阳与阴，是导致寤寐的基本原因，如《灵枢·营卫生会》曰："卫气行于阴二十五度，行于阳二十五度，分为昼夜，故气至阳而起，至阴而止。"

5. **人格体质**

人格，是《内经》中神的含义之一，也是现代心理学研究的重要内容。它主要表现为个人在对人、对己、对事、对物等各方面适应时所形成的态度、趋向和所显示的独特个性。体质，属于生理和病理学范畴，主要指遗传禀赋、生理素质等多方面的个体差异，不过中医学的"体质"含义，也有认为当包括心理素质者。《内经》常把人格与体质放在一起进行讨论，这正反映了中医学形神合一思想。

《内经》主要运用阴阳五行提出了对人格体质类型的划分，《灵枢·通天》根据人阴阳气的多少将人区分为太阳、少阳、阴阳和平、少阴、太阴等五态。如云："太阴之人，贪而不仁，下齐湛湛，好内而恶出，心和(《甲乙经》作"抑")而不发，不务于时，动而后之，此太阴之人也……。"实际上是对人格的分类，其中包括了现代心理学所说的个人的能力、气质、性格、兴趣等。《灵枢·阴阳二十五人》则具体将人格与体质结合起来论述了二十五种类型，即把人按五行归类，分成木、火、土、金、水五种类型，然后再以五音类比，将五种类型的每一型分成一个具有典型特征的主型和四个各与主型不同且各自又互有区别的亚型，于是共得出二十五种类型，其具体内容，此不赘述。此外，《灵枢·论勇》、《灵枢·寿夭刚柔》还讨论了人之勇敢、怯懦，性情刚强、柔弱与人体质的关系。

（二）神的其他含义

1. **为天地万物之主宰**

神，《说文解字》云："天神引出万物者也"。《广雅疏证》曰："郑注《礼运》云：神者，引物而出。《风俗通》引《传》曰：神者，申也，申亦引也，神、申、引声并相近，故神或读为引"。又云："神者，卷一云：神，引也。《尔雅》：引，陈也。神、陈、引古声亦相近。"可见，神具有申、引、陈之义，意为造就万物之主、产生万物之源，也就是天地万物之主宰。《内经》并不承认神造就了人身，但却认为人体的主宰是神，如《灵枢·天年》曰："失神者死，得神者生。"举凡诊法、治疗、养生等，无一不以神为首位。更把神与人身之主、本、君主之官等紧密结合起来，如心为君主之官而主神明。又如五脏为人身之本而均藏神，故有"五神脏"之称，进而建立了以五脏为中心的藏象系统。

2. **代表自然界运动变化及其规律**

《素问·阴阳应象大论》："阴阳者，天地之道也……神明之府也"。《素问·生气通天论》："故圣人传精神，服天气，而通神明"等，其"神明"即指自然界变化的原因；《素问·气交变大论》曰："天地之动静，神明为之纪，阴阳之往复，寒暑彰其兆"。"神明"指自然现象，即日月星辰的运行规律。

3. 代表动物之生命力及生命活动的现象

人体及动物之所以有生命，全在于内在神机，即生命力。若神机丧失，则无论如何高超的治疗技术也无法挽救生命，故《素问·汤液醪醴论》曰："形弊血尽而功不立者何？岐伯曰：神不使也"。神还泛指人体外在的生命活动现象，举凡人之目、形、色、脉、语言、动作等，均有"得神"与"失神"之别。

另外，在《内经》中，神还指代某些脏腑及气血的功能。如《素问·调经论》云："神有余则笑不休，神不足则悲。"指的是心；《灵枢·九针十二原》云："所言节者，神气之所游行出入也，非皮肉筋骨也。"指的是经气；《素问·生气通天论》云："因于寒，欲如运枢，起居如惊，神气乃浮。"指的是气；《灵枢·小针解》说："神者，正气也；客者，邪气也。"又指与邪气相对的正气等。

4. 指鬼神

神，在中国传统文化中还有一含义，即指鬼神。《内经》虽也数次提及鬼神，如《素问·五脏别论》说："拘于鬼神者，不可与言至德。"《灵枢·贼风》云："其所从来者微，视之不见，听而不闻，故似鬼神"等，但往往均不是用一个"神"字代表，而是"神"前加"鬼"字而成。可见，《内经》认为神与鬼神其概念并非等同，并对鬼神的存在及其作用，持彻底否定的态度。它之所以提及"鬼神"概念，也是为了批评这一当时社会上存在的观念而已。

中国传统文化中，神之所以包括鬼神、鬼神之所以用"神"字，其原因，一者是当时科学水平落后，人们不能深入认识产生自然现象及人类精神现象的根本原因，即认不清控制自然及人类的力量；二者是因为其具有无形、视之不见、听之不闻，且奥妙难测之特性。实际上，中国古代及中医学也常把一些医术高超之人、养生得道之人称为"神"，其实质也是从"神"的某一特性而加以延伸的结果。

二、五神

1. 神

就五脏并列主神而言，其中心藏神，大多医家认为此神当指精神心理活动之统称或总括，如张介宾《类经·藏象类》。这是基于"心者，君主之官，神明出焉"即中国古代哲学心的观念而得出的认识。但是若把五脏并列而主神志，神、魂、魄、意、志并列而言，再以此神统括魂、魄、意、志，似不甚妥当。考《灵枢·本神》云："所以任物者谓之心，心有所忆谓之意"。即把感知过程、记忆过程及意念产生的思维过程归属于心。感知觉，一方面需各感官参与而分归各个脏腑所主，另一方面则需在感觉基础上根据以往的经验与记忆加工推理而为知觉，而此正归属于心，正如《墨子·经上》所云："闻，耳之聪也……循所闻而得其意，心之察也"。世界上的万事万物无不由心察之，以至于非常细小纤微之事物。故敦煌医书残卷《明堂五脏论》曰："心者殲也，所谓殲物微，无事不贯"。查《说文》等书，无"殲"而有"殲"，故高等中医院校教学参考丛书《内经》中，王洪图疑此字为"殲"字之误。《说文》云："殲，微尽也。"段玉裁《说文解字注》云："殲之言纖也，纖细而尽之也"。这些均言心的知物、察物即所谓"任物"之功，故后世径有称："凡知觉处便是心"、"此知觉便是心也"

(《王文成公全书·卷三·传习录下》)。“忆”，包括记与忆。记，是识别记住事物；忆，是把记住的事物重现。一方面，中医学称“心有所忆”，即把识记与忆归属于心，同时又认为“心有所忆谓之意”、“脾藏意”，又将其归于脾，可见记忆则需众多脏腑参与。“心有所忆谓之意”，说明心有主意之功。而此意则有注意与意念产生之义项，前者是进行思维活动的开端，后者是在感知觉、记忆与注意基础上进行简单思维活动的结果。心主任物、记忆、注意而有产生意念之功，而这些又是人体思维、意志、情感等活动的基础与前提，故心的功能已渗透于其他“四神”之中，作为其基础与前提，故五脏并列而言，心仅言神而不言其具体，应该说这是言“心主神”的原因之一。另外，按五行归属，心属火，而火，《白虎通义·五行》云：“火之为言化也，阳气用事，万物变化也。”《五行大义》将火行的主要意义理解为变化、活动。而神的一大特性就是事物玄妙而神奇、变化而莫测，正如《易·系辞上》所云：“阴阳不测之谓神”，故后世称“神乃火气之精”而将神这一名称归于火、归于心。应该说这也是将心所藏命名为“神”的原因之一。

2. **魂、魄**

有人（谈谈《内经》志意学说，中国中医基础医学杂志，1999.7）云其具有感知觉之功用。另外，综合中国传统文化所论，以形气阴阳动静分魂魄，则魂阳而魄阴，魂动而魄静，魂气而魄形。故《灵枢·本神》云：“随神往来者谓之魂，并精而出入者谓之魄”，即说明魄是与身俱来，且以形体为基础的；而魂则是建立在神气活动基础上的，是逐步发展完善的，是活跃的。何裕民《中国传统精神病理学》对魂魄进行了分析，认为与身俱来的、本能性的、较低级的、偏于抑制、被动的为魄，如新生儿啼哭、嘴触及乳头吮吸等非条件反射性动作和四肢运动、耳听、目视、冷热痛痒等感知觉及记忆等；后天发展而成的、较高级的、偏于兴奋、主动的为魂，类似于今人所说的思维、想像、评价、决断和情感、意志等心理活动。即魂以魄的活动为基础，但是却是比魄更高级的精神心理活动。此说具有一定道理，但是就魂“随神往来”，受“志意”支配之特性及临床、日常生活之“魂不守舍”现象而言，魂当被理解为具有“注意”之性质；从古人常以魂魄对举，魄指为一般感觉而言，魂当被理解为感觉基础上的知觉，当然此知觉的建立则需记忆、思维、想像、意志、情感等心理活动的参与。至于魂魄与五行五脏的关系，《内经》认为“肝藏魂”、“肺藏魄”，正如陈撄宁《黄庭经讲义》云：“《朱子全书》曰：‘魂属木，魄属金’。所以说三魂七魄，是金木之数也”。木行为春，主动、主生机、兴发；金行为秋，主静、主禁制、肃杀，可以说二者分别代表了魂、魄的某些特性，故将其分属木与金、肝与肺。另外，魂与人之睡眠和梦象有关，梦象虽是一种特殊的现象，但属于人所感知的，故若从病理而言当属感知觉异常，是魂不受人志意所支配而产生的现象，由此也说明魂当有人体感知觉之含义。

3. **意**

一指注意，表现为对一定事物的指向和集中，是进行思维活动的开端，如张介宾《类经·藏象类》所云：“一念之生，心有所向，而未定者，曰意”。二指记忆与意念的产生，如《灵枢·本神》云：“心有所忆谓之意”。三指测度，如段玉裁《说文解字注》云：“意之训为测度”。另外，《内经》既言“脾藏意”，又言“脾在志为思”，故有人(《心身医学概论》)认为意的另一层意思通“思”，即思考、思虑。也正因为脾主思虑，智虑出焉，所以《难经·四十二难》称“脾藏意与智”，《素问遗篇·刺法论》称“脾为谏议之官”。土主孕育、培植，以稼穑为性，脾位中央，为孤脏以灌四傍，故脾属土。注意虽然不是独立的心理活动过程，但却是一切心理活动的开端，且伴随人的各种精神心理活动始终，所以任何心理活动过程总是由于注意指向它所反映的事物才能产生，正如土养万物一般。记忆，是人思维、想像、意志过程的基础，犹如土为万物之母一般。而思考、思虑、测度，则是人思维过程、想像与意志过程的关键之处。思维过程就是思考问题、解决问题的过程；想像则要求注意力高度集中于思考对象，属抽象思维活动的继续，使人以认识无法直接感知到的事物的形象；而意志则由采取决定与执行决定两阶段心理活动组成，其中“意之所存”属前者，而“存变”、“远虑”、“因虑处物”则属后者。可见思维、想像、意志过程均以思考、思虑、测度为其重要环节，这一点又正如土居五方之中央、四时之中间、五行次序与方位之中央，如脾为调节人体五脏气机之枢纽之一般，故“意”属土气，归属于脾。

4. 志

志有广义、狭义之不同。广义之“志”当与“神”相似，如古之“五志”、“六志”之说，是情志活动等的总括。狭义之“志”，即指有着明确目标的意向性心理过程，亦即现代心理学所说的动机与意志。神、魂、魄、意、志并列而言，其“志”当指狭义之“志”。据隋·萧吉《五行大义》，水行的主要意义为藏伏、终结，而志则为人的思维过程终结进而形成坚定不移的目标，这一目标靠自觉地确立，含有藏伏之性，故具备藏伏、终结之水行特征。肾主冬主藏为春季升发之基础，志意的确定也是人们具体完成一种事情活动的前提，故曰肾藏志。另外，《素问·灵兰秘典论》云：“肾者，作强之官，伎巧出焉”，即把伎巧之智也归属于肾，而这种认识则同肾主骨生髓、髓藏于脑有关。

三、七情

1. 喜

是因事遂心愿或自觉有趣而心情愉快的表现。因其活泼而表现于外，故有火之机动、活泼、炎上之象，属火而配属于心。

2. 怒

是因遇到不符合情理或自己心境的事情而心中不快、甚至愤恨不平的情绪表现。缘其气机条达不畅而起，怒后又可引起气机上逆即升发太过，且怒象忽发忽止颇具木之象，故属木而配属于肝。

3. 忧

是对某种未知结果而又不愿其发生的事情的担心，以至于形成一种焦虑、沉郁的情绪状态，因其内向而趋于气机之收敛，故属金而配属肺。

4. 思

一方面较公认的看法认为其指思考、思虑（如王冰注），而把它列为认知、思维、意志范畴，故有人（论情志与情志病因，中国医药学报，1997.3）认为，认知与情志关系密切，难以分开，思由脾所主，其与怒、喜、悲、恐等情志的关系，正与脾居中属土、灌溉四脏的特点相应；更有人（五藏与情志关系的研究，山东中医药大学博士学位论文 1999）认为“无论是喜怒还是悲恐，均由思之而后生，故《素问·阴阳应象大论》言：‘人有五脏化五气，以生喜怒悲忧恐’，不提思志，就是因为各志俱已含思在内”，把这种情况归于脾居中央、为气机枢纽，有主持其他脏腑气机之功，甚至认为思是情志活动中心，是七情的出发点和归宿。另一方面，有人（“思伤脾”考识，云南中医学院学报1990.4）从先秦语言文字角度出发，认为“思”还有一种含义，属于情志范畴，具有悲哀忧愁等多种含义，是忧愁悲哀等多方面多层次的复杂情绪反应，正反映脾为土脏、居中央、灌四傍、为四脏之本的特性。但不论何种认识，均强调了一点，即“思”在七情中占有重要地位，是其他情志活动的基础，因而属土归于脾，亦说明脾土具有调节其他情志活动的作用。至于七情中“思”具体所指，则应结合人外在情绪状态的表现来考虑，故似指人认真思考问题时的精神状态，这种精神状态是其他情志表现于外的基础，因为其他情志均是“思”后而发，只不过思的精神状态有时表现得较为明显，如悲、哀、忧、愁等，有时表现得不甚明显，常常一带而过容易被忽略，如喜、怒等。

5. 悲

是精神烦恼悲哀失望时产生的痛苦情绪，其像如秋风扫落叶之凄凉、毫无生机、气机内敛，故属金而主于肺。

6. 恐

是机体面临并企图摆脱某种危险而又无能为力时产生的精神极度紧张的情绪体验，由于其发自于内且常引起气机下陷而属水主于肾。

7. 惊

是在不自知的情况下突然遇到非常事件时，精神骤然紧张而骇惧的情绪表现，因其易导致气机紊乱使木之调畅异常，又具突然性而类风象，故属木而主于肝。

《内经》对七情不仅根据其各自的特性而进行了阴阳五行的划分，将之与五脏分别配属，而且提出所划分的七情之间具有五行相克关系，正如《素问·阴阳应象大论》所言：“悲胜怒”、“恐胜喜”、“怒胜思”、“喜胜忧”、“思胜恐”，又由于七情作用于人体可引起人气机的不同变化(《素问·举痛论》：“怒则气上，喜则气缓，悲则气消，恐则气下”、“惊则气乱”、“思则气结”)，而为临床治疗因情志异常导致的疾病提供了依据。

综上，《内经》对心理活动常用神、五神和七情来表述。对人体而言，神是精神心理活动的总称，五神主要阐述的是人的认知及意志过程，而七情则是对情感活动的总结。

第二节 《内经》形神关系的基本观点

现代心理学认为，人的心理是人脑的机能，心理必须依附于脑，没有人脑就不能产生人的心理。对于这种心理与生理、心与身的关系，《内经》则主要从形神关系来认识。心理和生理的关系从本质上讲就是形与神的关系。所谓形，主要指形体，它包括皮肉、筋脉、脏腑、气血津液精等；所谓神，在心理医学中，则主要指人的神志（心理）活动。《内经》关于形神关系的基本观点是：形为神之体，神为形之主，形与神俱则为健康之人。

一、形为神之体

首先，《内经》系统地论述了神的产生，即神由有形之精而化，受先天之精及后天水谷之精共同作用，且受外物之影响而成。《灵枢·本神》曰：“故生之来谓之精，两精相搏谓之神，”

即言其受先天之精；《素问·六节藏象论》云："天食人以五气，地食人以五味。五气入鼻，藏于心肺，上使五色修明，音声能彰；五味入口，藏于肠胃，味有所藏，以养五气，气和而生，津液相成，神乃自生"，即言其受后天之精；《灵枢·本神》所谓："所以任物者谓之心"，其后才有意、思、虑、智，即言其必受外物刺激之影响而成。正因为有形之精对神的产生如此之重要，所以《内经》也经常把气、血、水谷精微、五脏之精气等径称为神；也正因为外物刺激对神形成的关键作用，所以一方面强调感物而动的情志因素在人体发病中的重要地位，一方面把"恬惔虚无"、"不惧于物"作为养生的主要手段，以利于神的正常活动。但无论是先天之精、后天之精，还是外物环境，均为客观存在，属于"有形"之范畴。

其次，神寓于形中，形盛则神旺，形衰则神去。《内经》认为人只有具备了形体结构后，才能产生精神活动，而神产生之后则要依附于形而存在，且以全身形体之中心——五脏为主，即《灵枢·本神》所提出的：心藏神、肝藏魂、脾藏意、肺藏魄、肾藏志。故当五脏发生病变时，神则会紊乱甚至散失而致死亡，即"肝气虚则恐，实则怒"、"心气虚则悲，实则笑不休"（《灵枢·本神》），"五脏皆虚，神气皆去，形骸独居而终矣"（《灵枢·天年》）。总之，形为神之体，不仅说明了神本于形而生，而且提出神随形之盛衰而盛衰，且不能离开形体而独立存在，正如《素问·上古天真论》所说："形体不敝，精神不散"，而"形弊血尽"则"神不使也"（《素问·汤液醪醴论》）。

二、神为形之主

《淮南子·原道训》云："以神为主者，形从而利；以形为制者，神从而害"。即言以神制形的重要性，其原因正如《淮南子·诠言训》所言："神贵于形也。故神制则形从，形胜则神穷"。《内经》十分强调神对形的主宰作用，认为神虽由形所化，但反过来又作用于形，人体各脏腑组织器官的生理活动，均是在神的支配与调节之下协调有序地进行着的。《素问·灵兰秘典论》形象地用官职列举了各脏腑的功能及其重要性，提出这是一个既分工又合作的整体，但主宰这一整体的则是"神"，即藏神之心，故经文强调指出："主明则下安……主不明则十二官危"。人生活在自然和社会中，则必然会受到外界的影响，而使人与自然、社会相适应者，也赖神的调节作用，正如《灵枢·本脏》所说："志意者，所以御精神，收魂魄，适寒温，和喜怒者也……志意和，则精神专直，魂魄不散，悔怒不起，五脏不受邪矣"。反之，在病理情况下，一旦失去神的主宰，则会危及生命，如《素问·五常政大论》说："神去则机息"，《灵枢·天年》所言："失神者死，得神者生"。这里的神，主要以人体生命力之"神机"以及感知觉、思维、意志之神为主。其实情感之神对形亦有重要作用，因而《内经》在致病因素中独重情志，《素问·举痛论》"九气"为病中，情志占有六条之多，在养生中又将调节情志列为重要措施，均说明了这一点。

三、形与神俱则成为人

《素问·上古天真论》说："上古之人，其知道者，法于阴阳，和于术数，食饮有节，起居有常，故能形与神俱，而尽终其天年，度百岁乃去"。俱，协调、和谐之义，形神相俱，即言形神合一、相互协调而和谐，这既是古人衡量各种养生法度的标准，又是尽终天年的前提，可以说是生命现象存在的基本特征，是人体健康的重要标志。《灵枢·天年》在谈及胚胎形成时也说："血气已和，荣卫已通，五脏已成，神气舍心，魂魄毕具，乃成为人"。血气、营卫、五脏，皆形之类；神气、魂魄，皆神之类。其意为，人体生命的构成，不外形神两端，只有形神兼备，乃成为人；同时，唯有当血气"和"、营卫"通"、五脏"成"、神魂魄和谐时，才是一个具有生命活力的健康人。如果形神失谐或形神分离，则预示着病情危笃，甚或死亡。正如《素问·汤液醪醴论》云："精气弛坏，荣泣卫除，故神去之"。"失神者死，得神者生"、"五脏皆虚，神气皆去，形骸独居而终矣"（《灵枢·天年》）。因此，《内经》主张养生应形神兼养，而以形神相俱为目的。

第三节 《内经》脏腑藏神的理论观点

关于脏腑藏神理论，《内经》有两个重要命题，一个是心主藏神明，一个是五脏藏神。由于《内经》本身是多种医学流派、各种学说结合的产物，所以可以把两者看作是不同的学说。另外，现今中医学界还有一种脑主神明的说法，特首先进行分析。

一、脑与神的关系

（一）《内经》对脑的认识

《素问·五脏别论》云："脑、髓、骨、脉、胆、女子胞，此六者，地气之所生也，皆藏于阴而象于地，故藏而不泻，名曰奇恒之腑"。以观象体义之法，认为脑为奇恒之腑，具有"象地"、"藏阴"、"藏而不泻"之特性与功用。认为脑在人体生命活动中十分重要，不同于一般的组织，但又不能纳入与五行相配的五脏之中，故有脑为奇恒之腑的称谓。

对脑的第二种认识，认为脑为髓海，《素问·五脏生成》、《灵枢·海论》篇以及《素问·奇病论》："髓者，以脑为主"等，皆属这种认识。髓，是指分布于骨腔中的一种物质，由于其分布不同，名称也各异，藏于脑中的为"脑髓"、藏于脊椎管内的称"脊髓"、藏于普通骨腔的为"骨髓"。很显然，这是从解剖角度而取得的认识。至于脑髓的功能，《灵枢·海论》从病理方面做了说明，其云："髓海有余，则轻劲多力，自过其度；髓海不足，则脑转耳鸣，胫酸眩冒，目无所见，懈怠安卧"，即脑髓与人的精神思维意志活动有关，而高等中医院校教学参考丛书《内经》提出："当以补肾健脑之法治之"。即脑髓不足之病可运用补肾之法治疗。实际上，肾与髓的关系更为密切，《素问·逆调论》云："肾不生则髓不能满"。由于肾主精主骨，而精能生髓、髓藏骨腔之中，进而髓又可聚于脑，故《内经》又用肾概括了脑髓与神志关系这一方面的功能，正如《素问·灵兰秘典论》所云："肾者，作强之官，伎巧出焉。"因此，对于脑髓之病变，中医学则常从肾系统予以治疗。可见，虽然中医学从解剖角度认识到了脑藏髓，并与人的神志有密切关系，但由于藏象系统的建立，其中肾主精、主骨、生髓，故又将脑藏髓并与神有密切联系的功能纳入肾系统之中，未能将其独立并系统化。

对脑的第三种认识，是认为头脑为"精明之府"。《素问·脉要精微论》云："头者，精明之府，头倾视深，精神将夺矣"。张介宾《类经·疾病类》认为"精明"指眼、耳、鼻、口等五官功用。"精明之府"即指五官所聚集之处，实指头为五官所聚之地，即头主五官。考《内经》其他篇章也体现了这一思想。《灵枢·大惑论》把目与脑联系在一起，《灵枢·海论》、《灵枢·口问》则将人的听觉、视觉同脑密切结合在一起，故王清任在《医林改错》进一步总结到："两耳通脑，所听之声归脑"；"两目系如线，长于脑，所见之物归于脑"；"鼻通于脑，所闻香臭归于脑"；小儿周岁脑渐生，"舌能言一二字"。即把视、听、嗅和语言功能，统归属于脑。这种认识应该说主要因于脑居头中，而五官亦位头部之故，即主要从解剖角度而言。而随着中医学藏象系统的建立，则将五官分属于藏象之核心五脏，其中目归肝、鼻归肺、耳归肾、口归脾、舌归心，并建立了相应的治疗体系。作为从解剖角度而得出的五官功能归属于脑的认识，则显得不被重视。

对脑的第四种认识，认为脑主人的精神、意志、思维活动，即脑主神明。《内经》后期作品《素问遗篇·刺法论》云："气出于脑，即室先想心如日……"，实则认为脑具思维、想像之功。但《刺法论》属《遗篇》之列，为后人所作，本身就不被人重视，加之此观点的提出是借助于所谓的练功之法，而此修炼之法与道家的炼丹术又有类似之处，同《内经》中的理论体系并不相吻合，从而并未被中医学界所接受。自明·李时珍倡"脑为元神之府"以后，汪昂《本草备要》进一步提出"人之记性皆在脑中"，至王清任《医林改错》更从解剖出发而强调"灵机记性不在心在脑"的观点。伴随着西医学传入中国，以张锡纯为代表的中西医汇通派又提出"人之元神在脑，识神在心"的观点，"脑主神明"说，在中医界逐渐兴起。以至于现今亦有诸多贤人志士或主张脑主神明而废弃心主神明，或提倡心、脑共主神明的观点。

（二）中西医学对脑与神关系认识的异同

中医学虽自《内经》始就提出了脑与神有关，但明确提出"脑主神明"并欲与中医理论体系中的"心主神明"相抗衡，应该说是西医学传入中国以后的事情，是受西医学影响的结果。中医学认为人的神志活动由心所主，而西医学则认为由脑所主，之所以有差异，主要取决于各自体系的形成背景及其研究方法不同。脑主神明是西医学的主要观点，主要是运用解剖手段得出的认识，其脑所指为实体之脏器。虽然中医学也曾以解剖、实体脏器作为基础，但其所建立的理论体系却以当时哲学为指导，从观象体义出发，重整体、重功能表现、重过程与联系，故其学术特征表现为整体观、功能观、过程联系观，与以解剖手段为主建立起来的认识相去甚远。若此，再以西医学为标准，走解剖之路研究人体，既非中医学之特色，亦同中医学理论体系不相吻合，对发展中医学恐无益处。故中医学界对第四种认识多持争论与批评态度。

二、心主藏神与五脏藏神

心主藏神与五脏藏神，其理论内涵及立论依据不同，但也存在着一些相通之处。

（一）两者的理论内涵及立论依据

《内经》是多种医学流派、各种学说结合的产物，表现在脏腑与神志关系的问题上，则有心主藏神与五脏藏神的不同。

1. 心主藏神

心主藏神的观念并非中医学独创，早在中医学理论体系建立之前（即《内经》成书之前）

就已广泛存在于先秦诸家之论中，并已形成了较统一的认识，如《孟子·告子》云："耳目之官不思，而蔽于物；物交物，则引之而已矣。心之官则思，思则得之，不思则不能得也，此天之所与我者"；《孟子·尽心》曰："君子所性，仁义礼智根于心"。即心为思之官、主宰情性与情欲、心为感官之统帅、为身形之主宰。而这种认识同神是天地万物之主宰、心居人身五脏之正中亦为人之主宰，因而在人身心也就成为了人之神的代称，有着密切关系，其"心"实有"中心"之义（试论心主神志观念的形成．北京中医药大学学报．2001，（1）：13－16）。

中医学接受了中国哲学对心的认识，并结合中国社会制度传统的君臣制观念，形成了《内经》以君臣相傅论脏腑，其中心主神明为君主之官的思想。正如《素问·灵兰秘典论》所云："心者，君主之官，神明出焉"；"主明则下安，以此养生则寿，殁世不殆，以为天下则大昌；主不明则十二官危，使道闭塞不通，形乃大伤，以此养生则殃，以为天下者，其宗大危。"《素问·六节藏象论》："心者，生之本，神之变也"；《灵枢·邪客》："心者，五脏腑之大主，精神之所舍也"等，即言心具有主神明、精神之功，为人体之主宰，故精神情志伤人首伤心，如《灵枢·邪气脏腑病形》云："愁忧恐惧则伤心"；《灵枢·口问》曰："悲哀愁忧则心动，心动则五脏六腑皆摇"；《灵枢·百病始生》云："忧思伤心"等皆是。这里将心作为人体精神心理活动的主要调节者与主宰者，故心伤则会导致精神失常、甚至神去而死亡，如《灵枢·邪气脏腑病形》云："心脉急甚者为瘛疭，缓甚为狂笑"。《灵枢·邪客》云："心伤则神去，神去则死矣"。正如张介宾《类经·藏象类》在注《灵枢·本神》"两精相搏谓之神"时说："然万物之神，随象而应，人身之神，惟心所主。故本经曰：心藏神。又曰：心者君主之官，神明出焉。此即吾身之元神也。外如魂魄志意五神五志之类，孰匪元神所化而统乎一心？是以心正则万神俱正，心邪则万神俱邪，迨其变态，莫可名状"。可见，其所论之元神，实属人的精神心理活动的范畴，归属于心。

2. 五脏藏神

《内经》在继承中国哲学对心的认识、倡导心主藏神、为君主之官的同时，还提出了五脏藏神的观点，如《素问·宣明五气》篇、《灵枢·本神》及《灵枢·九针论》等指出"心藏神"、"肝藏魂"、"肺藏魄"、"脾藏意"、"肾藏志"，从五脏整体角度阐发了脏腑与神志的关系。由于五脏所对应的五神，其概念相互交叉包容、互为基础，而五神的产生与调节又是以五脏整体协调关系为基础的，故五脏藏神的含义在于把五脏看成一个整体，把神志活动（主要指认知、思维、意志过程）看成一个密不可分的整体，理解为五脏整体协调配合而完成对人认识过程的主宰作用。其五神之神、魂、魄、意、志划分为五行、归属于五脏，仅是从认知、思维、意志过程中的某些心理活动具有不同的特性出发，给予类比而成，是用五行特性对这一过程的描述，而并非是对认识、思维、意志过程的实质内容与阶段进行严格的分类。因此，这一描述可以看作是为了说明人的认知、思维、意志过程也具有五行的某些特性，并且是以所有脏腑的参与作为基础的，其实也正是强调了五脏整体协调对其的主宰作用（脏腑与神志关系理论的研究．北京中医药大学2000年博士研究生学位论文．53－59）。

五行是先秦两汉之人认识宇宙万物的认识论与方法论，五行之间相生、相克，具有"亢则害，承乃制，制则生化"（《素问·六微旨大论》）的特性，是一种整体观念，强调的是五行间的相互配合，其中无主次之分。以这种认识方法看待脏腑、神志，从而形成了五脏藏神的理论。

可见，心主藏神与五脏藏神的理论内涵及立论依据存在着很大差别，甚至可以说心主藏神为君主之官的思想，反映了当时社会制度及哲学界“一元论”思想的影响；而以五行特性分析人体，立五脏为本，将人之神志活动分属五脏，则颇具“多元论”思想。二者当属《内经》时期不同的医学流派。

(二) 两者的相通之处

1. 强调形神一体

《内经》认为神以形为基础，同时又主宰形，形与神俱才是健康之人。无论是心主藏神，还是五脏藏神，也均强调了这一点。前者不仅提出人的精神心理活动由心所主，而且人体之形五脏六腑亦以心为君主之官，揭示了心理与生理的统一，把心理和生理、形与神有机地整合为一体。五脏内藏精气，是产生人体神志活动的重要基础，当五脏发生虚实盛衰的变化时，会影响人的精神活动，产生变化，故五脏藏神也是在形神一体基础上提出的理论。

2. 倡导五脏整体协调主宰神志活动

五脏藏神理论倡导的是五脏整体协调主宰神志活动，这一点无何疑义。下面着重看一下心主藏神理论。

作为专门研究人体的中医学，虽接受了古代哲学有关“心主藏神”的认识，但究其所言物质基础，则主要在于血与脉。如《素问·六节藏象论》称心“其充在血脉”，《素问·痿论》说：“心主身之血脉”等。脉，实为行血气、营阴阳之道路，正如《灵枢·本脏》所说：“经脉者，所以行血气而营阴阳”。经脉分布于全身，内属脏腑，外络肢节，是联系全身各部之间的纽带。而经脉的一个重要功用就是传递信息，正如王洪图主编《黄帝内经研究大成·经络研究》所云：“经脉有传递信息作用，经脉就是人体各组成部分之间的信息传导网，也就是人体内讯号的传送道”。故《素问·灵兰秘典论》称其为“使道”，王冰注其云：“神气相使之道”。这样一个信息传递网、全身各脏腑形体之间的联系网由心所主，故构成了心主藏神支配人体行为活动的物质基础之一。血，其主要功能是濡润滋养全身，凡皮肤、肌肉、筋骨和脏腑等一切组织器官，均赖血液以供给营养，才能维持其功能活动，正如《灵枢·营卫生会》所说：“以奉生身，莫贵于此”。这里当然包括人之痛痒、视、听、嗅等感知觉及人的有意识的行为与动作，故《素问·五脏生成》说：“肝受血而能视，足受血而能步，掌受血而能握，指受血而能摄”，人的情感、思维、意志等活动的产生与调节，同样取决于气血，故《素问·八正神明论》说：“血气者，人之神，不可不谨养”，而《素问·汤液醪醴》则言“形弊血尽”会导致“神不使”。《内经》认为血的生成与心有密切关系，《素问·经脉别论》云：“食气入胃，浊气归心，淫精于脉”。这里的“精”即水谷精微经心作用而成的、行于脉中之血。血色赤，而心属火色主赤，故《内经》认为“心生血”（《素问·阴阳应象大论》）、《灵枢·决气》说：“中焦受气取汁，变化而赤，是谓血”，《灵枢·营卫生会》亦云：“此所受气者，泌糟粕，蒸津液，化其精微，上注于肺脉，乃化为血”。故张志聪《灵枢集注》注云：“中焦受水谷之精气，济泌别汁，奉心神变化而赤，是谓血”。若此，血亦是心主藏神的重要物质基础之一。脉是联系诸脏腑的道路、是传递信息的关键，心主脉，则是掌握着五脏间的协调关系；血是各脏腑功能活动的基础，心主血，则掌握着五脏整体活动，故可以说心主藏神理论也倡导五脏整体协调主宰神志活动。另外，单就提出心为君主、主藏神的代表篇章《素问·灵兰秘典论》而言，亦说明了这一问题。其一方面认为心主藏神，一方面又提出“肝者……谋虑出焉”、“胆者……决断出焉”、“肾者……伎巧出焉”等。

3. 均含重“中”思想

重“中”思想是中国传统文化的重要思想之一，其中“君者中心，臣者外体”(《文选·汉·王子渊·四子讲德论》)更是影响深远，而古人认为，人之心脏位于人体之正中（即五脏之正中)，正如《说文解字》释心时所言：“人心，土藏，在身之中”，而释其他脏腑名称时则无“在身之中”之语，故此“中”仅能理解为“正中”之意。《礼记·月令》、《吕氏春秋·十二纪》皆称：中央土“祭先心”，孔颖达疏：“中央主心”，并以心脏的解剖位置居中作释。以至于人们十分重视心，将其称为君主之官、人身五脏之关键，如《荀子·天论》云：“心居中虚，以治五官，夫是之谓天君”，即言其“居中虚”而为天君；许翰注扬雄《太玄经·玄数》说：“肺极上以覆，肾极下以潜，心居中央以像君德，而左脾右肝承之”，言心居中央故有“君德”之象等。应该说心主神观念的形成与此有密切关系。五脏藏神理论虽强调的是五脏整体协调主宰神志活动，但其中也存在关键之处，北京中医药大学经多年研究，提出五脏藏神理论的实质，是重在强调脾胃是其关键，其立论依据仍以脾胃居中焦、于五行属土、是五脏气机运动之中心、是五脏气机联系之枢纽为主。可见，二者虽侧重面不同，但产生其理论的思想根源却有共通之处。

综上，心主藏神与五脏藏神分属两种不同学说，各自有其理论内涵和立论根据，故既不能相互混淆、混为一谈，也不能简单地用一种理论去否定另一个理论。又由于二者具有一定的共性，故为我们深入探究脏腑与神志关系的实质、完善与进一步发展中医学神志理论提供了可行性依据。

第四节　《内经》心理医学思想的临床应用

一、心理因素与发病

1. 心理因素的致病作用及其致病机理

神寓于形之中，但又主宰形体，故神志异常可以导致气血脏腑等形的改变，甚至引起疾病。关于情志因素致病，《内经》从以下几方面进行了阐述。其一，个体的欲望或需求不能得到满足时，则加剧心理活动，影响生理功能，进一步导致疾病的发生。《素问·痿论》说：“有所失亡，所求不得，则发肺鸣，鸣则肺热叶焦……发为痿躄。”其二，由于生活中的某些意外突发事件，使人体产生过强的心理应激反应，进而影响脏腑气血紊乱而致病。《素问·疏五过论》说：“离绝菀结，忧恐喜怒，五脏空虚，血气离守。”离者失其亲密，绝者断其所怀，菀谓思虑抑郁，结谓深情难解等生离死别造成悲苦抑郁，这些以及过度的忧恐喜怒，都能使五脏气血空虚受损致病。其三，各种原因使得个体原有的性情改变，而发生疾病。《素问·疏五过论》说：“故贵脱势，虽不中邪，精神内伤，身必败亡。始富后贫，虽不伤邪，皮焦筋屈，痿躄为挛。”即是指由于政治经济地位骤变，影响了情志，而导致疾病。《内经》非常重视心理因素致病，如在《素问·举痛论》“九气”为病中，六种属心理因素。

气机升降出入是脏腑的特性，也是其内在联系的基本形式，故脏腑间协调和谐的关系依靠脏腑的气机来维系。心理活动既然是以脏腑间和谐关系为前提条件，故必定与脏腑气机关系密切，当心理活动异常改变时，则引起气机紊乱，进而导致脏腑功能失调而发生疾病。正如《素问·举痛论》所言："百病生于气也"，"怒则气逆，甚则呕血及飧泄，故气上矣。喜则气和志达，荣卫通利，故气缓矣。悲则心系急，肺布叶举，而上焦不通，荣卫不散，热气在中，故气消矣。恐则精却，却则上焦闭，闭则气还，还则下焦胀，故气不（下）行矣"；"惊则心无所依，神无所归，虑无所定，故气乱矣"；"思则心有所存，神有所归，正气留而不行，故气结矣。"

另外，神以形为基础，故若其过度则会耗形，《素问·疏五过论》说："尝贵后贱，虽不中邪，病从内生，名曰脱营；尝富后贫，名曰失精。"这里的"脱营"、"失精"，皆是心志凄怆，情怀抑郁，或神气不伸而致营血不生，或心内忧煎、奉养日廉致精气内耗，最终所导致的慢性虚损性疾病，它反映了一种心理因素致病的机理。

2. 心理因素致病的规律

《内经》对心理因素致病规律的认识，主要有三种。其一，根据情志的阴阳五行五脏归属，某一情志过度可伤害其相对应的脏腑，如《素问·阴阳应象大论》提出的"怒伤肝"、"喜伤心"、"思伤脾"、"悲伤肺"、"恐伤肾"等。而由于五脏的五行相克关系，该脏又可以进一步伤害他脏，如怒伤肝，肝逆则克伐脾土，如《素问·举痛论》所言："怒则气逆，甚则呕血及飧泄，故气上矣"。其二，各种心理因素首先伤心，然后再影响他脏。如《灵枢·口问》曰："悲哀愁忧则心动，心动则五脏六腑皆摇"。由于心主神，情志变化先由心发，故情志太过则先伤心，正如张介宾《类经·疾病类》所云："情志之伤，虽五脏各有所属，然求其所由，则无不从心而发"。其三，《灵枢·本神》提出"心，怵惕思虑则神"、"脾，愁忧而不解则伤意"、"肝，悲哀动中则伤魂"、"肺，喜乐无极则伤魄"、"肾，盛怒而不止则伤志"，即怵惕思虑伤心、愁忧伤脾、悲哀伤肝、喜乐伤肺、大怒伤肾，既未先集中于心再分散到五脏，也未按照五行配属的格局规律。说明情志伤人，错综复杂，有常有变，不可一概而论。

二、心理与诊断

心理诊断指通过人体心理活动的外在征象来诊断疾病。由于人体内在的心理活动常常表露于外，表现在神、色、形、态之中，如人们平常所说的"得意忘形"、"喜形于色"、"怒容满面"、"大惊失色"、"愁眉苦脸"等，皆属于此，并可通过望、闻、问诊的方法来获得。故可以将之作为诊断疾病、推断原委、推测预后的依据。

1. 望诊

《内经》望诊就心理与诊断而言，主要包括三点：

(1) 注重从望诊中总结神气的得失，《素问·移精变气》云："得神者昌，失神者亡"。主要从精神、神志、神情、神气、神形、神色、神态几方面入手，王洪图主编《中医药学高级丛书〈内经〉》对这几方面的"得神"与"失神"表现进行了详细说明。

(2) 注重从表情入手，根据表情与五行五脏的配属关系，分析疾病的本质。

《素问·调经论》说："神有余则笑不休，神不足则悲"、《灵枢·本神》："肝气虚则恐，实则怒"。即用喜、悲、怒、恐等表情分析脏腑疾病。《素问·阴阳应象大论》认为心"在志为喜”、肝“在志为怒”、脾“在志为思”、肺“在志为悲”、肾“在志为恐”，故可以根据其表情，按五行生克规律去分析病情、诊断疾病。

(3) 注重从行为表现及人体形态入手，归纳人体的人格体质。《灵枢·阴阳二十五人》、《灵枢·通天》详细记载了这方面的内容。

2. 闻诊

闻诊中的心理诊断主要是从闻言语和听声音两方面进行分析。语言是人体心理活动的主要外在表现，故也是心理诊断的主要依据。其一，闻言语。选词、语序、语言逻辑反映心理活动，而语言清朗与否、声调高低情况又常常与人情感活动有关。《素问·脉要精微论》说："言而微，终日乃复言者，此夺气也……言语善恶不避亲疏者，此神明之乱也”。指出声音低而内容重复，是正气耗夺之象，主要责之于肺；而语无伦次，妄言骂詈，则属心气亡失的表现。其二，听声音。情感变化可以引起声音改变，如喜则笑、悲则哭等，故《礼记·乐记》说：“音之起，由人心生也。人心之动，物使之然也。感于物而动，故形于声……是故其哀心感者，其声噍以杀；其乐心感者，其声 啴 以缓；其喜心感者，其声发以散；其怒心感者，其声粗以厉；其敬心感者，其声直以廉；其爱心感者，其声和以柔”。《素问·阴阳应象大论》说：“肝在音为呼”、“心在音为笑”、“脾在音为歌”、“肺在音为哭”、“肾在音为呻”。明确了听声音诊疾病的部分内容。喻昌《医门法律》云：“凡闻声不能分呼笑歌哭呻，以求五脏善恶，五邪所干及神气所主之病者，医之过也”。呼笑哭歌呻明显属于情感活动的外在征象，通过这些诊断疾病属心理诊断范围。

3. 问诊

问诊，是《内经》心理诊断中最重要、最直接的方法。医生通过与病人或家属进行有目的的交谈，可以了解病人的发病经过、自觉症状、思维意识、感觉记忆、情绪变动、生活习惯、人格气质等诸多有关心理活动的情况，用于诊断疾病。《灵枢·通天》将人格体质归纳为阴阳平和、太阴、少阴、太阳、少阳五态人，主要是通过询问了解人体过去和现在心理、行为的一贯性和规律性而得出的；《素问·脉要精微论》和《灵枢·淫邪发梦》有关梦象内容，也是通过问诊所得。《素问·征四失论》把“忧患”等心理活动作为必问内容，《素问·疏五过论》指出：“凡欲诊病者，必问饮食居处，暴乐暴苦，始乐后苦，”用以诊断疾病。同时《内经》还注重社会、生活环境对情志的影响，提出：“诊有三常，必问贵贱、封君败伤及欲侯王。故贵脱势，虽不中邪，精神内伤，身必败亡”。“离绝菀结，忧恐喜怒，五脏空虚，血气离守，工不能知，何术之语”。现代心理医学同样把问诊作为主要诊断方法，医生通过与病人谈话，了解病人心理异常情况、性质、产生的原因，以达到诊断的目的，而其中的大部分内容，《内经》已经涉及。

三、心理与治疗

心理治疗，又称精神疗法，即主要通过医者的言、行、情、态等影响患者的认知、情感和行为等，以达到治疗目的的一种方法。利用心理活动的改变以影响气血的活动，进而治愈疾病，这是心理治疗的基本原理。

《内经》所载心理治疗的方法很多，今择其要简述于次。

1. 情志相胜

《内经》将七情与五脏分别配属，并根据其各自的特性而进行了阴阳五行的划分。根据七情之间的五行相克关系，倡导情志相胜疗法，即《素问·阴阳应象大论》所提出的怒伤肝，悲胜怒；喜伤心，恐胜喜；思伤脾，怒胜思；忧伤肺，喜胜忧；恐伤肾，思胜恐，巧妙地运用以偏纠偏的原理，用一种情志活动去纠正另一种情志刺激引起的疾病，从而达到愈病的目的。不过，后世在运用情志相胜之时也并未完全拘泥五行相胜这一固定模式，如《儒门事亲·内伤形》之因忧结块的喜胜悲案、病怒不食的喜胜怒案、《惊门》的惊者平之案、《九气感疾更相为治术》之恐惧胜喜案、《续名医类案·癫狂》之以喜治愈因忧致癫案、《哭笑》之悲胜喜案等，其中有按五行相胜者亦有不按五行相胜者。

情志相胜治病的机理主要有三：其一，七情的五行相胜规律，如上述怒胜思等；其二，七情阴阳属性的对立制约，如：喜为阳，怒为阴，喜可胜怒；其三，情志调整人体气机活动的规律，如"惊者平之"。另外，运用情志相胜之法，并不局限于情志疾病，对于一些以气机紊乱病变为主的疾病，亦可使用情志疗法，如《三国志·魏书·方技传》之华佗以怒愈病案、《医部全录·医术名流列传·文挚》之以怒愈病案等，即属此列。

在运用情志相胜疗法时，应注意刺激的强度，不论采用突然地强大刺激，还是采用持续不断地强化刺激，都应既要有超过、压倒致病情志因素的强度，但又不能超出病人所能接受的限度。

2. 祝由

祝，告也；由，生病缘由也。所谓祝由，即通过祝说发病缘由，转移患者的精神，而达到调整病人气机，治愈疾病的方法，所以又称为"移精变气法"。"祝由"一词，出自《素问·移精变气论》，其曰："余闻古之治病，惟其移精变气，可祝由而已。"并云："往古人居禽兽之间，动作以避寒，阴居以避暑，内无眷慕之累，外无伸宦之形。此恬惔之世，邪不能深入也。故毒药不能治其内，针石不能治其外，故可移精祝由而已。"另外《灵枢·贼风》云："其祝而已者，其故何也？岐伯曰：先巫者，因知百病之胜，先知其病之所从生者，可祝而已也。"由此可以看出，祝由不仅要求施术者有一定的医学知识，且术前必须了解患者发病的原因，然后才能采用胜以制之的恰当方法进行治疗。其关键之处在于施术者必须具备医学知识和较强的分析推理能力，并善于运用语言技巧以取得患者信任，才能移易精神，改变其情性，调整其气机。

祝由的适应范围，主要有二：其一，某些精神情志方面的疾患，如由于疑神猜鬼、妄识幻想、惊恐迷惑、情志不遂、深情爱恶等所致病证；其二，某些轻微病证，即如《素问·移精变气论》所言，对"邪不能深入"的"可移精祝由而已"，而对于"贼风数至，虚邪朝夕，内至五脏骨髓，外伤空窍肌肤"者，"祝由不能已也"。

3. 劝慰开导

针对病人不同的思想实际和个性特征，对患者采取启发诱导、劝慰开导，以解除病人的思想顾虑，提高其战胜疾病的信心，并使之主动积极地配合医生进行治疗，从而促进身心的康复，称为劝说开导。其心理学依据就是《灵枢·师传》所提出的"人之情，莫不恶死而乐生"。其具体方法，该篇进行了详细说明，曰："告之以其败，语之以其善，导之以其所便，开之以其所苦，虽有无道之人，恶有不听者乎？"即方法有四：其一，"告之以其败"，指出疾病的危害，引起病人的注意，使病人对疾病有正确的认识和态度；其二，"语之以其善"，指出只要与医生配合，治疗及时，措施得当，是可以恢复健康的，以增强病人战胜疾病的信心；

其三，“导之以其所便”，告诉病人如何进行调养，指出治疗的具体措施；其四，“开之以其所苦”，即解除病人消极的心理状态，放下思想包袱，克服内心的苦闷、焦虑和紧张。当然，这种方法要求医生深入了解患者的内心世界，准确地掌握病人的心理活动。总之，就是要通过说服、解释、鼓励、安慰、保证等法，动之以情、晓之以理、喻之以实例、明之以方法，从而达到宽慰病人情怀、改变病人精神，使之神情康复的目的。

4. 暗示

采用含蓄、间接的方式，对病人的心理状态施加影响，诱导病人不经理智考虑和判断，即“无形中”直接地接受医生的治疗性意见，树立某种信念，或改变其情绪和行为，从而达到治疗目的，这种方法称为暗示疗法。暗示的方法一般多采用语言，也可用手势、表情，或采用暗示性物体（包括药物）来进行。《素问·调经论》云：“按摩勿释，出针视之，曰我将深之，适人必革，精气自伏，邪气自乱”。这是《内经》运用暗示方法的典型例子。前述“祝由”法，愈病的原理在一定程度上也含有暗示。

5. 顺情从欲

顺情从欲，即指顺从病人的意志、情绪，满足病人心身需要以达到愈病的目的。人的需求满足与否，会直接影响人的情绪行为，影响气血的活动。必要的生活欲望不能得到满足，不仅影响正常生理活动，甚至会导致病变。对此，仅用劝导安慰、移情易性，甚至采取强行压制的方式，均难以解除病人痛苦，只有当其欲望满足时，疾病才有可能向愈，正如《灵枢·师传》说：“未有逆而能治之也，夫惟顺而已矣……百姓人民，皆欲顺其志也”。并要求“入国问俗，入家问讳，上堂问礼，临病人问所便”。当然，对于心理上的欲望，应当分析对待。若是合理的欲望，客观条件又允许，则应尽力满足，或对其想法表示同情、理解和支持、保证等；而对于那些淫欲邪念、不切实际的欲望，则不能纵容和迁就，而应善意地、诚恳地采用说服教育等方法进行处理。

《内经》提出的心理疗法还有很多，如导引吐纳、释梦等，此不详述。

第五节 《内经》心理医学思想的意义及评价

《内经》心理医学思想是古代心理学知识和医学相结合的产物，它对促进中医学理论发展和指导临床实践都发挥了积极的作用。

其一，促进医学模式的改变。《内经》强调社会因素对人心理的影响，重视心理在健康中的地位，有利于促进单纯生物医学模式向自然——社会——心理——生物先进的医学模式的转变，促进医学发展。

其二，促进病因学的发展。《内经》十分重视心理因素在疾病发生中的作用，把情志变化作为引起疾病的重要原因之一。这一点，即使从今天看来，仍不失为先进的医学理论。近年来，人们发现疾病的发生率并未随着医疗保健费用的增加而下降，其中重要原因之一，就是忽略了人类有着极为丰富而复杂的心理活动，许多疾病的发生均与心理因素有关。

其三，提高疗效。《内经》心理医学思想提示人们，不仅要重视药物、针灸等方法的治疗作用，更要重视社会和心理治疗的效能，重视“神”在疗效中的关键作用，正所谓“凡刺之法，先必本于神”（《灵枢·本神》），从而提高了临床疗效。

其四，预防疾病，延长寿命。《内经》心理医学思想强调精神调摄，既可以减少心理因素的致病作用，又可以加强心理保健，提高心身素质，以达到预防疾病，延长寿命之目的。

第十八章 《黄帝内经》的社会医学思想

社会医学，就是从社会角度研究医学问题，即研究社会因素同人类群体或个体健康、疾病发生发展及其防治的关系。社会医学（social medicine）一词，虽由西方学者在19世纪首先提出，但有关社会医学的一些内容早在中国古代的医学著作中即有所体现。特别是《黄帝内经》，以其成书之早，所载社会医学内容之丰，而独树一帜，值得深入发掘和研究。

第一节 《内经》社会医学的基本内容及其特点

一、《内经》中的社会分期及医学源流说

《内经》中许多篇章描述了古代社会形态，回顾了医学起源和发展之初的情况，将古代大体分为上古（远古）、中古和暮世三个历史阶段。为知晓这种分期，兹引述三段经文：

《素问·移精变气论》："往古人居禽兽之间，动作以避寒，阴居以避暑，内无眷慕之累，外无伸宦之形，此恬惰之世，邪不能深入也。故毒药不能治其内，针石不能治其外，故可移精祝由而已。当今之世不然，忧患缘其内，苦形伤其外，又失四时之从，逆寒暑之宜，贼风数至，虚邪朝夕，内至五脏骨髓，外伤空窍肌肤，所以小病必甚，大病必死，故祝由不能已也。"

《素问·汤液醪醴论》："自古圣人之作汤液醪醴者，以为备耳。夫上古作汤液，故为而弗服也。中古之世，道德稍衰，邪气时至，服之万全。帝曰：今之世不必已何也？岐伯曰：当今之世，必齐毒药攻其中，镵石针艾治其外也……嗜欲无穷，而忧患不止，精气弛坏，荣泣卫除，故神去之而病不愈也。"

《素问·上古天真论》："上古之人，其知道者，法于阴阳，和于术数，食饮有节，起居有常，不妄作劳，故能形与神俱，而尽终其天年，度百岁乃去。"

从上述经文可知，远古人穴居野处，为了生存和健康，人们"动作以避寒，阴居以避暑"。氏族部落过着群居生活，劳动果实很少，大家分享后并无剩余，私有观念尚未萌生，堪称"恬惰之世"。当时危害人们健康的主要是外邪和外伤，情志伤脏的内在因素很少，故邪气难于深入，疾病轻浅单纯。另一方面，由于上古时期生产力极不发达，人们屈服于自然力，很难掌握自己的命运，遂令巫术盛行。巫术深入到社会生活的各个方面，"可移精祝由而已"，便是对先人治病采用巫术的记载。马王堆汉墓出土帛书《五十二病方》中有大量"祝词"，至

后汉张机《伤寒杂病论》序中谓“卒然遭邪风之气，婴非常之疾，患及祸至，而方震栗，降志屈节，钦望巫祝，告穷归天，束手就败”，说明“祝由”之术在中国历史上延续了很长时间。值得称道的是，《内经》作者很早就看到了医药科学必然战胜巫术的历史趋势，断然称“当今之世”，疾病复杂深重，“祝由不能已也”，祝由疗法应予淘汰。其次，“上古”酿酒术可能还未发明，待其发明时，或已接近“中古”。酒从饮料而渐渐介入医疗，在很长一段时间内，酒剂应用并不广，即所谓“为而弗服也”，“以为备耳”。再次，上古人的寿命，据《内经》作者的描绘是很长很长的。认为懂得养生之道者，可“度百岁乃去”；而那些得道的“真人”、“至人”等，则会有不可思议的超常寿命，这恐是作者理想的一种寄托。

“中古”之世，人们的私有观念渐浓，原始公社式的“天下为公”意识已趋淡薄，道德渐衰，疾病种类有所增多，但似不那么深重，醪醴等酒剂正可大显身手，即所谓“服之万全”。此期治病，还采用砭石及药物，祝由疗法仍在通行。

我们据《内经》的描述推测，“上古”似指炎黄前后的很长一段历史时期，私有制尚未产生。“中古”当指禹之后的夏、商及西周时期。由于作者的崇古思想，认为“中古”还不是一个很糟糕的社会，王冰也附会说：“虽道德稍衰，邪气时至，以心犹近道，故服用万全。”实则“中古”已是黑暗的奴隶制社会，残暴的统治者“心犹近道”是不可能的。如果说《内经》所描绘的“上古”、“中古”的社会面貌，皆出自传说或推测，那么对“暮世”的记述则近于写实。“暮世”，即作者所处的时代，故又称为“当今之世”，相当于春秋战国及秦汉时期。《内经》所反映的社会状态及科学文化包括医疗的成就，大多是对“暮世”阶段的写照。

“暮世”是一个多战乱的社会。春秋战国时期华夏大地基本处于分裂状态，诸侯争霸，弱肉强食，战争不断。秦汉是统一的国家，但也经历着王朝的更迭及削平异姓王、同姓王之战。于是《内经》中便有“两军相当，旗帜相望，白刃陈于中野者，此非一日之谋也。能使其民令行禁止，士卒无白刃之难者，非一日之教也，须臾之得也”之类描述战争场面的句子。甚至言针具亦以兵器相喻：“夫大于针者，惟五兵者焉。五兵者，死之备也，非生之具。且夫人者，天地之镇也，其不可不参乎！夫治民者，亦唯针焉。”(《灵枢·玉版》)战争除使士卒遭白刃之难，战伤累累外，还会改变部分统治者的地位。所谓“封君败伤”、“始富后贫”，说的就是一些王侯失势，顷刻间权势化为乌有，沦为奴隶或平民的情形。

“暮世”是一个灾害频发的社会。除战乱外，灾害饥馑也不时地威胁着国家和人民。《灵枢·岁露》说：“正月朔日，风从南方来，命曰旱乡，从西方来，命曰白骨，将国有殃，人多死亡。正月朔日，风从东方来，发屋，扬沙石，国有大灾也。正月朔日，风从东南方行，春有死亡。正月朔日，天和温不风，籴贱，民不病；天寒而风，籴贵，民多病。此所谓候岁之风，残伤人者也。”自然灾害影响国民的程度，除自然灾害本身的破坏力外，社会抵御灾害的能力也起着重要作用，灾荒加上粮价暴涨，必然会使疾病更易发生和流行。

“暮世”是一个道德沦丧的社会。在劳苦大众只能以菽藿充饥的同时，一些王公大人却过着“以酒为浆，以妄为常，醉以入房，以欲竭其精，以耗散其真，不知持满，不时御神，务快其心，逆于生乐，起居无节”(《素问·上古天真论》)的生活，他们的寿命缩短，往往“半百而衰”，中寿而亡。疾病种类的增多和病情的严重，促进了医学的发展。春秋战国是中国古代医学快速发展的时期，证实了时代要求是医学发展动力的真理。

二、《内经》有关社会状况与人群疾病的记载

不同的社会群体，在患病种类上可有不同。

1. 贫困人群

《灵枢·九针十二原》说："余子万民，养百姓，而收其租税。余哀其不给，而属有疾病。"这里"百姓"与"万民"对举，百姓仍有百官之意，万民即社会底层的劳苦大众。在土地上耕作的农民，由于要缴纳繁重的租税，饱受压迫和剥削，虽终日劳作而不得温饱，普遍营养不良，难以抵御病邪，不断发生疾病。由于居住和饮食条件较差，劳动者所患多为外感病，特别是受灾年月，瘟疫容易在这一群体中发生和流行。

2. 富贵人群

《内经》中多次提到的君王、公侯、群臣，则是属于压榨劳苦大众的另一群体。他们高高在上，养尊处优，骄奢淫逸，易患中风、消渴、痈疽、虚损之类的疾病。即如《吕氏春秋·孟春纪第一·本生》所说："贵富而不知道，适足以为患……出则以车，入则以辇，务以自佚，命之曰招蹶之机；肥肉厚酒，务以自强，命之曰烂肠之食；靡曼皓齿，郑卫之音，务以自乐，命之曰伐性之斧。三患者贵富之所致也。"

自私有制出现以来，人们告别了往古的"恬惔之世"，失去了质朴无邪的天性。物欲横流，权位纷争，社会动荡，国无宁日，人们的物质生活和精神生活受到了严重影响。那些失侯失王者，削官失势者，仕途不顺者，名利不遂者，穷愁潦倒者，其精神上的创伤不亚于财产的损失。《素问·疏五过论》说："尝贵后贱，虽不中邪，病从内生，名曰脱营。尝富后贫，名曰失精"，"暴乐暴苦，始乐后苦，皆伤精气"，"封君败伤，及欲侯王，故贵脱势，虽不中邪，精神内伤，身必败亡。始富后贫，虽不伤邪，皮焦筋屈，痿躄为挛。"此"脱营"、"失精"、"痿躄"一类发于内的疾病，实为社会心理因素所致的心身疾病。这一类疾病的危害性在于早期不易察觉，"不在脏腑，不变躯形，诊之而疑，不知病名"，而其预后又十分严重，故引起古代医家的高度重视。

《内经》认为，不良的社会风气会给一定的社会群体带来严重的疾病。《素问·腹中论》说："热中消中，不可服芳草石药。石药发癫，芳草发狂。"这是针对古代上流社会的一种服食之风而说的。服食，亦称服石，即服用玉石一类矿物药以及一些有香气的草药，寒食散(即五石散，由钟乳石、紫石英、白石英、硫磺、赤石脂五种石药组成)为其代表方剂。服食与神仙之术一样，为历代统治者所崇尚。先秦即已兴起的求仙和服食之风，发端于帝王，风靡于士大夫，流毒于民间。《史记》载秦始皇派徐市、卢生等人赴海上求仙及长生不死之药，汉武帝所宠信的方士李少君、栾大等为之"化丹砂诸药剂为黄金"。服石的结果，往往事与愿违，长寿自是无望，反增诸多疾病。《史记》仓公"诊籍"之二十二已记载了服五石发痈疽而死的案例，谓"中热不溲者，不可服五石。石之为药精悍"，"刚药入则动阳，阴病益衰，阳病益著，邪气流行，为重困于俞，忿发为疽"。《内经》也认为"芳草之气美，石药之气悍"。但是由于劝阻不住那些服石者，而只能发出无奈之叹："夫热中消中者，皆富贵人也。今禁膏粱，是不合其心；禁芳草石药，是病不愈"(《素问·腹中论》)。《内经》所反对的服石之风，一直延续至隋唐以后。《晋书》记载晋哀帝司马丕、后魏开国皇帝道武帝拓跋珪等皆死于寒食散。魏晋时期医学家皇甫谧，"久婴笃疾"，又服散失度，致"隆冬裸袒食冰，当暑烦闷，加

以咳逆”，险些丧命。他致力医学，除撰《针灸甲乙经》外，另著《论寒食散方》二卷。其后，各种“解散”方书纷纷问世，至《隋书·经籍志》收录解散方达二十家之多，大型方书如隋·巢元方《诸病源候论》、唐·王焘的《外台秘要》和日本人丹波康赖的《医心方》也有“解散”专卷。可见，古时的服食，已成了严重的社会问题。

3. 五方居民

中华古国，幅员广阔，民族众多，四方水土有别，民风民俗各异，患病呈现地区性差异。《素问·异法方宜论》指出，东方临海，居民食鱼嗜咸，“其病皆为痈疡”；西方多沙漠，“水土刚强”，其民食肉类而肥胖，“其病生于内”；北方为高寒地带，“其民乐野处而乳食，脏寒生满病”；南方气候炎热潮湿，“水土弱”，“其民嗜酸而食腐”，“其病挛痹”；中央为肥沃平原，物产丰富，“其民食杂而不劳”，“其病多痿厥寒热”。此中简要总结了由于地理环境及风俗习惯的不同，而易发生具有地方特点的疾病。在诊治疾病时应予注意。

三、《内经》关于医患关系的讨论

关于医患关系，《内经》素有以人为本，以病人为本的思想。这种思想在《素问·汤液醪醴论》中表述为：“病为本，工为标。”篇中通过具体病例对此进行了论证：“帝曰：夫病之始生也，极微极精，必先入结于皮肤。今良工皆称曰病成，名曰逆，则针石不能治，良药不能及也。今良工皆得其法，守其数，亲戚兄弟远近，音声日闻于耳，五色日见于目，而病不愈者，亦何暇不早乎？岐伯曰：病为本，工为标，标本不得，邪气不服，此之谓也。”这是个一旦发作即已成为重证逆证的病例，它缺乏起病时病情单纯轻浅的一般过程，可以判定它不是外感病，而是个积渐日久而又一朝暴发的内伤病。病人有亲戚朋友相拥，又有延请众多高明医生的财力，表明病家系望族大户，患者为富贵之人。面对这样的病例，众多良医束手无策，遂令人感到病人是根本，医生只居从属地位，再高明的医术在这样病人面前也没有用武之地。那么，病人何以能居“本”位呢？王冰的解释是：“言医与病不相得也……针艾之妙靡容，药石之功匪预，如是则道虽昭著，万举万全，病不许治，欲奚为疗！《五脏别论》曰：‘拘于鬼神者，不可与言至德；恶于针石者，不可与言至巧；病不许治者，病必不治，治之无功’。此皆谓工病不相得，邪气不宾服也。”王氏着眼于医患关系，认为病人失于配合是邪不除、病不愈的主要原因，这是切题之语，但尚不能包括“病为本”的全部内涵。“病为本”，理应包括病人的多方面情况，诸如病人所处的自然、社会及家庭环境，病人的经济状况、职业、经历、嗜好、体质、人格特点以及对健康与疾病的态度，等等。医工之标，必须随这个病本而转移。否则，仅仅看到疾病的一般表现，不深察病人所固有的特定情况，必然会发生误诊误治或贻误诊疗时机的严重后果。《素问·移精变气论》所说的“逆从倒行，标本不得，亡神失国”，就是指的这种结局。为防止出现人亡神、国不保的严重后果，篇中接着说：“去故就新，乃得真人！”王冰注云：“当去故逆理之人，就新明悟之士，乃得至真精晓之人以全已也。”“本”为治疗对象，不能变更，而医生术穷，则须另就高明。以病人为中心，是《内经》诊疗疾病的一个基本出发点。

第二节 《内经》社会医学的价值

一、丰富了中医病因学理论

《内经》从自然和社会两大方面探究疾病的发生，不仅认为“人与天地相参也，与日月相应也”(《灵枢·岁露》)。更主张“道上知天文，下知地理，中知人事，可以长久，以教众庶，亦不疑殆。医道论篇，可传后世，可以为宝”(《素问·著至教论》)。《灵枢·逆顺肥瘦》说：“圣人之为道者，上合于天，下合于地，中合于人事，必有明法，以起度数，法式检押，乃后可传焉”。这就是说，《内经》将知天地人三才观视为理论基石，置于法规的高度，并作为医事教育的准绳。天和地，为自然界；人事，指人类社会状态及社会成员的行为，包括社会的政治、经济、文化教育、道德、民俗及人的个体差异（性别、年龄、体质、人格、心理等)。可见，《内经》理论体系源于对人与自然、人与社会关系的认识。

人具有自然（生物）属性，也具有社会属性。谓上古、中古、暮世之人即不同时代的人；谓“君王众庶”、“卑贱富贵”、“愚智贤不肖”即社会各色人等。人的健康在受多种自然界因素影响的同时，也受到社会诸多因素的影响。现将《内经》有关疾病发生的原因，系统归纳如表18－1。

表18－1 《内经》病因系统表

致病因素	自然环境	天气：风、雨、寒、暑、湿、燥、雾、露等
		天象：天宿失度，日月薄蚀，月郭圆缺
		地理：地域，地势
	社会环境	政治：政体，战争，职位
		经济：经济制度，贫富差异
		道德：嗜欲无穷（物欲、权欲、色欲）
		心理：情志异常
		信仰：崇拜，迷信
		民俗：地区风气，生活习俗
		饮食：嗜食，偏食，饱食，冷食
		劳伤：体劳，房劳
		中毒：毒物（包括药物），醉酒

自然环境致病因素，已见有关篇章，现就社会因素致病，简析如下：

1.政治、经济

包括国家政体、战争状态及人的阶级地位、经济状况等。中国古代的国家政体都是王权统治的奴隶制或封建制，就战国至秦汉而言主要为封建制国家，但有中央集权与诸侯割据之别。国家政权的状态关系到社会的稳定与否，动荡的社会往往造成疾病的高发。频仍的战事带来的社会问题更多，军士的伤亡，家园的毁坏，以及领土和财富再分配的战争结局，更令失势者精神遭到重创，引发严重的心身疾病。至于阶级地位，经中多次提到的君王公侯、各级官吏，属于统治阶级，即所谓“大人”；万民、众庶、布衣、黔首，则是被统治阶级，即所谓“小人”。前者富贵，后者贫贱。“膏粱菽藿之味，何可同也”（《灵枢·根结》）。厚味美食，是富贵者的食物；菽藿，豆子和豆叶，糠菜半年粮，是贫贱者的生活。两类人有着不同的体质状态和疾病谱，即使患同种疾病，其临床表现也会有许多不同。

2. 道德

《素问·上古天真论》所规定的道德标准是：“嗜欲不能劳其目，淫邪不能惑其心”，“志闲而少欲，心安而不惧”，“高下不相慕，其民故曰朴”，“适嗜欲于世俗之间，无恚嗔之心，行不欲离于世，举不欲观于俗，外不劳形于事，内无思想之患，以恬愉为务，以自得为功”，如此则“德全不危也”。道德堕落者，“嗜欲无穷，而忧患不止”，私欲膨胀，患得患失，唯名利是务，纵欲贪色，皆伤精伤神，致“精气弛坏，荣泣卫除”，“神去之而病不愈也”。道德衰落，每易罹患疾病，且病情严重复杂，不易治愈。

3. 心理

导致疾病的异常心理因素多与社会有关，《素问·疏五过论》等篇所说的损伤精气之“暴乐暴苦”、“始乐后苦”，伤阴之“暴怒”，伤阳之“暴喜”，令“五脏空虚，血气离守”之“离绝菀结，忧恐喜怒”，以及“忧患不止”，“眷慕之累”，“伸宦之形”等，皆源自国破家亡、权位跌落、仕途坎坷、穷困潦倒、亲人离散等社会事件或个人平生遭际。诸多社会心理因素引起的情志变化可概括为喜、怒、忧、思、悲、恐、惊等。情志失和则伤害藏神的五脏导致精神与躯体病证，如《灵枢·本神》说：“心怵惕思虑则伤神，神伤则恐惧自失，破䐃脱肉，毛悴色夭，死于冬；脾愁忧而不解则伤意，意伤则悗乱，四肢不举，毛悴色夭，死于春；肝悲哀动中则伤魂，魂伤则狂妄不精，不精则不正，当人阴缩而挛筋，两胁骨不举，毛悴色夭，死于秋；肺喜乐无极则伤魄，魄伤则狂，狂者意不存人，皮革焦，毛悴色夭，死于夏；肾盛怒而不止则伤志，志伤则喜忘其前言，腰脊不可以俯仰屈伸，毛悴色夭，死于季夏。”《素问·血气形志》篇也说：“形乐志苦，病生于脉”，“形乐志乐，病生于肉”，“形苦志乐，病生于筋”，“形苦志苦，病生于咽嗌”，“形数惊恐，经络不通，病生于不仁”。七情伤人致病之广、之深、之重，于此可见一斑。

4. 信仰

《内经》虽未明确记载某种宗教信仰，但提到了“拘于鬼神者”，还有“真人”、“至人”、“道者”等称谓。其实，上古时代是一个充满着原始宗教氛围的社会，部族图腾，自然崇拜和祖先（灵魂）崇拜等，使先民形成了根深蒂固的迷信思想和鬼神观念。随着时代的进步，生产的发展，迷信崇拜的市场已逐渐缩小，但未能大范围消除。占卜的普遍应用，方术之士的到处游说，特别是帝王兴师动众的求仙、封禅、祭天、祭祖活动，都为巫术迷信保留了市场，有时还会兴风作浪。迷信阻碍了人们对客观世界的认识和改造，在医学领域里，它阻碍着对疾病的正确认识和治疗。《灵枢·贼风》真实地记载了这种认识疾病的误区：“其毋所遇邪气，又毋怵惕之所志，卒然而病者，其故何也？唯有因鬼神之事乎？”这是针对迷信风气甚浓的一种反问。《史记》载战国名医扁鹊（秦越人），把“信巫不信医”作为“六不治”之一。《内经》也庄严声明：“拘于鬼神者，不可与言至德”（《素问·五脏别论》）。说明许多医家已清醒地看到，病人迷信鬼神，不仅会影响治疗，也会因其“疑神疑鬼”而增加一些疾病本不应有的症状，使病情更为复杂。

5. 民俗

即民间的风俗，历代相沿积久而成。《汉书·地理志下》："凡民函五常之性，而其刚柔缓急，音声不同，系水土之风气，故谓之风；好恶取舍动静亡常，随君上之情欲，故谓之俗。"谓由自然条件不同而形成的习尚叫"风"，由社会环境不同而形成的习尚叫"俗"。《内经》所载五方地域之水土及生活习俗有异而引发不同疾病，已如前述；"随君上之情欲"而兴起服石之风，其后果为明显的药物中毒，又见于中毒项中。

6. 饮食

饮食为病，可因嗜食、偏食、饱食和冷食等所致。如《素问·生气通天论》说："味过于酸，肝气以津，脾气乃绝。味过于咸，大骨气劳，短肌，心气抑"等，系偏用五味之患；"膏粱之变，足生大丁"是嗜食之患；"因而饱食，筋脉横解，肠澼为痔；因而大饮，则气逆"，为过食之患。五味之偏又见于《素问·五脏生成》和《灵枢·五味论》等篇，引起的疾病遍及内脏和筋脉骨肉。故《灵枢·九针论》告诫说："口嗜而欲食之，不可多也，必自裁也。"暴饮暴食还有更严重的后果："卒然多食饮则肠满，起居不节，用力过度，则络脉伤……肠胃之络伤，则血溢于肠外，肠外有寒汁沫与血相搏，则并合凝聚不得散，而积成矣"（《灵枢·百病始生》）。即将暴饮暴食作为腹中肿瘤的起因。《灵枢·师传》指出："食饮者，热无灼灼，寒无沧沧，寒温中适，故气将持，乃不致邪僻也。"恣食生冷除引起腹痛、泄泻之病外，还会引发其他疾患。如《素问·咳论》即有因冷食而发咳的记载："其寒饮食入胃，从肺脉上至于肺则肺寒，肺寒则外内合邪，因而客之，则为肺咳。"另外，《内经》还认为病后进食不当会引起某些病的迁延不愈甚至复发。如热病过早吃肉类食品会导致"食复"，例见《素问·热论》；饮食不加节制会导致臌胀病复发，例见《素问·腹中论》。

7. 劳伤

劳伤可分体劳和房劳两类。《素问·宣明五气》有"久视伤血，久卧伤气，久坐伤肉，久立伤骨，久行伤筋"的五劳之说，是为体劳。经中有关房劳伤精伤脏的记载甚多，如"若醉入房，汗出当风，则伤脾。有所用力举重，若入房过度，汗出浴水，则伤肾"（《灵枢·邪气脏腑病形》），"筋痿者，生于肝，使内也"（《素问·痿论》）等，虽多脏可伤于房劳，按多篇所述，仍以伤肾为主。古养生家和古医家皆视精液为阴精的重要组成部分，故特别重视节欲保精，在临证上往往将肾虚诸证与房事过度联系起来。

8. 中毒

应包括食物中毒和药物中毒等。食物中毒是容易发生的，惜《内经》未予明确记载，然多次提到的霍乱病则不能完全除外食物中毒。药物中毒之典型案例即前所提到的"石药发癫，芳草发狂"，实为服食不当中毒所致。故《素问·征四失论》有"或伤于毒"之问。另外，醉酒的某些后果亦可视为中毒。《灵枢·论勇》记载了行为反常的"酒悖"："酒者，水谷之精，熟谷之液也，其气慓悍，其入于胃中则胃胀，气上逆，满于胸中，肝浮胆横。当是之时，固比于勇士，气衰则悔。与勇士同类，不知避之，名曰酒悖也。"《素问·病能论》还记载了"酒风"之病："有病身热解堕，汗出如浴，恶风少气……病名曰酒风。"嗜酒过度，耗气伤阴，外受风邪，便会有如此表现。

二、完善了中医学防治理论

防治疾病，《内经》也同样从天地人宏观出发，既重视驱除自然界的致病因素，也重视纠正社会性致病因素造成的后果。《素问·疏五过论》说："圣人之治病也，必知天地阴阳，四时经纪，五脏六腑，雌雄表里，刺灸砭石，毒药所主，从容人事，以明经道，贵贱贫富，各异品理，问年少长，勇怯之理，审于分部，知病本始，八正九候，诊必副矣。"这里是说，治病的最高法度须将"天地阴阳"和"从容人事"并举，二者相合方能涵盖和指导整个防治理论，任何一方皆不可或缺。

自然与社会并重的医疗思想，贯穿于《内经》防治疾病的理论与实践中。在疾病的预防上，《内经》主张"虚邪贼风，避之有时，恬惔虚无，真气从之，精神内守，病安从来"（《素问·上古天真论》）。虚邪贼风是来自自然界的邪气，要及时避开它，以免伤形；思想要淡泊，摒除由于社会不良影响而滋生的一切私欲杂念，以免伤神。从内外两方面进行养生防病，肯定会收到良好的效果。《素问·宝命全形论》还以官府发布政令的口气说道："针有悬布天下者五，黔首共余食，莫知之也。一曰治神，二曰知养身，三曰知毒药之真，四曰制砭石大小，五曰知腑脏血气之诊。"所强调的都是诊治疾病的要领，其中前两项治神与养身则是治病的总要求。治神以调节情志，解除悲哀忧愁的困扰；养身可以壮形体，令气血和调而驱邪外出。治神并养身非常适于心身疾病的需要，也可视为治病的一般性原则。

《内经》倡导的"病为本，工为标"的思想，又提示医生在全面了解治疗对象的情况之后，要实施个体化治疗。临床工作的最终落脚点是生活在自然环境中的病人，社会人群中的个体。证候的形成具有十分复杂的个体性因素，在这些个性因素中除性别、年龄和体质差异外，还常涉及社会性内容，如政治经济状况、文化修养、宗教信仰、人格类型、心理特点、社会经历和家庭环境等。因此，在治疗时，施针用药的法与方都应避免千篇一律，力求做到因人而异。如同是针刺疗法，对"身体柔脆，肌肉软弱，血气慓悍滑利"的"王公大人"，其手法要轻，勿深刺；对筋强骨硬，肌肤粗糙，血气涩滞的"布衣匹夫之士"，可深刺，并留针。即"刺布衣者，深以留之；刺大人者，微以徐之"（《灵枢·根结》）。同发寒痹之病，也有"刺布衣者，以火焠之；刺大人者，以药熨之"（《灵枢·寿夭刚柔》）的差别。熨法比较温和，达官显贵及一些读书人易于接受；火针峻猛，去病快捷，饱经风霜的劳动者多能耐受。药治亦当如此。对那些骄奢淫逸，危及身体而又不自省者，则可实施开导及训诫之法："王公大人，血食之君，骄恣纵欲，轻人，而无能禁之，禁之则逆其志，顺之则加其病，便之奈何？治之何先？岐伯曰：人之情，莫不恶死而乐生，告之以其败，语之以其善，导之以其所便，开之以其所苦，虽有无道之人，恶有不听者乎？"（《灵枢·师传》）通过心理疏导，首先让病人做到与医生合作，在心理治疗的基础上，再施以针药，可望获得良好的疗效。

三、构建了较完善的医学模式

《内经》集中体现了中国古代生命科学的成果，充分阐释了生存于自然环境和社会环境中的人的生命运动规律和疾病的发生发展规律，并以此为基础构建了中医学的医学模式。《内经》非常深刻地认识到人的自然属性，"天覆地载，万物悉备，莫过于人。人以天地之气生，四时之法成"（《素问·宝命全形论》），人的生命活动是与天地息息相关的。人是万物之尊，生灵之首，人的自然属性，也就是生物属性，这是医学模式中的一个要素。还由于人的健康状态及寿命长短与社会环境关系密切，因而社会又是医学模式中的另一要素。于是，这个模式便可表述为自然（生物）社会医学模式。中医学重七情，情志活动是心理活动的主要外在表现。心理活动每有一定的社会背景，换句话说，社会因素对人的影响往往显现于心理变化之中，故又可将上述医学模式称为自然（生物）社会心理医学模式。

按医学模式的说法来自于西医学及医学心理学。西方中世纪以后，医学家广泛采用物理学、化学等学科的先进理论和技术，对人体进行深入的研究，从系统、器官、细胞以至深入到分子水平，在防治疾病上取得了突破。但经典的西方医学习惯于将人只看成是生物的人，忽视了人的社会属性，甚至看不到社会心理因素对人体的作用，很少注意行为和心理过程，有关这种医学模式，被称为生物医学模式。近年来，人们逐步认识到，生物医学模式已不足以阐明人类健康和疾病的全部本质。于是经心理学工作者的努力，新的生物心理社会医学模式被提出来。这种医学模式，要求医学把人看成是一个完整的统一体，人不仅是生物的人，而且是社会的人，人是有心理活动的，心理活动通过神经、内分泌机制与躯体、系统、细胞、分子水平的生物活动相联系，从而影响这些水平的生理功能。心理活动又与社会环境相互影响。普遍认为，这种医学模式能够更全面、更正确 地认识人，认识健康和疾病。

显然，《内经》中早已存在的中医学的医学模式，与西医学新改进的医学模式十分相似，应该说这是两千多年前中国古代医学家的真知灼见，也是中国古代灿烂的科学文化的必然反映，如同火药、指南针、造纸术、活字印刷术率先诞生于中国一样。

由于《内经》构建了合于生命活动规律的医学模式，故能在诊察疾病时做到视野开阔，能在宏观水平上从天地自然和社会生活多层次、多方位探求疾病的发生、发展，“诊合微之事，追阴阳之变，章五中之情”（《素问·方盛衰论》），从而，天才地推测出一些疑难病的病因。如论积证的生成，《内经》认为除饮食、劳伤外，忧怒等情志不和也可成为致病因素：“卒然外中于寒，若内伤于忧怒，则气上逆，气上逆则六输不通，温气不行，凝血蕴里而不散，津液涩渗，著而不去，而积皆成矣”（《灵枢·百病始生》）。而晚近西医对恶性肿瘤，通过流行病调查，也显示了精神创伤及焦虑、绝望等不良情绪因素在发病上的重要作用。再如糖尿病，现代学者已重视社会心理因素，认为生活与工作中的重大变故、挫折和心理冲突等，与糖尿病的发生和加剧关系密切，而《内经》对消渴病（其中多为糖尿病）的发生，早已将饮食和不良情志视为重要的原因。《内经》的有关结论，显然得之于长期的、大量的医疗实践，这些结论经反复验证，进而上升为医学思想。

《内经》的这种医学模式，保证了中医学理论的稳定性和疗效的可靠性。其不足之处是长期停留于宏观大体层面，未能切入微观领域，也未能与科技新进展及时结合，这也正是新时代中医学所面临的问题。

第十九章 五运六气学说

五运六气学说简称运气学说，是研究天体日月运行，天时气候变化规律及其对生物影响的理论。五运自然界木、火、土、金、水五行之气的运动；六气，自然界风、热、暑、湿、燥、寒六种气候的变化。它是在整体观念指导下，运用阴阳学说的对立互根、消长转化关系及运用五行学说的生克制化规律、干支甲子系统进行归纳和演绎，将天地万物、四时气候、人体生理病理、疾病诊断、防治用药等，进行广泛联系的归纳和总结。其中包涵丰富的医学气象学和时间医学等内容。

运气学说的意义是多方面的，最主要的有三点：①把气候变化与自然界的生物现象统一起来；②把气候变化与人体健康状况、发病规律统一起来；③把气候变化与防病治病统一起来。《内经》中的运气学说，就是结合气象活动规律，研究医学问题的专门知识。

但是，运气学说对气候与生物、气候与人体生理病理、气候与用药的关系，只作了一般性的论述，所以在运用时，要针对不同的地域，千差万别的气候变化，灵活对待，不能拘泥陈式。宋代科学家沈括在《梦溪笔谈》中说："大凡物理，有常有变。运气所主者，常也；异夫所主者，皆变也。常则如本气，变则无所不至，而各有所占。"既指出了对待运气学说的态度，也指明了运用这一理论的方法和思路。

第一节 《内经》运气学说的内容

运气学说从宇宙节律探讨气候变化，不仅有深刻的天文学背景，而且在气象、历法、物候等方面都有一定的客观依据。它以阴阳五行理论为核心，在整体观和运动观的思想指导下，系统地总结和分析了以60年为周期的气候运动变化规律。其基本内容是以五运、六气、三阴三阳为基础，以天干、地支作演绎工具符号，推测各年气候变化和疾病流行情况，指导临床辨证用药。

运气学说主要是由"五运"和"六气"组成。五运，是木、火、土、金、水五行之气，分别配以天干，推测每年的岁运和各个季节的气候变化。六气，是将属于三阴三阳之气的风、热、暑、湿、燥、寒，分别配以地支，推测每年的岁气和各个季节的气候特点。五运和六气两者结合起来，就可以反映每年气候变化的空间因素和地面因素相互作用的关系，此即是"运气合治"。天干地支不仅作为纪年、纪月、纪日、纪时的符号，而且分别代表阴阳五行的气运、物候方面的各种情况。

一、干支甲子

干支是天干地支的简称。天干始于甲，地支始于子，干支相合，名甲子。

天干即甲、乙、丙、丁、戊、己、庚、辛、壬、癸，又叫十天干，最早用以纪日。地支，又叫十二地支，即子、丑、寅、卯、辰、巳、午、未、申、酉、戌、亥，最早用以纪月。

（一）干支的阴阳属性

干支的阴阳属性，是相对的。天干属阳，地支属阴。但天干地支又可再分阴阳。天干之中，甲、丙、戊、庚、壬属阳；乙、丁、己、辛、癸属阴。地支中，子、寅、辰、午、申、戌属阳；丑、卯、巳、未、酉、亥属阴（表19－1）。

表19－1 天干、地支阴阳属性表

天干	阳干	甲	丙	戊	庚	壬
	阴干	乙	丁	己	辛	癸
地支	阳支	子	寅	辰	午	申	戌
	阴支	丑	卯	巳	未	酉	亥

（二）干支的五行属性

天干地支各有两种五行属性的配属方法：一是根据五时、五方关系确定属性（表19－2）。

表19－2 干支五方五行分属表

五 方	东	南	中	西	北
五 时	春	夏	长 夏	秋	冬
五 行	木	火	土	金	水
十二月	一 二	四 五	三六九十二	七 八	十 十一
天 干	甲 乙	丙 丁	戊 己	庚 辛	壬 癸
地 支	寅 卯	巳 午	辰未戌丑	申 酉	亥 子

二是根据常年气候运动规律确定天干地支的五行属性。天干是根据十干化运的规律确定其五行属性，地支是根据地支化气的规律确定其五行属性（表19－3）。

表19－3 天干纪运、地支纪气表

五行属性	土	金	水	木	火
天干	甲	乙	丙	丁	戊
	己	庚	辛	壬	癸
地支	丑	卯	辰	巳	子寅
	未	酉	戌	亥	午申

（三）甲子

天干与地支配合运用谓之“甲子”。《素问·六微旨大论》说：“天气始于甲，地气治于子，子甲相合，命曰岁立。谨候其时，气可与期。”提示干支组合之为“甲子”，指出通过甲子纪年可以推演相关年份的气候变化。甲子组合的规律是天干在上（前），地支在下（后），按着干支原有的次序，以次迭加，五个阳干与六个阳支相配迭加，五个阴干与六个阴支相配迭加，其结果便构成了六十个干支（或叫甲子）组合，为甲子一周。这六十个天干地支组合又称为“六十甲子”。用以推算四时节气。正如《素问·天元纪大论》所说：“天以六为节，地以五为制，周天气者，六期为一备；终地纪者，五岁为一周……五六相合，而七百二十气为一纪，凡三十岁；千四百四十气，凡六十岁而为一周。不及太过，斯皆见矣。”运气学说，就是以纪年甲子作为演绎的工具，推算五运和六气的盛衰，测知气候的变化，所以说：“谨候其时，气可与期。”六十甲子组合如下（表19－4）。

表19－4　甲子周期表

天干 地支	甲 子	乙 丑	丙 寅	丁 卯	戊 辰	己 巳	庚 午	辛 未	壬 申	癸 酉
天干 地支	甲 戌	乙 亥	丙 子	丁 丑	戊 寅	己 卯	庚 辰	辛 巳	壬 午	癸 未
天干 地支	甲 申	乙 酉	丙 戌	丁 亥	戊 子	己 丑	庚 寅	辛 卯	壬 辰	癸 巳
天干 地支	甲 午	乙 未	丙 申	丁 酉	戊 戌	己 亥	庚 子	辛 丑	壬 寅	癸 卯
天干 地支	甲 辰	乙 巳	丙 午	丁 未	戊 申	己 酉	庚 戌	辛 亥	壬 子	癸 丑
天干 地支	甲 寅	乙 卯	丙 辰	丁 巳	戊 午	己 未	庚 申	辛 酉	壬 戌	癸 亥

干支甲子的理论和方法主要用以纪年、纪月、纪日、纪时。

1. 甲子纪年法

中国运用甲子纪年法的历史悠久。据史料记载，早在西周共和五年（公元前837年）开始，至今已是第48个甲子周期。其运用的方法是每年都由一个干支甲子组合符号表示，60年为一周期，往复纪年。所以称60年为“六十花甲子”。如从1924年到1983年为第47个甲子周期。1984年便是又一个甲子周期开始。

除公元前2、1年，公元元年、2、3年之外，任何一年的年干支均可按以下公式推求：

公式1　$S_{年} = Y - 60_m - 3$（公元后诸年干支计算公式）……①

公式2　$S_{年} = 60_m - Y - 2$（公元前诸年干支计算公式）……②

$S_{年}$为所求年的干支序号，Y为公元纪年数，m为应变常数，其取值要保证

$O < S_{年} \leqslant 60$的不等式成立。60为干支甲子六十周期。

公式3　$a = S_{年} - 10P$（求年干公式）……③

公式中的 a 为所求年的天干序数，S 为公元纪年数；P 为应变常数，其取值要保证 $0 < a \leqslant 10$ 不等式成立。10 为天干的 10 位序数。

公式 4　　$b = S_{年} - 12q$（求年支公式）……④

公式中的 b 为所求年的地支序数，S 为公元纪年数；q 为应变常数，其取值要保证 $0 < b \leqslant 12$ 不等式成立。12 为地支的 12 位序数。

例如，要推求 1921 年的干支甲子，就将 1921 视为 Y，并代入公式①中：

$S年 = 1921 - 60m - 3$

$= 1918 - 60m$　　　　　　　　m 取值 31

$= 1918 - 60 \times 31$

$= 58$

将 58 代入公式③中，可得

$a = 58 - 10q$　　　　　　　　p 取值 5

$a = 58 - 10 \times 5 = 8$

天干第八位为“辛”，就是说 1921 年的年干是“辛”。再将 $S_{年} = 58$ 代入公式④中，可得：

$b = 58 - 12q$　　　　　　　　q 取值 4

$b = 58 - 12 \times 4 = 10$

地支的第十位为“酉”。就是说 1921 年的年支是“酉”。按干支甲子的组合原则，那么 1921 年的年干支为“辛酉”。也可以据公式（1）所求的 $S_{年} = 58$ 在甲子周期表中查对第 58 位，也是“辛酉”。

2. 甲子纪月法

早在殷商时期就已经运用甲子纪月的方法了。运用干支记录月相变化，有两种方法：一是单用地支记录一年的 12 个月，称为“月建”，即把一年的 12 个月，分别建立在十二地支上。即用十二地支代表一年的 12 个月。地支的正常顺序是始于子终于亥，而十二支建月以后的顺序，却又是始于寅（正月）终于丑（十二月）。这是古人在长期观察口地关系后发现，每年的冬至日，是上一年度气候变化的终点，同时也是新的一个年度气候变化的开始，所以《素问·脉要精微论》说：“冬至四十五日，阳气微上，阴气微下。”故有“冬至一阳生”之说。冬至所在的十一月乃为阴消阳长之日，所以十一月建子，表示一年之中阳气始生。一年十二个月的月建，列如下表（表 19－5）。

表 19－5　月建表

春			夏			秋			冬		
正月	二月	三月	四月	五月	六月	七月	八月	九月	十月	十一月	十二月
寅	卯	辰	巳	午	未	申	酉	戌	亥	子	丑

二是甲子纪月　即每一个月即由一个甲子组合表示，由于地支之数为十二，每年又是十二个月，所以无论甲子周期如何变换，地支建月是不变的，所变换的只是天干。天干之数为十，一年十二个月，六十甲子是二者的最小的公倍数，因此，甲子纪月时，地支一年一个循环周期，而天干为十月一周期，五年则重现一次。即甲子纪月，自甲年开始，正月即为丙寅

月（因为正月建寅为地支第三位，天干也当为第三位，即丙），二月为丁卯月、三月为戊辰月……，六十个月即五年为一个甲子周期月，至第六年的正月，再见丙寅。以此类推。逢甲逢己之年，正月为丙寅月；年干逢乙逢庚之年，正月为戊寅月；年干逢丙逢辛之年，正月为庚寅月；年干逢丁逢壬之年，正月为壬寅月；年干逢戊逢癸之年，正月为甲寅月。这种确定正月干支的方法，称为“五虎建元”。正月的干支甲子已定，余月可以类推。正月的月干推求规律如下表（表 19－6）：

表 19－6　五虎建元表

年干支	正月干支
甲己	丙寅
乙庚	戊寅
丙辛	庚寅
丁壬	壬寅
戊癸	甲寅

其便记的口诀为：

甲己为丙寅，乙庚从戊寻，

丙辛由庚起，丁壬复建壬，

戊癸先生甲，都配正月寅。

3. 甲子纪日法

据史料记载，在春秋以后，最晚在周幽王元年（公元前 776）十月辛卯日起到现在，这种用甲子纪日的方法从未间断和错乱。累计有二千六百多年的历史了，这是世界上最悠久的记日法，也是推算我国几千年来历法或考古的重要工具。甲子纪日法是每一天都有一个日序，甲子日为这个日序的第一日，乙丑日为第二日……第六十日为癸亥日，六十日为一周。一周结束后再由甲子日起始，往复不已。例如 2002 年 6 月 25 日为甲子日，6 月 26 日为乙丑日，到 9 月 18 日又是甲子日，正好为六十日，是一个甲子周期日。

人们所熟知的“入伏”，就是这种甲子记日方法的具体运用。根据气象学的理论，“入伏”是从夏至之日后第三个庚日为“初伏”，夏至日后的第四个庚日为“中伏”，立秋后的第一个庚日为“末伏”。例如 2002 年的夏至在 6 月 21 日（农历五月十一日），这一天的日甲子（干支）为庚戌日，当天正是第一个庚日，所以“入伏”应当从下二个庚日，即 7 月 11 日（庚午日），这一天就为初伏的第一天。“中伏”为第四个庚日，即 7 月 21 日（庚辰日）。该年的 8 月 8 日（戊申）立秋，其后第一个庚日在立秋后的第 3 天（8 月 10 日即庚戌日）。从初伏到中伏的时间固定为 10 天，但末伏的时间长短不定，末伏的时间的长短取决于初伏时间的迟早，以及立秋之日的日干支。

4. 甲子纪时法

甲子纪时的推算，关键在于求时干，因为时支固定不变，每昼夜 24 小时分为 12 个时辰。从 23 时至 1 时为子时，每 2 个小时为一个时辰，以此类推。时干的推求方法可按下述口诀求之：

甲己还生甲，乙庚由丙起，

丙辛生戊子，丁壬庚子居，

戊癸推壬子，余以此为序。

上述口诀说明，在推求出日干支序数的基础上，可以进一步推求时干支，如果当日的日干为甲子时，当日的第1个时辰（即23~1时）即为甲子时，第2个时辰为乙丑时……第12个时辰（21~23时）的干支为乙亥。余皆类此。

二、五运

五运，即木运、火运、土运、金运、水运五者的总称，是木、火、土、金、水五行之气在天地间的运行变化。其中的“五”是木、火、土、金、水五行符号，其分别表示风、暑（或热）、湿、燥、寒等气候。“运”，即运动、运行，此指五种气候按一定时序的运转流动。自然界的气候是暑往寒来，秋去冬至，循环往复。因此，木、火、土、金、水五运，在运气学说的理论中，不仅可以代表春、夏、长夏、秋、冬五季气候的特点，也可表示不同年份的气候变化。五运又有岁运、主运、客运之分。

（一）岁运

岁运也称中运、大运，统管全年的气候。岁运可以反映全年的气候、物化特征，及其发病规律。

岁运是根据当年的年干确定的。《素问·天元纪大论》说：“甲己之岁，土运统之；乙庚之岁，金运统之；丙辛之岁，水运统之；丁壬之岁，木运统之；戊癸之岁，火运统之。”这种五行配以天干的方法，称之为“十干统运”，也叫“十干纪运”。五运之所以为十干所统，是根据五气经天的理论及相关气象特征确定的。这是古人在长期对天体运动变化进行观察的基础上总结而成的。如《素问·五运行大论》说：“丹天之气，经于牛女戊分；黅天之气，经于心尾己分；苍天之气，经于危室柳鬼；素天之气，经于亢氐昴毕；玄天之气，经于张翼娄胃。所谓戊己分者，奎壁角轸，则天地之门户也。夫候之所始，道之所生，不可不通也。”丹、黅、苍、素、玄是红、黄、青、白、黑五种颜色的气象变化。牛、女、心、尾等是指二十八宿（见图19-1）。

面南而立，俯视图19-1就可清楚地看到二十八宿的方位，分别分布在东、南、西、北四个方位上。分布于图中的天干，是标示五行在五方中的位置，即东方甲乙木，南方丙丁火，西方庚辛金，北方壬癸水。戊和己则分别位于西北方位之“天门”和东南方位之“地户”。

牛、女二宿在北方偏东之癸位，奎、壁二宿当西方戊位，“丹天之气经于牛女戊分”，指天空中赤色的气象特征常出现在这一方位，所以戊癸主火运；心、尾二宿在东方偏北之甲位，角、轸二宿当东南方己位，“黅天之气经于心尾己分”，指天空中黄色的气象特征常出现在这一方位，所以甲己主土运；危、室二宿当北方壬位，柳、鬼二宿在南方偏西之丁位，“苍天之气经于危室柳鬼”，指天空中青色或蓝色的气象特征常出现在这一方位，所以丁壬主木运；亢、氐二宿当东方偏南之乙位，昴、毕二宿当西方偏南之庚位，“素天之气经于亢氐昴毕”，指天空中白色的气象特征常出现在这一方位，所以乙庚主金运；张、翼二宿位于南方偏东之丙位，娄、胃二宿位于西方偏北之辛位，“玄天之气经于张翼娄胃”，所以丙辛主水运。说明十天统运中的五气经天理论是建立在天文知识和对气象观察资料基础之上的。

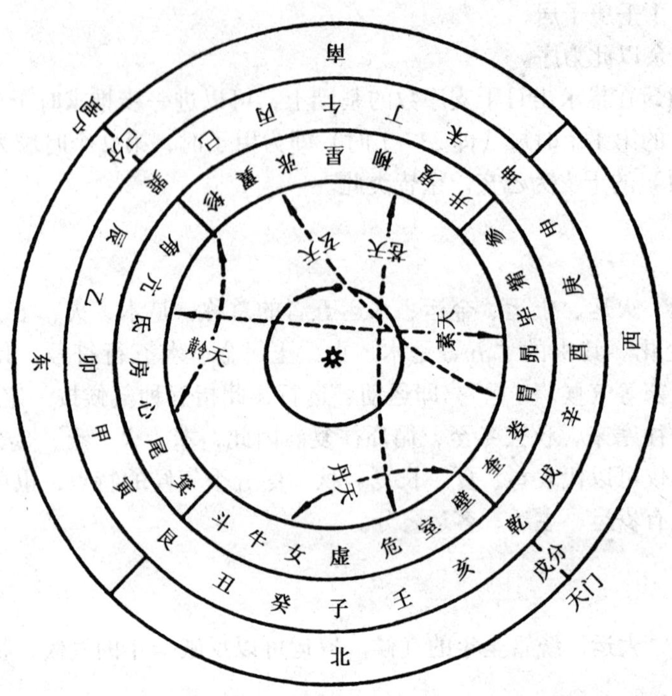

图 19－1　五运经天图

图中的天门、地户是根据太阳在天体的位置以及时令气候的变化命名的。当太阳的周年视运动位于奎、壁二宿时，时置春分，正当由春入夏，是一年之中白昼变长的开始，也是温暖之气流行，万物复苏生发，故曰天门，言阳气开启。角、轸二宿为巽位己方，时值秋分，正当由秋入冬，是一年白昼变短的开始，又是燥凉肃杀之气流行，万物收藏敛伏，故曰地户，言阳气开始收敛闭藏。所谓春分司启，秋分司闭，有门户之意，故将奎壁宿所在方位称为天门，将角轸宿所在的方位称为地户。

岁运之所以又称之为中运，是因为五行之气居于天气升降之中的缘故。如《素问·六元正纪大论》说："天气不足，地气随之；地气不足，天气从之，运居其中而常先也。"天气在上，地气在下，天地间的气流，不断地上下升降运动。天气不足则地气随之而上升；地气不足，则天气随之而下降，因为运居于天地之间，并随气流的运动而先行升降，所以称之为"中运"。即岁运之气居于天气和地气之间。

岁运的特点是：5 年为一小周期，10 年为一大周期，每年由一运所主，始于木运（风气），终于水运（寒气），太过与不及相间，以五行相生为序运行。

各年份的岁运推算方法：先求出当年的干支甲子，再据"十干化运"的规律，可求出当年的岁运。例如 1921 年，据公式推求其年干支为辛酉，据"十干化运"规律，丙辛为水运，所以 1921 年的岁运为水运。再如 2003 年，据公式求得年干支为癸未，"十干化运"规律中，癸为火运，所以该年的岁运为火运。

（二）主运

主运，五运之气分别主管一年五时的运。它主治一年五时正常气候的变化，每运主一时，各73.05天，依五行相生的顺序，始于木运，终于水运。年年如此，固定不变（图19－2）。

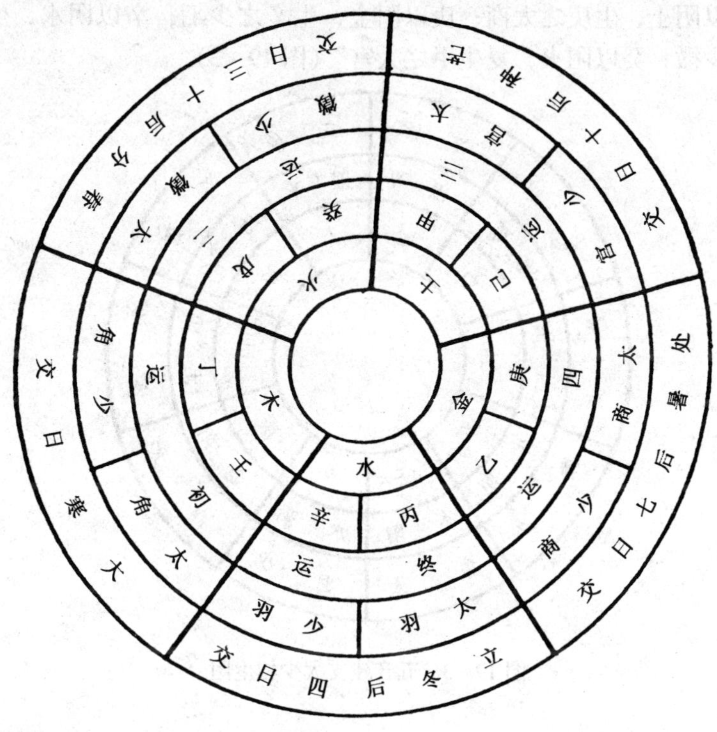

图19－2 五运主运图

主运分主五时，虽然五运的五行属性固定不变，但主运五步各有太过不及的变化。推算时，须用“五音建运”、“太少相生”和“五步推运”三步方法进行。

1. 五音建运

把五音分别建立于五运之上，并以五音之太、少推求五运之太过和不及。这种方法对于主运、客运都适用。

2. 太少相生

建于五运之上的五音太少，按照五行相生的关系发生变化。五音建五运，五运的十干分阴阳，凡阳干属太，阴干属少。例如：甲己土运，甲属阳土为太宫，己属阴土为少宫。余可类推。五音建运、太少相生关系，如表19－7。

表19－7 五音建运、太少相生表

五运	土 运	金 运	水 运	木 运	火 运
天干	甲 己	乙 庚	丙 辛	丁 壬	戊 癸
太少	太 少	少 太	太 少	少 太	太 少
五音	宫 宫	商 商	羽 羽	角 角	徵 徵

十干分阴阳，五音别太少，依循十干的顺序，也就是太少相生的顺序。正如张介宾所说：“盖太者属阳，少者属阴，阴以生阳，阳以生阴，一动一静，乃成易道。故甲以阳土，生乙之

少商；乙以阴金，生丙之太羽；丙以阳水，生丁之少角；丁以阴木，生戊之太徵；戊以阳火，生己之少宫；己以阴土，生庚之太商；庚以阳金，生辛之少羽；辛以阴水，生壬之太角；壬以阳木，生癸之少徵；癸以阴火，复生甲之太宫”（图 19－3）。

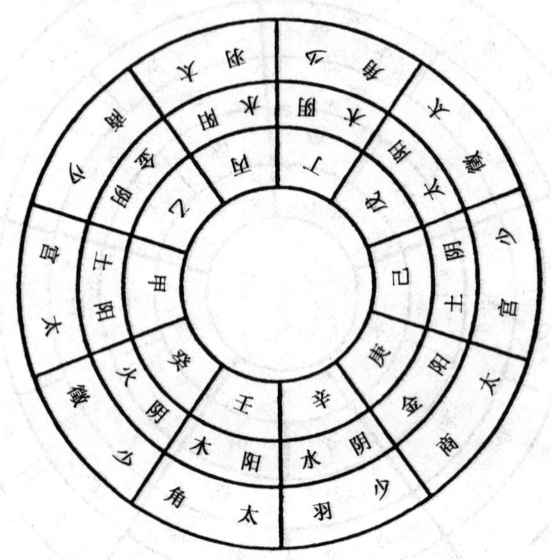

图 19－3　五音建支太少相生图

3. 五步推运

主运虽然始于木音角，以五行相生为序，终于水音羽，年年不变。但各年份的各步主时之运是太还是少，是太生少或是少生太，也就是主运的各运是太过还是不及，都是不相同的，这就需要用五步推运方法加以推求。

五步推运方法：根据当年年干是阳干或是阴干，在“五音建运太少相生图”中找出相应位置的主时之运，然后沿逆时针方向，向上推至角音木。由于图中所示的太角木音与少角木音正好相隔五音，故在推运中，见角即止。若为太角，那么该年主运的初运就是太角木运主持，然后按太少相生关系，二运就是少徵，三运就是太宫，四运就是少商，终运是太羽。若上推是少角，那么二、三、四、终各运也以上法分别求得。例如：年干逢甲之年，阳土主事，岁运为太宫。即从太宫上推，生太宫的是少徵，生少徵是太角，则逢甲之年主运分别是：初运为太角。太少相生，二运为少徵，三运为太宫，四运为少商，终运为太羽。余以此类推

从上述所见，主运的太过、不及，五年一循环，十年一周期。各年主运相应步位之运的太过不及与该年岁运的太过、不及是一致的。如戊年岁运为火运太过，太徵用事，则该年二运火运也是太过。又如辛年岁运为水运不及，则该年终运的水运也是不及。为了掌握这个规律，推算主运的太过、不及还有一个简便的推求方法：看该年的岁运是什么运，太过或不及，由于该年相应时段的主运与岁运是一致的，再以太少相生关系将临近的前后两运一推便得。例如庚年为阳金，岁运为太商用事，那么其主运的四运即为太商。按太少相生关系，生太商的三运为少宫，太商生少羽，其终运为少羽。而三运少宫之前的二运便为太徵，初运为少角。掌握了这一简便方法，就可以不必在“五音建运太少相生图”中去查推。见表 19－8：

综上所述，主运的推算的方法：一，各年主运的次序不变，起于角终于羽，以五年相生

为序。二，根据各年年干的阴阳属性，依五音建运太少相生图，逆时针方向逐步上推至角，便得出初运（也即木运）的太少属性，然后遵循太少相生的规律，再确定其余的二、三、四、终运的太少属性。

表 19－8 主运五步推运太少相生表

年 干	初运		二运		三运		四运		终运
甲	[木]	→太生少→	火	→少生太→	[土]	→太生少→	金	→少生太→	[水]
乙	[木]	→太生少→	火	→少生太→	[土]	→太生少→	金	→少生太→	[水]
丙	[木]	→太生少→	火	→少生太→	[土]	→太生少→	金	→少生太→	[水]
丁	木	→少生太→	[火]	→太生少→	土	→少生太→	[金]	→太生少→	水
戊	木	→少生太→	[火]	→太生少→	土	→少生太→	[金]	→太生少→	水
己	木	→少生太→	[火]	→太生少→	土	→少生太→	[金]	→太生少→	水
庚	木	→少生太→	[火]	→太生少→	土	→少生太→	[金]	→太生少→	水
辛	木	→少生太→	[火]	→太生少→	土	→少生太→	[金]	→太生少→	水
壬	[木]	→太生少→	火	→少生太→	[土]	→太生少→	金	→少生太→	[水]
癸	[木]	→太生少→	火	→少生太→	[土]	→太生少→	金	→少生太→	[水]

注：表中有□为“太”（即运太过），无□为“少”（即运不及）。

（三）客运

客运与主运相对而言，因其十年之内，年年不同，如客之往来，故名客运。

客运也是主时之运，即每年五步的任何一步，同时有一个主运和一个客运共同主持。客运与主运的相同点：五步之运分主一年五时，每运各主七十三日零五刻；都以五行相生之序，太少相生，五步推运。主运与客运的不同点：客运随着岁运变。

客运的推算方法：以当年的岁运为初运，然后以五行太少相生的顺序，分作五步，行于主运之上，逐年变迁，十年一周期。如逢甲之年，岁运为阳土太宫用事，那么该年客运的初运便是太宫，二运为少商，三运为太羽，四运为少角，终运为太徵，余皆仿此（图 19－4）。

三、六气

六气，指风、热、火（暑）、湿、燥、寒六种气候。六气分主气、客气、客主加临三种情况。主气用以测常，客气用以测变。客主加临，是把主气和客气相结合，进一步综合分析气候变化及其影响。六气的推求方法是以十二地支进行演绎，根据纪年的地支与六气的关系进行推演分析。

六气是气候变化的本源，三阴三阳是六气产生的标象。标本相合，就是风化厥阴，热化少阴，湿化太阴，火化少阳，燥化阳明，寒化太阳。所以《素问·天元纪大论》说：“厥阴之上，风气主之；少阴之上，热气主之；太阴之上，湿气主之；少阳之上，相火主之；阳明之上，燥气主之；太阳之上，寒气主之。所谓本也，是谓六元。”

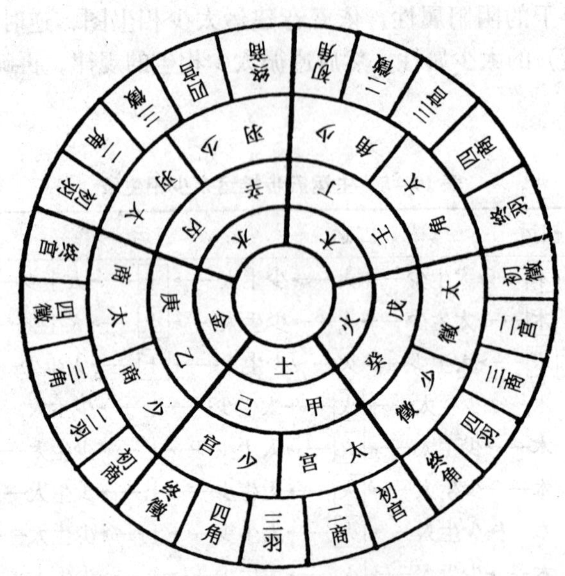

图 19－4　五运客运图

(一) 地支纪气（十二支化气）

干支运用到运气学说中，天干主要用以推算并标示五运，地支主要用以推算并标示六气，即所谓“天干纪运，地支纪气”。十二支配合六气，不能离开三阴三阳，正如《素问·五运行大论》所说：“子午之上，少阴主之；丑未之上，太阴主之；寅申之上，少阳主之；卯酉之上，阳明主之；辰戌之上，太阳主之；巳亥之上，厥阴主之。”上，即指在上的天气，亦即司天之气所在的位置。就是说年支逢子午，则为少阴君火之气所主；年支逢丑未，则为太阴湿土之气所主；年支逢寅申，则为少阳相火之气所主。余皆类推（表 19－9）。

表 19－9　十二支配六气表

十二支	子午	丑未	寅申	卯酉	辰戌	巳亥
三阴三阳	少阴	太阴	少阳	阳明	太阳	厥阴
六气	君火（热）	湿土	相火（暑）	燥金	寒水	风木

(二) 主气

主气，是主宰一年六个季节正常气候的变化，故称为主时之气。因其恒居不变，静而守位，年年如此，故又称为地气。

主气分主一年二十四节气，即把一年分为六步（即 6 个时间段），每步主四个节气，计六十天零八十七刻半，初气始于厥阴风木，终气止于太阳寒水，按五行相生次序运行，年年如此。六气主时，是从上一年十二月中的大寒节起算，经过立春、雨水、惊蛰到春分前夕，为初之气，属厥阴风木当令，此是斗建从丑中到卯中，正当阳气向上升发的季节，为一年春季的开始。从春分起算，经过清明、谷雨、立夏，到小满前夕，属少阴君火热气当令，此时斗建从卯中到巳中，正是阳气逐渐旺盛的季节，又为一年夏季之始，故以少阴君火热气为二之气。从四月的小满起算，经过芒种、夏至、小暑到六月中旬的大暑前夕，属少阳相火暑气当令，此时斗建从巳中到未中，正是暑气流行的季节，君火、相火同气相随，故以少阳相火暑气为三之气。从六月中旬的大暑起算，经过立秋、处暑、白露到八月中旬的秋分前夕，属太阴湿土当令，此时斗建从未中到酉中，正是湿气旺盛的季节，虽然新秋初到，炎暑渐消，但湿土郁蒸之气仍在，故以太阴湿土为四之气。从八月中旬的秋分起算，经过寒露、霜降、立冬，到十月中旬的小雪前夕，属阳明燥金主令，此时斗建从酉中到亥中，正是燥气最盛的季节，燥为清凉而又干燥之气，故以阳明燥金为五之气。从十月中旬的小雪算起，经过大雪、冬至、小寒到十二月的大寒节前夕，属太阳寒水当令，此时斗建从亥中到丑中，正是一年之中寒气最盛季节。气候至此，，行遍一周，故以太阳寒水为终之气。时序及气候的变迁，反映了五行相生的规律，正如《素问·六微旨大论》说："愿闻地理之应六节气位何如？岐伯曰：显明之右，君火之位也。君火之右，退行一步，相火治之；复行一步，土气治之；复行一步，金气治之；复行一步，水气治之；复行一步，木气治之；复行一步，君火治之。"王冰注："日出谓之显明。""显明"在正东偏北卯位，自东而南移，即为右行。

六气之间具有相互承制、互相约束的关系。这种承制、约束关系对气候变化起到一种自然调节作用。正如《素问·六微旨大论》所说："相火之下，水气承之；水位之下，土气承之；土位之下，风气承之；风位之下，金气承之；金位之下，火气承之；君火之下，阴精承之。""下"，指下承之气，因位居本气之后，所以称"下"。"承"，即指接着而出现的制约之气。六气之间相互制约，才能防止太过或不及，保持相对平衡，所以任何一种气候都有相应的制约之气。当某一气出现亢盛的时候，随即就有另一种相对的气候去制约，否则六气就会失去调节，从而产生灾害性气候。所以《素问·六微旨大论》说："亢则害，承乃制，制则生化，外列盛衰，害则败乱，生化大病。"兹将六气主时节气列图如图 19 – 5。

（三）客气

客气，即是在天的三阴三阳之气。因其运动不息，与固定的主气不同，犹如客之往来，故称客气。根据"阴静阳动"，"天为阳，地为阴"的观点。固定不变，相对稳定的主气又称为地气，而客气则称为天气。

客气的运行也分为六步，先三阴，后三阳。其顺序是一厥阴，二少阴，三太阴，四少阳，五阳明，六太阳。客气和主气虽然都分六步运行，但两者运行的次序完全不同，客气六步因不同年份的岁支的改变而变化。

客气六步，包括司天之气（上）、在泉之气（下），以及司天的左间气、右间气，在泉的左间气和右间气，共为客气六步的运行方式。客气六步，按照一定顺序分布于上下左右，互为司天，互为在泉，互为间气，便构成了客气六步的变化规律。客气以六年为一周期，随年支的演变，每年各步的客气性质及其盛衰变化均有所不同。主要根据地支化气的规律，推算客气。

1. 司天之气

司天，就是轮值主司天气的意思，也就是当令的气候。司天之气的排列位置，象征着在上的天空之气，主上半年的气候变化，也称岁气。各年的司天之气只凭岁支和地支纪年规律，

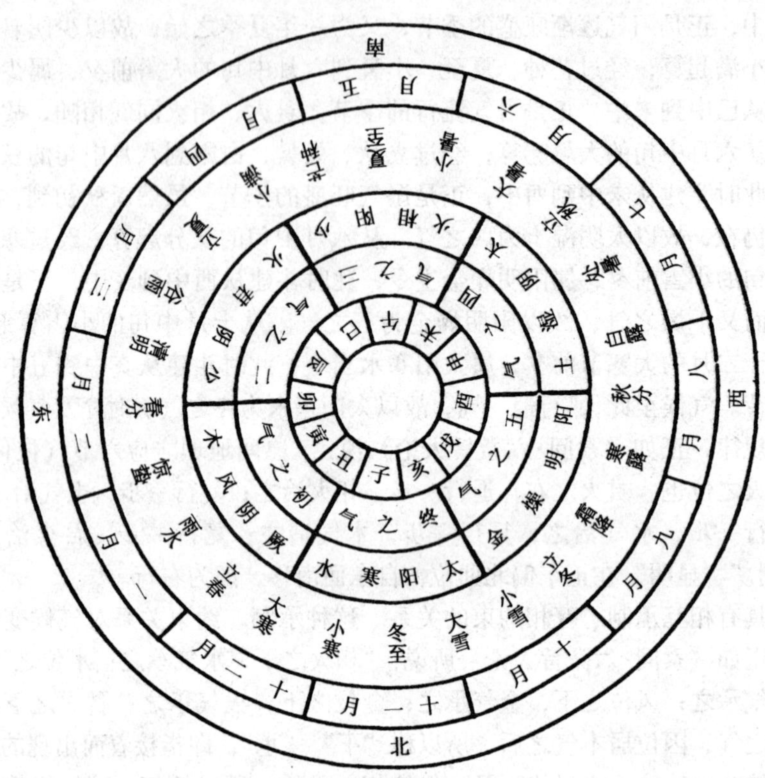

图 19－5　六气主时节气图

就可直接求得。司天的位置在六步之气的三之气。其推算方法如《素问·天元纪大论》所说："子午之岁，上见少阴；丑未之岁，上见太阴；寅申之岁，上见少阳；卯酉之岁，上见阳明；辰戌之岁，上见太阳；巳亥之岁，上见厥阴。"上，即指位置在上的司天。即凡子午之岁，则为少阴君火司天；丑未之岁，则为太阴湿土司天；……由于司天之气为岁气，统管上半年的初、二、三之气，故《素问·六元正纪大论》说："岁半之前，天气主之。"

2. 在泉之气

在泉之气也是岁气，统管下半年的气候，其位在终之气。所以《素问·六元正纪大论》说："岁半之后，地气主之。"由于司天之位在上的南方，故称之为天气。而在泉之位在下的正北方，故也称为地气。在泉与司天之气是对应的，凡一阴司天，必然是一阳在泉；二阴司天，必然是二阳在泉；三阴司天，必然是三阳在泉。反之也相反。所以子午少阴（二阴）君火与卯酉阳明（二阳）燥金相对，两者互为司天、在泉；丑未太阴（三阴）湿土与辰戌太阳（三阳）寒水相对，两者互为司天、在泉；寅申少阳（一阳）相火与巳亥厥阴（一阴）风木相对，两者互为司天、在泉。

3. 间气

客气六步除司天（三之气）和在泉（终之气）外，其余的初之气、二之气、四之气、五之气统称"间气"。《素问·至真要大论》说："帝曰：间气何谓？岐伯曰：司左右者，是谓间气也。帝曰：何以异之？岐伯曰：主岁者纪岁，间气者纪步也。"指出间气主要是用以标记客气六步的。每一间气只主管一步（即 60.875 天）的气候变化。

客气六步的位置是：司天在上，在泉在下，司天、在泉的左右，即是间气的位置。所谓上，是指在上的正南方位；所谓下，是指在下的正北方位。左右代表间气。如司天的左右间气（即二之气和四之气）位置与司天的关系在《素问·五运行大论》中说："诸上见厥阴，左少阴，右太阳；见少阴，左太阴，右厥阴；见太阴，左少阳，右少阴；见少阳，左阳明，右太阴；见阳明，左太阳，右少阳，右少阳；见太阳，左厥阴，右阳明。所谓面北而命其位，言其见也。"这是站在南方（上）而面对着下方北的位置而确定司天之左间气和右间气的。上，即司天。"所谓面北命其位"，其针对文中的"左"、"右"定位而言。因为司天在上的南方。所以言司天的左右间气时就要面对在下的北方。因此，在厥阴风气司天的年份（即"上见厥阴"），其司天的左间气（即四之气）为少阴君火（热），右间气（即二之气）为太阳寒水。因为司天在正南方，面对正北方在泉的位置，司天的左间即为四之气，右间即为二之气。

在泉的左右间气与司天之气的左右间气相反。《素问·五运行大论》又说："何谓下？岐伯曰：厥阴在上，则少阳在下，左阳明，右太阴；少阴在上，则阳明在下，左太阳，右少阳；太阴在上，则太阳在下，左厥阴，右阳明；少阳在上，则厥阴在下，左少阴，右太阳；阳明在上，则少阴在下，左太阴，右厥阴；太阳在上，则太阴在下，左少阳，右少阴。所面南而命其位，言其见也。"这里所说的左右，是指面向南方时所见在泉之气的左间气、右间气的位置，它和司天面向北方所定的左右间气的方位恰恰相反。左间在初之气，右间在五之气。

六气的运转，是按纪年的岁支顺序进行的，六年一周期，每一年都有值年的司天、在泉和间气。司天之气，自上而右转，下降于地；在泉之气，自下而左转，上升于天。左右旋转一周，于是就回归到原来的位置，故《素问·五运行大论》说："动静何如？岐伯曰：上者右行，下者左行，左右周天，余而复会也"（图 19－6）。"上"，指司天之气；"下"，指在泉之气。

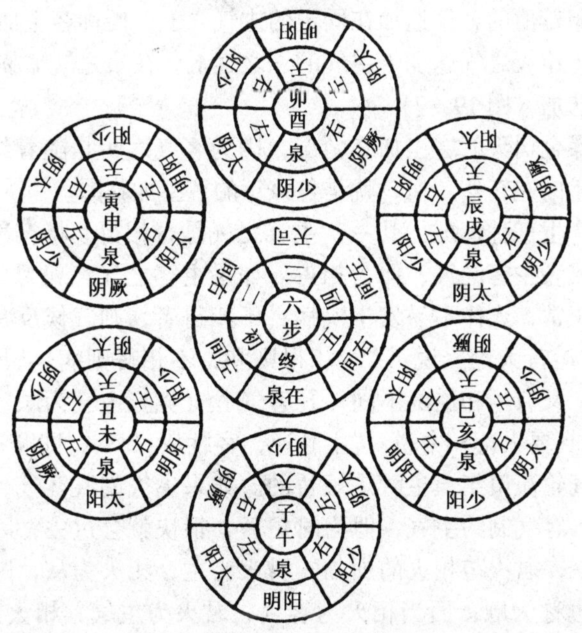

图 19－6 司天在泉左右间气图

从以上的分析及图 19 – 6 可以看出，客气六步的排序规律总是：一阴对一阳，二阴对二阳，三阴对三阳，左间对左间，右间对右间，司天对在泉，顺时针方向，三阴与三阳均按一、二、三之序排列运行。

此外，客气司天还可能出现下列两种情况：

第一种　客气的胜复变化。胜，指偏胜之气，是气的主动抑制作用；复，指报复之气，是气的被动反弹作用。客气的胜复，是说客气有所胜则有所复。这是气候变化在异常情况下的一般规律，也是气候变化的一种自然调节作用。一年中，若上半年发生某种太过的胜气，下半年就有与之性质相反的复气发生，如上半年热气偏胜，下半年即有寒气来复。当然，胜复之气并非每年都有。

第二种　客气不迁正、不退位。“不迁正，不退位”，是《素问·遗篇·刺法论》中提出的。所谓“不迁正”，就是指值年的司天之气不能应时而至。其原因多由前一年的司天之气太过，以致影响该年的司天之气，因此气候失常。例如丑未之年。如果上一年（子午之年）司天的少阴君火之气太过，那么该年的太阴湿土之气就不能及时的主司气候，该年上半年的气候受上一年少阴君火的影响而偏热，这就是太阴湿土之气“不迁正”。“不退位”，就是上一年的司天之气太过，留而不去，至次年在气候变化及其他方面仍然出现了上一年岁气特点，如巳亥年厥阴风木司天，如果风木之气太过，留而不去，至次年在气候变化及其他方面仍然出现厥阴风木的特点，这就是厥阴风木之气“不退位”。在这种情况下，左右四间气自然也会出现应升不升，应降不降的情况，该年的客气六步规律便会因此而失序，从而出现反常的灾害性的气候。

（四）客主加临

客加临，就是将每年轮值的客气迭加在固定的主气之上，便称客主加临。加，迭加。临，是会合。加临的方法是将司天之气迭加于主气的三之气上，在泉之气加临于主气的终之气上，其余的四间气分别以次迭加（图 19 – 7）。

图示为卯酉年阳明燥金司天的客主加临情况，因为客气六步是随着纪年的岁支而变，所以只要把图中客气圈逐年向左转移一格，就是各该年的客主加临图。

客主加临的结果会产生三种情况：其一，主客之气是否相得。将客气加于主气之上，凡主客之气为相生关系，或者主客同气，便为相得。如果主客之气表现为相克关系，便为不相得。凡相得者，则气候正常，人体不易发生疾病；不相得者，则气候反常，也容易引起疾病的发生。正如《素问·五运行大论》说：“气相得则和，不相得则病。”其二，主客之气的顺逆。客气加于主气之上，又有顺和逆的不同，凡客气胜（克）主气为顺，主气胜（克）客气则为逆。所以《素问·至真要大论》中说：“主胜逆，客胜从。”从，即顺和的意思。因为主气主常令，固定不变，客气轮流值年，主时是短暂的。如果主气制胜客气，即客气的作用受到抑制，所以为逆。相反，客气制约主气，但为时短暂，很快就会过去，因而对主气的影响不甚，所以是为顺和。其三，君火与相火的加临。君火为主，相火为从，因此当君火为客气加临于相火（主气）时，也称为顺；而当相火为客气，君火为主气，相火加临于君火之上时，便为逆，此即所谓“君位臣则顺，臣位君则逆。”

为了便于阅读、理解和掌握客主加临的规律，现列简表举例如下（见表 19 – 10）。

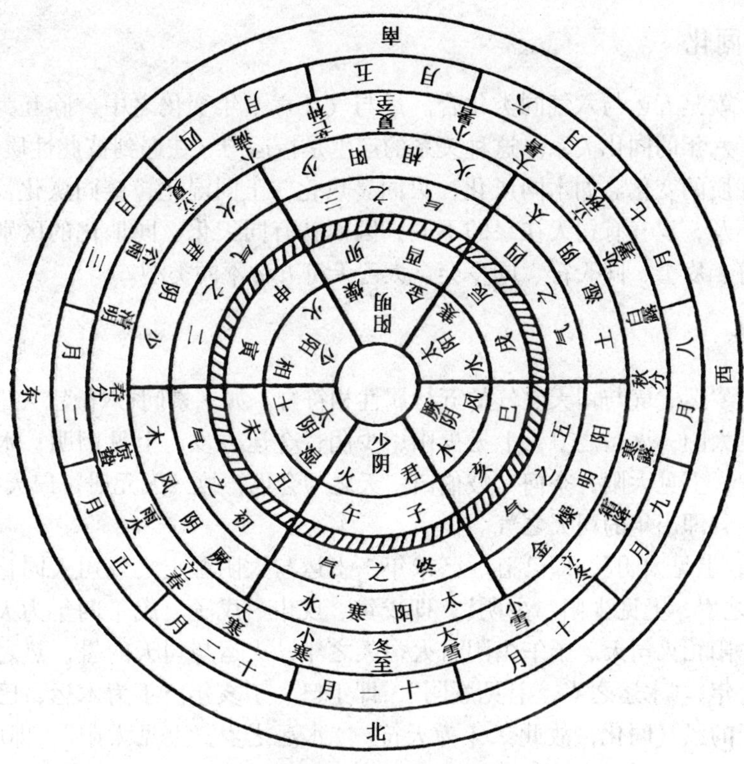

图 19－7 客主加临图

表 19－10 客主加临简表

	定位名称	地左	天右	司天	天左	地右	在泉
客主加临	次序	初之气	二之气	三之气	四之气	五之气	终之气
	节气	立春 雨水 惊蛰 春分	清明 谷雨 立夏 小满	芒种 夏至 小暑 大暑	立秋 处暑 白露 秋分	寒露 霜降 立冬 小雪	大雪 冬至 小寒 大寒
	月份	正月 二月	三月 四月	五月 六月	七月 八月	九月 十月	十一月 十二月
各年	主气	厥阴风木	少阴君火	少阳相火	太阴湿土	阳明燥金	太阳寒水
2003年（癸未）	客气	厥阴风木	少阴君火	太阴湿土	少阳相火	阳明燥金	太阳寒水
2004年（甲申）	客气	少阴君火	太阴湿土	少阳相火	阳明燥金	太阳寒水	厥阴风木
2005年（乙酉）	客气	太阴湿土	少阳相火	阳明燥金	太阳寒水	厥阴风木	少阴君火
2006年（丙戌）	客气	少阳相火	阳明燥金	太阳寒水	厥阴风木	少阴君火	太阴湿土
2007年（丁亥）	客气	阳明燥金	太阳寒水	厥阴风木	少阴君火	太阴湿土	少阳相火
2008年（戊子）	客气	太阳寒水	厥阴风木	少阴君火	太阴湿土	少阳相火	阳明燥金

六气的客主加临，六年为一个周期，终而复始。故此表之后的2009年为己丑年，据“十二支化”规律，己丑之年为太阴湿土司天，所以各步客气之序又重复六年前的2003年，所以客主加临亦相同。所以此表可循环使用。

四、运气同化

运气同化，就是五运与六气同类化合。运与气在六十年变化之中，除互为生克，互为消长外，还有二十六年的同化关系。这种关系的产生是指运与气在遇到彼此性质相同的情况下，往往产生同一性质的变化。如木同风化，火同暑热化，土同湿化，金同燥化，水同寒化。由于岁运有太过不及，岁气有司天在泉的不同，因而就有同天化、同地化的区别，所以运气同化表现就有天符、岁会、同天符、同岁会、太乙天符五种不同类型。

（一）天符

天符，是指岁运之气与司天之气的五行属性相符合。如《素问·六微旨大论》说："帝曰：土运之岁，上见太阴；火运之岁，上见少阳、少阴；金运之岁，上见阳明；木运之岁，上见厥阴；水运之岁，上见太阳，奈何？岐伯曰：天之与会也，故《天元册》曰天符。"土运、火运等指岁运。上，即当年的司天之气。

"土运之岁，上见太阴"，即己丑、己未年，土运与太阴湿土之气司天同化，故此二年将为天符。"火运之岁，上见少阳、少阴"，即戊寅、戊申、戊子、戊午四年为天符年。戊为火运，若遇寅申少阳相火司天、子午少阴君火司天之年，火运与司天的暑、热之气属性相同而化合，故为天符年。"木运之岁，上见厥阴"，即丁巳、丁亥年。丁为木运，巳亥厥阴风木司天，木运与司天的风气同化，故此二年为天符。"水运之岁，上见太阳"，即丙辰、丙戌年。丙为水运，辰戌太阳寒水司天，水运与司天的寒水之气同化，故此二年为天符。"金运之岁，上见阳明"，即乙卯、乙酉年。乙为金运，卯酉阳明燥金司天，金运与司天的燥气同化，故此二年为天符。正因为岁运的五行属性与客气司天的地支五行属性相同，故称为"天符"，因而《素问·天元纪大论》说："应天为天符"（图19-8）。

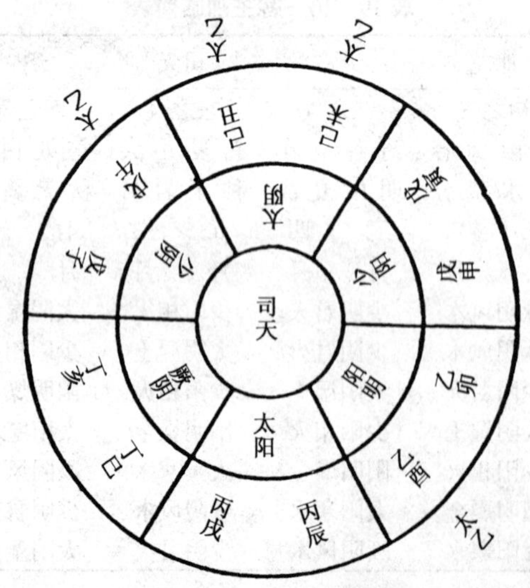

图19-8　天符太乙图

天符之年的推算方法：一是先求年干，据"十天化运"规律，求出该年的岁运；二是求年支，据"十二支化气"规律，求出该年的岁气，即司天之气；三是将岁运与岁气进行五行属性比较，如果二者的属性相同，那么该年即是天符之年。例如乙酉、乙卯年，此二年的年干为乙，据“乙庚化金”的化运规律，此二年的岁运为金运。此二年的岁支为卯、为酉，据“卯酉阳明燥金”的化气规律，故此二年的岁气为阳明燥金之气司天，正因为金运与燥金之气的属性相同，所以说乙酉（2005 年）、乙卯年（2035）为“天符”年。

（二）岁会

岁会，是指岁运与岁支的五行属性及其所示的五方正位相符合，便称为岁会。《素问·六微旨大论》说：“木运临卯，火运临午，土运临四季，金运临酉，水运临子。所谓岁会，气之平也。”所谓“临”，就是本运加临于本气。如丁卯年，丁为木运，卯在东方属木的正位，故称“木运临卯”。戊午年，戊为火运，午在南方属火的正位，故称“火运临午”。甲辰、甲戌、己丑、己未四年，甲己为土运，而辰戌丑未属土，分别寄旺于东南方、西南方、东北方、西北方，又恰是四季之末的四维方位，故称“土运临四季”。乙酉年，乙为金运，酉为西方属金的正位，故称“金运临酉”。丙子年，丙为水运，子在北方属水的正位，故称“水运临子”。凡此八年为岁会（图 19－9）。其中己丑、己未两年又是太乙天符年（见图 19－8）。

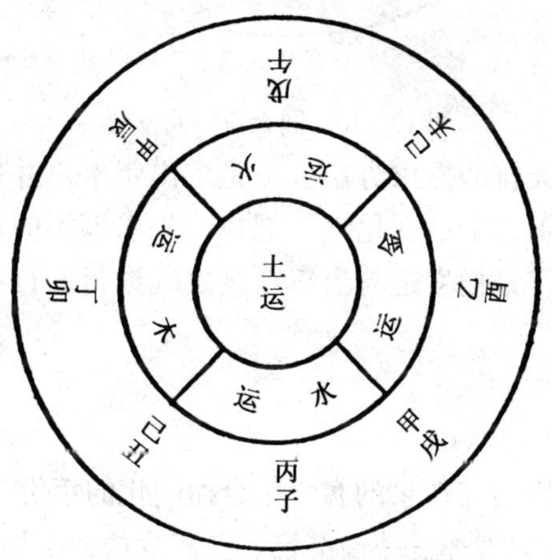

图 19－9 岁会图

“岁会”之年的推算方法：一是先求年干，再据“十干化运”的规律，求出该年的岁运；二是求出该年岁支，根据“东方寅卯木，南方丙丁火，西方申酉金，北方亥子水，辰戌丑未中央土”的规律，并将其与岁运进行五行属性比较，相同者即是“岁会年”。

（三）同天符

凡逢阳干之年，太过的岁运之气与在泉之客气相和而同化者，就叫同天符。《素问·六元正纪大论》说：“太过而同天化者三……甲辰、甲戌太宫，下加太阴；壬寅、壬申太角，下加厥阴；庚子、庚午太商，下加阳明，如是者三。”下，指在泉之气。又说：“加者何谓？岐伯曰：太过而加同天符。”就是说，在六十年中，岁运太过而与在泉客气相合的有三，即甲辰、甲戌，壬寅、壬申，庚子、庚午六年。甲辰、甲戌年，甲为太宫用事，属土运太过之年，而在泉的客气又是太阴湿土，于是太过的土运与湿气相合而同化。壬寅、壬申年，壬为阳木太角用事，是木运太过之年，而在泉之客气是厥阴风木，故太过的木运与风气相合而同化。庚子、庚午年，庚为阳金太商用事，属金运太过之年，而在泉的客气为阳明燥金，太过的金运与燥气相合而化。以上六年都是太过的岁运与在泉之气相合同化（图19－10）。

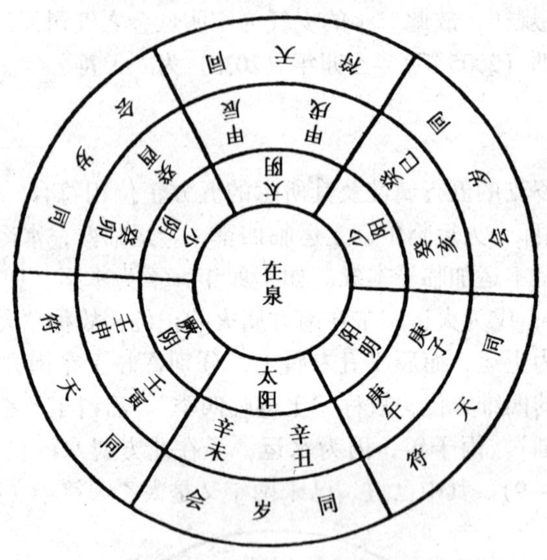

图 19－10　同天符、同岁会

阳干主岁运太过，故同天符的推求方法：一是求出年干，并根据天干的阴阳属性，在阳干之年寻求；二是求岁支，据“十二支化气”规律，先求该年的司天之年，再据客气六步的相关规律，求出在泉之气；三是把岁运与当年在泉之气进行五行属性比较，相同者即是“同天符”。

（四）同岁会

凡逢阴干之年，不及的岁运与在泉的客气相合而同化的年份，叫同岁会。如《素问·六元正纪大论》说：“不及而同地化者亦三……癸巳、癸亥少徵，下加少阳。辛丑、辛未少羽，下加太阳。癸卯、癸酉少徵，下加少阴，如是者三。”又说：“不及而加同岁会也。”在六十年中，“同岁会”共有六年。其中癸卯、癸酉、癸巳、癸亥是阴干之年，岁运为火运不及，而在泉的客气分别是少阴君火热和少阳相火暑，故不及之岁运与在泉之气相合而同化。辛丑、辛未年，岁运为水运不及；丑、未之年是太阳寒水在泉，故不及的岁运与在泉的客气相合而同化。以上六年都是不及的岁运与在泉之气的五行属性相符合，所以都叫“同岁会”（见图19－10）。

同岁会的推求方法：一是求出年干，并根据天干的阴阳属生，阴干主岁运不及，故在阴干之年中寻求；二是求岁支，据“十二支化气”的规律，求出司天之气后再求出在泉之气；三是将不及的岁运与在泉之气进行五行属性比较，凡两者属性相符合者，即为“同岁会”。

（五）太乙天符

太乙天符，是指既是天符，又是岁会的年份。《素问·六微旨大论》说：“天符岁会何如？岐伯曰：太乙天符之会也。”在六十年中，戊午、乙酉、己丑、己未四年，均属太乙天符。太乙天符是指岁运与司天之气、岁支之气的五行属性三者相合，共同主令，即《素问·天元纪大论》所说的“三合为治”。例如戊午年，戊为火运，午为少阴君火司天，这既是岁运与司天之气同气的“天符”，又是岁运与岁支同气居于南方正位的“岁会”。乙酉年，乙为金运，酉为阳明燥金司天，既是岁运与司天之气同气的“天符”，又是岁运与岁支同居西方正位的“岁会”。己丑、己未年，已为土运，丑未为太阴湿土司天，丑未又为土居之位，故此两年，岁运少宫与司天气及岁支土位相合。以上四年，均为司天、岁运、岁支的五方正位三者会合的年份，都是“太乙天符”之年（图 19－8）。

在运气同化的关系中，虽有天符、岁会、同天符、同岁会、太乙天符的区别，但都是用以说明运和气相会的年份，彼此虽然没有胜复，气象变化比较单一，但却因此而造成一气偏胜独治。这样就容易给人体和其他生物造成单向的危害。正如《素问·六微旨大论》所指出：“天符为执法，岁会为行令，太乙天符为贵人。帝曰：邪之中也奈何？岐伯曰：中执法者，其病速而危；中行令者，其病徐而持；中贵人者，其病暴而死。”一年之中，岁运、司天、在泉各行其令，一旦自然会合，贯通在岁气之中，就会形成较强大而单纯的气候变化，所以《内经》分别以“执法”、“行令”、“贵人”比喻其力量和作用。执法位于上，故为“天符”之邪所伤，则发病迅速而严重；行令位于下，故为“岁会”之邪所伤，则病势徐缓而持久；贵人统乎上下，故为“太乙天符”之邪所伤，则病势急剧而有死亡的危险。

（六）平气之年

岁运除了太过、不及外，还有平气之年。平气，是指既无太过，又无不及之年。此即张介宾所说：“平气，如运太过而被抑，运不及而得助也”（《类经图翼·五运太少齐兼化逆顺图解》）。

平气的推算方法可归纳为以下三种：

其一，根据岁运与岁气推算。推算时又有两种情况：一是岁运太过而被岁气抑制。凡属岁运太过之年。如果受到同年司天之气（五行关系中）的相克时，当年太过的岁运便会受到抑制而成为平气。如 2010 年（庚寅年）是金运太过，但是这一年的岁支为寅，“寅申少阳相火”司天。太过的金运受司天相火之气的制约，故为平气之年。二是运不及得助。凡岁运不及之年，如果受到同年司天岁气的资助，亦可成为平气。但此种资助又有相生之助和同气之助两种。所谓相生之助，是指岁运与岁气的五行关系是母子相生关系，不及之岁运可成为平气，如 2011 年（辛卯），水运不及，但该年岁支为卯，据“卯酉阳明燥金”的化气规律，其岁气为阳明燥金之气司天。金生水，为水之母，故 2011 年的岁运亦是平气。所谓同气之助，是指岁运与岁气的五行属性相同，据“同气相求”原理，不及之运亦可成为平气。如 2007 年（丁亥年）即是木运不及，但其岁支为亥，“巳亥厥阴风木”司天为其岁气，二者属性相同而资助，故亦为平气之年。

其二，根据每年交运的年干、日干、时干的关系推算。每年初运交运的时间均在春节前的大寒节，如果在交运时刻的时干、交运这一天的日干，都与当年的年干相合，也可产生平气。这种情况在运气学说中又称为“干德符”。如 1992 年（壬申年）初运交运的大寒节，其第 1 天日甲子为丁卯，该年交司时刻在大寒日寅时的初初刻，又属木（东方寅卯木），所以三者相符，故此年亦可成为平气。

其三，根据岁运与月干之间的关系推算。在岁运不及之年，因所逢初运交运的月干与当年的年干相符合，无论是相生关系，或者是同气关系，只要不是相克制胜关系的，仍然可以成为平气。

第二节 《内经》运气学说在医学中的应用

运气学说在医学中的应用，主要用以说明气候变化对人体的影响，根据病因性质的不同，结合阴阳五行学说理论，概括地叙述了人体发病的一般规律。

一、五运理论的临床应用

（一）岁运与临床

岁运与发病规律，《素问·五运行大论》总结说："气有余，则制己所胜，而侮所不胜；其不及，己所不胜侮而乘之，己所胜轻而侮之。"所以，岁运与发病，又有岁运不及和岁运太过两类情况。

1. 岁运不及与临床

凡阴干之年，为岁运不及。不及，指五行之气衰少。运不及之年除了导致胜气妄行之外，还会出现制止胜气的复气。所谓有胜必有复，先胜后复。例如木运不及则燥金之气大行，但不及的木运之子火气，必复母仇而产生火热气候。所以《素问·气交变大论》说："岁木不及，燥乃大行……复则炎暑流火"；"岁火不及，寒乃大行……复则埃郁，大雨且至"；"岁土不及，风乃大行……复则收政严峻，名木苍凋"；"岁金不及，炎火乃行……复则寒雨暴至"等。

其具体情况可根据《素问·气交变大论》的相关内容，整理如下表（表19－11）。

表19－11 五运不及之年的发病规律表

岁运不及	木运不及	火运不及	土运不及	金运不及	水运不及
胜气	燥气大行	寒气大行	风气大行	炎火大行	湿气大行
复气	炎暑流行	大雨且至	收政严峻	寒雨暴至	大风暴发
易伤之脏	肝、肺、心	心、肾、脾	脾、肝、肺	肺、心、肾	肾、脾、肝
常见病症	中清、胠胁痛、少腹痛、肠鸣、溏泄、寒热、疮疡、疹、痈痤、咳、鼽	胸中痛、胁支满、膺背肩胛间两臂痛、昏朦心痛暴喑、腹大、鹜溏、腹满、食饮不下、寒中肠鸣、泄注腹痛	飧泄霍乱、体重腹痛、肌肉𥆧酸、善怒，胸胁暴痛、下引少腹、善太息、食少失味	肩背瞀重，鼽嚏，血便、注下、阴厥且格阳反上行，头脑户痛，延及囟顶发热、口疮、甚则心痛	腹满、身重、濡泄，寒疡流水，腰股痛，烦冤、足痿清厥、脚下痛、腹满浮肿，筋骨并辟、肉𥆧瘛，目视䀮䀮，肌肉胗发、气并膈中，痛于心腹

岁运不及年份的发病规律是：一则与岁运相应之脏被抑而病，如岁木不及，肝气受抑而

有疏泄不足的胁痛、少腹痛；岁土不及，则“气客于脾”，故有脾失健运的飧泄、体重等症。二则所不胜之脏偏盛病，如土运不及之年，除脾病外，还会发生“胸胁暴痛，下引少腹，善太息”（《素问·气交变大论》）等肝气偏亢之病。三则因复气偏胜而产生相应病证，而且复气为不及之岁气的子气。如岁木不及，火气为复气，于是火热偏胜而有心火炽盛的“病寒热，疮疡，痱胗，痈痤”之病；岁火不及，湿土之气为其复气，故因湿气偏盛则其民易“病骛溏，腹满，食饮不下，寒中肠鸣，泄注腹痛”等脾不运化之病。

可见，岁运不及之年发病，多累及三脏，对该类年份所发生病证的治疗，当遵“抑强扶弱”的治疗原则，扶助受制不足之脏，同时也要伐抑偏盛过亢之邪。但总以“扶弱”为主。如岁土不及之年，脾失健运之病多发，故当以健脾、补脾、升脾、醒脾之法为先。

2. 岁运太过与临床

凡阳干之年，其岁运太过。五运太过的气候变化规律是本运之气偏盛，本气流行。如《素问·气交变大论》说：“岁木太过，风气流行”；“岁火太过，炎暑流行”等。一则引起与之相通应的脏发病。如木运太过，肝病居多；火运太过，心病易发等。二则是与之相应的所胜之脏受制而病。如土运太过，土能制水，故“肾水受邪”；水运太过，“邪害心火”等。正如《素问·气交变大论》所说：“岁木太过，风气流行，脾土受邪。民病飧泄食减，体重烦冤，肠鸣腹支满，上应岁星。甚则忽忽善怒，眩冒巅疾……反胁痛而吐甚，冲阳绝者死不治。”这是岁木太过的发病情况，其他年份岁气太过，均相类似，发病规律大体是在相应之脏和所胜之脏两方面。

现据《素问·气交变大论》的相关原文，将其发病规律列表如下（表19－12）：

表19－12 岁运太过之年的发病规律表

岁运太过	木运太过	火运太过	土运太过	金运太过	水运太过
气候特点	风气流行	炎暑流行	雨湿流行	燥气流行	寒气流行
所伤内脏	肝、脾	心、肺	脾、肾	肺、肝	肾、心
常见病症	飧泄、食减、体重、烦冤、肠鸣、腹支满、善怒、眩冒巅疾、胁痛、吐甚	疟疾、少气、咳喘、血溢血泄、注下、嗌燥、耳聋、中热、肩背热、胸中痛、胁支满、胁痛、膺背肩胛间痛、两臂内痛、身热、骨痛、浸淫、谵妄、狂越	腹痛、清厥、意不乐、体重、烦冤、肌肉萎、行善瘛、脚下痛、饮发中满、食减、四肢不举、腹满、溏泄、肠鸣	两肋下少腹痛，目赤痛、眥疡、耳无所闻、体重、烦闷、胸痛引背、两胁满且痛引少腹、喘咳逆气、肩背痛、尻阴股、膝、髀、腨胻足皆病、暴痛、胁不可以反侧、咳逆甚而血溢	身热、烦心、躁悸、谵妄、心痛、腹大、胫肿、喘咳、寝汗出、憎风、腹泄、肠鸣、食不化、渴而妄冒

据现有的研究资料显示，岁运与发病关系，基本以岁运太过与发病的资料为多见。岁运太过年份的一般发病规律，在《素问·五运行大论》中总结归纳为：“气有余，则制己所胜，

而侮所不胜。”即与太过岁运的五行属性一致之脏偏盛为病，如木运太过之年，肝气偏旺，故见肝疏泄太过之“善怒、眩冒、巅疾、胁痛”之症；火运太过之年，心火亢盛，故有“身热”、“谵妄、狂越”等；同时也会波及其“所胜”之脏而病。如木运太过，可有肝气犯脾之“飧泄、食减、体重、肠鸣、腹支满”等；水过太过，可有邪乘心火之“身热、烦心、躁悸、谵妄、心痛”等症。

(1) 木运太过与临床　木运太过之年（逢壬之年），就异常气候而言，以风、燥、湿为主，故临证患病多以肝气偏盛，症见掉眩、善怒、头痛、胁痛，同时可伴发木旺乘脾的食欲不振、头身因重、呕吐、泻泄等，病多在肝、脾。有人对五运太过年份发病及用药规律进行全面研究的基础上指出，木运太过之年（逢壬之年），脾受克制而易生泻泄、便溏、肠鸣、腹胀、腹痛、肢体困重，治疗时当用扶土抑木法，可据《素问·脏气法时论》所论“肝苦急，急食甘以缓之”；“肝欲散，急食辛以散之，用辛补之，酸泻之”；“脾苦湿，急食苦以燥之”的理论进行组方用药。所以用痛泻要方治之多获良效，方中白芍味酸，以泻肝木，防风以散肝胆之湿，陈皮理气和中，白术补脾健脾，以解肝旺对脾土之克伐［湖北中医杂志 .1995，(3)：47］。前者当在“抑强扶弱”原则之下，用佐金平木法见效，后者以扶土抑木法收功。

(2) 火运太过与临床　火运太过之年（逢戊之年），全年气温偏高。1988 年西安、郑州、石家庄、北京、武汉、南京、济南等地气象资料，上述地区的盛夏气温在 36℃以上高温达 20 余天，明显高于其他年份，时逢太阳黑子活动的峰年，故肺金多受火热灼伤而生肺气上逆的咳，喘，咯血，胸闷，胸痛之疾。正如《素问·气交变大论》所云：“岁火过太，炎暑流行，肺金受邪。民病疟，少气咳喘，血溢血泄……甚则胸中痛，胁支满，胁痛。”李氏认为，对该年所发生的肺部热疾，当用麦门冬汤加味治之，药用麦冬 21g，半夏 9g，党参、炙甘草各 6g，大枣 4 枚，竹茹、蜂蜜各 30g［湖北中医杂志 .1995，(37)：47］；对北京、上海两地城区百万人进行调查，发现该年份两地冠心病发病及死亡率有相应的动态变化，总以火运太过（即逢戊之年及其临近年份）冠心病的发病率及死亡率显著增多，恰是太阳黑子活动的峰年［中医药信息 .1986，(4)：3］。林氏对 1978～1980 年的临床资料进行分析，发现运气变化对流行病种具有明显的影响，如火运太过之年，肺系病、肝胆病、心血管疾病、神经系统疾病、痢疾等发病相对增多，认为与《素问·气交变大论》记载相一致［福建医药杂志 .1983，(1)：48］。

(3) 土运太过与临床　土运太过之年（逢甲之年），“雨湿流行，肾水受邪”（《素问·气交变大论》）。该年份的雨水偏多，相对湿度大，如 1994 年（甲戌年）即是如此。“民病腹痛，体重，肌肉萎，中满，食减，腹满，溏泄，肠鸣。”故以脾、肾之病为多见，所以仲景用肾著汤治疗身劳汗出，患者“身体重，腰中冷，如坐水中，形如水状，反不渴，小便自利，饮食如故，病属下焦……腰以下冷痛，腹重如带五千钱，甘姜苓术汤主之”（《金匮要略·五脏风寒积聚病》），此属肾虚又感寒湿邪气之故。若寒湿困脾之泄泻者，可用炙甘草、白术、干姜、茯苓、猪苓、泽泻等药治之。

(4) 金运太过与临床　金运太过之年（逢庚之年），如 1990 年、2000 年即是，该年份“燥气流行，肝木受邪，民病两胁下少腹痛，目赤痛，眦疡，耳无所闻，……体重，烦冤，胸痛引背，两胁满，且痛引少腹……喘咳逆气”（《素问·气交变大论》）。该年份总体气候为干旱少雨，尤其是黄河流域及其以北地区。人体以肺、大肠、肝胆病为多见。如果以肝胆受制不能疏泄者，则当以柴胡疏肝散，或小柴胡汤、大柴胡汤加减为治。李氏认为，该年份若见咳嗽、气喘者，当以瓜蒌薤白白酒汤加减治之，药用柴胡、桂枝、白芍、五味子、甘草、半夏、生姜、全瓜蒌、生牡蛎、大枣［湖北中医杂志.1996，（3）：477］。

（5）水运太过与临床　水运太过之年（逢丙之年），寒水流行，全年的平均气温偏低。尤以冬季更甚。据《素问·气交变大论》所论，此年“寒气流行，邪害心火”。因而“民病身热，烦心，躁悸，阴厥，上下中寒，谵妄，心痛。”也可有“腹大、胫肿、喘咳、寝汗出、憎风。”凡在岁水太过之年，人以肾病、心病多发为特点，以寒性证为多见［黄帝内经素问运气七篇讲解.北京：人民卫生出版社，1984年6月第1版，第121页］。如以1996年（丙子），根据湖南的气象资料为，该地区这一年冬末的气候异乎寻常的寒冷，有人将该年与乙亥年（1995）门诊就诊的“心病”患者（即以心悸、心前区疼痛不舒为主诉的冠心病、心绞痛、心肌梗死）进行对比分析，发现乙亥年组的100例“心病”患者无1例死亡。而丙子年组的100例“心病”患者中有4例死亡，且发病症状也普遍较乙亥年组严重；在治疗用药方面，乙亥年组所用偏于温补的柏子养心丸只用了39合，而丙子年组突增105合，高于前者近3倍；乙亥年组用瓜蒌薤白桂枝汤合二陈汤方仅14张处方，而丙子年组则增至47张，高于前者3倍多［湖南中医杂志.1996，（6）：43］。有人认为水运太过年份，易发生水湿阻滞，阳气受损和水胜侮土之病，临证以咳、喘、溏泻诸病为多，故拟用真武汤加味治之［湖北中医杂志.1995，（3）：47］。

此外，有研究发现，麻疹每隔一年有一次较大范围的流行，且均在阳干所主的岁运太过之年。有人对天津防疫站建站后，几种主要流行病的峰年与五运主病进行对比分析后指出，《黄帝内经》“运气七篇”所记载的五运主病与该防疫站记录的资料基本一致［天津中医.1985，（5）：43］。

综上所见，岁运太过之年的气候变化单纯，太过之岁气流行，因而其所病之脏涉及两者：一为太过岁气五行属性之脏及其所属系统；一为所胜之脏及其所属系统。因而常见症状也以两内脏系统的常见病症为主。临床治疗用药，也应遵循“抑强扶弱”的法则，在平抑消伐偏胜之邪的同时，要扶持助益不足之脏。

（二）主运与临床

运气学说中的主运，是用来推测每年气候变化和疾病流行的一般情况。主运分五步，主治一年五时段的正常气候。初运木运，从每年大寒节至春分节前，是气候由寒转温的季节，为风气主令。此时阳气升发，人体肝气与之相应。如果肝肾阴虚之人，此时肝阳易动，甚至化火生风，出现头痛，眩晕，中风等疾病。从流行病学来看，本季节主要以风邪致病为多。外感急性热病的风温，也常在本季节发生。二运火运，从每年清明节至芒种节前，是气候由温转热的季节，为火气主令。此时阳气盛长，人体心气与之相应。如果心肾阴虚之人，易致心火亢盛，引起心烦，口渴，小便短赤，甚至火热迫血妄行，发生吐血，衄血等病。从流行病学来看，本季节主要以火邪致病为多见，外感热病中的疫病，也多在本季节发生。三运土运，从每年夏至节到处暑节前，是雨量多而地湿上蒸的季节，正当夏秋交接之际，湿度较大，人体脾气与之相应。如果脾运不健的人，此时易为湿邪困脾，引起头重，身困，大便溏泄，脘腹满闷，四肢困倦等症。从流行病学来看，本季节主要以湿邪致病为多见，外感热病中的湿温，也多发生于此时。四运金运，从每年白露节至立冬节前，是气候凉爽而干燥的季节，为燥气主令。此时阳气内敛，人体肺气与之相应。如果肺阴亏虚之人，此时易致肺燥津伤，出现咽干，鼻燥，胸满，胁痛，咳血，便秘等症。从流行病学来看，本季节主要以燥邪致病为多见，外感热病中的秋燥，也常在本季节发生。终运水运，从每年立冬节至大寒节前，是气候最寒冷的季节，为寒气主令。此时阳气内藏，人体肾气与之相应。如果肾阳不足，或心肾阳虚之人，此时易受寒邪侵袭，引起恶寒，发热，头痛，身重，咳嗽，气喘以及心悸，怔忡、心前区疼痛等症。从流行病学来看，本季节主要以寒邪致病为多见，外感热病中的风寒重证，也常在本季节发生。上述是主运五步的气候特点和一般发病规律。

（三）客运与临床

客运，是指每年五个季节气候的特殊变化，虽然五时按五行相生顺序运转，但以当年大运为初运，各个年度有所不同。所以它可以反映五运主时的特殊规律。例如客运主时是火，则本季节的气候偏热为特征；客运主时是湿，则本季节的气候便以雨水多、湿度大为特点。偏热的气候，必然对心有所影响，用药宜偏于寒凉；偏湿的气候，必然对脾有所影响，用药当以化湿、燥湿、利湿之品为首选。余皆类此。

二、六气理论的临床应用

1. 主气与临床

主气，是指每年各个季节气候的正常变化情况。主气分六步，一步主四个节气，初之气为厥阴风木，从每年大寒节至春分节，为风气主令，是肝病、风病发病较多的季节。二之气为少阴君火，从每年春分节至小满节，为火气主令，是心病、火病发病较多的季节。三之气为少阳相火，从每年小满节至大暑节，为暑气主令，也是心病、暑病多发的季节。四之气为太阴湿土，从每年大暑节至秋分节，为湿气主令，是脾病、湿病发病较多的季节。五之气为阳明燥金，从每年秋分节至小雪节，为燥气主令，是肺病、燥病发病较多的季节。终之气为太阳寒水，从每年小雪节到大寒节，为寒气主令，是肾病、寒病发病较多的季节。可见主气与主运所主的时令季节，气候变化特征，及气候变化与人体五脏关系，疾病的发生等，均大体相同，反映了常年气候变化和疾病发生的一般规律。

在六气理论的临床应用中，有主气六步与客气之司天、在泉两个体系。

2. 主气六步理论的临床应用

六气理论的应用，主要针对外感疾病。如，夏季为少阴君火及少阳相火暑热司令，临证多见头晕、发热、汗出、咳嗽等症，雷少逸制以清凉涤暑法，药用滑石、甘草、青蒿、白扁豆、连翘、茯苓、通草等，临证也有用白虎汤加味者。长夏为太阴湿土当令，湿热熏蒸，易发湿温之疾，若湿温邪气犯于上焦，可选吴鞠通之三仁汤（杏仁、飞滑石、白通草、白蔻仁、竹叶、厚朴、生薏苡仁、半夏），以苦辛淡渗治之；若湿温侵及中焦，可用王孟英的连朴汤（黄连、山栀子、厚朴、半夏、淡豆豉）；若此时患者无明显热象者，可用雷氏芳香化湿法治之（药用藿香、佩兰、陈皮、半夏、大腹皮、厚朴）。时至秋季，阳明燥金当令，燥气偏盛，若为温燥者，可用喻嘉言的清燥救肺汤（桑叶、石膏、甘草、人参、胡麻仁、真阿胶、麦冬、杏仁、枇杷叶）或桑杏汤（桑叶、杏仁、沙参、象贝母、香豉、栀子、梨）；若为凉燥者，当用吴氏杏苏散（杏仁、苏叶、前胡、桔梗、枳壳、半夏、橘皮、茯苓、甘草、生姜、大枣）。

入冬，太阳寒水主司，气候寒冷，病多伤寒，可用麻黄汤（麻黄、桂枝、杏仁、甘草）治之；若冬季不寒反温者，则易发冬温病，则可用雷氏辛凉解表之法，药用薄荷、蝉蜕、前胡、豆豉、瓜蒌壳、牛蒡子。

3. 客气（司天、在泉）理论的临床应用

客气虽有六步，但对气候影响最大者，莫过于司天之气和在泉之气。临床运用中通常以此二者为主而论其对发病及治疗的影响。有人对1959年杭州市客气与流行病作了相关分析后指出：该年为己亥年，厥阴风木司天，少阳相火在泉。上半年多风，下半年气温偏高，故夏秋之际风木渐衰，少阳相火转盛，火生土，故湿热相争，民病多湿热黄疸。事实上，该年在此季节，杭州"甲肝"流行，发病率明显高于往年。而1961年（辛丑），太阴湿土司天，太阳寒水在泉，民病多见腹满，身重，濡泄，寒疡流水，跗肿等病症。此正与杭州市该年多发水肿、体倦、脘腹胀痞等脾肾阳虚病证相吻合。1987年（丁卯），阳明燥金司天，少阴君火在泉，又遇中运木运不及，"民病咳，嗌塞，寒热"（《素问·六元正纪大论》）。据运气推算，该年小雪至1988年春分间，长江下游地区气温应寒反温，民多温病，用大青叶、山栀子、黄芩、茵陈等清热解毒药物治疗和预防，均很满意［浙江中医学院学报.1991，（7）：13］。有人对此作出结论完全相同的论证［上海中医药杂志.1989，（7）：14］。也有人据运气推算1992年（壬申）为木运太过，少阳相火司天，厥阴风木在泉。上半年火热盛，下半年风气流行，全年火气旺，所以认为凡阴虚阳亢之人易发病，治当用滋阴壮水制火为法［中医教育.1994，（5）：40］。

三、运气变化与内脏系统疾病关系的研究

1. 心脏病与运气变化关系的研究

1996年（丙子）春，北半球广泛性的气温下降，出现了少有的"倒春寒"，有人用随机抽样法将该年与1995年（乙亥）各取100份心脏病例，均以心悸、心前区不舒为主诉，并确诊为冠心病、心绞痛、心肌梗死，进行对比分析，结果发现乙亥组的100例发病症情轻，治疗周期短，无一例死亡，而丙子组的100例中，发病急，病情重，治疗周期长，具有4例死亡。此证说明了水运太过之年，"寒气流行，邪害心火"之古训仍有现实指导意义［湖南中医杂志.1996，（6）：43］。也有人对北京、上海两地30多家医院20年间冠心病死亡时间作了统计学处理，发现均以戊年为最高［中医药信息.1986；（4）：3］。有人对20年间351例急性心梗发病情况，经统学处理后发现，在太乙天符之年，因气候变化剧烈，发病率明显高于其他年份，如1978年（戊午）发病30例，占20年间发病率的8.56%；1979年（己未）34例，占20年发病率的9.7%；1986年（己巳年）为天刑年，发病34例，也占9.7%；就六气六步而言，以终之气发病为多，因为终之气为太阳寒水（主气），水胜克火，故发生于终之气的为119例，占全年发病的34%［中医药学报.1991，（3）：1］。

2. 脑猝中与运气变化关系的研究

有人对1978年（戊午）~1980年（辛酉）六气24步总计635例脑猝中（脑出血与脑梗死）发病情况作了研究，发现每年有两步发病率较高，1978年（戊午）三之气与终之气；1979年（乙未）的五、终之气；1980年（庚申）为四、五之气；1981年（辛酉）为三、五之气。分析四年共八步发病率高的特点为：①均与燥金之气偏盛有关。八步中有四步属阳明燥

金之气偏盛（1978 年终之气、1979 年五之气、1980 年四之气、1981 年三之气）；②与太乙天符之年的最盛之气有关。1978、1979 两年均为太乙天符年。《素问·六微旨大论》说："太乙天符为贵人……中贵人者，其病暴而死"与此正应。③与火气偏盛有关。1978 年为戊午年，其三之气又为少阳相火司令，该年大运为火运太过，又是少阴君火（热气）司天，三之气之为少阳相火（暑气），诸火迭加，故猝发率高，占全年发病率的 24.8%。④与寒气太盛亦有关。1979 年为己未，太阳寒水在泉，该年终之气恰为主、客二气均为太阳寒水，其实际气候也的确异常的寒冷，故猝发率高［山东中医学院学报 .1984，（1）：36］。刘氏对 1980 年脑猝中发病的临床统计分析，与此结论基本一致［浙江中医杂志 .1993，（3）：103］。

3. 儿科疾病与运气变化关系的研究

有人研究发现，人体内在的病理定位规律与《内经》的运气理论相符，"人体在胚胎发育期病理内脏定位的自然规律"就已形成。认为土运太过（逢甲）之年怀胎的儿童，病理定位在肝、肾，小儿期易生肝病、肾虚病、水肿病；金运不足（逢乙）之年怀胎的儿童病理定位在心、肺；水运太过（逢丙）之年怀胎的儿童病理定位在心、脾；木运不足（逢丁）之年怀胎的儿童病理定位在肝、肺；火运太过（逢戊）怀胎的儿童病理定位多在肺、肾；土运不及（逢己）怀胎儿童的病理定位在脾、肾；金运太过（逢庚）怀胎的儿童病理定位多在肝、心；水运不及（逢辛）怀胎的儿童病理定位多在肾、脾；木运太过（逢壬）怀胎的儿童病理定位多在脾、肺；火运不足（逢癸）怀胎的儿童病理定位心、肾。所谓病理定位，即出生后这些相关内脏易患病。此外还对胚胎发育于 1971（辛亥）年的孩子作了临床调查，发现多有肾炎水肿、肾虚咳喘和皮肤病。胎经 1972（壬子）年的小儿多有胃肠病和咳喘病；胎经 1973 年（癸丑）年小儿多生寒湿性肢体痛（风湿病）；胎经 1974（甲寅）年的小儿多生湿热病、咽喉肿痛、浮肿、黄疸病；胎经 1975（乙卯）年的小儿多有久咳、风湿、心悸等病［北京中医学院学报 .1984，（4）：12］。

4. 五脏病死率与运气变化的关系

有人对湖南地区某医院 1137 例死亡病人进行了调查分析后发现：其一，肝病死亡率与岁运有关。肝系疾病（肝炎、肝硬化、肝癌、胆囊炎、胆石症、脑血管意外、破伤风、乙脑、流脑）314 例，以丁未年（1967 年木运不及）死亡率最高，占 57.1%；1972 年（壬子木运太过）为 27.9%；乙酉（1967 金运太过）年为 30.3%；甲寅（1974 土运太过）年为 37.8%，说明在木运、土运之年，肝病死亡率明显高于其他年份。其二，五脏病死亡率与主运有关。研究结果显示，肺脏病死多在主运的初运（木运），此乃木胜侮金之故；脾病死亡率峰值在主运的四运（金运），此为金气旺"子盗母气"；心脏病死亡峰值为终运（水运），这是水盛乘火故也。其三，五脏病死率与客运的关系。发现在 1958 年（戊戌）年，该年客运之终运为木，木胜侮金，故该年 13 例肺病死亡之中就有 12 例死于该运；1970 年（庚戌）年，客运之三运为木运，木旺乘土，故该年脾病死亡的 12 例中有 8 例死于该运；1973（癸丑）年，初运为火运，火气盛而灼金，故该年肺病死亡的 23 例中有 10 例死于该运。其四，五脏病死率与主气的关系。程氏等将 1137 例逐年死亡日期按一年的主气六步进行统计学处理，发现肝脏病死率的峰值在四之气（太阴湿土司令，土侮木）；心脏病死率的峰值在终之气（太阳寒水司令，水乘火）；脾脏病死亡率的峰值在四、五之气（太阴湿土、阳明燥金司令）；肺脏病死亡率的峰值在初之气（厥阴风木当令，木侮金）［上海针灸杂志 .1984，（4）：32］。

5. 标本中气理论的临床应用研究

《素问·六微旨大论》："少阳之上，火气治之，中见厥阴；阳明之上，燥气治之，中见太阴；太阳之上，寒气治之，中见少阴；厥阴之上，风气治之，中见少阳；少阴之上，热气治之，中见太阳；太阴之上，湿气治之，中见阳明。所谓本也，本之下，中之见也。见之下，气之标也。本标不同，气应异象。"《素问·至真要大论》指出："少阳太阴从本，少阴太阳从本从标，阳明厥明，不从标本，从乎中也……是故百病之起，有生于本者，有生于标者，有生于中气者。有取本而得者，有取标而得者，有取中气而得者，有取标本而得者，有逆取而得者，有从取而得者。"疾病的发生、发展变化，"生于本"、"生于标"、"生于中气"的具体情况是怎样的呢？在治疗用药过程中，怎样运用"取本"、"取标"、"取中气"、"取标本"、"逆取"、"从取"的治疗原则呢？《素问·至真要大论》虽有提示，但嫌笼统，惟仲景《伤寒论》对此作了示范。

标、本、中气理论可用以指导研究六气发病规律，指导治疗用药。风、寒、暑、湿、燥、热六气为本。本，即事物的本体、本质。因为六气是气候物化现象产生的根源，故谓六气为"本"。标，标志、标象，即三阴三阳，是用以表示，或者标记六气的标志。这是人们为了便于掌握和认识六气而附加的符号。中，即中见之气，是与标本相互联系，且与标为表里关系者即为中气。六气的标、本、中气关系如下（表 19－13）：

表 19－13　六气标本中气关系表

本	（火）暑	燥	寒	风	热	湿
标	少阳	阳明	太阳	厥阴	少阴	太阴
中气	厥阴	太阴	少阴	少阳	太阳	阳明

由于六气的标、本、中气的性质不同，因此对疾病病理演变过程中的影响各有区别：有的病理表现为本气特征，即所谓"有生于本者"；有的病理表现与其标的性质相符，即所谓"有生于标者"；也有的病理变化与本、与标的性质都不同，而与其中气的性质一致，此所谓"有生于中气者"也。临床应用时，要遵循《素问·至真要大论》所说的这三条原则。《伤寒论》中虽无标本中气之说，但仲景却巧妙地将这一理论与六淫病机、脏腑经络病机，以及六经辨证用药结合在一起，使六经证治得到较合理的解释。仲景是如何将标本中气理论转换为脏腑经络气化理论，并有效地用之于辨证体系之中的呢？张介宾可谓是解读其中奥理之最早者、最著者。张氏深谙其中之旨，指出："脏腑经络之标本，脏腑为本居里，十二经为标居表，表里相络者为中气居中。所谓相络者，为表里互相维络，如足太阳膀胱经络于肾、足少阴肾经络于膀胱也。余仿此"（《类经图·卷四》）。现将介宾的图例示如下表（表 19－14）：

表 19－14　脏腑应天标本中气表

本	脏腑	心	肾	心包	肝	小肠	膀胱	大肠	胃	三焦	胆	肺	脾
标	经络	手少阴经	足少阴经	手厥阴经	足厥阴经	手太阳经	足太阳经	手阳明经	足阳明经	手少阳经	足少阳经	手太阴经	足太阴经
中气	表里经脉	手太阳经	足太阳经	手少阳经	足少阳经	手少阴经	足少阴经	手太阴经	足太阴经	手厥阴经	足厥阴经	手阳明经	足阳明经

这是张介宾运用标本中气理论，解释脏腑经络之间的气化规律，也是用以阐发伤寒六经病变机理及治疗用药的生理基础，从而形成了研究《伤寒论》的一个重要学派——六经气化学派。这一学派的核心思想就是：六经为病，就是六经的气化为病。正如张志聪所注：“治伤寒六经之病，能于标本中求之，思过半矣”（《素问集注·至真要大论》）。现在以《伤寒论》六经病为例，对标本中气理论的临床应用作以示范。

（1）标本同气，皆以本化　《素问·至真要大论》说：“少阳、太阴从本。”马莳注曰：“少阳之本火，太阴之本湿，本末同，故从本也。”少阳之本气为暑，证多热化，所以张仲景辨治少阳病时，总以少阳枢机不利，内郁化热为主要病机。或有胆热横犯于脾之“不欲饮食”；或者犯胃而致胃气上逆之“喜呕”；或有胆火上扰心神而见“心烦”不安（96 条。条目序号均以五版《伤寒论》教材为据。下同）；或热迫胆汁外溢而有“面目及身黄”、“小便难”（98 条）；或火热内动而见“呕不止，心下急，郁郁微烦”（103 条）。此皆为“少阳从本而化”之例，故仲景遣小柴胡汤，或大柴胡汤，或柴胡加芒硝汤治之。张志聪也有相同见解，他说：“少阳标阳而本火，则宜散之以清凉”（《素问集注·至真要大论》）。

太阴之本为湿气。脾主运化水液，为“水之制”，喜燥恶湿为其特性。太阴为病，运化失司而致湿浊停聚为患，故太阴病总以有湿为其特点，如脾虚水停之泄泻、水肿、带下、痰饮、腹胀满等。脾之实证，无论热化、寒化，总以湿盛为其突出病机，临证所见的太阴湿热诸证，可选茵陈蒿汤、栀子柏皮汤、三仁汤、连朴汤之类以祛湿除热；或为太阴寒湿证，可选平胃散、茵陈四逆汤，以温中助阳利湿。这就是张志聪所注：“太阴标阴而本湿，故当治之以四逆辈。”后人亦有“治脾不在补，而在运其湿”之论。

（2）标本异气，从本从标　王冰注曰：“太阳本为寒，标为热；少阴本为热，标为寒。”两者标本异气，故其发病，有从其本者，也有从其标者。临证应用如张志聪注《至真要大论》云：“太阳病，头痛发热，烦渴不解，此太阳之本病也。如手足挛急，或汗漏脉沉，此太阳之病标也。”前者如《伤寒论》的第 4、6、11、26、34、63、76、77、79 条者是。后者如第 1、2、3、6、7、12、35 条等。可见太阳本寒而标阳，标本异气，故太阳病既有“必恶寒”之太阳伤寒证（从本化）；也有发热，“不汗而烦躁”之里热（从标化）。仲景制麻黄汤以治太阳从本而化之寒证（如麻黄汤、小青龙汤证、麻黄附子细辛汤证等），又创大青龙汤治疗既从本（寒）又从标之入里化热证。

“少阴之本热，其标阴。”张志聪在论述其临证用药原则时指出：“如少阴病，脉沉者急温之，宜四逆汤，此少阴之病标也。如少阴病，得之二三日，口燥咽干者，急下之，宜大承气汤，此少阴之病本也。”由于少阴之本气为热，其标属阴为寒，因此临证常见的伤寒少阴病，有从本而病的“少阴热化证”，如仲景所论的“少阴病，得之二三日以上，心中烦，不得卧，黄连阿胶汤主之”（第303条），此为心火旺，肾阴虚证。少阴病亦有从标而化之“少阴寒化证”。仲景说：“少阴病，脉沉者，急温之，宜四逆汤”（第323条）。又说：“少阴病，身体痛，手足寒，骨节痛，脉沉者，附子汤主之”（第305条）。由于此即为少阴寒化证，治当温补心肾少阴之阳。此外，亦有既从标又从本化而病的阴盛格阳证，仲景用白通汤（第314条），以及白通加猪胆汁汤（第315条）。

（3）阳明、厥明，从乎中气　马莳注曰：“阳明之中太阴，厥阴之中少阳，本末与中不同，故不从标本，从乎中也。”阳明为多气多血之经，气血充盛，阳气最旺，故其从标而化，多为阳热主证。热盛伤津，大肠又能“主津”，津液损伤，肠道失润，故阳明病可从本而化，即燥化证，如《伤寒论》第212、220、241、252、253、254、256条者是，即所谓阳明腑实证，用大承气汤下之可愈。也可从标而化为阳热之证，如第168、169、170、176、219、221、222条，即所谓阳明经证者是，可用白虎汤类治之。也可从乎中气而化为太阴病，故在阳明经证之大热证或阳明腑实证之后，转化为太阴虚寒证，如《伤寒论》：“阳明病，不能食，攻其热必哕，所以然者，胃中虚冷故也”（第194条）。又说：“伤寒发汗已，身目为黄，所以然者，以寒湿在里不解故也。以为不可下也，于寒湿中求之”（第259条）。第243条也说：“食谷欲呕，属阳明也。吴茱萸汤主之。”这就是阳明“从乎中气”为病的实例。正如张志聪所说：“阳明病，发热而渴，大便燥结，此阳明之病阳也。如胃中虚冷，水谷不别，食谷欲呕，脉迟恶寒，此阳明感中见阴湿之化也。”

厥阴之本属阳而标阴，其中见少阳之气，所以伤寒病有从本而化生阳热病者，如《伤寒论》说：“伤寒一、二日至四、五日，厥者必发热，前热者后必厥，厥深者热亦深，厥微者热亦微”（第335条），可用白虎汤治疗（350条）。厥阴病亦可从标而化生阴寒者，如仲景说：“下利厥逆而恶寒者”（353条），“若大下利而厥冷者，四逆汤主之”（354条）。厥阴之病亦有不从标本而从乎中气（少阳）而病者。如仲景所说“厥阴之为病，消渴，气上撞心，心中痛热，饥而不欲食，食则吐蛔”（326条），方用乌梅汤治之。因此张志聪总结说：“厥阴病，脉微，手足厥冷，此厥阴之病也。如消渴，气上冲心，心中疼热，此厥阴感中见少阳之火化也。”临证中，厥阴为病，常见寒热错杂，或相火妄行，肝阳上亢而有头晕、耳鸣、四肢抽搐之症，亦属“从乎中气”的病理变化，宜用清热泻火，熄风止痉治之。

从上述仲景在《伤寒论》中对标本中气论理的应用情况来看，任何一经的发病，都有“从本”、“从标”、“从乎中气”三种情况。《内经》之所以说“少阳、太阴从本”，“太阳、少阴从标从本”，“阳明、厥阴从乎中气”，一是突出其易生之病，如太阴之本湿标阴其病多湿，少阳之本阳标阳故多阳热之证等。二是强调病情的复杂，如少阴病有寒化、热化之证，太阳为病有从本而化的表寒、表里俱寒（如麻黄附子细辛汤证），也有从标从本之表寒里热证（如大青龙汤证）。三是强调不为人们重视的疾病，如阳明多为实热证，但从中气者，也有寒湿证（如359、343条之吴茱萸汤证），厥阴“从乎中气”则发寒热错杂证等。临证时应当权变圆活，不可拘泥，故《素问·至真要大论》说：“知标与本，用之不殆……不知是者，不足以言诊，足以乱经……夫标本之道，要而博，小而大，可以言一而知百病之害。”足见这一理论在临证中的重要价值。

综合众医家所做研究的资料显示，运气变化与人类疾病的发生、发展、变化、治疗、预防均有一定关系，有其一定规律可循，但仅据上述研究还不能从本质、从深层面上揭示运气与疾病演变的规律，故尚不能根据运气变化对疾病进行全面而准确的判断，这是缘其还有缺陷。

其一、就运气理论而言，不但各年份的气候变化是由岁运（即大运）、主运、客运、主气、客气五方面综合作用的结果，因而无论从哪一角度（或从大运，或从岁气）去分析疾病，均欠全面，与运气理论亦难以相合。

其二、上述均属零散的局部地区的资料分析。就时间而言，最长者为 20 年；就地区而言，最大地域为北京、上海两地城区。因此，即使获得阳性的支持结论，也难构成对运气学说的全面印证。

其三、所论病种十分有限，研究资料中，以心系疾病及脑猝中资料还较有说服力，其他病种尚欠有力证据。

其四、五运、六气与发病的研究，仍限于五行生克乘侮的模式，而且在各运之间的发病率、病死率的统计及论证中，随意性很大。这一运按相乘理论释之，另一运又以相侮为据，下一步又为本气太胜而言，别一步又为相生失常而论等，随意性太大，难以使人诚服。

其五、现有临床研究仅限于回顾性调查研究，还缺乏按严谨的科学设计而进行的前瞻性研究，而且均属实证性研究。

疾病是千变万化的，但与地域环境、与气候变化有密切关系，有其内在规律，这是不争的事实，要把运气理论运用于临床，应当将其视为一项系统工程，全面运筹、规划，以进行深入研究。